国家卫生和计划生育委员会"十二五"规划教材

全国高等医药教材建设研究会"十二五"规划教材

全国高等学校教材

供卫生管理及相关专业用

医疗保障学
Medical Security

第2版

主　编　姚　岚　熊先军

副主编　任　苒　李绍华　欧阳静

编　者　（以姓氏笔画为序）

毛　瑛（西安交通大学）　　　　尹文强（潍坊医学院）

孙　菊（武汉大学）　　　　　　李小芃（安徽医科大学）

陈迎春（华中科技大学）　　　　陈曼莉（湖北中医药大学）

张　莹（大连医科大学）　　　　郑文贵（山东大学）

项　莉（华中科技大学）　　　　栗美娜（第二军医大学）

高广颖（首都医科大学）　　　　崔　斌（北京大学）

詹长春（江苏大学）

人民卫生出版社

图书在版编目（CIP）数据

医疗保障学/姚岚,熊先军主编. —2 版. —北京:人民卫生出版社,2013.8

卫生管理专业国家卫生和计划生育委员会十二五规划教材

ISBN 978-7-117-17420-6

Ⅰ.①医…　Ⅱ.①姚…②熊…　Ⅲ.①医疗保障-医学院校-教材　Ⅳ.①R197.1

中国版本图书馆 CIP 数据核字（2013）第 126347 号

人卫社官网　www. pmph. com	出版物查询，在线购书
人卫医学网　www. ipmph. com	医学考试辅导，医学数据库服务，医学教育资源，大众健康资讯

医疗保障学

第 2 版

主　　编：姚　岚　熊先军

出版发行：人民卫生出版社（中继线 010-59780011）

地　　址：北京市朝阳区潘家园南里 19 号

邮　　编：100021

E - mail：pmph @ pmph. com

购书热线：010-59787592　010-59787584　010-65264830

印　　刷：三河市尚艺印装有限公司

经　　销：新华书店

开　　本：787×1092　1/16　印张：29　插页：8

字　　数：615 千字

版　　次：2005 年 3 月第 1 版　2013 年 8 月第 2 版
　　　　　2020 年 11 月第 2 版第 6 次印刷（总第 7 次印刷）

标准书号：ISBN 978-7-117-17420-6/R · 17421

定价（含光盘）：60.00 元

打击盗版举报电话：**010-59787491**　**E-mail：WQ @ pmph. com**

（凡属印装质量问题请与本社市场营销中心联系退换）

全国高等学校卫生管理专业
第二轮规划教材修订说明

我国卫生管理专业创办于1985年,第一本卫生管理专业教材出版于1987年,时至今日已有26年的时间。随着我国卫生事业的快速发展,卫生管理专业人才队伍逐步壮大,卫生管理专业教材从无到有,从少到多。为适应我国卫生管理专业的发展和教学需要,人民卫生出版社于2005年2月出版了第1轮全国高等学校卫生管理专业规划教材,其中单独编写教材10种,与其他专业共用教材5种,共计15种。这套教材出版八年来,为我国卫生管理人才的培养,以及医疗卫生管理事业科学化、规范化管理做出了重要的贡献。

当前,随着我国医疗卫生体制改革的不断深入,国家对卫生管理专业人才的需求量增加,卫生管理专业有了日新月异的发展,知识更新越来越快速,专业设置越来越细化,使得第1轮的教材已不能适应目前国内卫生管理专业发展和人才培养的需要。2012年在原卫生部领导的支持和关心下,全国高等医药教材建设研究会、人民卫生出版社开始组织第二轮规划教材的编写工作。全国高等医药教材建设研究会在2011年9月成立了"第二届全国高等学校卫生管理专业教材评审委员会",经过会上及会后的反复论证最终确定本次修订工作出版31种教材,并计划作为2013年秋季教材和2014年春季教材在全国出版发行。此次教材的修订工作是在贯彻党的十八大关于"深化教育领域综合改革"精神的背景下,在落实教育部、原卫生部联合下发的《关于实施临床医学教育综合改革的若干意见》的前提下,根据《国家医药卫生中长期人才发展规划(2011—2020年)》的任务要求,并结合国家卫生和计划生育委员会的总体要求,坚持"三基、五性、三特定"的原则,组织全国各大院校卫生管理专业的专家一起编写。

第二轮教材的修订工作从2012年7月开始,其修订和编写特点如下:

1. 教材编写修订工作是在教育部、国家卫生和计划生育委员会的领导和支持下,由全国高等医药教材建设研究会规划,卫生管理专业教材评审委员会审定,院士专家把关,全国各医学院校知名专家教授编写,人民卫生出版社高质量出版。

2. 教材编写修订工作是根据教育部培养目标、卫生管理部门行业要求、社会用人需求，在全国进行科学调研的基础上，借鉴国内外医学人才培养模式和教材建设经验，充分研究论证本专业人才素质要求、学科体系构成、课程体系设计和教材体系规划后，科学进行的。

3. 在全国广泛、深入调研基础上，总结和汲取了第一轮教材的编写经验和成果，尤其是对一些不足之处进行了大量的修改和完善，并在充分体现科学性、权威性的基础上，更考虑其全国范围的代表性和适用性。

4. 教材编写修订工作着力进行课程体系的优化改革和教材体系的建设创新——科学整合课程、淡化学科意识、实现整体优化、注重系统科学、保证点面结合。继续坚持"三基、五性、三特定"和"多级论证"的教材编写原则，以确保教材质量。

5. 教材内部各环节合理设置，含有丰富的内容和活跃的版式设计。包含章前案例、知识拓展、知识链接、本章小结、关键术语、习题、教学建议等，从多方面、多角度给予知识的讲授，促进知识的理解，深化内容的记忆。

6. 为适应教学资源的多样化，实现教材系列化、立体化建设，每种教材都配有配套光盘，方便老师教学和学生自主学习。

本轮卫生管理专业规划教材共计31种，全部为核心课程，单独编写教材，不再与其他专业共用。其中"管理基础课程部分"7种，"专业课程部分"20种，"选择性课程部分"4种。

本套教材所有31种书均为国家卫生和计划生育委员会"十二五"规划教材，计划于2013年秋季和2014年春季全部出版发行。

说明：2013年2月本套教材基本完稿，2013年3月"中华人民共和国卫生部"（简称"卫生部"）更名为"中华人民共和国国家卫生和计划生育委员会"（简称"国家卫生和计生委"）。本套教材的编委会已经考虑到此类问题，并把教材中相关名称作了修改，但是许多法规和文件还在沿用以前的名称，为了保持学术的严谨性，此类地方出现的名称不做修改。由于时间紧张，如有修改不到位的地方还请广大师生批评指正！

全国高等学校卫生管理专业
第二轮规划教材目录

书　名	版　次	主　编
1. 管理学基础	第2版	冯占春　吕军
2. 经济学原理		刘国恩　李玲
3. 组织行为学	第2版	刘毅
4. 公共事业管理概论		殷俊
5. 公共关系学		王悦
6. 人际沟通及礼仪		隋树杰
7. 公文写作与处理	第2版	邱心镜
8. 管理流行病学		毛宗福　姜潮
9. 卫生管理统计及软件应用		贺佳
10. 卫生管理运筹学	第2版	秦侠
11. 卫生管理科研方法		王健
12. 社会医学		卢祖洵　姜润生
13. 卫生事业管理学		张亮　胡志
14. 卫生服务营销管理	第2版	梁万年
15. 卫生经济学		孟庆跃
16. 卫生法学		黎东生
17. 医疗保障学	第2版	姚岚　熊先军
18. 卫生政策学	第2版	郝模
19. 药品管理学		张新平　刘兰茹
20. 卫生监督学	第2版	樊立华
21. 医院管理学	第2版	张鹭鹭　王羽
22. 卫生保健伦理学		佟子林
23. 卫生财务管理		程薇
24. 卫生人力资源管理		毛静馥
25. 卫生信息管理学	第2版	胡西厚
26. 卫生项目管理		王亚东
27. 卫生技术评估		陈洁　于德志
28. 卫生应急管理		吴群红　杨维中
29. 国际卫生保健		马进
30. 健康管理学		郭清
31. 公共卫生概论		姜庆五

全国高等学校卫生管理专业
第二届教材评审委员会名单

顾 问

王陇德　文历阳　陈贤义

主任委员

张 亮

副主任委员

郝 模　孟庆跃　胡 志　杜 贤

委 员

（以姓氏笔画为序）

马 进　王 羽　王 悦　毛宗福　孔军辉

申俊龙　任 苒　杨 晋　李士雪　吴群红

邱鸿钟　张新平　张鹭鹭　高建民　郭 岩

郭 清　梁万年　景 琳　曾 诚

秘 书

王 静　戴薇薇

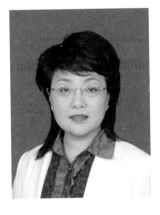

姚　岚

　　女,1967年10月,湖北武汉人,华中科技大学同济医学院医药卫生管理学院卫生经济教研室教授,华中科技大学中国基本医疗保障研究中心常务副主任,博士生导师。2012年入选教育部新世纪优秀人才。主要研究领域:卫生经济、卫生政策、医疗保障、社区卫生和农村卫生。从事卫生事业管理领域教学、科研工作20余年,先后承担国家卫生和计划生育委员会、人力资源与社会保障部、国家发改委、民政部、科技部、世界卫生组织驻华代表处、联合国儿童基金会等国内外科研课题60余项;在国内外各类权威期刊发表学术论文130余篇,曾荣获"中华医学奖"、"湖北省科技进步奖"等奖项。

　　主要社会和学术兼职:国务院"城镇居民基本医疗保险"评估专家组专家、"新型农村合作医疗"技术指导组专家、原卫生部深化医药卫生体制改革咨询专家、中国医疗保险研究会常务理事、中国社区卫生协会常务理事等职务。

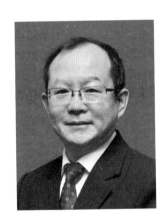

熊先军

　　男,1963年9月,湖北当阳人,中共党员,德国汉堡大学医学博士,人力资源与社会保障部社会保障研究所副所长(正司级),中国医疗保险研究会副会长、秘书长;国务院医改办全科医生执业方式和服务模式改革项目专家、国务院城镇居民基本医疗保险评估专家、社区卫生服务体系建设重点联系城市技术指导组专家、中国政法大学卫生法学研究中心研究员。

　　长期从事医疗保险理论研究、政策研究和技术标准研究,曾主持中国医疗保险发展战略、医疗保险药品和诊疗项目代码、药品经济学评价等课题研究。自1988年以来,主要从事农村合作医疗、农村乡镇卫生卫生院建设、公费医疗改革等政策研究和制定,参与1994年"两江"医疗保险试点、1996年医疗保险扩大试点工作。目前主要负责国务院城镇居民基本医疗保险试点评估的组织。主持医疗保险药品数据库、诊疗项目数据库建立工作。

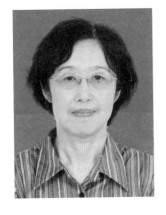

任 苒

女,1954年7月生于大连。大连医科大学公共卫生学院教授。从事卫生事业管理教学28年。现任大连市社科院特邀研究员,辽宁省卫生发展研究中心研究员;中国卫生事业管理学会、中国医学与哲学学会常务理事;曾任中国卫生经济学会、中国农村卫生协会常务理事,省卫生经济学会副会长。担任医学与哲学杂志编委,中国卫生经济杂志编委。出版专著《中国医疗保障制度发展框架与策略》,任卫生部规划教材《医疗保障》副主编。曾任联合国儿童基金会、AusAID和WHO项目顾问。主持国家卫生和计划生育委员会、WHO和DFID资助中国卫生政策利贫项目等,获省哲学社会科学成果二等奖和三等奖、省科技进步三等奖等。

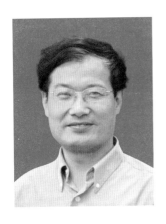

李绍华

男,1964年8月出生于湖北,同济医科大学医学学士,安徽医科大学公共卫生硕士。现任安徽医科大学审计处处长、卫生管理学院教授、社会医学与卫生管理专业硕士生导师。全国医疗保险教育专业委员会副主任委员、中华预防医学会初级卫生保健分会常务委员、中国医疗保险研究会理事、安徽省劳动保障学会常务理事、安徽省保险学会常务理事。

任教25年来,主要讲授《卫生经济学》《医疗保险学》等课程,先后主编普通高等教育"十一五"国家级规划教材《医疗保险学》等专业教材4本,参编卫生部规划教材《社会医疗保险学》等教材6本。主持国际合作及国内科研课题10余项,发表学术论文30余篇,研究领域主要涉及卫生政策、医疗保险、儿童伤害预防等。

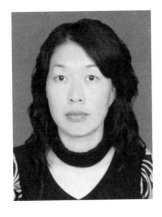

欧阳静

女,1973年10月出生于新疆,新疆大学人口、资源、环境经济学博士。现为新疆医科大学人文社科部主任,经济学教授,管理学、思想政治教育两个专业硕士生导师、新疆医疗卫生体制改革专家组成员、中国卫生经济学会理事、新疆卫生经济学会理事、新疆农村卫生专家组成员。

任教7年以来承担1500节课,讲授《西方经济学》《卫生经济学》《医疗保障》等本硕课程,先后主持国家、省部级、厅局级等10余项课题,参与20余项研究,出版1本专著,参编4本规划教材,发表科研论文20余篇,其中在核心刊物发表10余篇。研究内容涉及卫生政策、医疗保险、卫生经济学评价等多个方面。获得中国卫生经济学会第八批、第十一批招标课题三等奖。

前 言

随着人类社会的不断发展和进步,社会制度和社会管理在人们不断的实践探索和经验总结中得到完善,建立完善的社会保障体系是近代人类社会发展的重要成果。在社会保障体系中,医疗保障由于其特殊的功能作用和复杂的内涵及外延关系而显得尤为重要并成为世界性难题。世界各国都在努力尝试做得更好,通过不断改革探索,以建立符合自身国情和历史发展背景的医疗保障体系,这其中不乏有普遍认同的规律、宝贵的实践经验以及先进的管理理念值得归纳、总结和提炼,供我们学习借鉴。

为13亿中国人建立一套完善的医疗保障体系,在我国要继续维持经济高速发展并实现社会转型的今后一个时期,是一项迫切和艰巨的重大系统工程。通过前30年的探索,特别是近10年的快速发展,我国已经初步建成了世界上覆盖人口最多的医疗保障体系,但仍然面临着诸多挑战,需要更多掌握医疗保障知识的志士付出更多的努力。从理论上系统梳理和总结国内外改革探索经验,以及医保事业发展的基本原理,逐步形成符合中国社会特点的医疗保障理论体系,为相关专业学生和实践工作者提供学习参考和指导今后实践的理论工具,亦是时代赋予研究者和教育者的重任。基于此,人民卫生出版社组织国内十几个高校的教师编写了这本《医疗保障学》教材。

在迄今为止的文献中,我们并没有发现对"医疗保障学"的科学界定。但我们认为将医疗保障作为一门独立的学科领域来发展,有利于医疗保障理论创新和全面系统发展,是我国全民医保事业发展的客观要求。本书第一次尝试将医疗保障学的理论框架划分为以下几个部分:基础理论,包括医疗保障的内涵、性质、原则与作用、医疗保障的发展史、医疗保障的理论基础、医疗保障体系等内容;基本原理,包括医疗保障基金筹集与配置、医疗保障基金测算、医疗保障费用支付与控制、医疗保障基金运行与管理、医疗服务提供与监管、医疗保障评价、医疗保障管理信息系统等;制度理论,包括国家卫生服务制度、社会医疗保险、商业医疗保险、储蓄医疗保险、医疗救助与社会慈善、补充医疗保险等;以及医疗保障政策、法律法规,包括中国和其他国家的医疗保障实践。

从医疗保障而不仅仅是医疗保险的角度进行理论梳理,既涉及医疗筹资体系中诸多的制度模式和医疗服务供方多元的主体,又涉及不同国家医药卫生体制基本构架及其与经济社会体制的关系上的差异,如何处理好这种多维多元的交叉与关联,是我们在编撰《医疗保障学》中遇到的难点,同时也是与其他教材相比的差异所在。主要有以下特点:一是学术性和创新性强,第一次系统阐述了医疗保障学的内涵、研究对象、理论框架与研究方法；二是编写特色鲜明，教材体例多元化，书中附有案例、知识拓展与知识链接，注重理论与实践相结合，基本知识与延伸拓展相结合；三是编写队伍强大，本书的编写人员都是一直在各高校或实践部门从事医疗保障教学与研究的人员。

作为规划教材，《医疗保障学》一书可以很好地满足全国高等院校卫生事业管理、劳动和社会保障、公共事业管理、保险等专业的本科生和研究生教材，以及相关专业选修、参考教材，还可作为参考书或培训教材提供给医疗保障相关单位人员使用。

感谢人民卫生出版社支持、组织出版这本有创造意义的教材，感谢各位编委的辛苦努力，以及各位编委所在单位的大力支持，感谢为本教材出版作出贡献的所有支持者。

当然，医疗保障制度本身有个不断发展和完善的过程，本书只是在现有发展水平基础上的理论凝练，肯定还存在一些不足之处，有待于今后进一步完善，请读者谅解和批评指正，也可就本书的相关内容与编者联系，讨论商榷。

编　者

2013 年 4 月

目 录

第一章　医疗保障概述

第二章　医疗保障的理论基础

第三章　医疗保障体系及运行

第四章　医疗保障基金筹集

第五章　医疗保障费用测算

第六章　医疗保障费用支付与控制

第七章 医疗保障基金管理

第八章　医疗服务提供与监管

第九章　医疗保障评价

第十六章　补充医疗保险

第十七章　国际医疗保障模式

第十八章　我国城镇基本医疗保险制度

第十九章　我国农村基本医疗保险制度

第二十章　中国城乡医疗救助制度的改革与发展

第二十一章　中国医疗保障体系改革与发展

医疗保障概述

学习目标

通过本章学习,你应该能够:

掌握:医疗保障的概念、性质与内容。

熟悉:医疗保障的原则与作用、医疗保障的发展历史。

了解:社会保障的概念与结构、医疗保障学的理论框架与研究方法。

保障的含义是为了保护社会成员生命、财产、权利等不受各种因素导致的侵犯和破坏,社会成员之间的某种意义上的交互动态的有限支撑和支持。比如:基本生存、基本生活、基本医疗、就业、失业、阶段性的免费义务教育、基本养老、居住条件、安全、合情合理、正当正义的言论自由等。保障的功能作用通过社会或国家采取的相关措施和制度安排来实现,并随着全社会的文明进步、财富的逐步增加和法治建设的逐步健全而不断完善。

医疗保障是其中的一种,其主要目的是当社会成员出现因疾病、负伤、生育风险时,由社会提供必要的医疗服务和物质帮助来保护其生命和健康权利的一种制度安排。

医疗保障制度是社会保障制度的重要组成部分,主要涉及社会保障制度中的大部分领域如病伤、生育、养老等都会遇到的医疗问题。建立医疗保障制度是一种社会责任,在未来的国家事务和社会发展中发挥着越来越重要的作用。世界各国试图通过建立较为完善的医疗保障制度,进而完善其整个社会保障制度,促进社会的和谐发展与进步,因而对其系统研究显得尤为重要。又由于医疗本身的内在规律的复杂性和不确定性,使对医疗保障制度的理论体系研究还处于不断完善的过程中。本教材试图通过世界各国对医疗保障近百年的探索和积累,逐步形成的理论体系进行梳理,形成医疗保障学的初步理论框架,并在日后的理论研究和实践中不断完善和发展。

纵观医疗保障制度百年发展历史,最初是由于人们认识到单个社会成员难以承担自身疾病带来的风险,通过社会互助的保险机制可以有效分担,而这种保险机制需要制度性安排确保其运行和完善,保障制度应运而生。因而风险的存在是社会保障制度产生的逻辑起点,医疗保障是化解个人疾病风险的有效机制。在工业化和城市化发展过程中,个人风险日益增加和多样化,个人风险不再被认为仅仅是个人原因,社会经济制度的结果和环境因素的变迁在其中也扮演着重要的角色。如个人的疾病风险与贫困紧密相关,而贫困既与个人禀赋与努力程度有关,也受到经济周期、产业结构转型、社会经济分配制度以及社会制度本身

笔记

等政策的影响。这样，原有的以个人、家庭为主的疾病风险管理模式逐步显得脆弱无力，加之疾病本身的外延性，导致疾病风险管理不只是个人、家庭的责任，国家和社会更是责无旁贷，政府被要求更多地介入疾病风险管理中。现代医疗保障从最早在德国产生以来，经过了100多年的历史，至今已经有100多个国家建立起医疗保障制度。医疗保障制度已经成为现代社会不可或缺的一种社会经济制度，是现代政府管理社会经济生活的重要工具。本章将对医疗保障制度的概念、性质、内容、原则及其发展历史作重点介绍，并阐述了医疗保障学的内涵、理论框架与研究方法。

第一节　风险与社会保障

对医疗保障的研究必定包含对其成因的重要因素即医疗风险的研究或风险本身规律的研究，而医疗保障又是社会保障的重要组成部分，又必须纳入到社会保障的理论框架体系下研究其规律的普遍性和特异性，因此本节主要描述风险、保险和社会保障的相关理论，了解其内部本质规律，以便加强对医疗保障理论的更深理解。

一、风险与保险

风险与保险之间存在密切关系，风险的存在是保险产生的前提，当风险大到一定程度，社会成员个人或少数群体无法承担时，由大多数社会成员或全体社会成员共同承担或分担风险的发生和后果，便产生了保险。社会保险的产生是人类社会进步和发展的重要标志和必然的客观要求。

（一）风险及其性质

风险是一种客观存在的，损失的发生具有不确定性的状态，包含事件发生与否的不确定性，以及损失大小的不确定性。可以从两个维度衡量风险程度，即损失几率与损失率。损失几率或频率反映的是损失发生的不确定性的大小，等于一定时期内一定风险事故范围内发生的损失次数与风险单位总量之比；损失率或损失程度反映的是损失严重性的大小，是指一次风险事故发生所导致标的的损失程度。一般而言，风险发生几率与损失程度之间呈现出亨利希三角形的关系，即损失程度比较大的，发生几率比较小，而损失程度比较小的，发生几率比较大。

风险具有以下几个特征：

1. 客观性　风险是一种客观存在。随着科学技术的进步和经营管理的改善，认识、管理和控制风险能力的增强，人们在社会经济活动中面临的自然灾害、意外事故、决策失误、疾病等风险，虽然可以部分地受到抑制，但是，从总体上讲，是不可能完全排除风险的。

2. 损害性　损失是风险发生的后果，凡是风险都会给人们带来利益上的损失。经济上的损害可以用货币衡量，人身损害虽然不能精确地用货币衡量，但也表现为收入减少或支出增加，或两者兼而有之。当然，人身损害的后果除了经济损失之外,受害人还要承受生理和心理上不良后果。

3. 不确定性 风险的不确定性表现为多个方面,即发生对象的不确定性、时间上的不确定性、空间上的不确定性和损失程度的不确定性。比如,疾病、伤害在人群中有一定的发生率,但具体会发生在谁身上是不确定的;每个人都有可能发生疾病或遭受伤害,但具体事件发生的事件、地点及造成的损失则难以确定。

4. 可测定性 针对个体而言的,风险是不确定的,基本上是一种随机事件。但就总体而言,随机事件是服从某种几率分布的,因此可以对一定时期内特定风险发生的几率与损失率可以依据几率论原理加以测算,从而把不确定性转化为确定性。医疗风险也是如此,个人生病的几率和疾病的严重程度无法确定,但人群的疾病风险还是可经过流行病学的研究和分析有规律可循,并可预测和判断。

5. 发展性 人类社会的发展总是伴随着风险的变化和更替,这在健康领域尤为突出。比如随着医学技术的发展,某些疾病风险得到控制,但新的疾病风险又不断产生。正是由于风险的变化和发展,当代保险业才有了巨大的拓展空间。

通过上述风险特征分析,可以看出正因为风险客观存在的确定性和发生的不确定性,使得人们产生了分散风险、降低损失的期望,从而构成了保险需求的前提,而且正是风险的可测定性奠定了保险费率精算的基础。

(二)风险管理的方式

风险管理的方式有很多,但常用的是避免、自留、预防、抑制与转嫁。

1. 避免 避免是一种比较消极的处理方法,指设法回避损失发生的可能性,即从根本上消除特定的风险单位和中途放弃某些既存的风险单位。

2. 自留 自留风险是对风险的自我承担,分为主动自留和被动自留两种。通常适用于发生几率高,但损失程度比较小的风险事件。

3. 预防 损失预防是指在风险发生损失前为了消除或减少可能引发损失的各种可能因素而采取的处理风险的具体措施,其目的是通过消除或减少风险因素而达到减低损失预防发生几率的目的。

4. 抑制 抑制是指损失发生时或发生后为所缩小损失程度而采取的各种措施。损失抑制通常在损失幅度高且风险又无法避免和转嫁的情况下采用。

5. 转嫁 转嫁风险是指一些单位或个人为避免承担风险损失,有意识地将损失或与损失有关的财务后果转嫁给其他单位或个人去承担的一种风险管理方式。转嫁风险的方式主要有两种:保险转嫁和非保险转嫁。

保险转嫁是指向保险人投保,以交纳保费为代价将风险转嫁给保险人承担。当发生风险损失时,保险人按照合同约定条款予以经济补偿。但并非所有的风险都能通过保险的方式转嫁,只有可保风险才能通过保险的方式转嫁出去。可保风险必须满足以下条件:①是纯粹风险,即仅有损失机会而无获利可能的风险。②是偶然的。风险是客观存在的,但对个体而言是偶然的。偶然性包含两层意思:一是发生的可能性,不可能发生的事件不构成风险;二是发生的不确定性。③存在大量同质风险。据此,保险人能比较精确地预测损失发生的平均几率和程度。④损失必须是意外的。意外不仅是指风险发生不是投保人故意的,也是指风险发生的不可预知性。⑤有发生重大损失的可能性。风险发生会导致重大或比较重大损失的可能性,才会对保险产生需求。

在现实生活中究竟选择哪一种风险管理方式比较合理,要根据风险的不同特性并结合行为主体本身所处的环境和条件而决定。对于一些发生几率较小,损失金额不大,或者虽发生几率较大,但损失金额较小的风险,宜采用自留的方式。而对于发生几率大,损失金额也大,或者发生几率很小,但损失金额巨大的风险,则宜采用转嫁的方式。

(三)保险的性质、职能与作用

1. 保险的定义与性质 保险最初在英文中的含义是"safeguard against loss in return for regular payment",即以缴付保费为代价来取得损失补偿。现代保险学一般认为,保险是集合具有同类风险的众多单位或个人,以合理计算分担金的方式,实现对少数成员因危害事故所致经济损失的补偿行为。

《中华人民共和国保险法》把保险的定义表述为:"本法所称保险,是指投保人根据合同约定,向保险人支付保费,保险人对于合同约定的可能发生的事故因其发生所造成的财产损失承担赔偿保险金的责任,或者当被保险人死亡、伤残、疾病或者达到合同约定的年龄、期限时承担给付保险金责任的商业保险行为"。

根据保险的定义,我们已经明确保险是一种平均分担经济损失的补偿活动,在分担主体之间形成一种再分配关系,保险作为一种经济范畴,是这种分配关系的理论表现。所以,所谓保险性质是指多数单位或个人为保障其经济活动的安定,在参与平均分担少数成员因偶发的特定危险事故所致损失的补偿过程中形成的互助共济价值形式的分配关系。简言之,保险本质是指在参与平均分担损失补偿的单位或个人之间形成的一种分配关系,是一种经济补偿制度。

2. 保险的职能 保险的性质决定了保险的职能。保险的职能可以分为基本职能与派生职能。

基本职能包括:分散风险与补偿损失。风险分散职能是指,为了保障经济生活的安定、分散危险,保险把集中在某一个单位或个人身上的因偶发的灾害事故或人身事件所致经济损失,通过直接摊派或收取保费的办法平均分摊给所有被保险人。通过该职能的作用,风险不仅在空间上达到充分分散,而且在时间上也可达到充分分散。补偿损失职能是指保险把集中起来的保费用于补偿被保险人合同约定的保险事故或人身事件所致经济损失,这是保险所要达到的最终目的。这两种职能是手段和目的统一,分散风险是补偿损失的前提和手段,补偿损失是分散风险的目的。

保险的派生职能是在基本职能基础上产生的。保险的派生职能有融资职能和防灾防损职能。保险的融资职能是保险人参与社会资金融通的职能。保险人利用保费收取与赔款和给付保险金之间的时差,将集中起来的保险基金中暂时闲置部分用于融资或投资,使资金保值或增值,以提高保险基金的抗风险能力、实现保险基金结余。其体现在两方面:一方面具有筹资职能;另一方面通过购买金融产品、投资不动产等方式体现投资职能。防灾防损职能是风险管理的重要内容。保险防灾防损工作的最大特点就在于积极主动地参与、配合其他防灾防损主管部门开展防灾防损工作。保险过程的防灾防损体现在三个环节:险前预防、险中抢救、险后赔偿。

3. 保险的作用　职能和作用是两个既有区别又有联系的概念,保险的作用是保险在国民经济中执行其职能时所产生的社会效应,表现在微观经济领域和宏观经济领域。

保险在微观经济中的作用主要是指保险作为经济单位或个人的风险管理手段所产生的经济效应,具体表现为以下几个方面:有利于受灾企业及时恢复生产;有利于企业加强经济核算;有利于企业加强风险管理;增加人们的社会安全预期,有利于安定社会生活;有利于民事赔偿责任的履行。

保险在宏观经济中的作用是指保险职能的发挥对全社会和国民经济总体所产生的经济效应,具体表现为以下几个方面:调节收入分配,保障社会再生产的正常进行;促进社会公平,有利于社会稳定和社会和谐;推动科学技术向现实生产力转化;增加外汇,促进国际收支平衡。

二、社会保障制度的本质与结构

(一) 社会保障的内涵与性质

社会保障是个古老的话题,因为自古以来,一部分社会成员会因各种原因陷入生活困境,需要政府、社会或他人援助才能维持基本生存危机。各国政府在很早以前就制定并实施过救灾、济贫等方面的政策措施。但"社会保障"(social security)一词是在1935年美国《社会保障法》颁布实施后才被广泛使用的。但由于政治、社会、经济与历史文化传统的不同,各国对社会保障概念的确定和理解存在很大差异。一般认为,社会保障制度是国家以再分配为手段而达到社会安定目标的一种正式的制度安排,它的主要内容包括社会保险和社会救济及社会福利制度。这一制度涉及国家的权力与义务问题,它是工业化的产物,所以我们又称它为现代社会保障制度。

社会保障制度具有如下几个方面的本质特征:

1. 社会保障制度的目标是保证劳动力再生产、社会安定和经济稳定增长　社会保障制度是一种社会制度也是一种经济制度,其目标是双重的:既是社会的"稳定器",其本身也是一种宏观经济调控制度。

2. 社会保障制度的责任主体是国家　现代社会保障制度的国家主体性表现为两个方面,一方面是国家通过立法提供社会保障制度的法律制度框架;另一方面是国家行政机构政府在此法律框架下,依法规划、组织和实施各项目社会保障计划。

3. 社会保障制度通过再分配保证社会公平　社会保障再分配性质意味着部分社会成员对社会保障制度贡献较大,而从该制度中获取的利益较少,而另一部分社会成员对社会保障制度贡献较小甚至终生没有贡献,从制度中获利则较多。这是因为,任何社会总有少数没有劳动能力的弱势群体的存在,而以贡献、能力为依据的初次分配势必会造成较大贫富差别,为了舒缓较大贫富差距造成的社会张力,政府有必要从社会公正的立场进行再分配,政府也是唯一有能力组织和实施国民收入再分配的主体。

笔记

5

4. 社会保障制度实施具有强制性 社会保障制度规定的居民的权利和义务是由法律规定的;具体的社会保障项目、内容、形式、享受标准及运作程序等都有明确的法律规定。政府以一般税收或社会保障税(费)形式强制征集社会保障基金,以保证某一社会保障项目的支出。即使在个人账户的情况下,社会保险费的缴纳也是强制的,如智利的养老保险个人账户、新加坡的公积金制度、中国的城镇居民养老社会保险中的个人账户制度等,都是强制实施的。

5. 社会保障制度提供的是基本生活需求的保障 主要包含两个方面的内容,首先社会保障项目与社会成员生存相关,其次社会保障水平应限于社会成员的基本生活需求。当然,基本生活需求是一个相对概念,其具体内容和水平要随经济社会发展水平及时调整。

（二）社会保障制度的结构

社会保障制度是一个庞大的社会政策和立法体系,不同的国家有不同的项目,即使同一项目在不同的国家可以有不同的名称,而同一名称的项目可能有不同的内涵和外延。按项目保障的风险及提供的需求,国际劳工组织将社会保障分为九类:老年、遗属、残障、工伤、疾病及健康、家庭、失业、住房、公共救助及其他。一般成员国会按此分类来记录和统计社会保障支出。在统计社会保障支出时,为了简便,分为三大类:退休金、健康保险、福利及其他。中国习惯将社会保障分作社会救济、社会保险、社会福利和针对特殊人口的特殊保障。

1. 社会救济(social relief) 社会救济是国家立法保障的公民基本权利之一,当公民难以维持最低生活需求时,由国家和社会按照法定的程序和标准向其提供保证最低生活需求的物质援助的社会保障制度。可见社会救济是针对贫困人口的保障制度,是一个具有托底作用的制度,而不是一种普遍的福利制度,在社会保障制度中是最具再分配意义的项目。

2. 社会保险(social insurance) 社会保险是以国家立法强制征集社会保险税(费),并形成社会保险基金,当劳动者及其亲属因劳动者年老、疾病、工伤、残疾、生育、死亡、失业等风险引起经济损失、收入中断或减少时,以社会保险给付支付给受益人,保证其基本生活需求的社会保障制度。社会保险对社会经济生活影响的广度和深度超过其他制度,因此成为社会保障制度中的核心部分。

按照风险的不同,社会保险有不同的保险项目,或者说不同的保险计划。主要包括养老保险、健康保险、失业保险、工伤保险、生育保险、残障保险和死亡保险。不同的国家可能将不同的风险合并提供保险,比如多数国家养老社会保险不仅为退休人口提供保障,还为配偶、遗属及残障人口提供保险。德国、日本等在医疗、养老等保险的基础上,针对失能人员专门建立了照护保险。

3. 社会福利(Social Welfare) 社会福利的内涵和外延很难确定,人们至少可以从三个层次上理解它:在最广泛的意义上,它指一切改善和提高人民物质生活和精神生活的社会措施;而中义的社会福利基本上是社会保障的同义语,是西欧国家普遍来替代社会保障的一个概念;作为社会保障的一个组成部分,在中国,人们使用狭义的社会福利概念,主要包括社会津贴、社会福利服务及职业福利等内容。

4. 特殊保障　特殊保障是国家根据自己的需要专门为某一类人群设立的标准或给付条件不同的社会保障制度。在中国特殊保障又称社会优抚,指国家和社会依法对社会上的特殊公民——为保卫国家安全而作出贡献和牺牲的军属、烈属、残疾军人及退伍军人等所给予的优待和抚恤。在实践中,社会优抚由独立的专门机构来管理,以便使其所需物力、财力和退伍官兵安置工作落到实处。

第二节　医疗保障的性质与内容

一、医疗保障的概念

作为一种正式的社会经济制度,医疗保障制度(medical security system)是在近一百多年的发展历史过程中形成的,同时它仍在不断发展,因而它的内涵和外延一直在不断变化。由于各国社会经济与历史文化发展的不同,各国对医疗保障概念的确定和理解也存在很大的差异,因此,给医疗保障制度下一个具有普遍意义的定义是比较困难的。此外,医疗保障还是一个动态的、历史范畴的概念,即使在同一个国家,对医疗保障的定义也是随社会保障制度的变迁而变化的。同时,医疗保障制度还是一个复杂的组合概念,它涉及经济、政治、社会、伦理、法律等多个领域,从不同的角度研究社会保障制度,就会有不同的定义。

可见,医疗保障的概念既包括一定空间,即国别差异,也包括一定的时间,即历史的差异。在把握各国医疗保障制度一般意义和普遍原则的基础上,本书对医疗保障给出如下的定义:医疗保障是现代政府职能的重要组成部分,是通过立法途径规定国家、企业和个人之间的权利与义务关系,动员全社会的医疗卫生资源,筹集和支付医疗保障基金,并通过组织有效的卫生服务提供和医疗物资提供,包括药品、疫苗和医疗器械等必要的物资保障,最大限度地分担社会成员的疾病风险,保障人群健康的重要社会保障制度安排。

上述医疗保障的定义表现了五层含义:

1. 政府应当是组织和实施医疗保障的主体,建立医疗保障制度是政府对内职能的主要组成部分。

2. 虽然政府承担医疗保障的主体责任,但并不意味着医疗保障资金全部来源于政府财政,其资金筹资呈现多元化特征,政府、企业和个人在其中都有明确的职责。

3. 医疗保障的对象是全体社会成员　由于社会成员个体收入水平存在差异,以及医疗保障各个项目性质的差异,医疗保障是组合式的多形式、多层次的制度体系。不同制度的运行机制是不同的,对有收入的人群,强调权利与义务对应原则,享受医疗保障的待遇以缴费为前提;对无收入人群,强调公民基本权利与政府基本责任对应原则,享受医疗保障的待遇以法定为基础。

4. 医疗保障的功能是弥补由疾病风险导致的损失,因此,保障范围可以是直接的医疗费用,也可以是包括诸如收入减少、交通费用等间接费用在内的全部经济损失。每个国家依据国情可以作出各自不同的选择。

笔记

5. 医疗保障内涵大于医疗保险 医疗保险是医疗保障的重要组成部分,是通过互助共济的方式分担医疗经济风险的一种医疗保障制度形式,医疗保障的另外一个重要组成部分是医疗服务的提供,还包括医疗物资的提供,只有多方因素共同结果和支撑,才能实现其保障的作用。

二、医疗保障的性质

医疗保障作为社会保障的一个组成部分,具有社会保障的一般特性,但由于疾病风险与医疗服务供需的特殊性,也使得医疗保障具有一些特殊性质。

(一) 福利性

医疗保障是国家通过建立国民收入再分配的制度,对劳动者或社会弱势群体在患病时提供医疗服务帮助或照顾,既是国家对公民的责任,也是公民应当享有的健康权益,具有法律的规定性、互助共济性和资金来源的保障性等明显的社会福利性质。这种福利性还体现在,医疗保障是一项社会公共事业,是以保障人们身心健康、促进经济发展和维护社会稳定为最高宗旨,本质上区别了以盈利为目的的商业医疗保险。

(二) 公平性

医疗保障作为一种再分配关系,强调的是社会公平。再分配性就意味着,社会成员在医疗保障中的权益和义务是对应关系,但每个成员对制度的贡献大小与其从制度中获取收益不呈对等关系,个体收入多贡献应越大,个体医疗风险越大获取的保障收益越大。医疗保障的公平性体现在全体社会成员获得医疗保障的机会和权益相同,与其收入、职业、社会地位等无关。对医疗救助而言,每一个符合救助条件的人员都应该享有公平的医疗救助待遇,对社会医疗保险而言,每一个被保险人获得的待遇权益是相同的,与其贡献的保费多少无关。

(三) 强制性

为确保全体公民的基本权益,防止风险逆向选择,医疗保障制度的实施通过立法、以法强制执行。通过立法规定医疗保障制度各个利益相关方的权利和义务;规定医疗保障制度具体的项目、内容、形式、享受标准及运作程序等。政府以一般税收或社会保障税(费)形式强制征集社会保障基金,以防止部分群体规避社会责任。并颁布相关法规、法令等,对医疗保障基金进行强制性统筹使用,宜实现医疗保障公平性的社会目标。即使在个人账户的情况下,社会保险费的缴纳也是强制的,如新加坡的公积金制度、中国的城镇职工医疗保险中的个人账户制度等,都是强制实施的。

(四) 社会性

医疗保障是现代政治和社会经济生活的重要组成部分。其社会性体现在:①保障对象的社会性。从理论上讲,包括医疗保障在内的社会保障制度应当覆盖全体社会成员,当然,这也是各国政府努力追求的目标。②医疗保障资金来源的社会化。每个社会成员既享有医疗保障的权利,又有相应的义务。医疗保障资金的来源是多元化的,包括政府、企业、个人、社会捐赠等。③医疗保障涉及面广泛而复杂。既涉及医疗服务市场的主体、医疗保险市场的主体,还涉及政府及各相关部门,这些主体之间都存在复杂的利益关系。

（五）补偿性与基础性

补偿性与基础性包含两个方面的内容:第一,医疗保障制度是对保障对象因疾病风险导致的损失提供补偿,有利于减轻病人及其家庭由于患病或损伤而在经济上或精神上产生的负担,保障病人及其家庭的正常生活。补偿的比例与保障对象缴纳的保费数额无关,而是由医疗保障制度事前规定决定的。第二,政府提供的医疗保障制度提供基础性的保障水平,限于满足保障对象的基本医疗服务需求。当然,不同国家对基本医疗服务需求的理解是不一样的,没有统一的标准,而是依赖于各自的社会政策目标、社会价值判断和经济发展水平而定。而且,基本医疗服务需求是一个相对的概念,其内容要随经济增长和发展水平的变动而变动。

三、医疗保障制度的内容

从世界大多数国家的情况来看,医疗保障制度基本上都是由国家医疗保障制度和补充性医疗保障措施两大类构成。前者由国家立法统一规范并由政府主导,一般包括基本医疗保障、医疗救助以及特殊人群的医疗保障制度,譬如,许多国家都为公务员、军人与特殊民族人口提供免费医疗服务制度。后者则通常是在政府的支持下由民间及市场来解决,一般包括企业补充医疗保险、慈善医疗救助、互助保障、个人及家庭保障等。

（一）国家医疗保障

1. **基本医疗保障制度** 基本医疗保障制度是医疗保障的主体制度,也是核心制度。从目前世界各国的医疗保障实践来看,基本医疗保障制度主要有两种形式:社会医疗保险(social health insurance)与国家卫生服务制度(national health system)。

这两种基本医疗保障制度的运行机制是不相同的,社会医疗保险是由政府通过立法推行,由社会组织或政府机构举办,强制某一群体将其收入的一部分作为医疗保险税(费)形成医疗保险基金,对被保险人因健康原因造成损失提供补偿或为被保险人购买医药服务的一种社会和经济制度;国家卫生服务制度是指政府直接举办医疗机构,应用政府一般税收资金预算拨款给有关部门或医疗机构维持其运行费用,向全体国民提供免费或低收费的医疗服务的一种保障制度。

2. **医疗救助(medical financial assistance)** 医疗救助是指国家和社会依据法律规定,面向社会弱势群体提供医疗援助的一项医疗保障制度,在现代医疗保障体系中具有不可替代的托底地位。尽管在多数国家的医疗保障体系中,医疗保险已经成为最重要的医疗保障形式,但医疗救助依然并且会长久存在,因为贫困现象会长久存在,孤、寡、残等弱势群体会长久存在,国家基本医疗保障制度的普遍规定不可能覆盖医疗风险给每个个体造成的经济风险的所有情形。因此医疗救助在医疗保障体系中的托底地位不会改变。

在现代医疗保障制度出现以前,对社会弱势群体的医疗救助主要表现为一种社会行为,即民间或社会团体对救助对象的自发性救助,主要以自发性的募捐

笔记

和其他慈善性活动的形式来表现,因此带有自发性或不确定性特点。在现代医疗保障制度出现以后,医疗救助通常被视为政府当然的责任或义务,因此表现为一种政府行为,由政府在相应的立法规范下实施,政府不仅对其负有直接的财政责任,也负有直接的管理与实施的责任。对于受助者而言,慈善恩赐与公民权利是不同的,因此,从民间慈善救助到政府医疗救助的转变,体现社会的进步和对人权的尊重。

(二)补充性医疗保障

在各国的医疗保障体系中,除政府主导并由专门法律具体规范的基本医疗保障制度之外,往往还有一些非正式的医疗保障措施同时存在并发挥着相应的医疗保障功能,这些医疗保障措施总称为补充医疗保障,其"补充"是相对于"基本"而言的,主要包括:企业补充医疗保险、商业医疗保险、家庭保障等医疗经济风险分担形式和卫生服务提供的规定安排。

1. 企业补充医疗保险 企业补充医疗保险是企业根据自己的经济效益情况,在参加社会医疗保险的基础上,为进一步强化雇员抵御疾病风险的能力,自行采取具有保障作用的机制措施。企业补充医疗保险是医疗保障体系的组成部分,对提高医疗保障水平具有重要的意义。企业补充医疗保险所需的资金可以由企业单独承担,也可以由企业和个人共同承担。政府的职责主要体现在,通过税收优惠对企业实施补充医疗保险给予财政支持,以鼓励企业积极承担这一补充医疗保险的职能。企业保障的实现形式是多样的,但大部分情况下,企业一般会选择购买商业保险的形式。

2. 商业医疗保险 商业医疗保险是指由当事人自愿缔结契约关系,投保人根据合同约定,向保险公司支付保险费,当被保险人因疾病造成损失时,保险公司根据合同的约定对被保险人给付保险金或代为购买医药服务的医疗保险。

商业医疗保险虽然也起到了抵御疾病风险的作用,但与社会医疗保险有本质的不同,主要区别在于:

(1)目的不同:商业保险是一种经营行为,以追求利润最大化为目的;社会医疗保险是国家医疗保障制度的一种,目的是为国民提供基本的医疗保障,追求社会效益。

(2)性质不同:商业保险依照平等自愿的原则,是否建立保险关系完全由投保人自主决定;社会保险具有强制性,凡是符合法定条件的公民或劳动者,由国家立法直接规定必须强制性参加。

(3)保障范围不同:商业保险的保障范围由投保人与保险公司协商确定,不同的保险合同下,被保险人所受的保障范围和水平不同;社会保险的保障范围一般由国家事先规定。

(4)权利与义务对等关系不同:商业保险主要表现为"多投多保,少投少保"的等价对等关系;社会保险强调权利与义务对应关系,被保险人本人或代为缴费人必须履行缴费义务,一旦缴费成为被保险人,其待遇水平与其缴费水平并不完全对等。

(5)覆盖对象不同:商业保险的对象范围比较灵活,依据市场预测自主确定,个人根据需要自由选择加入,其社会化程度低;社会保险的对象由法律规定,凡属法律规定范围内的对象必须参加,社会化程度很高。

3. 家庭医疗保障　家庭保障虽然不是社会性医疗保障措施,但对于很多发展中国家,它又确实是国民一种重要的医疗保障机制。在此,家庭保障是指在家庭内部采取措施以承担疾病风险导致的损失。通常来讲,家庭保障有两种实现方式:购买商业医疗保险和个人储蓄保障。尽管家庭保障也是医疗保障体系中不可缺少的部分(在本书的第二章中详细介绍了个人承担一部分医疗费用的益处)。但一个完善的医疗保障体系不应过多依赖家庭保障,这样不仅会增加家庭经济负担,还直接导致并加重社会的不公平。

第三节　医疗保障的原则与作用

一、医疗保障的原则

尽管各国政府对医疗保障制度的理解、界定以及实践等方面存在一定差异,但医疗保障还是存在一些共同的一般原则,这些一般原则既是各国医疗保障建立和发展的经验总结,也是各国医疗保障国别特色存在的前提条件。医疗保障的一般原则包括以下几个方面:

(一)政府主导责任原则

现代医疗保障首先是一种政府责任,这种责任主要体现在国家通过立法制定一系列医疗保障制度的法律制度,相关政府机构在法律框架下,依法设计、规划、组织和实施医疗保障计划,并对医疗保障制度负有财政支持责任。

建立和实行医疗保障制度,促进国民健康素质的提高是绝大多数国家的社会经济发展目标之一,各国政府都在医疗保障实践中承担了主导责任,尤其是在对弱势人群的医疗救助制度中,几乎承担了筹资与管理的全部责任。但强调医疗保障的国家主导责任,并不意味着可以完全用国家责任取代个人责任,医疗保障中国家责任与个人责任应当是平衡的,仅仅单独强调一方的责任是违背医疗保障基本原则的。

(二)公民权原则

在现代社会中,享受医疗保障是公民基本权利——生命健康权的一种重要体现。1948 年,世界卫生组织宪章首次倡导对健康权加以保护,世界上许多国家在宪法中对健康权进行了确认并采取了有效措施加以保障。我国宪法虽然没有直接提出"公民健康权"这一概念,却从国家责任的角度对公民的健康保障作了规定,并通过实施包括医保制度在内的一系列的政策,保障健康权的逐步实现。《中华人民共和国宪法》规定,中华人民共和国公民在年老、疾病或者丧失劳动能力的情况下,有从国家和社会获得物质帮助的权利。国家建立健全医疗保障制度正是为了维护这一基本权利。医疗保障的公民权具有以下的特点:

1. 法定和不容侵犯性　公民获得医疗保障的权利是为公民所拥有的,由社

笔记

会所认可的,而不是来自个人任意主张,是为政府所保障的合法权利,因此是法定和不容侵犯的。任何政府都必须尊重、实现、维护和发展公民享有医疗保障的权利,不应剥夺和忽视公民的这一权利。

2. 平等性或公平性　所有公民应当享有平等的医疗保障权利,这种平等性是指所有公民,不论民族、性别、教育程度、出生、宗教信仰、经济状况、社会地位等,在医疗保障中享有的权利是平等的,应当履行的义务也是平等的。医疗保障制度从制定到实施的所有环节中都不能存有任何形式的歧视。

3. 普遍性　既然是公民权就意味着普遍性,医疗保障制度应当针对所有公民,覆盖所有社会成员。

(三) 多层次与多种形式相结合原则

社会政策目标的多重性以及个人医疗服务需求的差异性等决定了医疗保障形式的选择必须遵循多层次与多种形式相结合的原则。根据国际实践,医疗保障制度体系中最核心的基本制度主要是两类:国家卫生服务制度与社会医疗保险制度,一个国家可以选择其中之一作为医疗保障的主体制度,并满足绝大多数国民的基本医疗服务需求。在此基础上,由医疗救助制度弥补基本医疗保障制度的不足,构成医疗保障体系中的最后一道防线,重点针对社会弱势群体的医疗保障问题。而各种卫生福利制度、企业或个人通过商业医疗保险等形式提供的保障措施等,是国家医疗保障制度的必要补充,有利于满足国民更高层次的卫生服务需求,并且将在未来的医疗保障制度体系发展中发挥越来越重要的影响。纵观世界各国,没有哪一个国家只存在一种医疗保障形式。

(四) 筹资责任分担原则

任何一个国家的医疗保障制度都不可能完全依赖单一的筹资主体承担所有的筹资责任,所以应当建立合理的筹资责任分担机制。医疗保障制度的筹资主体主要有:国家、雇主和个人,此外还有社会慈善捐赠等。针对不同形式的医疗保障制度,各主体在其中承担的责任是不同的。基本医疗保障制度,如社会医疗保险的筹资责任主要在雇主和雇员,而选择国家卫生服务制度的国家,其筹资责任主要在政府。医疗救助制度的筹资责任也主要由政府承担,基本医疗保障制度之上的补充医疗保险则主要是依靠个人或者雇员和雇主共同承担。

(五) 公平与效率相结合原则

公平和效率是社会经济政策与社会经济制度中永恒的话题。公平与效率相结合的原则是指医疗保障既要体现公平,又要兼顾效率。医疗保障的公平性体现在两个方面:一是筹资公平性,二是获得保障的公平性。筹资公平性是个人对医疗保障的筹资贡献应该根据其经济能力而定,支付能力低者应该承担更低的缴费责任或者免除缴费责任。保障公平性是针对享受医疗保障的机会与待遇水平而言的,包括机会均等与待遇标准均等两个层次。其中,机会均等是指任何人不管其个人特征、社会经济地位以及对医疗保障的贡献如何,均有同样的机会享受医疗保障;待遇均等是在机会均等的基础上,任何人不管其所患疾病如何,缴纳保费多少,所享受的医疗保障待遇标准是一致的。

笔记

医疗保障的效率可分为微观效率与宏观效率两类。微观效率主要表现在医疗保障资金的筹集、使用及卫生服务提供等方面。各相关筹资主体的积极性越高，医疗保障基金的筹集成本就越低，筹资效率就越高；医疗机构的服务提供行为越合理，医疗保障基金的浪费就越少，基金的使用效率就越高。宏观效率是指医疗保障基金投入产出的比较，通过医疗保障制度和运行机制的合理设计，在既定的投入水平下使产出水平最大化，包括覆盖人群最多、最高的补偿比例和最大范围的卫生服务覆盖等，最终实现健康产出的最大化。

（六）与经济发展水平相适应原则

医疗保障的发展应与经济发展水平相适应。如果超越了经济发展水平，不仅医疗保障制度本身筹资的可持续性堪忧，而且与经济增长之间不能形成良性的激励效果，会拖累经济发展；如果低于经济发展水平，则国民不能分享到经济增长的成果，无法享受到应该享有的福利水平，医疗保障的功能也难以充分发挥。与经济发展水平相适应原则要求医疗保障的发展是渐进性的，不能一蹴而就，应当随着经济增长，分阶段、分步骤地实施，最终实现医疗保障全部的政策目标。

二、医疗保障的作用

医疗保障的核心作用是保障国民的生命健康权，同时还可以促进卫生事业的健康发展、维护社会稳定、促进经济增长和改善公平。

（一）保障国民基本的健康权与生存权

现代社会中，健康被视为公民的一项基本权利。健康权意味着人人均有公平享有良好健康的权利，而这种权利不应受到社会经济（尤其是病人的支付能力）的差异而不能公平主张。尽管健康的影响因素众多，但完善的医疗保障体系是保障公民健康权的最重要的社会制度之一。国家通过实施医疗保障制度，可以保障所有公民有同等的机会获得基本医疗服务，并享有同等的待遇水平，而不论其社会地位和收入的高低，从而满足国民，特别是社会弱势群体的基本的卫生服务需要，维护国民的健康权与生存权。

（二）促进卫生事业的发展和人群健康改善

首先，作为医疗卫生服务的筹资方，医疗保障的建立与发展，稳定和拓宽了医药服务机构成本的补偿渠道，有利于医药服务机构的长远发展；其次，通过医疗保障支付方式的改革，可以建立起医药服务机构的约束机制与激励机制，对医药服务机构在提供服务的质量、合理性、科学性和规范性等方面起到重要的促进作用，从而可以控制医疗费用的不合理增长，提高卫生资源的微观效率与宏观效率；其三，可以有效引导卫生资源的配置。医疗保障制度中的费用分担机制可以起到经济杠杆的作用，调节被保险人的就医流向，来引导卫生资源的合理流动。通过促进卫生服务体系的发展，使其提供高效的卫生服务，有效促进人群健康状况的改善和健康水平的提高。

（三）促进经济发展

经济发展是医疗保障的经济基础，所以人们会非常关注经济发展对医疗保

笔记

障的影响与作用。事实远非如此,一般医疗保障制度得以建立,它对经济发展的各个层面,诸如,私人储蓄、资本市场与劳动力市场等,都会产生重要的影响,其中对劳动力市场的影响最显著。这里将主要介绍医疗保障通过对劳动力市场的影响对经济发展带来的积极作用。

医疗保障对劳动力市场的作用主要体现在两个方面:一是通过对劳动力的修复增加劳动力的供给。健康不仅是个人福利和作为人的尊严的一个重要条件,而且在若干国际和国家层面的文书中作为人权得到保障。而且,健康还是人力资本的一个重要组成部分。人力资本理论把个人的健康状况看做一种资本存量,它大致分为两部分:一部分是人生来就具有的,如遗传方面的因素等;另外一部分是人后天所获得的,其方式包括营养、医疗卫生、体育锻炼和自我保健等。医疗保障的实施满足了国民基本卫生服务需要,能够帮助生病或受伤的劳动者或潜在的劳动者及时恢复健康,尽快进入劳动力市场,有利于劳动力的供给。因此,医疗保障可以看成是对国家人力资本的投资。二是,通过促进劳动力的流动,提高劳动力资源的配置效率。医疗保障与其他社会保障制度一样,起到了社会安全网作用。这种安全网的存在能够有效地缓解人们的生存风险,使得人们能够更大胆地去挑选自己合适的工作,从而促进了劳动力在地区间、部门间的流动。当然,发挥这一作用的前提在于,医疗保障的便携性要高。如果医疗保障制度不统一、便携性较低将对劳动力的流动带来消极影响。

（四）实现收入再分配,改善社会公平

2000多年前,中国思想家孔子就向往一种"讲信修睦"的"大同"社会。其实,公平文化不独是中国所有,而是人类普遍的价值观。现实生活中,市场分配机制带来的收入差距是一种普遍现象,通过建立收入再分配各种制度,是缩小收入分配差距的有效手段。医疗保障本质上就是一种再分配机制,通过公平的经费筹集与待遇给付,可以实现在不同收入群体之间、病患与健康人群之间的收入再分配。国家通过实施医疗保障可以在一定程度上了缓解了社会分配差距过大的问题,以弥补市场机制带来造成的不平等。

（五）维护社会稳定

医疗保障在其保障对象患病时给予经济和物质的帮助,减轻其疾病经济负担,维护其正常生活,有助于消除因疾病带来的社会不安定因素,也有助于增加人们对未来生活的安全预期,使社会更加安定团结。这一点从现代医疗保障制度的发源地,德国的历史中就可以得到体现,从国家和社会的角度,医疗保障有稳定政治的作用。它是通过调节贫富差距、缓和阶级矛盾、减轻疾病的痛苦来达到政治稳定、社会稳定和谐与长治久安的。

第四节 医疗保障制度简史

医疗保障的原始形态和最初思想源于古老社会的济贫思想,但作为一种正式的社会经济制度,医疗保障有着一百多年的历史发展过程,同时仍在不断的发展。本节将从最初的萌芽、创立、发展以及后来的改革等几个阶段介绍医疗保障

笔记

的发展历史。

一、医疗保障的萌芽时期

医疗保障最初萌芽始于社会救济制度,中国与西方社会都具有悠久的社会救济传统。中国具有悠久的社会救济思想和实践传统,如,早在春秋战国时期,诸子百家就提出有关社会救助的思想。孔子在《礼记·礼运篇》中提出:"大道之行也,天下为公。选贤修能,讲信修睦。故人不独亲其亲,不独子其子,使老有所终,壮有所用,幼有所长,鳏寡孤独废疾者皆有所养。男有分,女有归;货恶其弃于地也,不必藏于己,力恶其不出于其身也,不必为己。是故谋闭而不兴,盗窃乱贼而不作,故外户而不闭,是为大同也"。中国古代政府也曾采取一些救济措施,如西汉政府建立常平仓,隋朝政府建立官仓,宋朝建有惠民仓、广惠仓、丰储仓等。并且还设立一些养恤措施,如施粥制度,以及在瘟疫流行时的救治和救济制度。

尽管中国社会救济思想与实践有着很长的历史,但普遍认为,医疗保障制度的原始形态是萌发于西方的救济传统。西方社会具有悠久的社会救济传统,其中就能包含了医疗救助,尽管医疗救助基本上是依附在基本的生活救济之中,而不是作为一个单独的救济形式存在的。

在中世纪欧洲的社会救济中,有三方面的力量扮演着重要的角色:

1. 教会举办的慈善救济占有重要的地位 教会在基督教慈爱思想的影响下,将其收入的一部分用于穷人的各种救济工作,并建立了许多救济院、医院、上帝之家、疯人院等机构。每个主教管辖区的主教负有对教区内穷人救济的责任,主教管辖区一般分成若干个牧师管辖区,由牧师对其辖区内的慈善事宜直接负责。

2. 个人慈善救济发挥着重要的作用 一些有条件者特别是商人往往将自己的部分财产捐献给社会慈善事业,或者直接建立社会慈善机构。例如,1007年,威尼斯商人奥尔塞禄·彼得二世就从自己的1250里弗尔商业投资利润中拿出一部分给慈善事业使用。1173年,法国商人彼得·华尔多创办了著名的里昂济贫院。

3. 中世纪晚期发展起来的行会组织也发挥了十分重要的救济作用 会员定期缴纳会费,行会筹资帮助生活困难或生病的会员渡过难关。行会章程对行会的社会救济职能作出了明确的规定,英国林里吉斯圣三一行会章程规定:本行会任何会员为获得本会救济,必须先为维持本救济基金捐纳财务,行会负责人有义务每年至少四次访问所有衰老、缺乏衣食以及贫困的会员,并对其提供救济,陷于贫困的会员可以根据其需要的紧急程度,从本行会获得救济。中世纪丹麦的一个行会规定:如果一个会员得了重病,就必须有两个会员在床边照顾,直到他脱离危险;如果他死了,会员必须把它送到教堂的墓地去埋葬。

16世纪初,欧洲一些国家开始实行一些区别性救济政策。1536年,英国颁布的《亨利济贫法》规定,地方官员有义务分发教会筹集的自愿捐献物资,用来救济残疾人、病人、老人和穷人,地方政府可以用公共基金为身体健康、能够

笔记

15

从事工作的人们提供工作等。1572年,英国国会颁布一项法令,规定每个公民必须缴纳为了济贫而专门设立的基金,为英国政府建立社会救济制度奠定了财政基础。在各种社会立法的基础上,1601年英国政府颁布了历史上著名的《伊丽莎白济贫法》,标志着英国济贫法制度的正式建立。济贫法制度规定了对贫困人群的救济政策,其中就包括对患病者和身体不健全者提供救济和医疗服务。1834年,英国颁布了新济贫法,新济贫法的主要特点是实行院内救济,贫困者必须进入济贫院才能获得救济,医疗救助的内容也扩大到提供生活救济金和医疗服务。新济贫法制度成为社会保险制度出现以前英国政府实施济贫的主要政策措施。

在这一时期,政策性救济措施在其他国家也开始推行。1763年,瑞典政府颁布济贫法,规定各市镇当局应对贫困人口提供救济,并可征收济贫税,以保障救济工作的经费来源。1847年,瑞典政府再次颁布济贫法,规定贫民享有要求救济的权利。1862年,瑞典政府实行地方政府改革,对贫民实施救济的责任从由教会负责变为由地方政府负责,地方政府负有提供医疗关怀的责任。1788年,德国城市汉堡设立中央办事处,综合管理全市的救济工作。基本救济原则是帮助人们实现自助,对失业者提供工作,将贫困儿童送往之职业学校学习技艺,对患病者提供救治,禁止沿街乞讨。1850年,法国颁布公共救济和预防法,建立官方社会救济制度。

在这一时期,尽管没有形成专门的、独立的医疗救助的法律体系和制度安排,社会保障的人群也仅限于特定的贫困人群,但是在综合性社会救助中已经有了医疗救助的内容,可以看成是现代医疗救助制度的萌芽。

二、医疗保障的建立时期

一般认为,以1883年德国颁布《疾病社会保险法》为起点到第二次世界大战结束,为包括医疗保障在内的社会保障制度的建立时期。

德国是现代社会医疗保险的发源地,社会医疗保险是社会保障体系中出现最早的保险内容。德国的医疗保险制度的建立本质上是新历史学派主张国家干预社会经济生活、调节劳资矛盾政策主张的产物。作为工业化产物,社会保障制度首先在德国产生,而没有在当时工业化规模和对社会保障需求都远超过德国的英国产生,原因在于德国当时的社会结构有别于英国。在19世纪70年代后,德国产业资本壮大,无产阶级力量相当强大,而新兴的资产阶级则相对软弱无力,其内在矛盾开始显露,工人运动日益高涨。在这一历史条件下产生的新历史学派,主张国家应当直接干预经济生活,负起"文明和福利"的责任;提倡社会改良主义,主张实施社会立法;主张走调和劳资矛盾的道路以消除德国面临的社会问题。这些政策主张被德国当时的首相俾斯麦接受,并最终于1883年颁布了著名的《疾病社会保险法》。

《疾病社会保险法》是世界上第一个医疗保障法律,其颁布标志着用社会保险机制实现医疗保障的现代医疗保障制度的诞生。法案主要针对就业者,对工资劳动者实行强制疾病保险,费用由雇主承担30%,雇员承担70%,国家给予一

笔记

定的补贴。雇员在疾病期间可以从保险基金中领取相当于工资的 50% 作为疾病津贴,但是领取疾病津贴的最高时限不能超过 13 周,该法案还规定,疾病保险基金由该项基金的公共法人管理,开始时可以利用共济会或互助会等组织来管理,然后建立起地方疾病保险协会和公共疾病保险协会进行管理。

自德国建立疾病保险基金后,医疗保险的思想广泛传播,许多国家先后颁布法律,建立了医疗保险制度。这一阶段,有 50 多个国家先后建立了医疗保险制度,并建立了健康、疾病以及诸如年老、残疾、生育、工伤、失业等相关法律,形成了一整套社会保险制度。1928 年,法国在全国范围内推出了统一的《社会保险法》,包括疾病、生育、死亡、残疾和老龄等;1898 年和 1910 年,意大利分别颁布了《老龄残疾保险》和《生育保险》;1910 年,瑞典颁布了《疾病保险》,并在各地推行,直到 1947 年改变为国民健康保险制度;1911 年,英国颁布了《国民保险法》,明确实施健康保险制度。

医疗保障制度从欧洲逐步扩展到了其他地区。在亚洲最早建立医疗保险制度的国家是日本(1924 年),在美洲是巴西(1923 年)和智利(1924 年),在大洋洲是新西兰(1938 年)。

对医疗保障制度的普遍建立起到推动作用的还有两个因素:一是 1929—1933 年的全球经济危机,二是凯恩斯主义经济思想的诞生。1929—1933 年的世界性的经济大危机给美国经济造成了严重的创伤,大批工厂倒闭,工人失业,失业人数达到全国工人总数的三分之一,六分之一的家庭靠救济金度日。1933 年罗斯福总统上台,为了摆脱危机,重振经济,缓和国内矛盾,美国实行了"罗斯福新政"。新政强调国家干预经济生活,其主要手段就是刺激社会总需求,其中社会保障制度是新政的一个重要组成部分。1935 年,美国通过《社会保障法》,以法律的形式将社会保障固定下来,标志着美国现代社会保障制度的诞生。在美国的影响下,阿根廷、墨西哥等国家相继建立起了社会保障制度。

凯恩斯的一般就业理论也是在 1929—1933 年的这一场经济危机中应运而生的,在凯恩斯的理论体系中,社会保障制度是国家干预经济的一种重要的手段,原因是,社会保障既可以刺激社会总需求,也可承担社会经济发展的内在稳定器的作用。凯恩斯主义经济思想一经诞生,直至 20 世纪 70 年代初期,其长期成为官方制定经济战略与政策的主要依据,从而推动了社会保障制度的普遍建立。

在这两个重要因素的推动下,人们对待包括医疗保障在内的社会保障制度的观点发生了根本性的转变。如果说德国是把医疗保障作为一种政治工具,主要目的是为了调和劳资矛盾的话,那么,在经济危机与凯恩斯主义的影响下,各国则是将医疗保障更多的是当做反危机和需求管理的经济工具,目的是为了刺激社会需求。这种认识的转变直接推动了医疗保障建立的全球化。

这一时期的特点是许多国家建立了专门的医疗保障制度,但因为政府建立医疗保障的根本目或是为了缓和阶级矛盾,或是为了提高个人消费能力,最终恢复经济增长,因此,各国建立起来的医疗保障制度在保障项目、覆盖率和保障水

笔记

平等方面可能不同,但有一个相同点是:保障都是非常有限的。保障的对象绝大多数局限于城市的产业工人及其家属,且主要涉及某些行业和特殊工种,保障水平仅限于补偿因疾病带来的直接利益损失。而且各保障措施大多呈分散状态不成体系。

三、医疗保障的繁荣发展时期

在整个社会保障发展过程中,第二次世界大战是个分水岭。从第二次世界大战结束到 20 世纪 70 年代,是整个社会保障大发展时期,也是医疗保障繁荣发展时期。

这一时期的重要标志是英国 1948 年宣布建成世界上第一个福利国家。英国的工党是欧洲最大的民主党,1945 年工党当选为执政党,将其主张的福利国家的理论变为执政的纲领和现实的政策,根据贝弗里奇报告所确定的原则,颁布了一系列重要的社会立法,包括国民保险法、国民卫生保健法、家庭津贴法、国民救济法等。其中,国民保健法的核心内容是将全国医院实行国有化,并由国家对全民提供免费医疗。国民保健法的实施标志着英国国家卫生服务制度的建立。这样,第二次世界大战后,英国不仅建立了更加完善的国民保险制度,而且建立了国民救济制度和国家卫生服务制度。加上原有的各种社会保障项目,英国就建立了一个为其国民提供"从摇篮到坟墓"全面保障的制度。

1946 年,瑞典通过了新的健康保险法,1951 年,建立起强制性健康保险制度,强制性健康保险法正式生效。1953 年,法国颁布法令,将公共救济制度发展成社会援助制度。1954 年普遍性社会保险制度扩大到残疾人、寡妇和战争孤儿,独立经营者、农业经营者也都分别建立了退休制度。1961 年,开始实行农业经营者的疾病和生育保险制度,1966 年实行非农业中自由职业者的疾病和生育保险制度。1970 年,德国颁布法令,将强制性疾病保险制度的适用范围扩大到所有脑力劳动者和体力劳动者,1972 年又将自耕农及其家属纳入强制性疾病保险制度。

总之,英国福利国家制度的建立对推动各国积极发展社会保障事业起到了巨大的作用。在英国之后,其他一些发达国家也先后宣布实施"普遍福利政策",并宣布建成"福利国家"。尤其是 20 世纪 50、60 年代,世界范围内的经济繁荣,使得社会保障制度得到了扩张,各国都向它的劳动者保证只有在经济形势很好的时候才有能力提供的生活水平,一些工业国,从 1960 年到 1975 年,福利费用几乎增加了十倍。

1952 年,国际劳工组织制定并通过《社会保障制度最低标准公约》,对退休待遇、失业津贴、疾病津贴、医疗护理、工伤补偿、子女补助等所应遵从的最低标准一一作了明文规定。虽然《公约》对任何国家都不具有实质的约束力,但它表明社会保障制度已经是一个全球化的事业。不但欧洲的发达国家,其他地区的国家也纷纷建立自己的医疗保障体系。

第二次世界大战以后,日本政府采取措施加快健康保险制度恢复与建设步伐。如改革健康保险的支付制度;调整健康保险制度与国民健康保险制度,推动

笔记

二者合理发展;调整健康保险的缴费方式,确保基金稳定等。在此基础上,1958年,日本颁布新的国民健康保险法案,要求到1961年,在全国范围内基本建立全民皆保险的健康保险制度。

1946年土耳其开始实施职工、职业病与妇女保险法,建立起工伤保险和妇女保险制度。1950年,土耳其颁布疾病与妇女保护保险法,第二年又颁布了残疾人、老年人和死亡保险法,1965年,土耳其将上述各种社会保障立法合并成统一的社会保险法,建立起包括工伤事故保险、疾病保险、妇女保险、养老保险和残疾保险在内的社会保险制度。

第二次世界大战以后,非洲国家民族解放运动纷纷高涨,为了缓和各种社会矛盾,殖民地宗主国不得不在非洲实行一些社会保障措施。如1959年,埃及制定了医疗保险法,1964年正式实施。

中国的医疗保障也是在这一时期建立的。1952年政务院发布《关于全国人民政府、党派、团体及事业单位的国家工作人员实行规费医疗措施的指示》和《国家工作人员公费医疗预防实施办法》,决定实施公费医疗制度。之后,公费医疗的适用范围逐步扩大。1953年,政务院颁布《中华人民共和国劳动保险条例》,1953年,劳动部颁布《劳动保险条例实施细则》,逐步建立企业职工劳保医疗制度。

与医疗保障建立时期相比,医疗保障这一时期的繁荣发展主要体现在四个方面:一是世界上建立医疗保障制度的国家急剧增加;二是医疗保障的覆盖面和受益范围进一步扩大,有的甚至扩大到全民,保障内容涵盖从"摇篮"到"坟墓"各个阶段;三是医疗保障从最初的单一制度走向多元化的发展道路。各国的政治、经济和文化的巨大差异形成了不同的医疗保障制度模式;四是医疗保障的水平逐步提高,医疗保障开支占国民生产总值的比重显著提高。英国与北欧五国的福利国家就是典型的例子。

四、医疗保障的改革时期

20世纪70年代末以来,医疗保障进入改革时期。20世纪70年代,石油价格两次大幅度上升、国际金融体系的瓦解,出现70年代西方的"滞胀"现象,通货膨胀和失业都上升到大危机之后的最高水平,发达国家经济增长的速度慢下来,曾经使福利国家为之骄傲的社会保障制度,相对于它的经济增长来说,已经显得太过昂贵。与此同时,医疗科技的发展和人口老龄化等因素推动了医疗服务需求不断攀升,医疗费用快速增长。包括医疗保障在内的社会保障已经成为这些国家的负担,甚至是相当沉重的负担。一些福利国家的社会保障支出已经占到国家财政支出的一半以上,甚至有些国家到需要举债来支撑社会福利制度的地步。欧洲共同体的各种社会福利支出占国内生产总值的40%左右,有些北欧国家超过50%。在这种经济背景下,新经济自由主义批评和攻击社会保障制度,主张改革社会保障制度。

在医疗保障改革的实践方面主要是开源节流,开源为开征社会保障所得税,提高总投保费率,增加社会保险费收入,对某些福利项目开始收费;节流为降低给付水平或减少给付的可得性。

首先实施福利政策的英国,对福利制度的改革也处在先锋的地位。早在70年代末,以撒切尔夫人为首的保守党执政时,就开始了改革。其指导思想是:首先,社会保障不应由政府包办,而应公私协作;其次,不能养成单纯依赖国家的懒汉思想,要鼓励个人用劳动争取福利。1991年实施《国民健康服务法》后加快改革步伐,其中对国民健康服务的运营、组织、方法、权限等方面都做了彻底的改革。

德国自20世纪70年代末以来对医疗保障制度的进行了一系列的改革。1981年颁布了《第一次医疗保险费用控制法案》,1989年颁布了《医疗改革法》,以建立保险与医疗机构的竞争机制,树立成本意识。之后在1993年、1997年又分别出台了几部关于医疗保障制度改革的法律文件,对医疗费用结算办法、补偿标准等进行改革,以控制医疗费用的日益增长。

过于慷慨的医疗保障给法国财政也造成了沉重的负担,1997年初,法国政府出台了一项改革法案,核心内容就是将全年医疗保险预算分配到各地区医院,对医生行医、开药实行"配额制",不得突破。之后还进行了一系列的改革措施。

与欧洲发达国家不同的是,有一些国家因为不同的原因进行了医疗保障的改革。前东欧各国也由于经济体制发生了巨大变化,医疗保障制度也进行了相应的改革,纷纷从原来实施的国家医疗保险制度转变为社会保险制度。另外,亚洲的一些国家与地区由于进入了经济的快速发展时期,对医疗保障进行了改革,特别是韩国、日本与中国最引人瞩目,其中,韩国与日本已经从组合式的医疗保障制度逐步发展成全民覆盖的制度。

各国医疗保障制度的改革在当前并在将来还将继续进行下去,各国的改革原因或许不同,但都面临一个共性问题:医疗技术不断革新、人口老龄化和高龄化,带来的日益增长的医疗服务需求。因此改革的实践基本上都是遵循开源节流的思想,提高缴费水平,增强个人在卫生服务中的责任与义务。与此同时,实现建立多元化的医疗保障体系,不再依赖单一的制度来解决国民的卫生服务问题。

第五节 医疗保障学的理论框架与研究方法

一、医疗保障学的内涵

在迄今为止的文献中,我们并没有发现对"医疗保障学"的科学界定。传统认为,"学"是指在经过周密论证的知识体系之下,去进行论证和诠释并且已经完成了的知识体系。很显然,医疗保障作为一门新兴的学科领域,并不具备这一条件,但我们认为,医疗保障研究涉及医学科学、经济学、社会学、政治学、管理学以及人口学等众多学科,不同的学者从不同的专业角度展开研究,对医疗保障有着不同的认识与理解,因此很难将其划归某一学科,应当将其视为一门多学科交叉

笔记

的、根据发展实践不断探索完善的新兴社会科学。

在上述理解的基础上,本书将医疗保障学定义为:运用多学科的理论和综合研究方法分析医疗保障问题,揭示医疗保障发展与制度运行中一般规律的新兴交叉学科。将医疗保障作为一门独立的学科领域来发展,可以打破原有分割式的研究现状,有利于医疗保障理论全面、系统的发展。

虽然在不同的国家以及不同的历史时期,医疗保障问题的表现有所不同,但医疗保障产生至今,如何保证全体国民公平享有基本医疗保障和如何实现医疗保障的供给效率是医疗保障的两大基本问题,这两大基本问题也构成了医疗保障学的研究对象。具体来讲,医疗保障学的研究内容主要是围绕如下几个问题展开:医疗保障思想、医疗保障产生的缘由、医疗保障对象、医疗保障组织与供给、医疗保障的实现方式、医疗保障制度和医疗保障政策等。

二、医疗保障学的理论框架

作为一门学科,医疗保障学不仅要揭示医疗保障产生与发展的一般规律,而且还应该为医疗保障制度设计提供理论依据,使得医疗保障制度不仅能保持自身的健康可持续发展,而且能与本国的社会、经济乃至文化协调发展。因此,尽管医疗保障学的理论体系尚未最终确立,其理论框架尚未定型,但本书从总体把握医疗保障学的理论框架,认为其应当包含以下几个部分仍然是可行的。

1. 医疗保障的基础理论　这一部分不仅包括医疗保障的基础性概念和基本范畴,还应当包括公共经济学、福利经济学、卫生经济学、福利社会学等和医疗保障相关的知识体系,这些构成了医疗保障学的理论基石。这部分内容主要包括:医疗保障的内涵、性质、原则与作用、医疗保障的发展史、医疗保障的理论基础、医疗保障体系等内容。

2. 医疗保障的基本原理　这一部分主要研究对医疗保障实践有着普遍指导意义的基本原理与方法,如医疗保障基金筹集与配置、医疗保障基金测算、医疗保障费用支付与控制、医疗保障基金运行与管理、医疗服务提供与监管、医疗保障评价、医疗保障管理信息系统等。

3. 医疗保障制度理论　这一部分主要研究医疗保障的基本类型及其运行规律,包含医疗保障的实现形式与具体的制度内容。医疗保障的基本类型主要包括:国家卫生服务制度、社会医疗保险、商业医疗保险、储蓄医疗保险、医疗救助与社会慈善、补充医疗保险等。

4. 医疗保障的政策、法律与法规　这一部分研究医疗保障的立法、政策制定和实施,探讨如何利用国家、政府和法律的力量规范和维持医疗保障的正常运行,对促进医疗保障的法制化管理具有重要的意义。

三、医疗保障学的研究方法

医疗保障问题的复杂性和医疗保障学科的多学科交叉,决定了医疗保障学的研究方法需要在立足现实的基础上，借鉴相关学科的研究方法，从发展的、开放的角度出发，选择合适的研究方法。

（一）比较研究法

比较研究法可以理解为是根据一定的标准，对两个或两个以上有联系的事物进行考察，寻找其异同，探求普遍规律与特殊规律的方法。比较研究法现已被广泛运用于科学研究的各个领域。

医疗保障研究中常用的是横向比较与纵向比较。横向比较就是对空间上同时并存的事物的既定形态进行比较。对医疗保障进行国别或地区间的横向比较能够挖掘医疗保障在不同国家或地区的共性与个性，并且探寻不同国家或地区间的历史背景、文化、经济水平、政治制度、卫生政策等与医疗保障发展之间的关系。纵向比较即时间上的比较，就是比较同一事物在不同时期的形态，从而认识事物的发展变化过程，揭示事物的发展规律。对医疗保障发展进程进行纵向比较是发现医疗保障规律、实现医疗保障知识体系化的基础。

（二）调查研究法

医疗保障问题是具有很强的现实性和实践性的，因此在医疗保障学的研究方法上应当强调面向实践，即要面对处于实际运作过程中的医疗保障实践及与其相伴而生的各种问题与现象。调查研究法采用自填式问卷或结构式访问的方法，系统地、直接地从调查对象那里收集资料，并通过对资料的统计分析来认识现象及其规律的研究方法。它直接面向人群，是一个典型的面向实践的研究方法，便于收集到第一手资料，因此它也是医疗保障研究中最常用的一种研究方法。

医疗保障研究中采用的调查研究方法是多学科调查方法的应用，包括流行病学调查方法、人口调查方法、卫生服务调查方法、社会学调查方法、市场调查方法等。这些调查方法按调查范围可以分为：普查、重点调查、典型调查、个案调查和抽样调查。其中，典型调查与抽样调查运用比较多。

（三）实验研究法

所谓实验研究是指按照特定的研究目的与理论假设，通过控制和操纵一个或多个自变量并观察因变量的相应变化以检验假设，探讨现象之间因果关系的一种科学研究方法。原是自然科学研究的基本方法之一，后被引入社会科学研究中。

医疗保障制度涉及的内容广泛、主体众多，因此从制度建立到具体每一项政策措施的出台，除了采用上述研究方法进行研究之外，有时还需要开展社会实验研究。在社会实验研究中，类似如疾病防治方案的现场研究（设有试验组和对照组）比较少见，比较常用的是试点研究。例如，20 世纪 90 年代的镇江与九江的城镇职工医疗保险改革试点、2003 年实施的农村新型合作医疗试点、2007 年实施的城市居民医疗保险试点以及分别于 2005 年和 2007 年实施的农村和城市医疗救助试点等。开展社会实验研究不仅可以验证研究方案的正确性与可行性，而且还可以进行诸如新的运作模式、管理措施等的探索。

笔记

本 章 小 结

　　风险的存在是保险与社会保障产生的逻辑起点,医疗保障是化解人类疾病风险的主要措施之一。本章阐述了风险的概念与性质、保险的职能与作用、社会保障的内涵与结构;阐述了医疗保障的性质与内容、医疗保障的原则与作用、医疗保障的发展历史,以及医疗保障学的理论框架与研究方法,这些是学习医疗保障学的基础知识。

　　医疗保障是动员全社会各方面的医疗卫生资源,通过多种方式为国民因疾病风险导致的损失提供补偿或救助的风险分担机制,其制度体系由国家医疗保障制度和补充性医疗保障措施两大类构成,其中,国家医疗保障制度具有福利性、公平性、强制性、社会性、补偿性与基础性的特征。

　　医疗保障建设应当遵循政府主导责任原则、公民权原则、基本选择与多种形式相结合原则、筹资责任分担原则、公平与效率相结合原则以及与经济发展相适应原则。医疗保障的核心作用是保障国民的生命健康权,同时还可以促进卫生事业的健康发展、维护社会稳定、促进经济增长和改善公平。

　　中国与西方社会都具有悠久的社会救济传统,医疗保障最初萌芽于社会救济制度。但作为一种正式的社会经济制度,始建于1883年的德国。一般认为,以德国颁布《疾病社会保险法》为起点到第二次世界大战结束,是医疗保障的建立时期,从第二次世界大战结束到20世纪70年代,是整个社会保障大发展时期,也是医疗保障繁荣发展时期,自20世纪70年代末以来,医疗保障进入改革时期。

　　医疗保障学是运用多学科的理论和综合研究方法分析医疗保障问题,揭示医疗保障发展与制度运行中一般规律的新兴交叉学科。医疗保障学的基本理论框架包括医疗保障基础理论、医疗保障基本原理、医疗保障制度理论、医疗保障的政策、法律与法规,在医疗保障学主要研究方法包括比较研究法、社会调查法与实验研究法。

关键术语

风险　risk	强制性　mandatory
保险　insurance	补偿性　compensatory
社会保障　social security	基础性　fundamentality
社会保险　social insurance	责任分担　apportionment of liability
社会救济　social relief	社会医疗保险　social health insurance
社会福利　social welfare	国家卫生服务制度　national health system)
公平性　equity	医疗救助　medical financial assistance
福利性　welfare	医疗保障制度　medical security system
社会性　sociality	

笔记

思考题

1. 医疗保障具备哪些特性？
2. 如何理解医疗保障的基本原则？

（姚岚，华中科技大学医药卫生管理学院；

孙菊，武汉大学政治与公共管理学院）

笔记

第二章

医疗保障的理论基础

通过本章学习,你应该能够:

掌握:医疗保障的需求理论、医疗保险市场与医疗服务市场之间的互动关系。

熟悉:政府介入医疗保障领域的理由及其作用。

了解:医疗保障制度建立、发展与改革背后的理论渊源。

医疗保障是社会保障制度的主要组成部分,其基本功能是为医疗对象分担因疾病产生的健康和经济损失的风险,相对于其他保障制度,也是制度构架最复杂和成本控制最困难的制度。因为医疗保障提供的费用和医疗服务保障,需要通过医疗服务市场来实现,保障的质量和成本受医疗服务市场供需双方的行为左右,同时,医疗保障作为医药服务提供者运行成本的主要支付者,也在一定程度上制约着医疗服务供需双方的行为。而在医药服务市场广泛而普遍存在的市场失灵无疑增加了医疗保障制度设计和管理的难度。本章介绍了医疗保障制度的理论渊源,并从医疗保险需求理论、医疗保险与医疗服务市场的关系入手,讨论政府干预医疗保障领域的理论依据及其干预手段与作用。

第一节　医疗保障制度的理论渊源

要深刻理解现代医疗保障制度发展与变革的内涵,就必须了解其背后的理论渊源。回顾现代医疗保障制度一百多年的发展历史,从中可以发现众多经济理论与学术流派的身影。19 世纪末,德国新历史学派的思想与政策主张引导德国率先建立了政府主导的社会医疗保险制度;20 世纪 30 年代到 70 年代初期,凯恩斯主义从兴起到鼎盛推动了医疗保障制度在全世界范围内的普遍建立与全面发展;20 世纪 70 年代末以来,在新自由主义理论的影响下,国际上越来越多的国家对医疗保障制度进行了改革,强调对医疗卫生服务的多元化的解决方案。上述理论对医疗保障制度的影响主要体现在宏观发展方向上,而信息经济学对医疗保障制度的影响更多的是体现中观和微观侧面,如政策制定、制度设计以及对管理运行等方面。限于篇幅,本节无法一一介绍,只重点阐述在医疗保障制度建立、发展与改革节点上起着重要作用的理论。此外,《贝弗里奇报告》虽然不是一个理论流派,但它提出了现代社会保障制度的一般内容与基本原则,成为第二次世界大战后的英国乃至整个西方社会保障制度发展中的重要历史性文件,因此

笔记

本节也对其作了介绍。

一、德国新历史学派理论与现代医疗保险制度的建立

（一）新历史学派的经济社会主张

19世纪初期经济自由主义思想十分流行时,为了保护和发展民族经济,德国出现了以李斯特为代表的经济国家主义和以罗歇尔为代表的旧历史学派。他们都反对英法发达资本主义国家推行的经济自由主义,主张国家在经济和社会发展中应该发挥重要的作用。19世纪70年代后,德国产业资本逐步壮大,日渐走向垄断资本主义,其内在矛盾开始显露,工人运动日益高涨。在这一历史条件下,一批年轻经济学家沿袭旧历史学派的传统,进一步发展了历史学派的理论,产生了新历史学派。代表人物有施穆勒、桑巴特、瓦格纳等。因该学派大部分思想家为大学教授,他们利用大学讲坛宣传社会改良主义,因此也被称为"讲坛社会主义"。新历史学派的主要经济社会主张包括以下几点:

第一,新历史学派强调伦理道德因素在社会经济与生活中的地位和作用。新历史学派批评以前的经济学家完全从自然和物质的观点看待经济,忽略了伦理道德的作用,认为经济问题只有和伦理道德相联系才能得到说明和解决。他们从伦理道德出发,认为劳资问题不是经济利益上的对立,而是由情感、教养与思想的差异引起的,因此不需要阶级斗争和社会改革来解决,只要对工人进行教育,改变其伦理道德观点即可解决。

第二,强调国家在社会经济发展中的特殊地位和作用,宣传国家的"超阶级性"。新历史学派认为,人们之间有比个人间和阶级间更基本的一种道义结合,国家就是这种道义结合的具体机构。国家应当直接干预经济生活,负起"文明和福利"的责任。

第三,强调法律对经济的制约关系。认为一个时代的经济制度与法律制度是密不可分的,国家的法令、法规、法律至上,决定着经济的发展历程。

第四,提倡社会改良主义,主张实施社会立法,促进社会福利事业的发展。认为社会中存在过度的阶级分化和阶级对立的现象会对社会稳定带来极大的危害,只有进行大规模的社会改良,才会促进社会的稳定发展。因此,新历史学派主张实施社会立法,推行社会保险制度,建立工厂监督员制度和劳资纠纷仲裁制度,对贫困者进行社会救济。

（二）新历史学派的理论主张推动现代医疗保险制度的建立

新历史学派是第一个系统阐述社会保障思想的理论流派,针对当时德国所面临的劳资问题,强调和证明了建立社会保障制度的客观必然性,主张由国家出面实施社会保险。这些理论主张的出发点是为了缓和尖锐的劳资矛盾,目标落脚点是保护劳动者的利益,改善劳动者的生存状况,增进劳动者的社会福利。

新历史学派的这些社会经济主张对19世纪末的德国政府及其社会救济政策产生了直接的影响。德国当时的首相俾斯麦就接受了社会改良的主张,逐步转变了对国家职能的认识。他认为,现代国家的逐步进化要求国家不但应该完

笔记

成其维护现存政权的使命,同时也应该通过适当制度的建立,积极主动地改善其全体成员的福利。正是在关于国家职能的认识转变的情况下,俾斯麦认为应当采取一些措施,实行有效的社会政策来应付社会问题乃至社会主义运动,其中,建立国家主导并出资的社会保险制度是使工人离开社会主义改革的最好办法。正是基于这一认识,俾斯麦政府颁布了三项著名的社会保险法——《疾病社会保险法》、《老年和残疾社会保险法》和《劳工灾害社会保险法》,使德国成为世界上第一个以立法的形式建立现代医疗保险制度,也是第一个建立社会保障制度的国家。

二、凯恩斯理论与医疗保障制度的普遍建立与全面发展

(一)凯恩斯理论(Keynesianism)的主要观点

1929—1933 年资本主义世界经济大危机使得原本占统治地位的、以市场自由经营论为中心内容的马歇尔新古典经济学顿时衰落,转化为以政府干预为主轴的罗斯福"新政",随之涌现出凯恩斯"革命",逐渐成为风靡西方各国的主导经济学说。凯恩斯是 20 世纪前期英国著名经济学家,其代表作《就业、利息和货币通论》就是经济大危机的产物。

凯恩斯理论体系的核心内容是充分就业理论。凯恩斯指出,社会中除了摩擦性失业与自愿性失业以外,还存在非自愿性失业,只要消灭了非自愿性失业,就算达到了充分就业。现代资本主义社会之所以难以实现充分就业和发生经济危机就在于社会有效需求不足,而有效需求不足源于消费与投资不足,消费与投资不足则是由三个基本心理规律所致,即:①边际消费倾向递减规律。随着收入增加,消费也会增加,但消费的增加不及收入增加的多,这样在有效需求与总供给价格之间就有一个逐渐增大的缺口,从而降低了企业生产积极性,对劳动力的需求减少。②资本边际效率递减规律。资本边际效率是指增加一笔投资所预期可得到的利润率,也就是预期利润率。凯恩斯认为,如果其他条件相同,资本家对利润率的预期将随投资的增加而降低,其投资积极性将受到抑制,出现投资不足的现象。③流动偏好规律。流动偏好是指人们总是偏好以货币形式保存一部分资产,利息则是对人们放弃流动性偏好的报酬,也是资本家取得资本的成本,因此流动性偏好是影响投资需求的另一个重要原因。

基于上述理论框架,凯恩斯提出,国家必须对自由市场经济进行强有力的干预,主要是实行扩张性财政政策。一方面,国家应当直接进行投资或消费以弥补私人投资和消费的不足,直接增加总需求。他认为为了扩大政府开支,即便是经济出现赤字也无关紧要。另一方面,间接刺激私人消费和投资。首先需要采取收入再分配政策以提高消费倾向。他认为,财富和收入的分配不尽合理是经济社会中的主要缺点,导致整个社会的消费倾向偏低,因此需要通过改变税收体系,并扩大社会福利性支出,如支付失业救济金、养老金,对生活贫困者以救济等,缩小收入分配差距,提高消费倾向,增加消费需求。其次需要降低利率。凯恩斯认为,利息率对投资量、进而是就业量有着重大的作用,只有将利率设定在比较低的水平,才能使存在下降趋势的资本边际效率,在抵消了市场利率后,所

笔记

取得的预期纯利润率还能诱使资本家继续投资。相反,高利率势必成为投资继续增长的障碍。

(二)凯恩斯理论对医疗保障制度的影响

凯恩斯主义的国家干预理论中,社会保障制度是国家干预经济的一种重要手段。首先,通过社会保障制度的转移支付,可以提高整个社会的边际消费倾向。其次,社会保障制度是调节经济运行的内在"稳定器"或"均衡器",可以熨平经济波动。在经济繁荣时期,企业与个人的收入提高,对社会保险的缴费提高,同时,失业率低,社会保障制度支出减少,因此,社会保障基金是收入增加,支出减少,从而将会对个人消费与投资需求起到抑制作用;在经济萧条时期,企业与个人收入减少,社会保险缴费下降,同时,失业率增加,社会保障支出增加,这样不仅维护了失业者的基本生活,还对个人消费与投资需求起到刺激作用。

因此,凯恩斯的理论体系中虽然没有直接提出具体的社会保障理论主张,但他从实现宏观经济一般均衡的角度,将国家建立社会保障制度的必要性从伦理层面引申至经济发展的层面,实现了社会保障理论的一次革命性突破。从20世纪30年代到70年代初期,凯恩斯主义的政府干预理论从兴起到鼎盛,长期成为官方制定经济战略与政策的主要依据,从而直接推动了第二次世界大战以后,社会保障制度在全世界范围内的普遍建立与全面发展。

三、《贝弗里奇报告》与国家卫生服务制度的建立

(一)《贝弗里奇报告》(Beveridge Report)的基本内容

威廉·贝弗里奇是英国著名经济学家,是福利国家的理论建构者之一。1941年,英国成立社会保障和相关服务委员会,着手制订战后社会保障计划。经济学家贝弗里奇接受委托出任委员会主席,负责对现行的国家社会保险方案及相关服务(包括工伤赔偿)进行调查,并就战后重建社会保障计划进行构思设计,提出具体方案和建议。1942年12月,著名的《社会保险和相关服务报告》正式发表,也称《贝弗里奇报告》,成为影响英国及其他很多国家社会保障发展的重要文献。

报告阐述了社会保障的基本范畴,认为国家组织社会保障首先是对最低生活标准的一种保障,是对因失业、疾病、伤残和年老造成的收入中断提供保障,是对诸如生育、丧葬及婚嫁等相关的额外开支提供保障。报告建议通过建立社会性的国家保障制度,对每个公民提供七个方面的保障:儿童补助、养老金、残疾津贴、失业救济、丧葬补助、丧失生活来源救济、妇女福利。而实现这些福利可以通过社会保险、国民救济与自愿保险三种方法实现,其中,社会保险旨在提供基本需要,国民救济为被排斥在社会保险之外的人群提供特殊需要,自愿保险是社会保险与国民救济的补充,用于满足基本需要以上的需要。

报告中还提出了社会保障的六项基本原则:①统一津贴标准原则:不管被保险人的收入是否存在差异,领取的社会保险的津贴标准是一致的。②统一缴费标准原则:要求每一个被保险人必须按照同样的标准缴纳保险费。③统一管理原则:社会保障的管理责任必须统一,要求成立一个社会保障部统一管理社会保

笔记

险、社会救济与自愿保险。每个被保险人不管有多少种险种,所有的保费要集中到一项社会保险基金中,所有的社会保险津贴也将从该项基金中支付。④津贴发放的时间与数量应该合理原则。⑤普遍性原则:社会保险应该覆盖所有公民,而不仅限于贫困阶层。⑥分类原则:社会保险制度要考虑到不同人群的不同需求,每一类人群实施的社会保障项目与缴费水平是有区别的。

(二)《贝弗里奇报告》对国家卫生服务制度的影响

《贝弗里奇报告》发表后,英国政府基本接受了报告的建议,于 1944 年发布了《社会保险白皮书》、《充分就业白皮书》与《国民卫生服务白皮书》,1945 年通过了《家庭津贴法》,1946 年通过《国民保险法》与《国民卫生保健服务法》,1948年通过了《国民救助法》等一系列法律。其中,《国民卫生保健服务法》全面体现了《贝弗里奇报告》中提出的基本原则。《贝弗里奇报告》指出,全面免费的卫生服务是让社会保险与国民救济发挥作用的三个配套措施之一。贝弗里奇认为,如果不为劳动者提供免费的卫生服务,他们因疾病而造成的开支就会大量增加,最终将给社会保险与国民救济带来财政压力,影响其正常功能的发挥,导致社会保险不能满足基本的生存需要。在 1944 年发布的《国民卫生服务白皮书》中,英国政府接受了这一思想,提出了医疗体制改革的目标:①每个公民,不管他们的年龄、性别、收入或职业,都应该有平等的机会从最好的和最新的医疗和相关服务中获益;②因此,应该为需要它的人提供广泛的服务,这一服务包括医疗和相关行动的每个方面,既包括小病关怀,也包括外科手术,既包括身体健康,也包括心理健康,以及所有专科医生服务;③要使健康关怀不受个人的收入和其他与之相关因素的影响,要提供免费的服务。

正是在这白皮书的基础上,英国颁布了《国民卫生服务法》,实施了为全体国民免费提供的、由政府直接举办的、保障项目齐全的国民卫生服务制度。1948年,英国首相艾德礼宣布英国第一个建成了福利国家。贝弗里奇也因此获得了"福利国家之父"的称号。《贝弗里奇报告》和英国福利国家社会保障制度的实施,影响到了整个欧洲。瑞典、芬兰、挪威、法国、意大利等国也纷纷效仿英国,致力于建设福利国家。

四、新自由主义经济理论与医疗保障制度改革

(一)新自由主义(Neoliberalism)经济理论的主要观点与政策主张

20 世纪 70 年代,西方国家经济出现了生产呆滞、失业严重,同时物价持续高涨的"滞涨"局面。面对这一局面,凯恩斯主义无法解释,也无力解决,于是经济学家们纷纷反思凯恩斯国家干预主义的有效性。这一背景下,新自由主义思潮再度迭起,流派纷呈,如以弗里德曼为代表的现代货币学派、以拉弗和菲尔德斯坦为代表的供给学派、以卢卡斯为代表的理性预期学派、以布坎南为代表的公共选择学派以及社会市场经济学派等。

新自由主义是在继承了古典自由主义思想的基础上发展起来的,尽管流派纷呈,但在社会经济政策上都主张自由化、私有化与市场化。一是自由化,就是反对政府对市场的干预与管制,主张一切由看不见的手来指挥。认为自由是效

笔记

率的前提,如果市场不受干预的自由运行,就会自然而然地达到最优化结果,保证经济生活的协调和稳定增长。这种观点人们称之为"市场原教旨主义"。新自由主义还认为,个人自由主义是自由市场制度存在的基础,只有保证了个人自由的权利,才能保证社会的进步与创造,才能有社会财富的增加,而要保证个人自由,政府就必须放弃对社会经济的干预。二是私有化,就是主张全面的私有制,认为公有制天生效率低下,私有制是最好的制度,是推动经济发展的基础。新自由主义认为,私有制最大的好处在于保证了个人在市场中自由选择的权利。由于生产资料归个人所有,他可以根据个人意愿组织生产,没有人可以加以限制,从而使个人潜能得以充分发挥,极大地提高经济效率,并且,实现私有制就能发挥市场机制的作用,经济得以自动实现均衡。三是市场化,就是指市场是万能的,市场经济是一部能自动运转的配置社会资源的万能的机器。主张把生产要素、产品和服务商品化,全部经济运行依靠市场自发调节。

新自由主义崇尚的是一个最低限度的政府与自由的市场,其经济思想和政策主张在社会福利领域表现为反对福利国家理论及其政策实践。新自由主义者坚信自由高于一切,理想社会应该是一个人们可以自由选择的社会,而社会福利政策则是对私有制与个人自由的侵犯。他们认为,平等仅仅是一种规则和过程的平等,而非最终结果的平等,在市场机制中每个人的机会是均等的,如果要靠政府的力量来实现收入与财产的平等,必将使某些人处于不平等地位。任何缩小贫富差距的分配主张都会对个人自由造成极大的危害。滞涨完全是由需求管理政策(征收高额所得税、大举兴办社会福利计划与货币扩张政策)造成的后果,较高的福利不能刺激供给,反而打击了生产的积极性,政府增加支出也并不能直接增加总需求和总产量,相反,政府巨额的社会保障支出成为妨碍国家经济增长和降低国家竞争力的主要原因。因此,社会保障制度应当实行市场化、私有化与多元化,通过自由市场机制和个人的自我负责来取代长期由国家提供的社会福利,借以减轻国家的负担,激发个人的进取精神。政府要进行一系列的改革,降低福利标准,缩小福利保障范围,减少政府财政支出,同时通过减税来减轻企业负担,放松管制,加快私有化,促进经济发展。新自由主义认为经济增长是最好的社会政策,解决贫困和社会不公平不能依靠政府的再分配,而是通过有产者追求自己的利益时产生的积极成果层层渗透,来改善不公。他们认为在人们的理性预期下,市场会自发地产生经验,提高预期的准确性,实现经济的正常发展。

(二)新自由主义理论对医疗保障制度的影响

20世纪70年代末以来,新自由主义理论在政治经济领域逐步占据了主导地位,特别是随着撒切尔夫人和里根总统的上台,新自由主义理论日益成为全球绝大多数政党所采取的政治和经济趋向。在新自由主义思潮的影响下,西方国家纷纷对社会保障制度进行了改革。改革的主旋律就是以经济效率原则为出发点,削减政府福利支出,强化家庭与个人的责任,提倡社会保障制度的多元化解决方案。

1979年撒切尔夫人上台,一反凯恩斯主义崇拜,转而推行以现代货币主义为中心的经济政策,对社会福利制度进行大刀阔斧的改革:改革社会福利制度,削

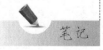

减政府社会福利支出,强调个人责任与义务。在医疗保健领域内,撒切尔政府继续承担国家卫生服务制度的义务,但强调要根据国家的经济能力作出相应安排。在实践中,通过限制公共健康服务的支出来鼓励私人健康保险的发展,强调个人在卫生服务中的责任与义务。

1981 年里根就任总统,随即着手社会保障制度的改革,并于 1983 年签署了一揽子社会福利改革计划,削减一些社会保障项目,尤其是"随意性"的社会福利开支,用以解决当时出现的联邦政府承担社会福利的过重负担。被削减的社会保障项目就包括减少在医疗补助方面联邦对州的补贴。里根的福利改革计划,还促使福利保障事业由联邦中央政府转入州和地方政府。具体在医疗保障领域,里根政府于 1981—1983 年间授予各州以更大的权力来研究解决节省健康保险费用的办法,采取由各州发起的降低成本的付费制度。里根政府还强调调动私营保险业的积极性,给予私人保险计划以更多的税收优惠。美国的医疗保障制度体现了新自由主义的主张:最小的政府,自由的市场。政府只承担了老人与穷人的医疗照顾与救助,其他的都交由市场解决。

新自由主义对医疗保障制度影响还体现在国际上越来越多的国家对卫生服务制度采取了多元化的解决方案。多元化主要表现在:行政手段与市场手段并举;政府与非政府组织、营利与非营利组织密切配合;个人和家庭、企业、社区支付共同分担等。

五、信息经济学对医疗保障制度的影响

(一)信息经济学的基本理论

信息经济学起源于 20 世纪 40 年代,在 50 年代末 60 年代初正式作为一门学科被提出,发展于 70~80 年代。传统经济学认为,价格凝结了所有的市场信息,它的获得不需要成本,因而能够为所有的市场参与者自由运用,市场参与者就具有了市场运行的完全信息。而信息经济学认为,价格是在搜寻中获得的,获取信息是要付出成本的,因而,信息是不完全和不对称的。信息经济学就是研究在不确定、不对称信息条件下如何寻求一种契约和制度来安排规范交易双方经济行为的经济学。从本质上说,信息经济学是非对称信息博弈论在经济学上的应用,是微观经济学的新发展。

1. 逆向选择与道德风险　逆向选择(adverse selection)和道德风险(moral hazard)是信息经济学的两大基本研究课题。按不对称信息发生的时间,在事前发生的信息不对称会引起逆向选择问题,而事后发生的信息不对称会引起道德风险问题。逆向选择是指由于信息不对称而导致交易一方面临不利的选择环境而作出的影响效率的选择,最早出现在 1970 年阿克洛夫提出的柠檬市场理论中。柠檬市场是指二手车或旧车市场,后扩展到其他二手货或旧货市场。由于信息不对称,旧车的性能只有卖主知情而买主不知情,买主只愿意按照旧车的平均价格进行交易,而好车的卖主不愿意接受平均价格而退出交易,结果市场中坏车比例越来越高,导致旧车平均价格和平均质量轮番下降。这一过程不断发生,最后,市场上将只剩下最低质量的汽车,高质量汽车被排挤出市场,这与古典经

济学的"劣币驱逐良币"十分相似。道德风险,也译为败德行为,是指在委托-代理关系中,经济代理人在合同或契约签订后,利用自己的信息优势在最大限度地增进自身效用时作出的不利于他人的行为。在不完备信息条件下,道德风险是普遍存在的,是经济行为中是合乎个体理性的,与人类行为道德水准的高低没有密切的关系。

2. 委托-代理理论与激励机制 经济学家维克里和莫里斯在不对称信息的前提下,创立了委托-代理理论。在非对称信息环境中,掌握信息多的一方称为代理方,另一方称为委托方。"委托-代理"关系的成立条件是委托人对代理人的支付不低于后者参与这个契约的机会成本,同时又要实现自身利润最大化。但在委托代理的关系当中,由于委托人与代理人的效用函数不一样,这必然导致两者的利益冲突。由于代理方具有信息优势,掌握委托方不了解的信息,包括市场信息、私人信息等,在没有有效的制度安排下代理人的行为很可能最终损害委托人的利益。处于劣势的委托方为了保护自身利益需设计激励机制或约束机制,诱导代理方说真话、干实事。因此,解决委托-代理关系的关键是激励相容或激励一致性的信息机制的设计,有效的激励机制既能使委托人达到利益最大化的自身目的,又能使代理人愿意接受。这种关系处理得好,可以使市场交易顺利进行;否则会产生逆向选择和道德风险,妨碍市场交易,影响市场机制发挥作用。

(二)信息经济学对医疗保障制度的影响

由于医疗保险市场广泛存在的信息不对称问题,信息经济学的理论对医疗保障制度的改革与完善提供了理论依据。首先,逆向选择的普遍存在使得商业医疗保险市场是无法实现全民覆盖的,因此,政府需要采取措施以弥补商业医疗保险市场的不足:或者是推行强制性医疗保险制度,或者是直接提供卫生服务。在医疗保险市场上,潜在的被保险人掌握着他们自己未来的医疗费用信息,但保险人并不掌握这些信息,只能对所有人按照相同的费率收费,这就导致"逆选择"问题的出现,即高风险人群积极投保,而低风险人群选择退出保险市场的现象。

其次,道德风险问题的存在要求在医疗保障制度管理中采用有效的激励机制,以提高经济效率。由于具有极强的专业性,医生(供给方)比病人(需求方)拥有更多的关于疾病诊断、治疗方案的选择、治疗效果、潜在的风险和副作用以及治疗费用等方面的信息。这种信息不对称,使得供需双方的关系从完全竞争市场上的相互平等的关系,演变成了一种委托-代理关系,病人将诊断治疗决策权赋予医生,成为委托人。此时的医生不仅是病人的代理人,同时又扮演着医疗服务供给者的角色,他们还代表医院,甚至还是某些药品的销售代理人。多重角色集于一身,使他们在提供医疗服务的过程中可能依靠信息上的优势,诱导需求,鼓励病人过度消费。这种道德风险往往又因医疗保险的存在并在没有有效的支付制度(如按项目付费)时变得更加显著。因此,在现代医疗保险市场中,被保险人与保险人形成价格委托-代理关系,由保险人代表被保险人与医药服务供方进行价格谈判,就医疗保险的付费方式和付费标准达成协议,形成保险人与医药供方新的平等关系,以减少或消除道德风险的影响。除此而外,道德风险还会表现在医疗服务消费之外的环节,比如,被保险人参保后可能会降低避免疾病风

笔记

险的努力,不太重视健康的生活方式等。这些都要求通过设计科学合理的激励机制,有效约束被保险人与医生的行为。

分析医疗保险市场及其运行可以发现,信息经济学理论及其分析方法具有独特的优势,其可以深刻地揭示医疗保险运行中存在的漏洞、弊端及其成因,因此,信息经济学理论是对医疗保险制度设计、政策制定和管理运行进行分析和评价的有力工具。

第二节　医疗保险的需求与供给

医疗保险的需求与供给对整个医疗保障体系有着重要的影响,本节将从经济学的角度阐述医疗保险需求、医疗保险供给及医疗保险对卫生资源配置的影响。

一、医疗保险需求

(一)医疗保险需求(medical insurance demand)的概念与表现形式

1. 医疗保险需求的概念　经济学意义上的需求是针对消费者的购买力而言的,即指在一定的价格水平上,以一定的货币支付能力为基础,消费者愿意并且能够购买的商品数量。就保险而言,其价格就是费率。因而,医疗保险需求是指在特定时期内,在一定的费率水平上,消费者愿意并且能够购买的医疗保险的数量,用货币计量单位表示即为医疗保险金额。

医疗保险需求不等于医疗保险需要,需求必须具备两个条件,即购买意愿与支付能力。如果只有对医疗保险的购买意愿而无支付能力,只能是医疗保险的需要,不构成医疗保险的需求。

2. 医疗保险需求的表现形式　与一般商品的需求不同,医疗保险需求有两种表现形式:一是获得物质方面的有形的经济保障形式,体现在人们患病和遭遇意外伤害时,可以从医疗保险机构按照医疗保险合同规定的补偿范围、补偿比例与补偿形式获得医药费用的支付;二是获得精神方面的无形的心理安全保障形式。参加医疗保险,可以转嫁疾病风险,解除了人们因患病给个人和家庭带来经济负担,甚至可能出现因病致贫的后顾之忧,从而获得了心理上的安全保障。

(二)医疗保险需求的经济学解释

风险是保险存在的前提条件,疾病风险的不确定性是人们产生对医疗保险需求最根本的原因。此外,作为一种对医疗服务需求的派生需求,医疗服务市场的信息不对称也使得人们需要一种集中化的购买制度来弱化其在医疗服务市场上的弱势地位,由此也产生了对医疗保险的需求。

1. 不确定性与医疗保险需求　由于疾病风险的不确定性,人们无法知道自己会在什么时候患病、患病的严重程度以及患病可能带来的经济损失。由于这种不确定性,人们产生了对医疗保险的需求。从经济学的角度,医疗保险的需求是基于风险不确定性基础上的消费者效用最大化选择的结果。

医疗保险实质上是一种风险分担机制,个人通过定期缴纳一笔合理的费用

笔记

（保险费），将自己的风险与在同一个保险商购买保险的其他人的风险集中起来，抵御疾病发生时的财务风险。大多数人之所以选择医疗保险的方式来规避疾病发生时的医疗费用风险，是因为较之于储蓄或其他的费用支付方式而言，医疗保险可以带给消费者更大的效用。下面将用经济学原理来解释这一选择的合理性。

医疗保险作为一种特殊的商品，经济学中用于分析消费者行为的基本假设，即效用最大化，同样适用于分析医疗保险的需求。对于医疗费用的支付，人们有两种选择。一种是自付，通常也称为自我保险，即个人承担所有的医疗费用。另一种是购买医疗保险，由医疗保险机构支付医疗费用。人们将根据效用最大化原则在两种方式中进行选择。

（1）自我保险：自我保险会面临两种可能性：一是患病而蒙受较大的经济损失，这种几率很小；二是不患病而没有任何经济损失，这种几率很大。

假设，消费者原有财富 W_3，效用是 U_3，消费者一旦生病，而又没有购买保险，他需自付全部的医疗费用，他的个人财富将从 W_3 下降到 W_1，其效用也将相应地从 U_3 下降到 U_1。患病是个随机的事件，患病几率 P 在 $0 \sim 1$ 之间，因此消费者预期效用为：

$$E_u = PU_1 + (1 - P)U_3$$

公式中的 E_u 为预期效用；P 为患病几率；U_1 为患病造成经济损失后的效用；U_3 为未患病时拥有的财富所带给消费者的效用。

预期效用用图形表示即为一条直线。图 2-1 反映了总效用、预期效用与财富之间的关系。消费者健康时（$P = 0$），财富 W_3，预期效用为 U_3，对应于效用曲线上 A 点。患病时（$P = 1$），财富 W_1，预期效用 U_1，对应于效用曲线上 B 点。预期效用曲线为线段 AB，由图可见，它总是在效用曲线的下方，但其两个端点位于效用曲线上。

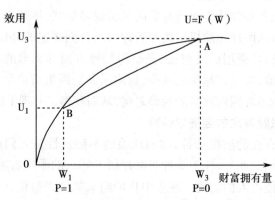

图 2-1 总效用与预期效用曲线示意图

（2）购买医疗保险：如果消费者购买商业保险，就要先放弃一小部分财富，用于支付医疗保险的保险费，也就是说，他必须先支付一笔小额的经济损失，患病时，就可以避免更大的损失。保险费是在患病之前就必须支付的，因而是一个确定性事件。由于支付医疗保险费，消费者财富从 W_3 下降到 W_2，其效用也将相应

笔记

地从 U_3 下降到 U_2，见图2-2。

消费者是否会因不能预测的病伤事故而购买保险，还是不买保险选择自己承担风险，要取决于上述哪种选择给消费者带来较高的效用，即比较 U_2 和 E_u 的大小。消费者将选择给他带来较高效用的方案。

假定某个消费者现拥有的财富是 10 000 元，位于 W_3 点，该财富给其带来的效用为 U_3，100 单位。此时发生疾病事故，医疗费用是 8000 元，财富下降为 2000 元，位于 W_1，效用为 U_1，20 单位。假设此疾病的发生几率是 0.025，则纯保险费 = 患病几率 × 患病所带来的损失 = $0.025 \times 8000 = 200$ 元。支付纯保险费后的财富下降至 9800 元，位于 W_2 点，效用为 U_2，99 单位。此人的预期效用 $E_u = 0.025 \times 20 + (1 - 0.025) \times 100 = 98$ 单位，位于预期效用曲线的 A 点。显然，如果消费者的行为符合上述两个假设，并且医疗保险费是按纯保险费来收取的，那么其必然选择购买保险。因为购买保险所带来的效用大于自我保险的预期效用。

但实际上，商业保险机构是在纯保费基础上加附加费出售保险的，尽管如此，消费者仍然会选择购买保险，除非附加费超过了消费者愿意承担的最高金额。如图2-2所示，A 点是未投保的预期效用水平。如果从 A 点画一直线与实际效用曲线相交，在交点 B 上，实际效用水平等于预期效用。AB 间的距离所对应的财富大小，即 W_2 与 W_4 之差就是消费者愿意在纯保费之上支付的最高附加费金额。

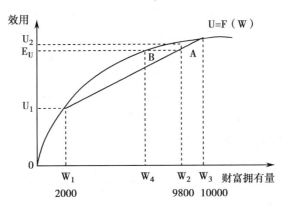

图2-2　总效用、预期效用与财富的关系

2. 医疗服务市场的信息不对称与医疗保险需求　传统的经济学理论通常假设被分析的市场是信息充分的。在完全信息的基础上，所有的决策者，包括需求者和供给者，对这个市场上任何可及的产品或服务的价格和质量拥有完全的信息。但卫生服务市场中不完全信息或信息不对称却是广泛存在且影响深远，其不仅存在于医疗服务市场，也存在于医疗保险市场。这里，我们仅就医疗服务市场上信息不对称问题作分析。

医疗服务就性质来说属于一种私人需求，因为大部分医疗产品的消费和服务的享用是完全可以排他的，其价格也可以用市场的边际法则来确定。但医疗服务的市场又不同于标准的竞争市场。完全竞争市场的有效性极大的依赖于交易双方拥有完全信息。但医疗服务市场存在典型的信息不对称和信息不完全问题。

信息不对称的问题产生于交易双方对信息的掌握程度不同，一方比另一方了解更多关于交易的信息。由于具有极强的专业性，医生（供给方）比病人（需求方）拥有更多的关于疾病诊断、治疗方案的选择、治疗效果、潜在的风险和副作用以及治疗费用等方面的信息。这种信息不对称，使得供需双方的关系从完全竞争市场上的相互平等的关系，演变成了一种委托-代理关系，病人将诊断治疗决策权赋予医生，成为委托人。一个完美的代理人能将病人的利益置于首要地位，作为完美代理人的医生会作出和病人了解情况而为自己作出的决定相一致的决定。但实际情况是，医生不仅是病人的代理人，为病人拟定治疗方案，同时还会谋求其本人的切身利益。如果提供服务项目的类型和数量与其经济收入之间有着密切的联系，医生就可能依靠信息上的优势，诱导需求，鼓励病人过度消费。

医疗服务的异质性又不可避免地加剧问题的严重性，一方面，医疗服务异质性使得消费者对医疗服务的比较变得非常困难；另一方面，医疗服务的异质性，加上信息的不对称和不完全也使病人缺乏搜寻最低价格的动力和能力，从而医疗卫生市场中的价格机制不能发挥正常的作用。此时，医疗服务市场中，供需双方完全处于不对等的地位，其中，消费者处于完全的劣势。

如何才能改善或扭转这一局面？将单个消费者的支付能力集中起来，引入集中化的支付制度，使议价行为变为集体行为，是不对称市场常见的行为，如团购。在医疗服务交易中，集体行动变得非常必要。这种集体行动的范围可大可小，可以是一个社区为单位，一个企业为单位，也可以是一个国家为单位。在现代网络时代，也可以是有相同消费偏好的自发组织的群体。不管哪种程度上的集体行动，目的都是将单个消费者的需求集中起来集体购买，从而增强消费者在市场交易中的谈判力量。而在医疗消费中，集体行动的最佳形式就是医疗保险。不管是私人医疗保险，还是社会医疗保险，都可以起到控制供方行为的作用。

（三）医疗保险需求的影响因素

医疗保险的需求主要取决于人们是否愿意接受纯保费之外的附加保险费以及接受的最高水平。当然，除此而外，消费者的收入水平、避险心态等都会影响消费者对医疗保险的需求。

1. 疾病风险 疾病风险是医疗保险产生、存在与发展的前提，如果没有疾病风险，也就不存在对医疗保险的需求。疾病风险程度越高，给人们带来的经济损失越大，则表现的需求越大，反之亦然。疾病风险对医疗保险需求的影响主要表现在两个方面：一是疾病发生的几率。当疾病发生几率越接近于 0 或 1 时，消费者对医疗保险的需求越小，疾病发生几率越接近于 0.5，消费者对医疗保险的需求越大。这是因为对于越接近于确定性的事件，消费者愿意支付的附加费越少，往往倾向于选择疾病风险的自担方式，而对于越不确定性的事件，愿意支付的附加费越高，见图 2-3。二是疾病的损失幅度。疾病预期的损失幅度越大，消费者在未投保而患病时的损失越大，如图 2-4 所示的，实际效用曲线与预期效用曲线之间的面积越大。当疾病发生几率相等时，消费者在纯保费之外愿意交更多的保费来降低大笔损失的风险。从而,疾病损失幅度越大,对医疗保险的需求越大。随着人口老龄化进程的加速以及疾病模式的转变,慢性退行性疾病对人们的健康威胁越来越大,由此带来的医疗费用越来越高,人们对医疗保险的需求必然会越来越大。

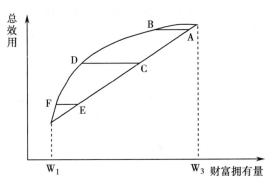

图2-3　不同疾病发生概率下消费者愿意支付的附加费水平

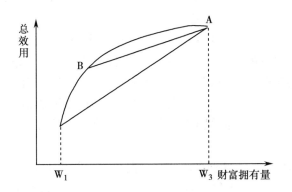

图2-4　不同预期损失情况下消费者愿意支付的附加费水平

2. 医疗保险费率　对一般商品而言或服务而言,价格与需求之间呈反向变动关系,这一需求规律同样适用于分析医疗保险的需求。医疗保险费率,即医疗保险价格越高,意味着消费者需要支付的附加费也就越高,医疗保险的需求就越小,如果完全超越了消费者愿意支付的最高附加费限额,医疗保险的需求将降为零。反之,医疗保险价格越低,消费者需要支付的附加费越低,对医疗保险的需求就越大。

3. 消费者的收入　需求必须满足两个条件:购买意愿与支付能力,医疗保险的需求也同样如此。因消费者的收入水平直接影响其支付能力,因此必然会对医疗保险需求产生影响。对低收入者而言,较高的医疗保险费往往会超出其经济承受能力,其医疗保险的需求将受到抑制,而高收入者不仅愿意加入医疗保险,而且希望购买到价格高但可获得更多更高质量医疗服务的保险项目。一般情况下,随着经济的发展,人们的收入水平的提高,会带来更高的缴费能力,医疗保险的需求也会随之扩大。但关于这一点,我们也应看到,无论经济发展到什么程度,人们的收入差异总会存在,因而对医疗保险也会存在不同层次上的需求。对医疗保险机构而言,能否提供可以满足不同层次医疗保险需求的保险业务,是提高医疗保险需求的关键。

4. 消费者的避险心态 不同的消费者面对风险的行为是不同的,一般认为,人们对待风险的心态有三种:风险规避型、风险中立型和风险偏好型。大多数消费者都会表现出避险行为,其财富效应曲线上表现出边际效用递减的现象,避险心态越严重的人,效用曲线递减速率越快,对医疗保险的需求越大。相反,一些风险中立或偏好风险的消费者,其预期效用曲线不会表现出边际递减的趋势,甚至可以有递增的趋势,中央的消费者就不会去购买医疗保险。

5. 其他 除上述影响因素之外,消费者的个人特征,如性别、年龄、文化程度、职业及健康状况等都会在不同程度上影响其对医疗保险的需求,此外,医疗保险制度设计上的某些方面,如医疗费用的分担比例、保险理赔或费用补偿的效率等也会影响人们对医疗保险的需求。

二、医疗保险供给

(一)医疗保险供给(medical insurance supply)的概念与表现形式

1. 医疗保险供给的概念 医疗保险供给是在特定时期内,在一定的费率水平上,医疗保险机构愿意并且能够提供的医疗保险保障的数量。医疗保险供给可以用医疗保险机构的承保能力来表示。医疗保险的承保能力包含三个方面:一是能够提供的总医疗保险金额;二是能够提供的某些特定医疗保险险种各自的可以提供的总保险金额;三是对人们患病或可保风险的保险总金额。这三个方面包含质和量两个层面的规定性,质是指医疗保险险种的多少;量是指总医疗保险金额的多少。

2. 医疗保险供给的实现形式 与医疗保险需求相对应,医疗保险供给有两种具体的实现形式:一是提供物质方面的有形的经济保障,即医疗保险机构为被保险人支付或赔付其发生的医疗费用;二是提供精神方面的无形的心理安全保障,即医疗保险机构通过承接参保人的疾病风险,对所有参保人提供的心理安全保障。

(二)医疗保险供给的影响因素

医疗保险供给是以医疗保险需求为前提的,没有医疗保险需求就不会存在医疗保险供给。因此,医疗保险需求水平是影响医疗保险供给的根本因素。除此之外,医疗保险供给还受到以下因素的影响:

1. 医疗保险费率 医疗保险供给与保险费率呈正相关关系,保险费率上升,则会刺激医疗保险供给增加,反之,医疗保险供给则会降低。

2. 承保能力 承保能力是指医疗保险机构能够提供医疗保险服务的能力,相当于企业的生产能力,是决定医疗保险供给的主要因素之一。承保能力的大小主要取决于:①保险经营成本:因为医疗保险机构开展医疗保险业务,需要一定的物质条件,包括建设或租赁房屋、购买必要的设备和办公设施、营业费用、行政费用和责任和准备金等。有限的资本量会制约保险机构的规模,保险机构规模的大小又会影响其承保能力。②经营管理水平:高水平的经营管理能力,可以带来保险服务的高效率,从而提高其承保能力。③医疗保险机构人员的数量与

笔记

质量：从业人员的数量与质量直接影响医疗保险机构的经营管理水平以及提供医疗保险服务的数量与质量，从而影响医疗保险的承保能力。④保险业的效率：包括降低偿付率和费用率，提高投资收益率和保险增长率等。此外，医疗保险机构的承保能力还体现在所提供的医疗保险服务能否满足参保人对医疗保险的需求。如果提供的险种不符合人们的需求，则会降低人们参保的积极性，从而影响医疗保险供给。

3. 医疗保险成本　医疗保险成本是指医疗保险机构在承保过程中的一切货币支出。医疗保险成本越高，意味着支出越大，经济效益会较小，供给就会越低，反之，供给就会增加。

4. 参保人的收入水平　参保人的收入水平越高，其缴费能力就越高，而参保人的缴费能力越高，意味对医疗保险的消费能力就越高，从而保险的供给就会越大。

5. 医疗保险机构的信誉度　医疗保险机构的信誉度主要指理赔的效率和合理性。理赔效率高且理赔合理，则保险机构的信誉度高，而高信誉度则会吸引更多的人来投保，因此医疗保险的供给也就越大。

6. 医疗保险机构对医疗服务者的调控能力　医疗保险机构对医疗服务者的调控能力影响到医疗服务的数量与质量，进而对医疗保险供给有着非常重要的影响。医疗机构对患病的被保险人能够提供适宜有效的卫生服务，则可避免不必要的医疗费用开支，也就避免了医疗保险基金的不必要支出，从而相应扩大了医疗保险的供给。反之，则会减少医疗保险的供给。

三、医疗保险对卫生资源配置的影响

医疗保险的介入使得医疗服务市场上多了一个集中化的制度特征：保险在医疗服务需求方和供给方之间加了一个第三方付款人。医疗保险在一定程度上制约着医疗服务市场上供需双方的行为，从而对卫生资源配置产生影响。

（一）道德风险

在传统的医疗服务市场上，医疗服务需方消费了供方提供的医疗服务，并同时按市场价格向供方支付医疗费用，消费者根据自身的效用和支付能力决定其消费量。但在医疗保险介入后，需求方的就医行为就发生了变化。由于其支付的实际价格低于医疗服务的市场价格，从而对医疗服务的需求上升，需求量比他全部自付医疗费用时的消费量要多，这种现象称为道德风险。当然，医疗服务的供方同样也可能有道德风险的行为，如向消费者提供过度的医疗服务或不合适的医疗服务，甚至有发生医患合谋的可能。

如图 2-5 所示，假设医疗服务的价格为 P_1，在没有保险的情况下，消费者需求 Q_1 单位的医疗服务。如果消费者拥有的是完全保险，即医疗保险机构支付其全部的医疗费用，则消费者就医时实际支付价格为 0，此时医疗服务的需求量为 Q_2。由于保险降低了个人实际支付的医疗服务的价格，促使了消费者对医疗服务的需求上升。道德风险的程度取决于医疗服务的需求弹性，弹性越大，程度越严重。对消费者而言，这种选择是合乎理智的，因为他们追求效用最大化的行

为,必然使得对医疗服务的消费要满足边际收益等于边际成本的原则。但从社会角度来讲,道德风险造成了医疗资源的浪费,降低了医疗资源使用的经济效率。因为,Q_2 单位医疗服务的实际边际成本仍然等于 P_1,是高于消费者为 0 的边际收益的。

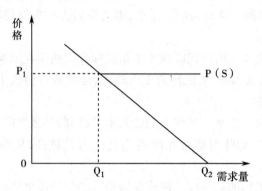

图 2-5 存在道德损害情况下的医疗服务需求

由于道德风险导致卫生资源配置的低效率,人们采取很多措施对道德风险加以限制。其中最普遍的做法是在医疗费用的支付中,引入消费者的费用分担机制,强化消费者的费用意识。

1. 扣除保险对医疗服务需求的影响 为了减少道德风险的发生,保险人通常会采用扣除保险的方式,在保险合同中规定医疗费用某一额度内的费用由当事人自己承担,这一额度称为扣除额,扣除额以上的费用由保险人承担。扣除额是对被保人而言的,对保险人而言,这个点则是起付点,即我们通常所说的起付线。

图 2-6 说明了被保险人承担一定的扣除额对医疗服务需求的影响。在没有保险的状况下,需求曲线由 D 来表示,病人在 P_1 价格下消费 Q_1 数量的医疗服务。假设引入费用分担机制,被保险人的扣除额为 P_1Q_3,那么病人在 P_1 价格下消费 Q_3 数量的医疗服务之前的费用将由个人自付,在自付了起付线金额(P_1Q_3)后,再增加利用的服务,价格为零。如果病人决定消费不超过起付线,其行为与无保险时一致,只利用 Q_1 数量的服务。是否支付 P_1Q_3 的起付线,并消费 Q_2 数量的服务,产生道德风险,这将取决于为支付起付线而超额支付的医疗费(图 2-6 中的 A 部分)是否低于消费者剩余,即图中的 B 表示的部分。如果 B 大于 A,消费者将愿意跨过起付线并消费 Q_2 数量的医疗服务,导致过度消费的问题。可见,这一费用分担机制对需方行为的作用是比较复杂的,其作用程度或效果取决于扣除额的高低、预期医疗费用支出的多少、医疗服务的需求弹性大小以及需求方的收入高低等。

2. 共同保险对医疗服务需求的影响 共同保险,也称共付保险,即由保险人和被保人共同负担医疗费用的保险方式。共付率一般指保险人支付的比例。在美国的保险市场上,共付率通常为70%左右,即保险人支付医疗费用的70%,被保险人自付30%。

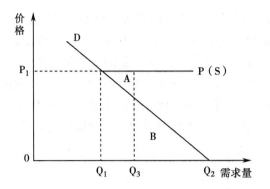

图2-6　扣除保险的医疗服务需求效应

　　共同保险对医疗服务需求的影响可以用图2-7表示。假设共付率为50%（C=0.5）、医疗服务价格为P,消费者需求Q_1个单位的医疗服务。有了共同保险后,消费者消费医疗服务时实际支付的价格为0.5P。按照需求规律,消费者消费的医疗服务量上升至Q_2个单位。表现为消费者沿着医疗服务需求曲线向下移动。但实际上医疗服务的价格仍然为P,而不是消费者支付的0.5P。这样,实际医疗需求曲线右移,从D_1位移至D_2。移动的幅度与共付率的高低和医疗服务需求弹性的大小有关。共付率越大,病人自付的比例越低,需求增加的越多,需求曲线移动的幅度也越大。医疗服务需求弹性越大,需求增加的越多,需求曲线移动的幅度也就越大。

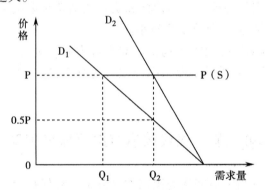

图2-7　共付保险的医疗服务需求效应

　　引入费用分担机制,强化消费者的费用意识,在一点程度上可以抑制道德风险的程度。但这种做法将增加了病人的财务风险,特别是对低收入者的影响较大。

（二）医疗保险对医疗服务市场均衡价格和数量的影响

　　医疗保险对医疗服务市场上均衡价格和均衡数量有什么样的影响要视医疗服务供给曲线的情况而定。在上述的分析中,我们是假定医疗服务的供给曲线是一条水平线,需求的增加并不会带来价格的提高,但医疗服务市场的均衡数量是增加了。如果供给曲线是一条向上倾斜的曲线,需求增加对医疗服务市场的影响就比较复杂。

图2-8以共付保险为例阐述保险对医疗服务市场的影响。假设医疗服务市场的初始均衡点是(P_1,Q_1),引入共付率为50%的保险后,需方实际支付的价格下降,需求量增加,需求曲线旋转至D_2。新的需求曲线在更高的价格上与供给曲线相交,市场新的均衡点是(P_2,Q_2)。此时,消费者实际支付的价格是新的均衡价格的50%,而不是原有价格的50%。所以,在供给曲线向右上方倾斜的情况下,医疗保险的介入在增加了医疗服务市场均衡数量的同时,提高了均衡价格。

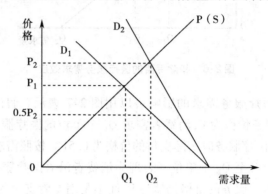

图2-8 共同保险对医疗服务市场的影响

需要特别注意的是,消费者实际支付的价格并不是原有市场价格乘以(1 − 共付率),也不意味着医疗服务的需求量将以同比例增长。总之,共付率越低,需求越大,但消费者实际必须支付的价格和实际的消费量取决于供求弹性。供求越有弹性,数量增加越大,价格上升越小。

基于医疗保险对医疗服务市场供需双方行为的影响,在医疗保险的制度设计中需要引入一系列的激励手段来引导双方的行为,这些激励手段详见本书的第六章。

第三节 现代政府与医疗保障制度

二百多年前,亚当·斯密认为国家的义务是一种保护社会和社会成员的安全,使其不受外力的侵犯和压迫,是一种"建立和管理某些公共机关和公共工程",即国家的角色仅限于"守夜人"。而事实上,随着工业革命的发展,市场经济的深化,在世界范围内,现代政府越来越多地介入社会事务。公共经济学认为,现代政府的责任和经济活动的领域主要体现在以下三个方面:一是基于提高经济效率目的的弥补市场失灵。二是基于改善社会公平目的的收入再分配。三是维持经济稳定。介入医疗保障领域正是政府责任在卫生领域的集中体现。世界各国政府无论是发达国家,还是发展中国家,无论是崇尚经济自由的国家,还是推崇政府干预的国家,无一例外的都在医疗保障领域扮演着重要的角色。

一、政府干预医疗保障领域的理由

政府干预医疗保障领域的逻辑在于:医疗风险的不可预测性已经不是个人

或部分社会团体能抵御的，只有在国家或政府层面建立起的医疗保障才足以抵御全社会成员的疾病风险，这是社会发展过程对政府干预医疗保障的客观要求，同时政府有责任和义务保障国民的健康权。《世界人权宣言》第 25 条认为："人人有权享受为维持他本人和家属的健康和福利所需的生活水准，包括食物、衣着、住房、医疗和必要的社会服务"。然而，由于医疗服务市场与医疗保险市场的失灵，以及消费者收入等方面的原因，市场机制是无法保证每个人都能享受必要的卫生服务的，所以，政府干预成为必然。同时，对政府而言，医疗保障还可以在收入再分配和维持社会稳定等方面承担一个工具性的作用。此外，医疗保障系统中涉及的主体很多，且各自的目标不同，在多主体利益博弈中，政府是唯一可以行使，也是必须行使监管职能的主体。

（一）维护健康的重要意义

1. 基本人权　健康是个人福利和作为人的尊严的一个重要条件，在若干国际和国家层面的文书中作为人权得到保障。相当一些国际人权公约和国家宪法使用各自具体的用语规定健康为人权。通过规定健康为个人权利或借助具体的国家义务，明示了国家对国民健康应承担的责任。《经济、社会、文化权利国际公约》中规定，"人人有权享有能达到的最高的体质和心理上的健康标准"。《阿拉木图宣言》中指出"健康是一种基本人权，达到尽可能高水平的健康是一个世界范围内最重要的社会目标"。我国的《民法通则》第 98 条规定，"公民享有生命健康权，生命健康权是生命权和健康权的统称。如果公民的生命健康权得不到保障，那么公民的其他权利就无法实现或很难实现"。

在完整健康权的框架中还包括了四条健康权的指导原则：①卫生服务的便利性：国家须在数量上满足整个人口对卫生服务的需要；②卫生服务的可获得性：经济上的可获得性，要求卫生服务不论是私人提供还是由国家提供，都必须是可负担得起的（还应对那些负担不起但需要卫生服务的人安排卫生服务的支付方法）；地理上的可获得性，要求每个人均在本地范围内可获得服务；文化上的可获得性，要求那些服务必须尊重人民的文化传统；③卫生服务的质量：可获得的卫生服务须具有适当标准，包括服务适于具体条件的要求；④在获得现成可得的卫生服务上的平等：每个人应该平等地获得卫生服务，并适当关注社会中的脆弱群体的情况。

2. 最基本的自由　根据发展经济学的观点，健康不仅是一项基本人权，还是一种最基本的自由。20 世纪 80 年代，尤其是 90 年代以来，以阿马蒂亚·森为代表的一批发展经济学家，在批判狭隘发展观的基础上，提出了围绕能力、权利和福利而建立起来有关发展的理论体系，建立了一种基于"拓展人们能力"的发展观，使得人们对健康和卫生服务的理解已经突破了传统权利层面上的认识。阿马蒂亚·森的发展目标是以社会上所有人的福利状态为价值标准，财富、收入、技术进步和现代化固然可以称为人们追求的目标，但是它们最终还是发展的工具，只有人的发展、人的福利才是发展的根本目标。根据森的观点，过一个相当好的生活有三点是最基本的：健康、教育和资源占有。在这一发展观中，健康被看做是一种重要的人类"可行能力（capacity）"，以及一种"实质意义上的自由"。

联合国发展署(UNDP)也提出,长寿且健康的生活是人类发展的首要目的之一,为人类发展过程所要扩展的最关键的三大选择之首,而经济增长仅仅是发展的手段之一。自1990年以来,联合国发展署(UNDP)每年发表的《人类发展报告》依据人均收入、期望寿命和教育水平三大因素的人类发展指数,从经济、教育和健康三方面对世界各国人民的生活状况作出评估。

森的自由观不是一个抽象的概念,而是具有实质意义上的个人自由。森认为"实质自由指享受人们有理由珍视的那种生活的可行能力,包括免受困苦(如饥饿、营养不良、可避免的疾病、过早死亡等)的基本可行能力,以及能够识字算数、享受政治参与等自由。可见,健康是一项最重要的可行能力。生存下来而不至于过早死亡的能力是一种具有特殊价值的最重要的自由。在森的理论中,自由是发展的目的,也是发展的手段。自由是发展的目的,即自由在发展中具有"构建性作用"。构建性作用是关于实质自由对提升人们生活质量的重要性。

3. **重要的人力资本** 对健康的公共支持除了源于上述两个重要的原因之外,还在于健康是人力资本的一个重要组成部分。人力资本是通过教育、培训、医疗卫生保健等投资形成的体现在人身上的具有经济价值的健康、知识、经验、技能、智力等质量因素的总和。人力资本理论把个人的健康状况看做一种资本存量,它大致分为两部分:一部分是人生来具有的,如遗传方面的因素等;另外一部分是人后天所获得的,其方式包括营养、医疗卫生、体育锻炼和自我保健等。经济学家很早就把健康看做人力资本的一个组成部分。早在1909年,费歇尔提交给国会的"国家健康报告"中提出,从广义的角度看待健康首先是一个财富的形式。在报告中,费歇尔界定了疾病所带来的损失包括:①因为早亡而丧失的未来收益的净现值;②因为疾病而丧失的工作时间;③花费在治疗上的成本。费歇尔估计美国的健康资本存量在1900年为2500亿美元,大大超过了其他形式的财富数量。

正式将健康作为人力资本构成部分提出的是舒尔茨。舒尔茨1962年提出,人力资本是体现于人身体上的知识、能力和健康,认为健康和教育同为重要的人力资本。20世纪60年代,新古典增长模型将资本从物质资本扩大到人力资本。研究经济增长模型的经济学家先后建立了人力资本增长模型,把人力资本作为一个变量加入经济数学模型,来分析人力资本对经济增长的贡献,比如说我们熟悉的乌扎华模型和卢卡斯模型。国内外众多的实证研究已经充分表明了健康作为人力资本的重要组成部分对促进经济增长、提高劳动生产率、增加就业机会以及增加个人收入的显著性作用。

(二) 医疗服务市场的失灵

1. **医疗服务消费的外部性** 当生产者或消费者的行为对社会上的其他成员带来有利或不利的影响,且这种有利或不利的影响没有得到补偿或给予支付时,就产生了正外部性或负外部性。外部性是经济行为主体的个体经济行为的外在影响,表现为私人成本与社会成本、私人收益与社会收益的不一致。根据经济活动的主体是生产者还是消费者,外部性被分为生产的外部性和消费的外部性。当存在外部收益(MEB)时,产出水平(Q_0)是由私人边际收益(MPB)与私人边际

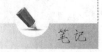

成本(MPC)曲线的交点决定的,这一产出量小于最佳产出量(Q_1),Q_1是把社会上其他人获得的外部收益考虑在内的产出水平(图2-9)。甚至如果私人边际收益小于私人边际成本,那么此人可能根本不会采取任何行动,尽管从社会的角度来讲,这一行动是有利的。

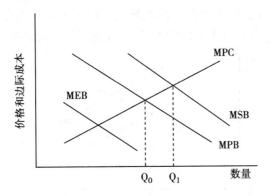

图2-9 生产和消费的正外部性

医疗服务消费的正外部性是医疗服务市场的一个重要特征,根据布坎南对外部性的经典定义,只要某一个人的效用函数(或某一厂商的生产函数)的自变量中包含他人(或厂商)的行为,即存在外部性。对医疗服务而言,社会上的每个人都不希望其他人连必要的卫生服务需求都不能得到保证。因为,个人的效用不仅取决于自己购买的医疗服务的数量,还取决于其他人购买的医疗服务的数量。个人可以从他人的医疗服务消费中获得外部收益。

根据前面的外部性理论,医疗服务的消费水平可能低于社会需要的最佳消费水平,甚至在某些情况下,低收入者必需的医疗服务的消费行为根本就没有发生。因此,强制性要求社会成员购买基本的医疗保险是非常必要的,对没有能力的社会成员,政府也有必要为他们提供补贴。如果某个社会成员选择自我保险,那么其他的社会成员也要承担这一决定的部分成本。如果此人发生了个人支付不起的医疗费用时,社会上的其他成员不仅没有获得正的外部收益,而且还要承担此人部分的医疗成本。因为此人的医疗费用最终只能通过政府的福利支出来解决,而这一福利支出的成本是通过税收等形式由社会成员共同承担的。

2. 消费者信息的不完全 市场上消费者最优均衡实现的前提是,需求曲线能够真实地表达消费者的实际感受,这就要求消费者掌握必要的、完全的信息。在医疗服务市场上,消费者在很大程度上缺乏有关他们需要的医疗服务及其接受的医疗服务的信息;即使这些信息是可以获得的,卫生保健内在的还有技术问题,以至于消费者如果不是医生,就只能理解其中有限的部分。在医疗服务市场上,如果消费者作出理性的选择,他们就需要必要的信息以及执行他们决策的能力,因此,效率要求他们拥有平等的能力,即人们可能收入不同,但却不存在对个人消费卫生服务能力的约束。但实际情况却并非如此。

由于消费者在信息上的劣势,需求曲线往往难以真实地表达实际情况。如图2-10,曲线MPV显示了真实的个人边际效用,但消费者的无知可以导致需求

45

曲线的偏离,进一步导致消费不足(D_1)或消费过度(D_2),从而市场均衡数量就偏离了最优数量。由于医疗服务的异质性、健康生产的复杂性以及个体差异,即使是在没有任何其他干扰因素的存在下,这种情况也是会发生的。况且,医患之间不完善的委托-代理会使这种偏离变得更为严重。此外,当知识和能力与社会经济地位相关时,社会经济地位上的差异就影响了个人在医疗服务市场上的利用卫生服务信息以及进行决策的能力,进而导致不公平的出现。

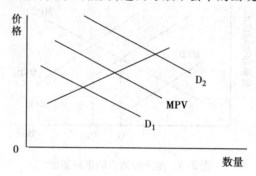

图 2-10　消费者的信息劣势对医疗服务需求的影响

(三)医疗保险市场的失灵

1. 逆选择(adverse selection)　逆选择是源于信息的不对称,这里是指医疗保险市场上供需双方之间的信息不对称。由于个人疾病风险、医疗卫生习惯和风险态度不同,对医疗服务的需求也有所不同,健康状况不佳的人显然需要更多的照顾、更多的医疗服务和更多的药物,未来需要更多的医疗费用。潜在的被保险人掌握着自己健康信息,尽管保险机构也知道不同消费者的疾病风险是不相同的,但实践中很难将高风险和低风险的人群严格区分开来。因此只能根据平均预期损失和平均风险来计算保险费率。但不同消费者所面临的疾病风险和预期损失是不同的,这样,高风险的人就会积极投保,而低风险的人群则会退出保险市场,从而出现"逆选择"问题。

高风险人群将愿意购买保险,因为,根据平均风险所决定的保险费低于根据其本身高风险所确定的保险费。而低风险的人群将不愿购买保险,因为根据平均风险所确定的保险费高于根据其本身低风险所确定的保险费。这一现象称为"逆选择"。逆选择将导致购买保险的人群出现风险偏性,高风险人群的比例较高,保险公司集合并经营较差风险的结果是费率的提高,费率提高的结果是更多的低风险人群将退出保险,风险池具有更大的风险偏向,费率提得更高,导致了恶性循环。

以上的讨论可用图 2-11 来表示。假设,高风险和低风险人群的卫生服务利用和经济状况是完全相同的。都具有 10 000 元的财富,如果生病了,医疗费用是8000 元。高风险人群的得病几率是 0.8,低风险人群的得病几率是 0.2。那么,高风险人群的纯保费是 6400 元,风险人群的纯保费是 1600 元。

线段 AB 是 8000 元的损失在不同得病几率上的预期效用。如果保险机构能够区分两种人群,两组人群都将愿意按照各自的保险费购买保险。但事实是,保

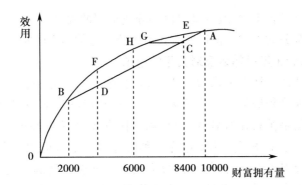

图 2-11　医疗保险逆向选择分析

险机构无法区分出高风险人群和低风险人群,只能根据平均风险确定保险费。纯保费则是 4000 元(8000 乘以 0.5)。高风险人群愿意购买,因为他们的效用至少将会从 F 点上升至 H 点;但低风险的人群将不会购买保险,因为他们的效用至少将会从 G 点降到 H 点。

逆向选择必然带来经济低效率,表现在,高健康风险人群需要更多的保险来预防未来的医疗开支,并且面临的是一个有利的价格,因此过度投保,他们会为本来不会投保的风险进行投保,而低健康风险人群因为面临一个不利的价格而投保不足。这种低效率甚至在某些情况下导致了有效市场的消失。除了低效率之外,还存在收入从低风险消费者向高风险消费者的转移。为了限制和减少逆选择,保险公司通常采用不补偿那些参保前已有疾病所造成的医疗费用损失、对参保人年龄加以限制等措施。但这客观上造成对病人和老人的歧视。

2. 风险选择(risk selection)　私人保险公司是追求利润最大化的,从而产生风险选择的问题。风险选择也称为"撇脂"或"摘樱桃",即吸纳健康状况良好的人群,拒绝健康状况很差或具有较高风险的人群。如果保险人能够有效阻止"逆向选择",并能够从那些低风险、相对健康的消费者那里"撇脂"的话,他们就能获得经济效益。

医疗保险中的风险选择属于事前选择,即保险人对投保人的疾病风险进行判断和评估,决定是否接受承保。高风险人群的医疗成本高,出于利润最大化的考虑,商业保险公司会积极采取各种措施,鼓励低风险人群参保,限制高风险人群参保。在一个自由市场上,健康计划能够在许多不同的方面进行风险选择:他们可以排除为被认为是高风险消费者的服务;提供服务吸引低风险消费者(例如健康俱乐部会员);为相对健康的小区提供便利设施;对相对健康的街区进行针对性的广告;为吸引低成本的消费者设计附加保险利益等。对高风险人群,保险公司往往要收取极高的价格,或者拒绝为他们提供保险服务。而高风险人群恰恰是最需要保险的。

选择问题决定了保险市场是一个不完全的市场,通过市场机制,商业医疗保险是无法做到广覆盖的。许多消费者(尤其是那些最需要保险的人群)可能无法获得保险,一种是因为价格极其昂贵,另一种是因为市场上根本就没有满足他们的保险商品,如患有癌症、艾滋病等病人,出任何价钱都不可能买到保险。因此,

笔记

政府必须要通过某种干预,或者是提供部分或全部的强制性保险,或者是直接为居民提供医疗服务的方式来保证所有人对医疗服务的需求的实现。

(四)收入分配不平等以及对公平的追求

医疗服务往往与社会追求收入平等、社会公平的目标相联系。社会公平是政府介入医疗保障领域的另一个重要理由。福利经济学第一定律表明,完全竞争市场中的均衡是帕累托有效的,但是帕累托有效并不考虑公平因素。因此完全竞争的医疗卫生市场可能达到这样一种有悖于公平目标的均衡:一部分人享用了大多数医疗卫生服务,而另一部分人则处于缺医少药的状态。同时福利经济学第二定律中讲到,每一种帕累托有效状态,都可以从某种初始禀赋的分配状态出发通过完全竞争达到。这表明只要市场是完全竞争的,那么就可以通过调整资源的初始禀赋来达到任何一种帕累托有效的状态,当然也就包括社会上大多数人都认为公平的那种帕累托有效状态。但市场本身显然无法根据公平的需要来调整人群中初始禀赋的分配,因此市场机制很难依靠自身的力量达到公平目标。更何况,卫生服务市场本身已经严重地偏离了竞争性市场的假设条件。此时,需要政府干预是确定无疑的。

在现实中,市场机制的作用与公平性目标的偏离表现为:市场机制可能排斥低收入者对医疗卫生服务的利用和对医疗保险的获得,无法实现资源在人群间的公平配置。因此为了达到公平性目标,政府首先应使用财政手段对低收入者和无劳动能力的人群进行转移支付或对他们的医疗卫生消费进行补贴,从而使所有人都能够按需要获得医疗卫生服务。医疗救助往往是实现这一目标的较为理想的制度安排。

在实践中,政府干预除了能够获得以上所述的效应外,作为整个国家的社会政策的一部分,还承担着另外一个角色:收入再分配职能。虽然,福利经济学第二定理认为,政府能通过购买力的再分配来将经济从一种有效配置转向另一种。也就是说,这样的再分配能在没有任何效率损失的情况下完成。但前提条件是,它要在总量分配下进行。总量分配要求每个人的税收或转移支付是建立在他的内在特点上,而不是他的市场行为上,然而,个人比政府更清楚自己的这些内在特点,这一信息不对称使得总量分配成为不可能。任何收入再分配的尝试都会产生超额负担。造成效率损失。因此,再分配政策的选择极为重要。两种比较好的政策是标记政策和定向政策。标记政策是将收入再分配给具有很强救济需求特征(如老龄、残疾)的人。定向政策是限制市场行为的某些方面来更准确地辨别出救助需要者。比如政府可能限制转移支付接受者的收入,或要求他们消费一定量的某一特殊商品(比如公共住房)。医疗保障制度可以同时具有标记政策和定向政策的特征。首先,它是向居民直接提供或鼓励居民消费卫生服务这一具体的商品,是定向政策的一种具体应用;其次,各国公共卫生支出政策的实践表明,相当比例的公共卫生支出的补助对象是社会弱势群体,如老龄人口、残疾人、低收入者等,具有明显的标记政策的特征。

(五)医疗保障体系中的多方博弈

现代医疗保障制度涉及的内容围绕医疗保障资金的筹集、管理与支付以及

笔记

医疗服务的需求与供给展开,涉及主体众多,其中至少涉及以下主体间的重要关系:

医患关系。医疗服务提供方向病人直接提供服务,病人直接或通过第三方向医疗服务服务提供方支付医疗费用。医患关系实质上是一种委托代理关系,影响这一关系的主要因素不仅来自病人、医生以及医院,医疗保障制度的存在也使得这一关系变得比较复杂(详见本章第二节)。

保险方与被保险方(假设与投保人相同)关系。保险方向被保险方收取保费、组织医疗服务、确定保障范围、费用分担方式和补偿水平。

保险方与医疗服务提供方的关系。保险方通过一定方式向医疗服务提供方支付医疗费用,同时对医疗服务供方所提供的医疗服务的质量进行监督。

监管方与病人、医疗服务供方、保险方的关系。监管方对三方进行监督和管理,其中主要是对保险方与医疗服务供方的监督和管理。

相关部门之间的关系。各部门为提升自己在医疗保障体系中的资源配置权和话语权进行博弈和协调。

上述利益相关者形成不同的利益集团,各自拥有不同的目标,在医疗保障制度中有不同的利益诉求和行为。不同利益集团之间的博弈有时会不可避免当地产生低效率和不公平的现象,此时,唯有政府有权威,并有能力进行协调、监督与控制。

二、政府在医疗保险市场上的职能

政府在医疗保障领域的职能主要有两个方面,一是通过适当的方式介入医疗保障领域,保证全体国民能够享有基本的医疗服务,二是对医疗保障各方进行监管,保证医疗保障制度的规范和有序的运行。

(一)提供基本医疗服务

政府提供基本医疗服务的方式体现了政府的价值取向。偏好社会公平的政府往往倾向于直接为全体国民提供医疗服务,而偏好效率的政府在国民医疗问题上则往往倾向于强调社会成员个人的责任。

1. 直接提供医疗服务　基于市场失灵和收入分配上的差距,总有部分社会成员无法从市场获得必要的医疗服务。针对这种情况,政府可以通过普通税收筹资,直接为全体社会成员提供医疗服务,即医疗和医生都由政府供给,这样,政府既是供给者(出资人)同时又是生产者(政府建立医院、雇医生),供给者和生产者是一体的。该制度权利与义务之间的对待关系表现较弱,可以是一种普享制度,英国及一些英联邦国家和地区是这一模式的典型代表;也可以是针对部分特殊人群的制度,如中国在20世纪50年代至经济体制改革之前对国有经济部门的职工实施的制度,一些国家对军人、少数民族地区以及偏远地区实施的制度。这种方式不仅具有很强的再分配性,同时也很好地克服了市场失灵的问题,所有社会成员或者法律规定范围的人群不管收入高低,疾病风险的高低,都能获得基本的医疗服务。

2. 推行社会医疗保险制度　社会医疗保险是政府强制征收医疗保险费用形

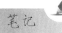

成医疗保险基金,当被保人相关保险标的发生保险事故并引起经济损失时给予补偿的风险分散机制。与直接供给制度不同,社会医疗保险制度的资金主要来源于雇主和雇员,政府财政对基金视情况给予补助,相对来说,政府财政的压力较小;成员的权利是以缴费的义务为代价的。也正因为如此,政府不是真正意义上的供给者,供给者是社会医疗保险制度本身。同时,生产者可以是政府也可以不是政府,这样医疗服务供给的弹性会增加,因为私人部门也可以提供医院和医生。德国是社会医疗保险的典型模式。1883 年德国建立的疾病保险制度,雇主雇员平等分担保险费,政府直到近几年才对基金给予有限补助。政府的主要精力在生产上(提供公立医院服务),但德国的私人医疗服务的供给显然比英国大。目前德国正考虑将更多的公立医院私有化。

社会医疗保险与商业医疗保险的最大区别在于再分配的性质。商业保险中,权利和义务直接对等,不同的风险适用不同的费率,比如年轻人比年长者保率较低;健康者比体质差者费率较低,即所谓差别费率。而社会医疗保险则不同,参保者按照统一的费率缴纳医疗保险费,并享有相同的保险待遇。在德国模式中,再分配性质明显,无论参保者是一人家庭还是有许多赡养人口的家庭,只要工作人口缴费参保,其家庭人口都随同参保并享受同样的保障。这样,我们可以看到,商业保险是在同质风险的缴费人口中分散风险;而社会医疗保险则是在不同质风险的人口中,在缴费人口和不缴费人口中分散风险。

除了再分配性质外,强制性的社会医疗保险不仅排除了部分消费者"自我保险"的短视行为,还由于要求高风险人群和低风险人群都必须参保,从而很好地克服了商业医疗保险市场上的逆选择和风险选择问题。

3. 向低收入者提供医疗救助计划 医疗保险市场是一个不完备的市场,商业医疗保险要求权利与义务的对等,只有缴费了,才可以享有医疗保险保障。如果一个国家是通过医疗保险的方式解决其国民的医疗问题,那么对如何解决低收入人群的医疗问题,通常有两种做法:一是政府通过医疗救助计划,直接为他们提供免费或非常低廉的医疗服务。典型的国家是美国的医疗保险体系。二是免除低收入群体的缴费义务,如德国。中国的做法与此类似,只不过由政府财政出资为低收入人群缴纳医疗保险费。实际上,这种方式的利用是需要非常谨慎的。如果医疗保险的费用分担方式中强调病人需自付一部分费用,如中国,几乎所有的医疗保险计划为了提高病人的费用意识,都要求病人自己承担一笔医疗费用,大多数采取的是采用扣除保险和共同保险相结合的方式。那么这种情况下是很容易发生"逆再分配"现象的。即便低收入者有了保险也有可能无力支付自己必须承担的医疗费用而不去就医,结果是最贫困的人口没有得到应有的帮助。解决这一问题需要在费用分担政策上对低收入人群给予优惠措施,同时,建立医疗救助制度进行兜底。

(二)监管职能

1. 设计和规范医疗保障制度的模式 医疗保障制度模式是指一国以什么样的方式为主导去保障国民的疾病风险。西方学者梯特马斯认为,在提供社会保障的社会政策领域可以存在三种选择:一种是基于收入调查而确立的实际需要的社会保障补助模式;二是社会普遍保护的制度再分配模式;三是供款与受益相协调的,充分调动积极性的工业化模式。具体到医疗保障领域,国际上比较公认的划分方法是依据政府在其中承担的责任不同,将医疗保障制度划分为五种基本类型:医疗救助制度、国家卫生服务制度、社会医疗保险制度、商业医疗保险制度和其他医疗保险模式(储蓄性医疗保险、社区医疗保险等)。

　　一国选择什么样的医疗保障制度受当地的政治、经济、社会、文化、历史、人口与医疗卫生发展状况等诸多因素,政府应当依据上述因素适时地设计和规划医疗保障制度的一些总体特征和总体规则,例如,医疗保障的模式、医疗保障的发展规模、水平和速度等,为医疗保障制度的建立提供依据,从宏观上把握医疗保障制度的发展方向。一个国家医疗保障的主体制度模式一旦确定,不能轻易或者很难转换为其他制度模式,改革的重点主要是政策调整和管理完善,否则要付出巨大的改革成本,甚至引发社会不稳定。

　　2. 促进和协调医疗保障制度的发展　医疗保障制度的建立使病人(被保险方)和医疗服务提供方之间的关系从直接的双向关系转变成三角关系,甚至是四角关系,而在此过程中,各利益主体往往都缺乏自觉性。譬如,保险方往往感到医疗保险风险大,利益小而缺乏积极性,被保险方缺乏保险意识和知识,医疗服务供方担心失去垄断地位,甚至有抵触情绪。因此,政府要积极参与和促进医疗保障制度的建立,并在医疗保障制度的建立和运转过程中,对各方之间出现的各种矛盾,甚至冲突,发挥"裁判员"和"调解员"的协调作用。

　　3. 监督和控制医疗保障制度的运行　医疗保障作为一种特殊的领域(市场),存在一些不规范的市场因素。例如,保险方获得强制性要求人们参加保险的权力,医疗服务供方有市场垄断的权威性,被保险人可享有不自付或自付较少医疗费用的权利。在道德风险的作用下,相对于一般的市场而言,各种违规行为将更容易发生。尽管在这一市场中,三方之间有相互监督、相互制约的作用,但这还是不够的,应当建立严格的法律和司法体系,用法律形式对医疗保险系统中三方的地位、权利、责任和相互关系作出总体规定,使医疗保险各方的行为规范在一个基本框架内。同时,有关部门应该成立专门的机构或组织,有效利用行政的医疗保险监督控制制度和手段,尽可能减少各种违规行为,保证医疗保险的正常运转。

本章小结

　　要深刻理解现代医疗保障制度发展与变革的内涵,就必须了解其背后的理论渊源。本章首先回顾了德国新历史学派、凯恩斯主义、《贝弗里奇报告》、新自由主义理论以及信息经济学在现代医疗保障制度一百多年的发展历史中的重要影响。此外,本章还阐述了医疗保险需求、医疗保险供给、医疗保险对卫生资源配置的影响以及现代政府介入医疗保障领域的理由及其职能。

笔记

　　人们产生对医疗保险的需求源于两个方面的原因:一是源于疾病风险的不确定性;二是源于医疗服务市场上的信息不对称。疾病风险、医疗保险费率、消费者的收入以及消费者的避险心态等都对医疗保险需求带来影响。有了需求就会出现医疗保险的供给,但医疗保险供给会受到保险费率、承保能力、参保者的收入、保险成本、医疗服务提供、保险机构的信誉度等因素的影响。医疗保险本质上是一种风险管理机制,消费者一旦拥有了医疗保险,其就医行为就会发生变化,道德风险不可避免,最终导致医疗服务市场上均衡价格与均衡数量都上升。医疗保险机构通常会通过费用分担机制来约束消费者的行为,如采用扣除保险方式、共付保险方式等,不同的费用分担方式对消费者的行为影响是不相同的,其效果还取决于医疗服务的弹性大小、消费者的收入水平等因素。

　　政府干预医疗保障领域理由:政府有责任和义务保障国民的健康权、医疗服务市场的失灵、医疗保险市场的失灵、收入分配不平等以及对公平的追求、医疗保障领域的多方博弈。基于上述理由,政府通过直接提供医疗服务、推行社会医疗保险制度、为低收入者提供医疗救助等方式满足全体国民基本医疗服务的需求,同时对医疗保障各方进行监管,保证医疗保障制度的规范和有序的运行。

关键术语

医疗保险需求　medical insurance demand	不确定性　uncertainty
医疗保险供给　medical insurance supply	扣除保险　deductible insurance
道德风险　moral hazard	扣除额　deductible
逆向选择　adverse selection	共付保险　coinsurance
风险选择　risk selection	共付比　copayment ratio

思考题

1. 医疗服务市场失灵和医疗保险市场失灵的表现有哪些?
2. 各国政府为什么都要干预医疗保障领域?

(孙菊,武汉大学政治与公共管理学院)

笔记

医疗保障体系及运行

通过本章学习,你应该能够:

掌握:医疗保障体系所涉及的主体及其基本结构。

熟悉:医疗保障项目的分类方式、多层次的医疗保障体系、医疗保障体系的组成部分。

了解:医疗保障相关法律体系。

医疗保障体系(health care system),指各国建立的用以保障公民健康权,通过多个项目来实现居民的医疗服务可及性,保障和促进居民健康的一整套制度体系。本章将从医疗保障体系所涉及的主体及基本结构入手,通过介绍医疗保障实践中的多种类型的医疗保障制度,进而分析医疗保障体系不可或缺的组成部分,同时对医疗保障体系法律建设进行简单的阐述。

第一节 医疗保障体系涉及的主体及基本结构

医疗保障的整个运行过程是由多个制度、多个方面、多个要素相互联系、相互作用而形成的一个有机整体。这个有机整体一般由医疗服务供给主体、医疗服务需求主体以及医疗服务筹资主体三方组成。通常医疗保障体系可以被抽象地看做一种资源的交换和转换机制,医疗服务供给向病人提供所需的医疗技术服务和医药物品,病人或第三方付款人为此支付医疗费用。

一、医疗保障体系所涉及的主体

(一)医疗服务的需方

医疗服务的需方指医疗服务的需求主体,是医疗保障覆盖群体中罹患疾病需要消费医疗服务抵御疾病的群体,即病人。当然,在某种提供健康促进和健康教育服务的医疗保障体系中,这一群体也可能包括健康人群。

(二)医疗服务的供方

医疗服务的供方指由医疗保障管理部门认可并与之签订医疗服务提供合同的各类与诊治疾病有关的医疗、护理、药剂等服务的提供者,包括个人和机构,即各类医疗机构及各种执业医师、各类药店及各种执业药师。广义的医疗服务供方还包括提供各种公共卫生服务的卫生机构和人员。

笔记

（三）医疗服务的付款者

医疗服务的付款者在消费者直接付费的方式中即为病人及其家庭,而在现代医疗保障体系中通常由第三方主体来支付医疗费用,这一主体在社会医疗保险体系中为健康基金或疾病基金,在国家卫生服务体系中为各级政府,在私营医疗保障体系中为各类私营医疗保险机构。这类机构往往负责管理通过各种方式征集来的医疗保障基金,并为参保者或享有者所消耗的医疗服务付费。简言之,就是负责医疗保障筹资并负责为享受群体支付医疗费用的一方。

二、医疗保障体系的基本结构

（一）两方结构

在医疗保障体系中存在多种两方结构的医疗保障项目。现代医疗保障制度形成之前,病人和医生的关系是最原始的两方结构,医生为病人提供服务、病人直接支付医疗费用即是这种两方结构。其后随着医疗的发展,一种新的两方结构——先付制医疗保障模式出现,最为典型的是"蓝盾"和"蓝十字"所提供的医疗保障服务。这一结构中只有需方(病人)和供方(医疗服务提供者),即由相应参保群体向医生(或医院)预先支付一定的费用,医生(医疗服务机构,通常为医院集团或医生联合体)承诺在参保者生病后为他们提供一定量的医疗服务,而病人获得医疗服务不需要再支付任何医疗费用。医疗服务提供者既是供方也是保险人,构成了保险人与被保险人之间的直接双向经济关系,在这种两方构成的医疗保险模式中,供方(医生和医院)向需方(被保险人)提供的不是费用补偿,而是服务补偿。

在学术界,国民健康服务模式通常也被认为是一种两方结构。这种观点认为国民健康服务中医疗服务筹资者和医疗服务提供者都为政府,整个医疗保障体系中只有政府和国民两个主体。政府为医疗保障制度筹资并提供医疗服务供给,国民通过缴税为医疗保障系统筹资从而获得享受医疗服务的权利,国民患病后到医疗服务机构免费或低费接受医疗服务。

（二）三方结构

随着保险业的发展,私营医疗保险的出现带来了新的三方结构,即产生了专业的医疗保险机构。这种结构下,个体通过向保险机构缴纳保险费,获取在患病的时候能够从保险机构得到医疗费用补偿的权利,医疗保险机构与医疗服务提供方之间没有直接的经济关系,而是通过医疗服务的需求方发生间接的关系。许多国家和地区的私营医疗保险项目,多是这种三方结构。

社会医疗保险项目也是一种典型的三方结构。社会医疗保险管理部门负责筹集并管理项目所需的资金,负责监督签约卫生医疗服务机构和交易者诊疗行为、结算和报销费用;医疗保险的签约卫生医疗服务机构和各类职业医师负责为病人提供卫生医疗服务;参保者履行缴费义务,在患病时到医疗保险签约的卫生医疗服务机构享受卫生医疗服务(图3-1)。

（三）四方结构

卫生服务具有福利性和公益性。要使全体居民的健康得到有效的保障,还

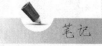

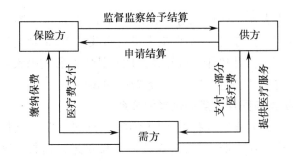

图 3-1 医疗保险系统中保险方、供方、需方三者的关系

需要政府的作用,尤其是在基本医疗和预防保健服务领域。现代社会医疗保险作为保护医疗服务正常运转的保障系统,必然要受到政府的干预。因此,在现代社会医疗保险系统中,形成了由保险人、被保险人、医疗服务提供方和政府组成的四方三角结构(图 3-2),其中,被保险人既是保险的需求方,也是医疗服务的需求方。

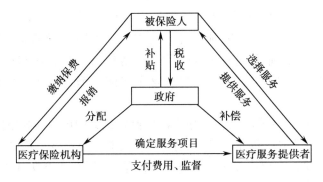

图 3-2 现代社会医疗保险系统运行结构

三、社会医疗保险系统中各方之间的关系及作用

在社会医疗保险系统中,四方之间围绕着保险基金的筹集和医疗费用的补偿问题相互作用、相互影响。各方之间的关系主要表现在以下几个方面:

(一) 保险机构与被保险人的关系

在我国社会医疗保险系统中,医疗保险经办机构即为保险人,大多数人是在过去公费医疗办公室的基础上形成的,在有些地区称为医疗保险局或医疗保险中心,隶属于社会保障行政部门或者卫生行政部门;大多数地方成立了社会保险事业管理局,医疗保险只是其中的一部分。

在谈及两者关系一般指其法律关系,即国家医疗保险法律确认和保护的具体的医疗保险被保险人与保险机构之间的权利义务关系,即被保险人和保险机构因特定的医疗行为所产生的权利与义务关系。它是在医疗服务过程中,定点医疗单位与被保险人之间的一种特殊的契约关系。

(二) 被保险人与医疗服务提供者的关系

被保险方从医疗服务提供者处选择自己所需要的医疗服务,支付一定费用,接受医疗服务提供者所提供的服务。在这一环节中,医疗保险人通过社会统筹和个人账户的费用分担方式,使被保险人进行自我约束,审慎地选择所需要的服务种类及服务量,以达到控制医疗费用的目的,其主要影响因素是被保险方选择服务的自由程度、被保险人直接支付服务费用的多少等。

(三) 保险机构与医疗服务提供者的关系

保险机构为参保人确定医疗服务的范围,并通过一定的支付形式向医疗服务提供者支付医疗费用,同时还要对医疗服务质量进行监督。这个环节是保障被保险人获得基本医疗服务,控制医疗费用的关键环节。医疗保险机构通过确定承保范围为被保险人提供基本医疗服务,以保障他们的健康;通过改变支付方式使医疗服务提供者进行自我约束,同时还采取一些外部监督措施,以达到既保障医疗服务的质量又能够控制费用的目的。影响两者之间联系的主要因素是服务范围的大小,项目的多少和费用的支付方式等。

(四) 政府与保险关系其他三方的关系

1. 管理与控制　政府在医疗保险系统中既是参与者也是管理者与控制者,扮演着规划、设计医疗保险市场的作用。政府根据各地的政治、经济、文化、医疗卫生状况等因素适时地设计和规划医疗保险市场的总体特征。从宏观上把握方向,用法律形式对医疗保险三方地位、权利、责任和相互关系作出总体规定。发挥其管理与控制的作用,这个职能普遍存在于不同国家的医疗保险系统中。

2. 公共服务的委托人　在一些国家和地区,例如中国内地和中国台湾,政府充当着公共服务委托人的角色,即政府将一些公共医疗服务委托给保险机构(即保险人),保险机构全权代理医疗服务提供的整个过程,政府在其中只充当监管者的作用。

3. 缴费义务代理人　缴费义务代理人主要是指政府帮助缴不起医疗保险费的公民代缴保险费,对其进行援助的作用。在中国内地和中国台湾,有相当一部分人还处于贫困线下,对于国家规定的医疗保险费用的缴纳存在困难,因此政府代缴这部分人的保险费,使其也能享受基本医疗保险服务。

4. 医疗保险市场的监督者　在不同的国家,政府的作用不尽相同,但充当保险市场监督者的作用却是不约而同的。从制定政策法规到保险市场交易各个环节,政府都充当着"把关人"的角色,充分保证和督促保险市场中不同角色行使权利和履行义务。

第二节　不同类型的医疗保障及其体系构成

一、各种类型的医疗保障体系

(一) 按理论来源分类

在理论界,医疗保障体系按照所依据的理论基础不同,通常被分为俾斯麦模式、贝弗里奇模式和谢玛什科模式等。

1. 俾斯麦模式　俾斯麦模式的理论来源为德国新历史学派的社会政策观点。新历史学派反对传统古典经济学派关于"中性税收"的理论和政策,主张国家推行更为积极的社会税收和政策,即政府应该扩大各项政策的干预范围,主张通过一定的政策设计实现部分社会目的,改变国民收入分配,认为只有通过政策改变财产、所得分配的不公正的情况,才能缓解社会各阶层的矛盾,形成稳定经济发展所必需的社会秩序。在这套理论的基础上,德国在"铁血宰相"俾斯麦的推动下,通过了世界上第一部现代意义的医疗保障法《疾病社会保险法》,建立了世界上第一个社会医疗保险制度。它具有三个特征:第一,社会医疗保险的资金原则上来自雇主和雇员;第二,社会医疗保险待遇的享有以参保并依法履行缴费义务为前提;第三,社会医疗保险经办机构一般属于具有公法性质并进行自我管理的独立法人。因此,国际理论界往往将各国参照德国制度建立的各式社会医疗保险项目成为俾斯麦模式。

2. 贝弗里奇模式　贝弗里奇模式的理论基础源自素有"福利国家之父"之称的英国经济学家贝弗里奇的报告《社会保险和相关服务》,这份报告不但对医疗保障也对社会保障具有巨大的推动作用。贝弗里奇报告继承了福利经济学的思想,从英国现实出发,指出贫困、疾病、愚昧和懒惰是影响英国社会进步、经济发展和人们生活的五大障碍,并据此提出政府要统一管理社会保障工作、通过社会保障实现国民收入再分配的建议。该报告的核心是把社会福利作为一项社会责任确定下来,通过建立一套以国民保险制为核心的社会保障制度,使由于各种原因达不到国民最低生活标准的公民都有权从社会获得救济。它改变了传统的救济贫民的"选择性"的原则,提倡"普遍性"原则。报告设计了一整套"从摇篮到坟墓"的社会福利制度,其中重要的一项是提出建立全方位的医疗和康复服务。基于贝弗里奇报告,英国工党政府在1948年通过《国家健康服务法》,遵循享有医疗保障是公民的意向基本权利,国家有义务为全民提供免费、平等的卫生服务等理念建立了英国的国民健康服务体系(NHS)。NHS体系的特征有:所有非营利医院都收归国有;除急诊外,任何病人住院必须由全科医生予以转诊;全民享有免费或低费医疗;以政府税收作为制度的主要筹资来源;卫生资源配置、医疗服务价格主要由政府调控。随后,这种国家卫生服务制度被许多国家借鉴,北欧诸国、南欧等国以及部分发展中国家都相应建立了这种国家卫生服务制度,学术界常常将这种医疗保障模式成为贝弗里奇模式。

3. 谢玛什科模式　前苏联建立后,基于当时国家恶劣的卫生医疗情况,时任前苏联人民公共卫生委员会主席的尼古拉·谢玛什科提出了一系列卫生医疗体制改革的基本原则,包括:为全体公民提供免费享有的卫生医疗服务;优质和专业的医疗服务;提供预防社会疾病的通道;紧密联系科学和医疗实践;提供一整套健康促进、治疗和康复的卫生医疗服务。基于这些原则,前苏联建立了一个基于计划经济体制的向全体公民免费提供卫生服的医疗保障体系,形成了一整套由中央控制、由国民社会和经济发展计划负责筹资,所有的医护人员皆为领取工资的中央政府雇员的体系。这一医疗保障制度在前苏联的前几个五年计划中表现出色,快速改善了前苏联的卫生医疗状况。之后随着国际共产主义运动的蓬勃发展,这种医疗保障模式也被诸多国家所采用,如捷克斯洛伐克、波兰等原华约国家都曾采用过这一医疗保障模式。在学术界,这一模式也被称为谢玛什科模式。

（二）按照筹资方式分类

医疗保障项目按照筹资方式不同,大致可以分为税收筹资、社会医疗保险费筹资、私营医疗保险费筹资和健康储蓄账户筹资四类。

1. 税收筹资的医疗保障项目 这种医疗保障项目以税收为主要筹资来源,但是税收的种类各式各样,既有直接税和间接税等不同收取方式的税收;也有中央税和地方税等不同层面的税收以及一般税和契约税等不同类型的税收。税收往往是实行国民健康服务的医疗保障体系的主要筹资来源,也是实行其他医疗保障体制国家医疗保障筹资的补充来源。例如英国、葡萄牙、西班牙、波兰、希腊都是以国家税为主要筹资来源;丹麦、芬兰、挪威、瑞典、意大利和保加利亚则以地方或地区性税收为主要筹资来源。

2. 社会医疗保险费筹资的医疗保障项目 社会医疗保险费并不依据个体的风险水平征收,而是由相应政府机构或与政府关系紧密的机构依据个人收入情况按照一定比例予以征缴,具有按缴费主体缴费能力征收的特点,这种保险费通常是强制的,并且都由雇主和雇员分担。社会医疗保险费的征缴机构可以是单一的国家健康保险金,以克罗地亚、爱沙尼亚、匈牙利和斯洛伐克等国为代表;也可以将这种征税责任赋予独立的医疗保险基金、国家健康保险基金的地区性分支机构、地区或职业性医疗保险基金和保险协会等。

3. 私营医疗保险费筹资的医疗保障项目 以私营医疗保险费筹资的医疗保障项目在各国的作用不同,在部分国家是主体医疗保障制度筹资来源,如美国;在大部分国家这种筹资方式的项目只是主干医疗保障项目的有益补充,例如欧洲私营医疗保险大致可以分为替代型、待遇补充型及选择和内容补充型私营医疗保险三种。

4. 健康储蓄账户方式筹资的医疗保障项目 以健康储蓄账户方式筹资的医疗保障项目,是通过设立专门的健康储蓄账户,由个人或家庭定期存入一定份额的资金,当个体及其家庭遭遇疾病时,由该健康储蓄中内所积累的自己支付医疗费用。以这种方式筹资的主要目的是避免道德风险和私营医疗保险市场的逆向选择,但是其具体成效在学术界存在争议。在国际实践中,新加坡是典型的将这一项目作为强制医疗保障项目的国家;美国的私营医疗保险市场也存在程度有限的健康储蓄账户计划。

（三）按覆盖人群分类

1. 覆盖劳动群体的医疗保障项目 覆盖劳动群体的医疗保障项目指主要为处于劳动状态的人口提供医疗保障待遇的医疗保障项目,部分覆盖劳动人口的医疗保障项目也为劳动人口的直系家属提供医疗保障。劳动群体遭遇疾病风险的可能性较一般群体更高,因此,最初的医疗保障项目大都以劳动群体为保障对象。从国际实践上看,发展中国家的医疗保障项目大都以劳动群体为主要保障对象。

2. 覆盖非就业群体的医疗保障项目　覆盖非就业群体的医疗保障项目主要为处于非劳动就业状态群体提供医疗保障待遇。这种医疗保障项目统筹是覆盖劳动群体的医疗保障项目的重要补充,主要为低收入群体或弱势群体等由于各种原因无法劳动的群体提供医疗保障待遇,例如我国的城镇居民基本医疗保险制度;美国为老年人提供保障的医疗救助(medicare)项目和低收入群体提供保障的医疗救助(medicaid)项目。

3. 覆盖特殊人群的医疗保障项目　这种医疗保障项目主要以特殊群体为保障对象,通常指军人、警察、公务员等群体。从医疗保障国际实践上看,一些国家为保障国家职能的顺利实现,为关系到国家安全的人群提供专有的医疗保障计划,例如美国就建立了联邦政府负责筹资的向现役和退伍军人及其家属提供了保障待遇的军人医疗计划,其他国家也为警察、公务员、军人等特殊群体提供国家负责筹资、待遇水平更高的医疗保障计划。

4. 覆盖全民的医疗保障项目　这种医疗保障项目以全体公民为保障对象。在国际实践中,实行国家卫生服务体系和实行社会医疗保险体系的发达国家基本上都已实现医疗保障的全民覆盖。

5. 覆盖群体按照户籍划分的医疗保障项目　覆盖群体按照户籍划分的医疗保障项目为中国所特有,是以覆盖群体的户籍状态决定是否覆盖的医疗保障项目。例如新型农村合作医疗项目以农村户籍人口为项目保障群体;城镇职工基本医疗保险和城镇居民医疗保险项目则主要以城市户籍人口为项目保障群体。

6. 覆盖群体按照行业或职业划分的医疗保障项目　覆盖群体按照行业或职业划分的医疗保障群体项目是以群体所处的行业和职业状态决定是否符合项目覆盖资格的医疗保障项目。例如日本专为海员群体设立的海员医疗保险计划。

(四)按政府、市场和社会承担的责任进行分类

1. 政府直接举办的医疗保障项目　这类项目是指由政府直接管理和经办的医疗保障项目。政府直接举办的医疗保障项目大致有两种:一种是国家健康服务医疗保障项目,如英国、加拿大和澳大利亚等国的医疗保障项目;另一种是覆盖特殊群体的医疗保障项目,这既包括覆盖公务员、军人、警察等国家工作人员的医疗保障项目,也包括覆盖老年人群体、低收入群体、弱势群体以及土著群体等特殊群体的医疗保障项目。政府直接举办的医疗保障项目带有明显的福利色彩,其实现方式主要是通过建立公立医疗服务机构,向上述人群直接提供免费或费用较低的卫生医疗服务;或由政府出资向医疗服务机构购买相应卫生医疗服务,上述群体到相应医疗服务机构享受服务。在这种体制下,政府既是医疗保障项目的筹资人,又是医疗服务的提供者。

2. 政府扶持、社会举办的医疗保障项目　政府扶持、社会举办的医疗保障项目,是指主要由社会负责兴办的医疗保障项目,政府在医疗保障项目运营和管理中并不承担主要责任,而仅仅履行扶持医疗保障项目发展和运行并监督相应社会组织行为的责任。比较典型的是德国、法国、日本和韩国的社会医疗保险项目。

在这种项目下,政府的责任主要是制定社会医疗保险相关的制度规定,保障

参保人、医疗保险机构以及医疗服务机构的合法利益,一般不提供保险资金或只给予一定份额的资金补贴。具体保险业务由非政府部门或医疗保险基金管理机构负责经办,这类机构通常受公法而非私营约束。

3. 政府监督、市场运作的医疗保障项目 政府监督、市场运作的医疗保障项目,是指医疗保障项目的运行和管理主要交由市场实现,通常市场机制提高项目运行的效率和结果,而政府只是负责监管市场,减弱乃至防止市场失灵情况的出现。例如大部分国家的自愿依赖保险项目,其中最为典型的是美国的私营医疗保险项目和各国的自愿补充医疗保险项目。在这种医疗保障项目下,政府的责任主要是指定法律法规和市场规则,监管保险市场,保护保险人和被保险人的合法权益,政府不承担保险契约范围内的任何经济责任。医疗保险公司按照市场规则经验管理,并和投保人共担风险。以这种医疗保障项目为主体保障项目的国家,也多建有政府直接举办的医疗保障项目作为补充,防止严重市场失灵线性的出现。

4. 政府引导、个人自保的医疗保障项目 政府引导、个人自保的医疗保障项目形式,最典型的是新加坡的健康储蓄账户项目。在这种制度下,政府要求国民为自己的健康负责,往往通过立法建立保障个人及其家庭健康的强制性储蓄账户,要求雇主或雇员定期存入部分资金。

（五）其他分类方式

1. 按保障的层次分类 按照医疗保障项目的保障层次进行分类,大致可以分为基本医疗保障项目和补充医疗保障项目。

(1)基本医疗保障项目是指保障国民基本健康权的医疗保障项目。通常是该国的法定医疗保障项目,由政府承担主要的供给责任。这些项目为覆盖群体提供基本的医疗卫生服务。基本医疗保障项目所包含的医疗卫生服务内容,通常基于循证医学并经过严格的成本效益分析而选定,是最经济有效的医疗卫生项目,通常不包括各种罕见疾病、美容、牙科等卫生诊疗项目。同时基本医疗保障项目往往不是全面补偿项目,而是部分补偿项目,要求个人分担一定份额的医疗费用。

(2)补充医疗保障项目是指为了弥补基本医疗保障项目所提供的医疗保障待遇水平、内容甚至自主选择性等方面的不足,通常由市场提供、个人自愿参加的基本医疗保障项目以外的项目。该医疗保障项目的供给主体通常为各式各样的营利和非营利的健康保险组织,例如商业健康保险组织、互助保险基金等组织;在部分国家,政府也提供部分补充医疗保险项目。

2. 按照参加医疗保障项目的自愿性分类 按照参保者是否自愿参加医疗保障项目进行分类,可以分为强制医疗保障项目和自愿医疗保障项目两种。

(1)强制医疗保障项目是指国家通过立法,强制相应保障群体必须参加的医疗保障项目。强制医疗保障项目多由政府承担主要筹资和监管责任,符合标准的人群必须参加,如不参加将受到相应惩罚,通常是一国的法定医疗保障项目,如国家卫生服务、社会医疗保险等。

(2)自愿医疗保障项目是指个体可以依据自身个性需求而自愿选择是否参

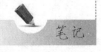
笔记

加的医疗保障项目。通常为各种私营医疗保险计划,也有部分国家的医疗保障计划为自愿参加,例如我国的新型农村合作医疗。

二、多层次医疗保障体系

从医疗保障的国际实践看,世界上各个国家的医疗保障制度体系各具特色。任何一个国家的医疗保障体系都不是由单一的医疗保障项目构成,而是由多个互补的医疗保障项目集合而成,尤其是欧美等经济发达国家,经过了几十年乃至上百年的发展和演变,已经形成了一个庞大、复杂且相对完善的制度体系,是对各类不同人群以及不同需求的各种项目的组合,即多层次的医疗保障体系。医疗保障体系中既有主体医疗保障项目,同时也有相应的补偿医疗保障项目。

例如,德国的医疗保障体系大致可以看做由社会医疗救助项目、社会医疗保险项目和私营医疗保险项目三部分组成;英国的医疗保障体系主要由国家卫生服务项目和私营医疗保险两部分构成;美国医疗保障制度是一个以私营项目为主,公立项目为辅的医疗保障体系,包括私营医疗保险项目、老年人医疗照顾计划(medicare)、低收入人群医疗保障计划(medicaid)和各种特殊群体的医疗福利项目;新加坡的医疗保障体系由医疗救助项目、医疗储蓄账户及其相关计划以及私营医疗保险项目组成。典型国家医疗保障体系的具体阐述将在后面章节中讨论。

第三节 医疗保障运行的系统构成

有效的医疗保障系统都必须保证有效筹集资金并将资金转变为优质、高效的卫生医疗服务向其保障人群提供。因此,任何一个医疗保障项目的运行都要由筹资、服务和监督管理等各个系统环节组成。并且,随着医疗保障项目的不断发展,其运行系统也愈加复杂,一些现代化管理手段也融入其中。医疗保障运行的系统构成(图3-3)。

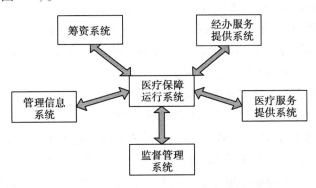

图3-3 医疗保障体系运行的系统构成

一、筹资系统

医疗保障项目筹资系统的设计通常主要涉及三个问题:一是筹资的来源,即谁作为费用负担主体;二是筹资的机制,即以税还是费的方式进行筹资;三是负责筹资的机构,即由谁具体筹集。

从医疗保障项目的费用负担主体上看,一般有雇主、雇员、个人、家庭、慈善团体等。从筹资的机制上看,大致可以分为税收筹资机制、社会医疗保险缴费筹资机制、私营医疗保险费筹资机制、健康储蓄账户筹资机制、自付费用机制和贷款、赠款和捐款等(图3-4)。

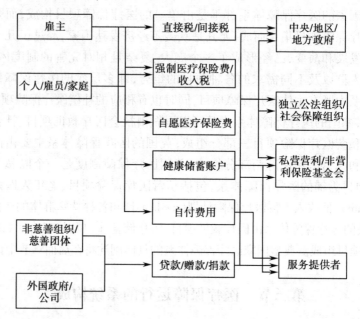

图3-4 筹资系统运行简图

(一)税收筹资机制

税收筹资机制主要依靠个人、家庭、公司所缴纳的各种直接税和交易税、商品税等各种非直接税为医疗保障项目筹集资金。其中,间接税可以是增值税类的一般税,也可以是如营业税等对特定商品征收的税收。在实践中,许多国家的社会医疗保险缴费也是一种工资税。在税收筹资机制下相关税收的征收机构多为中央、地区和地方政府的税务部门。也有一些国家和地区对香烟征收专项税收,用于卫生支出或补贴医疗保险基金。

(二)社会医疗保险缴费筹资机制

社会医疗保险缴费筹资机制通常以雇员的收入为基数进行征缴,且多实行雇主和雇员分担的方式。当然,这种筹资模式也同样适用于没有雇主的自雇者,只是对于自雇者而言,其缴费基数由其收入或利润状况决定。在国际医疗保障实践中,社会医疗保险制度覆盖下的老年人、失业者和残疾人群体的缴费通常执行了较低的标准,并由其退休金、失业补助金甚至政府帮助缴纳。通常由政府机构、独立公法人和私营健康保险基金会等组织予以征缴。

(三)私营医疗保险费筹资机制

私营医疗保险费筹资机制,按照其投保主体的不同有所不同。雇主为雇员所购买的私营医疗保险产品,通常由雇主和雇员分摊保费,或完全由雇主缴纳。

个人自愿购买的私营医疗保险产品,则通常由个人或其家庭支付。其中,保费的形式可以分为多种:一种是依据个人风险程度核定保费的风险费率方式;另一种则是依据一定区域内相应人口的风险情况核定保费总额,再由相关人口分担的社区保费形式;还有一种是依据参保团体的群体人员的风险情况核定保险费率的团体费率形式。负责征收私营医疗保险保费的通常是独立的私营机构,以及各类中介和代理组织。政府也常常通过提供税收减免等方式补贴私营医疗保险事业发展。

(四) 健康储蓄账户筹资机制

健康储蓄账户筹资机制要求个人或家庭定期向一个专门开设的以支付医疗费用为目的的账户中存入一定金额的资金,这笔资金的用途单一,是一种专门应对个人及其家庭医疗费用支出的资金。从实践上看,健康储蓄账户通常与高免赔额的健康保险项目相联系,例如新加坡的健康储蓄账户和健保双全计划的组合,以及美国的健康储蓄账户计划。

(五) 其他筹资机制

外国政府、各类组织和个人对医疗保障项目的捐款、赠款和贷款也是部分医疗保障项目筹资的重要补充方式。其中,各种捐款多被用于支付医疗救助项目支出;而外国政府的赠款和贷款则多用于资助发展中国家的医疗保障事业的发展,例如英国的国际发展部(department for international development,DFID)对部分发展中国家各类医疗保障项目的资助。

二、经办服务提供系统

医疗保障经办机构是在医疗保障系统中具体负责医疗保障基金的筹集、管理、医疗费用结算和偿付等相关业务的机构。医疗保障经办机构的基本任务是按照国家的有关法律法规,在一定区域和特定人群中,合理有效地开展医疗保障经办管理服务,保障医疗保障制度的顺利运行,促进人们健康。经办机构的工作可以具体分为以下几方面:参与医疗保障法律法规政策的制定和调整;筹集医疗保障基金,保证卫生医疗服务的优质、高效提供;支付被保险人的医疗费用;对卫生医疗服务的供方和被保险方进行监督和控制;管理医疗保险基金。按照医疗保障经办机构独立运营程度的高低,可以将医疗保障经办机构分为以下三类:

(一) 政府附属型医疗保障经办机构

政府附属型医疗保障经办机构基本依照政府的相关规定运行,其主要目标是落实政府的医疗保障项目规划和管理,主要经办政府色彩浓厚的医疗保障项目,如医疗救助项目,国家卫生服务项目,军人项目等。这些机构并不具有独立法人资格,一般为各级政府的派出机构,或是获得政府授权的半政府组织。此类经办机构的运营活动风险较小,其运营效果主要取决于行政管理水平,但从实践上看,多存在运营效率不高的问题。

(二) 市场经营型医疗保障经办机构

市场经营型医疗保障经办机构在医疗保障项目运营的各方面基本独立,在包括人事、财务、运营决策等一系列方面都具有自主决策权,只需要在医疗保障

笔记

项目经办管理过程中,遵守相关法律法规,并接受政府相关部门的监督。这类医疗保障项目经办机构多具有独立法人资格,在财务经营方面自负盈亏。如美国、荷兰的主体医疗保障项目的经办机构多属于此种类型。

(三) 非营利组织型医疗保障经办机构

非营利组织型医疗保障经办机构是指不以为组织者营利为目的,也多不以实现政府职能为目的,而是基于社会共同需求,依法设立的法定自我管理机构,提供医疗保障经办服务以弥补政府和市场在经办医疗保障方面的不足。这类医疗保障经办组织通常由法定自我管理机构、各类慈善团体、宗教团体和互助协会等组织演变而来。从国际实践上看,在医疗保障制度发源较早的欧洲,这种组织多表现为互助基金会、互助协会等;而在发展中国家,部分微型健康保险多由这类非营利组织负责提供经办服务。

三、医疗服务供给系统

医疗服务供给系统是医疗保障体系中不可缺少的部分,承担将医疗保障筹资转换为医疗卫生服务的功能。医疗服务供给系统的提供主体可以是医疗卫生服务机构,也可以是独立营业的各类医生。一般按照医疗服务机构所提供医疗卫生服务的不同,将其分为公共卫生服务供给系统、门诊服务供给系统以及住院服务供给系统。

(一) 公共卫生服务供给系统

公共卫生服务供给系统为公众提供疾病预防和健康促进服务,并应对各种突发的公共卫生事件。这一系统多由公立医疗服务机构组成,在部分国家也试图由全科医生等独立营业的医生提供该种公共卫生服务,但实践中供给效果并不佳。

(二) 医师服务供给系统

医师服务供给系统为公众提供各种非住院医疗服务。在国际实践上看,这一系统多由独立营业的全科和专科医生提供,并承担相应的转诊责任;同时,政府为保障低收入群体和弱势群体的门诊服务享有权,多建立政府补贴或运行的联合诊所等机构提供该种服务。而在东亚国家,由于医院大多同时提供门诊服务与住院诊疗服务,故而医院也是提供门诊服务的重要组织之一。

(三) 住院服务供给系统

住院服务供给系统为公众提供各类住院医疗服务。这一系统由各类、各级医院组成。这些医院具备一定数量的病床、医务人员和必要的设备,通过医务人员的集体协作,以达到对住院病人实施科学和正确的诊疗、保障病人健康的目的。按照国际学术界的一般分类,这一供给系统由二级医院和三级医院组成。二级医院负责诊疗一般和较常出现的需要住院的疾病,一般按照人口数量进行设置;三级医院负责诊疗疑难病症和进行医学研究,多为教学研究型医院。

四、监督管理系统

监督管理系统一般由五个元素构成,包括监督管理主体、监督管理内容、监

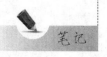

督管理政策、监督管理方式以及所使用的监督管理工具。这个系统的效率和效力最大化要求五个要素相互支撑、有机统一。

从国际实践看,按照监管主体职能分配方式大致分为功能型监管(functional regulation)、目标型监管(objective-oriented regulation)和机构型监管(institutional regulation)三类。功能型监管指依照医疗服务的功能划分监管机构,如按照病种设立的医疗服务监管机构;目标型监管指基于监管的目标来设计监管体制的思想,明确目标和内部控制重点以避免监管机构之间目标的重叠,如按照提升质量、保护病人权益、促进医院运行透明合法等目标设立监管机构;机构型监管有两层含义:一是指按照被监管机构的类型设立监管机构,二是指按照监管主体的机构职能分配监管职能,如由审计部门监管财务,由卫生行政部门负责监管服务质量。

按照监管内容分类,则一般包括准入监管、质量监管、价格监管以及财务监管,各监管主体的侧重有所不同。各国政府一般保留法律权力和违反监管政策的最终处理权,如吊销执业执照,同时,医疗机构和人员准入监管一般与国家和地区的整体卫生规划密切相关,这也是政府监管的主要方面。政府内监管比较注重质量监管和评价体系建设;行业性监管注重从业人员执业规范和培训。

监管政策体系由法律、行政法规、部门规章、行业规范、专业评估指标体系等构成,监管政策是监管的立足点和依据,其完善有利于监管效力的最大限度发挥。监管方式一般分为警戒式和遵从式两种。警戒式监管假设私利会诱使被监管者忽视监管的存在,所以,监管工具(制裁措施)严苛并强制执行;与之相对应,遵从式监管假定被监管者会自觉遵守监管政策,监管者只需要提供建议和支持,从轻从宽制裁。监管方式也会随着社会、经济和产业的需要动态调整,有些国家呈现由遵从式向警戒式监管方式转换的态势,如英国;而一些国家的监管方式逐渐从警戒式过渡到遵从式,如新加坡。

五、管理信息系统

管理信息系统(management information system, MIS)是一个以提高医疗保障信息管理效率和进行科学决策为目的,由人、计算机技术和数据信息等要素组成的,具有医疗保障相关信息收集、传递、储存、加工维护等功能的有机整体。医疗保障管理信息系统可以监测医疗保障运行过程中的各种情况,利用过去及现在的数据预测未来,辅助医疗保障相关管理机构进行决策,达到规划目标。医疗保障信息系统的内容分为信息资源、信息网络、信息技术和设备、信息化人才、信息技术应用以及信息化政策法规和标准。其中,系统的核心层由计算机信息网络和信息资源组成,它与信息设备一起构成信息的基础设施;医疗保障管理信息系统的支撑层包括信息化所需的人才队伍、信息技术、信息产业以及相关的政策法规环境等;医疗保障管理信息系统的最外层是应用层,决定其应用层的重要因素有应用实效、组织机构、资金投入、用户需求、市场供应和价格定位等。

医疗保障是一个庞大而完善的系统,由很多部门构成,涉及人类从出生到死亡的全部生命过程,功能非常强大。由于医疗保障系统的复杂性,以及医疗保障需求的层次性和多样性,医疗保障信息系统包含的内容复杂,对于各类医疗保障信息的记录、存储、审核等方面发挥了很大的功能作用。信息系统同医疗保障工作有机结合,发挥出明显的社会效益和经济效益,它的突出作用表现在以下几个方面:辅助业务的办理,节约时间,提高经办效率;支持完成日益复杂和艰巨的工作,并提供科学决策支持;规范办事程序,优化业务环节并规定管理权限;促进个人对医疗保障的了解,并增加工作透明度。

六、其他相关独立机构

在医疗保障体系中,除以上所说的关键机构外,还有一些独立机构和组织为医疗保障体系的顺利运行和发展提供支撑,在医疗服务提供过程中发挥了举足轻重的作用。

例如,英国的基金信托机构,其通过向投资者出售信托单位,管理人将所募的资金投资于多种多样的公司证券,购买者则依其所持有的单位按比例分享从资产组合投资中所获得的收益的组合投资行为。主要负责资金的保值增值、投资运营等金融业务。这对于医疗保险基金的管理有着巨大的作用。

(一)医疗技术标准的制定机构

在医疗实践中,同种疾病在不同医疗机构的诊疗方式和成本不同,这一方面影响医疗保障资金的使用效率,另一方面也无法保证病人治疗的安全性。因此,20 世纪以来,医疗保障体系中出现了一种通过提供评审和认证服务,以及通过旨在帮助医疗机构实施实用和可持续的解决方案的咨询和教育服务,来提高病人治疗的安全性的机构,如国际医疗卫生机构认证联合委员会;同时,也出现了卫生医疗服务标准制定的权威机构,如英国的国家卫生医疗质量标准署等。

(二)健康技术评估和准入机构

20 世纪 70 年代,许多国家开始通过健康技术评估决定药品和服务的覆盖面和价格。这类机构多基于循证医学的各项数据,对药品和医疗技术进行成本效益分析,决定该种医疗技术和药品是否纳入法定医疗保障计划。这类机构和组织通常可以分为咨询和法定两种,两种机构都能进行或协调健康技术评估,但只有法定机构可以决定健康技术和药品是否纳入法定医疗保障计划,例如丹麦健康技术评价和评估中心等机构;咨询性机构只能为健康技术和药品是否纳入法定医疗保障计划提供建议,如德国医疗质量和效率研究所机构。

(三)各类协会组织

各类协会组织在医疗保障体系中发挥了不可替代的作用,在发达国家都是由各类医师协会、医院协会与该国医疗保障经办管理机构协会谈判,议定医疗保障项目对各项医疗服务的补偿价格或资金总量。例如德国多由医院和医师协会与疾病基金协会谈判决定单位医疗服务点数的补偿份额和资金。

(四)各类专业法律和风险服务机构

医疗保障体系在运行过程中,相关主体往往会陷入法律纠纷或者遭遇种种风险。因此,各类专业法律机构和风险服务机构也是一个完整的医疗保障体系中不可或缺的部分。例如,在美国,由于医疗问题所产生的法律诉讼是专业法律

笔记

服务机构的重要业务之一。为防止医疗保险基金的过度风险集中,一般私营保险公司会将承保业务向专业再保险公司投保以分散风险;同时,医生和医院为应对医疗服务提供中的各种风险,也多购买医疗责任保险。

(五)各类志愿者组织

在国际医疗保障实践中,很多国家都拥有相应的志愿者组织,为医疗服务部门提供大量的志愿服务。这些组织并不以营利为目的,其人员都是自愿参加并进行义务工作。这类组织多由政府投入或社会捐赠的资金维持运行,其目的是通过各种志愿服务弥补政府和市场在医疗保障服务提供上的不足,满足社区卫生服务需求。例如,新加坡主要依靠政府资助的志愿者组织来为失能群体提供长期护理服务;美国、德国等也依靠志愿者组织为病人提供临终护理等一系列服务。

(六)营利性企业组织

虽然营利性企业组织作为市场经济的主体,主要追求经济效益,但是随着社会的发展,企业也需要承担各种社会责任。在大多数国家,部分医疗保障项目,特别是法定医疗保险项目筹资由雇员及其雇主共同承担,只不过分担的比例各有不同而已;除了法定医疗保险项目立法要求的企业缴费责任外,现代企业也将各种私营医疗保险产品作为一种员工福利给予员工,由企业承担全部或绝大部分费用。

此外,企业也多提供各种无偿捐款或赠款资助医疗保障事业的发展。例如,经典的公私合作方式(public-private partnership,PPP)下,多个知名医药企业都建有专门资助医药开发和卫生政策研究的科研基金,部分企业也为各类慈善医疗机构捐献资金。

第四节　医疗保障法律体系建设

医疗保障制度的运行需要医疗保障法给予法律意义上的保障,只有通过立法,才能保证其顺利运行。社会保险法作为医疗保障法律体系的核心法律,完善其功能对于整个医疗保障法律体系都有重要的意义。本节重点介绍医疗保障法律体系中最重要的组成部分医疗保险法的建设过程。

一、医疗保险法律体系概述

社会保险法是法定医疗保险或强制性医疗保险,其制定与实施是政府义不容辞的一项责任。

(一)医疗保险法的概念

医疗保险法是指为了调整医疗保险中形成的各种社会关系的法律规范的总称。国家通过强制手段对国民收入进行再分配,形成专门的保险基金,当劳动者患病时,在物质上、财力上给予必要的帮助。医疗保险法就是对这一社会保障制度的法律化,集中体现了国家保障劳动者的基本医疗水平的意志。

笔记

（二）医疗保险法的特征

1. 以实现公民的物质帮助权为宗旨　我国宪法第 45 条规定："中华人民共和国公民在年老、疾病或者丧失劳动能力的情况下，有从国家或社会获得物质帮助的权利。国家发展为公民享受这些权利所需要的社会保险、社会救济和医疗卫生事业。"医疗保险法则是实现公民在患病时获得物质帮助权利的法律保证。

2. 权利和义务的不对等性　医疗保险法对保险费的筹集与待遇支付的规定体现了参保人所享受的权利与他所承担的义务不一致性。个人缴纳保险费以其收入百分比而定，高收入者多缴，低收入者少缴；在保险金的支付上，却并不是根据缴费多少而定，二是根据实际需要支付，这就形成了权利与义务的不对等性。

3. 从形式到内容的强制性　任何法律都是由国家强制实施的，医疗保险法也不例外。其强制性还表现在具体内容规定上：在参保人方面，凡属于保险范围内的个人都必须投保，医疗保险的承办机构必须接受投保，双方都没有选择的余地；在保险费的征收方面，凡参加保险的个人和单位都必须依法缴纳一定的保险费，保险费率由政府主管部门与有关各方协商制定，参与保险的各方无权更改保险费率；在医疗保险的经济利益方面，不是实行多投多保的原则，医疗保险的实质就在于对国民收入强制进行分配和再分配。

4. 法律规范的变动性　相对于其他法律规范而言，医疗保险法律规范富于变动性，医疗保险事业不是一个孤立的系统，社会的经济状况、人口状况、医疗技术发展水平以及疾病谱的变化等因素都可能使已有的医疗保险法律规范过时，这就要求对医疗保险法律规范进行及时修改，以适应变化了的客观情况。

（三）医疗保险法的作用

1. 保证我国现阶段的医疗保险制度改革的顺利实施　我国从建国初期就着手建立具有社会主义性质的医疗保险制度，形成了不同的医疗保险服务体系，随着计划经济向社会主义市场经济的改革进一步深化，现行医疗保险制度矛盾和缺陷日益突出。因此，将现行的医疗保险制度改革成为多方筹资、覆盖面广的医疗保险制度有着充分的必要性。这一改革势必影响社会许多方面的切身利益，从而招来多方面的强大阻力。改革的艰巨性决定了其必须以法律作为强有力的后盾，医疗保险立法作用就显而易见了。

2. 保证国家意志能够有效体现和贯彻　建立包括医疗保险在内的整个社会保障体系就成为国家发展战略的重要组成部分，也就是国家意志的一部分。如果没有法律强制手段，就无法保证改革并建立医疗保险等社会保障制度这一国家意志的顺利贯彻，这势必阻碍社会主义市场经济体制的建立和完善。

3. 规范和调整医疗保险中的各种利益关系，保证医疗保险系统的有效运转从理论上讲，医疗保险的实质就是国民收入的分配与再分配，该过程涉及各方面的利益关系，因此需要依靠法律强制保证其实施。

从实践角度讲，医疗保险制度的建立使有关各方之间产生了权利义务关系，因此必须用法律规范明确有关各方的权利义务，以维护我国医疗保险事业的健康发展。

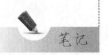

二、医疗保险法律体系内容

(一) 医疗保险法律的主要内容

医疗保险法首先阐明医疗保险制度的基本原则和目的,例如加拿大的《健康保险法》,阐述了其全民性、公开性、综合性、费用合理性、通用性的原则。继原则和目的之后,是对医疗保险法律关系主体的范围和主体权利义务所涉及的如下内容作出具体规定:

1. 医疗保险法律制度的调整对象包括医疗津贴、医疗待遇和生育津贴。

2. 医疗保险法律制度的适用范围。

3. 医疗保险资金的筹集范围、比例和方法。

4. 医疗津贴支付条件、标准和期限,医疗待遇的支付项目、方法和比例。

5. 医疗保险管理机构和职责。

6. 医疗保险基金的管理规范和监督原则。

(二) 医疗保险合同

1. 医疗保险合同的概念　医疗保险合同是保险人与医疗服务机构就医疗保险受益人的疾病治疗待遇签订的协议。医疗保险合同的主体是医疗保险人和医疗服务机构;医疗保险合同的标的是医疗服务,医疗保险受益人成为合同标的承受人,作为合同的第三人,他们是本合同间接的利益主体。

2. 医疗保险合同的内容

(1)服务期限:医疗保险合同的服务期限以季度或者年为界,比较普遍的做法是 1 年期限。合同中可以规定病人随时解除合同的条件,如异地迁徙,或者服务质量太差等。

(2)服务项目和质量:医疗保险合同的服务项目和质量一般由国家统一规定,例如我国劳动保障部和有关部门共同制定的《关于城镇职工基本医疗保险诊疗项目管理的意见》等。如果无此规定,可以协商,也可以在国家规定之外作补充规定。

(3)医疗服务费用的支付方式和标准:医疗服务费用的支付方式和标准是构成不同类型医疗保险合同的主要依据。医疗服务费用的支付方式和标准主要有三种类型:扣除保险、共付保险、限额保险。此外,还有赔付、服务性补贴和互助金等其他方式。

(4)双方当事人的权利、义务和责任:医疗服务机构应当依据法律和合同的要求,配备医务人员和医疗服务设施,提供医疗服务,及时准确地向医疗保险人报告参保病人医疗费用情况和有关信息。医疗保险经办机构要加强对合同医院参保病人医疗费用的检查和审核,及时正确地支付医疗费用。合同双方在对方违反协议时,有权变更和解除合同,但需要提前通知对方,一般需要提前三个月。

(5)违约责任:因一方违反合同给对方造成健康和经济损失的,对方当事人可以要求协商、仲裁或判决。在医疗法不健全的国家,这一条很难实现。医疗服务责任不同于一般的法律责任,它的鉴定需要专家和高科技设备。

三、医疗保险法律体系的制定与实施

（一）医疗保险法的基本原则

医疗保险的基本原则的主要内容包括：全面参加、强制加入，保障需要原则，医疗风险分担，树立职业道德，确保服务质量，奖励多支柱医疗保险体制原则。具体体现在以下几个方面：

1. 权利与义务相结合的原则　在筹集医疗保险基金时，必须由国家、用人单位和被保险人三方负担，这就要求医疗保险的权利享受者必须履行缴纳一定比例费用的义务，而不能将医疗保险办成一种纯福利性事业。

2. 医疗保障水平与经济水平相一致原则　医疗保障水平的高低是由国家的生产力发展水平决定的，生产力发展水平高，则医疗保障水平也应随之提高，医疗保障水平与国家的生产力水平相脱节就必然会影响两者的健康发展，医疗保障水平必须与社会生产水平相一致，在提高医疗保障水平之前应有经济的增长作为基础。

3. 统一性与多样性相结合原则　在我国正在试点并将全面推行的医疗保障制度的改革牵涉社会的许多方面，是一项艰巨的社会系统工程，必须进行统一规划并制定统一的政策法规、统一领导并精心组织实施。

在强调统一性的同时，认识客观差别也尤为重要，因此正确的做法是基本原则上的统一性与具体方式、步骤上的多样性结合。

（二）医疗保险法的实施

医疗保险法的实施即医疗保险法律规范在社会生活中的贯彻与落实，它包含了两个方面的内容：一是指国家行政机关、司法机关和被授权的其他组织严格地执行法律、使用法律；二是指所有公民、法人及其他组织自觉地遵守法律规范。医疗保险法实施的实质就是将医疗保险法律规范中所规定的权利义务关系转化为人民在现实生活中的权利义务关系，将医疗保险法律规范所体现的国家意志转化为人们的行为。医疗保险法的执行包括：

(1)医疗保险的执行机构：尽管医疗保险管理机构根据政事分开的原则分成职责分明的两部分——医疗保险行政主管机构和医疗保险承办机构，但两者共同负责医疗保险法律法规的实施，都属于执法机构。

医疗保险行政主管机构的行政职权。医疗保险行政主管部门作为政府的一个职能部门，负责管理所辖区域内的医疗保险事业，以自己的名义作出具有法律效力的行政行为，并承担相应的法律责任。

医疗保险承办机构的行政职权。医疗保险承办机构是以法律、法规的授权而行使特定职权的事业单位，享有经营医疗保险业务所必需的一定程度的行政管理职能。

医疗保险法的执行机构的行政职责。医疗保险法的执行机构的行政职责是指它们在行使行政职权的过程中必须承担的法定义务。行政职责表现为一种责任，是对行政职权的规范和制约。

(2)医疗保险法的解释：医疗保险事业正处于初级阶段，医疗保险的法律规

笔记

范的制定多是粗线条的。但在实践中,法律条文的界限却必须是明确的,法律规范的内容必须具有可操作性。一般地说,制定某项规范性文件的国家机关对该项规范性文件所做的解释,属于立法解释;某项规范性文件在其条文中明确授权某个行政机关就该规范性文件如何具体运用的问题作出解释,属于行政解释。以上解释都具有法律上的约束力,可作为执行法律的依据。

(三)医疗保险法的遵守

医疗保险法的许多规定主要依靠医疗保险管理机构来贯彻执行。因此,这些机构及其工作人员首先必须严格地遵守法律,并履行各自的职责,同各种违反医疗保险法律规范的行为作斗争。但从根本上讲,要保证医疗保险法的遵守,必须依靠人民群众的力量。实际上,任何一项法律只有当它为社会上绝大多数人自觉遵守时,才能发挥它的威力。

四、医疗纠纷处理和违法责任

(一)医疗保险中的纠纷

参与医疗保险的各方——医疗保险管理机构、用人单位、被保险人和定点医疗单位都有各自的利益,它们相互之间的利益发生冲突是不可避免的,这就要求从法律上规定处理这些纠纷的途径。纠纷的性质不同,处理纠纷的途径也不同。在医疗保险中存在的纠纷按其性质不同可分为行政纠纷和民事纠纷两类。

(二)医疗保险中的处理途径

解决医疗保险纠纷的三个主要途径是行政裁决、行政复议和司法裁判(即诉讼)。

1. 行政裁决　行政裁决是指行政管理机构依照法律法规的授权,对于行政管理活动密切相关的特定民事纠纷进行裁定与处理行为。一般地讲,一方面这种纠纷通常与合同无关,纠纷的双方当事人出于平等地位;另一方面,这种纠纷的产生与解决都与行政管理密切相关。这种纠纷在医疗保险中不可避免,其集中表现在被保险人与定点医疗单位之间因医疗服务质量或医疗服务费用而产生的纠纷。

2. 行政复议　医疗保险中是指约定医疗单位、用人单位和被保险人等被管理的参保人认为医疗保险管理机构的具体行政行为侵犯其合法权益,向该管理机构的上一级主管部门申请重新审查并作出决定的行为。

3. 司法裁判　行政裁决和行政复议的结果对于争议的双方当事人来说,一般不具有最终性的裁决能力,而司法裁判的结果则具有最终的法律效力。根据所审理裁决的案件的性质不同,诉讼可以分为民事诉讼、行政诉讼和刑事诉讼三种类型。

(三)违反医疗保险法的法律责任

1. 违反医疗保险法的行政法律责任　医疗保险中的行政法律责任是指医疗保险的各参与方违反医疗保险法律规范,但尚未构成犯罪,所应承担的法律责任。

违反医疗保险法律的规定而应承担行政法律责任的行为必须是超过批评教

育的限度但又未触犯刑律的行为。如果情节及危害程度显著轻微的行为,一般只给予批评教育,不追究其行政法律责任;如果违法情节恶劣,危害程度严重,已经触犯刑法的,则应追究其刑事法律责任。

追究行政法律责任的方式有行政处罚和行政处分两种。行政处罚是医疗保险管理机构对违反医疗保险法律规范的用人单位、定点医疗单位、被保险人等被管理的参保人的一种制裁。行政处罚的种类有警告、罚款、没收违法所得、取消约定医疗单位资格等,可以单处或并处。行政处分是医疗保险管理机构对其所属的、具有一般行政违法行为或失职行为的工作人员进行制裁的手段。行政处分的种类有警告、记过、记大过、降职、撤职、开除等。

2. 违反医疗保险法的刑事责任 违反医疗保险法的刑事责任是指行为人违反医疗保险法律规定情况严重,危害程度大,以致触犯了刑律,构成犯罪时所应承担的法律责任。

承担形式责任的方式就是刑罚。它包括主刑和附加刑,主刑有管制、拘役、有期徒刑、无期徒刑和死刑,它们只能单独使用。附加刑有罚金、剥夺政治权利、没收财产,它们可以附加使用,也可以单独使用。

3. 违反医疗保险法的民事责任 医疗保险中的法律责任也包含了民事责任,它是指参与医疗保险的各方之间,因一方不履行法定或约定的民事义务,使另一方当事人的权力受到侵犯时应承担的法律后果。

在医疗保险中,民事责任的起因基本上在于两个方面:第一,定点医疗单位与被保险人之间因前者不履行提供合格医疗服务的义务或因后者不履行足额支付医疗费用的义务;第二,用人单位与被保险人之间因前者不履行为后者提供医疗保险的义务。民事责任都是发生在平等主体之间,都是有关财产关系或人身关系的。

本章小结

医疗保障体系是由若干医疗保障项目及其辅助措施共同构成的。研究医疗保障体系构成有助于认识不同医疗保障体系之间的差异性、相似性以及基本构成。医疗保障体系多是服务供给主体、需求主体以及筹资主体的三方结构。医疗保障项目按照分类标准的不同可以分为多种类型。尽管项目模式多样,但从国际实践看,任何一个国家的医疗保障制度体系都是由多个医疗保障项目组成的集合,即多层次的医疗保障体系。医疗保障体系由多个子系统组成,包括筹资系统、经办服务提供系统、医疗服务供给系统、监督管理系统、管理信息系统以及医疗技术标准的制定机构、健康技术评估和准入机构、各类协会组织、各类专业法律和风险服务机构、各类志愿者组织、营利性企业组织等其他各类相关独立机构。医疗保障法律体系中核心的法律就是医疗保险法,其体系的建设包括内容的制定、实施、遵守以及解决该类纠纷的法律措施等。

笔记

关键术语

医疗保障体系　health care system 　　多层次医疗保障体系　multi-level medi-

三方结构　three party structure 　　　cal security system

医疗保障项目　health care project 　　医疗保险法　medical insurance law

思考题

1. 简述医疗保障体系所涉及的主体及其基本机构。

2. 试述医疗保障项目的各种分类。

3. 试述医疗保障体系的基本层次。

4. 试述医疗保障体系的基本构成。

5. 试述基本医疗保险法建立的基本原则,并结合实际谈谈如何遵守这些原则。

（毛瑛,西安交通大学公共政策与管理学院）

笔记

第四章

医疗保障基金筹集

章前案例

从 1999—2001 年,国有九江市京江食品包装厂副厂长邱忠义的主要工作就是叫卖厂里的机械设备,获得了 20 万元资金,替厂里职工购买医疗保险。

该厂于 1996 年 11 月正式破产重组,该厂为职工投了城镇职工医保,1997 年因为无钱终止了医保。失去医疗保障的职工随时有被疾病吞没的可能,曾出现患病职工为了不增加子女负担,投江自杀的情况。

九江市劳动和社会保障局的高忠厚副局长表示,由于国有企业 20 世纪 90 年代中后期出现大量破产、停产,没有解决好医保问题,医保基金已经出现结构性失调,比如,参保人员中,退休人员大于在职的,其中退休人员占 54%,在职为 46%。九江市 2003 年开始困难企业新政试点,退休人员踊跃参加,年轻职工相对积极性差。存在继续恶化下去的危险。目前唯一能做的,就是压缩定点医院支出,从管理上控制成本。

困难企业职工的医疗费用风险很高,但企业无法正常缴纳医疗保险费,面对这种情况,医疗保险管理方应该如何管理这些人群医疗保险的缴费问题?

第一节 医疗保障基金筹集概述

任何有效的医疗保障系统首先需要有效的筹资、并将筹集资金转变为优质、高效的卫生医疗服务向其保障人群提供。医疗保障基金是一个笼统的概念,医疗保障基金一般按不同的项目分项建立,如社会医疗保险基金、社会医疗救助基金、商业保险基金以及为医疗服务提供筹集的其他所有资金等。

一、医疗保障基金筹集的意义

医疗保障基金筹集是医疗保障制度运行的关键环节,是医疗保障制度的社会稳定、收入再分配、风险共担、经济调节等作用实现的物质保证,对医疗保障制度具有深远的意义。

(一)维持医疗保障制度正常运行

医疗保障基金是医疗保障制度的经济基础。世界各国医疗保障的实践证明,筹集足够的医疗保障基金是保证制度正常运行的重要环节。医疗保障基金筹集,给医疗保障制度提供了资金支持,如果筹资不力,人群无法享受到足够的医疗保障。

(二)有利于医疗保障制度发挥调节居民收入的作用

医疗保障基金筹集通过国家税收、强制缴费等方式,筹集用于补偿社会人群医疗费用的资金,其实质具有国民收入再分配的性质。在任何国家,居民的收入水平都会有较大差距,在缺乏保障制度的情况下,居民采取自费医疗的方式,社会人群会由于收入差距而享受到不同水平的医疗卫生服务。公民应该公平的享有基本的生存权和健康权,只有建立医疗保障制度,才能保障所有公民具有同等的机会获得基本的医疗服务,消除在医疗分配中的不公平现象。

(三)促进卫生资源的合理配置

医疗保障制度建立后,医疗保障基金成为医疗服务筹资市场的重要组成部分。医疗保障基金的筹集和支付过程将医疗服务需方和供方连接起来,卫生服务体系的各项改革,在医疗保障基金的有效配合下,更能顺利的开展。在医疗卫生资源的配置上,可以通过医疗保障基金的经济杠杆作用,制定相关的支付制度促使病人到基层医疗机构就诊,促进病人合理分流,通过基金的调节作用促使卫生资源的合理分配。

二、医疗保障基金筹集的概念

医疗保障基金(funds of medical security)是根据国家有关法律、法规和政策的规定,为实施医疗保障制度,以各种方式建立起来、用于特定目的的资金。医疗保障基金的筹集是将社会资金通过各种保障项目的筹集方式集中起来,形成专门用于减少被保障者利用医疗服务经济障碍的基金。其目的是凭借社会的力量对遭遇疾病风险的社会人群提供医疗费用补偿或者直接用于提供医疗服务的支出。如果不能依法、足额的征集医疗保障基金,并合理、有效地使用医疗保障基金,医疗保障制度就难以实施。它是医疗保障制度的根本、源泉和重要支撑。

三、医疗保障基金的特点

医疗保障基金是各种形式医疗保障制度运行的物质基础,是医疗保障运行的第一个环节。医疗保障基金的特点如下。

（一）专用性

医疗保障制度运行必须依据国家法律、法规的相关规定,医疗保障基金依法设立,必须严格按照法律的规定筹集、运营、管理和使用。医疗保障基金是专项资金,实行专款专用。

（二）储备性

医疗保障基金为了能抵御风险,就必须未雨绸缪,计算风险发生的几率,事前在资金上做好准备。医疗保障基金一般分为积累型基金和现收现付型基金。虽然两种类型的基金在运行上有所不同,都需要有一定量的积累作为储备。特别是对于积累型基金而言,其基金筹集与支付之间有相当长的间隔期,更需要事前的积累。

（三）互济性

互济是医疗保障的一个重要特点,医疗保障基金运行是国民收入再分配的一种形式,是社会成员之间互济性的反映。特别是对某些社会保险项目而言,每个人发生的几率大不相同,但在基金筹集时并不考虑这种差异,而是按照统一标准筹集。这样就会出现每个人享受的保险待遇不一定等于其对社会保险基金的贡献情况。有些人的收益大于贡献,有些人的贡献大于收益,这就是社会保险基金互济性的体现。

（四）政府干预性

不同医疗保障基金的管理主体虽然各不相同,有政府管理、企业管理、公司管理等,但任何医疗保障基金的筹集、精算、支出、测定行为需要在国家的法律、政策框架内运行,其运行环节及过程受到国家的监管,都体现了政府在医疗保障制度中承担的社会责任。

四、医疗保障基金的运行流程

基金(fund)是资金的特殊形式,从会计角度理解,基金是一个狭义的概念,意指具有特定目的和用途的资金。医疗保障费在筹集过程中称为医疗保障资金,筹集过程完成后形成基金。基金由医疗保障机构组织经营和管理,用于偿付保险合同规定范围内的参保人因疾病、伤残或生育等全部或部分医疗费用。各种不同的医疗保障基金的来源与最终用途虽不同,但基金运行流程所需要的环节大体一致,一般都需要经过以下三个不同的环节。

（一）资金筹集

医疗保障制度的管理主体通过各种方式将不同渠道的资金筹集起来,形成不同的医疗保障基金,用于特定的保障用途。具体选择何种筹资渠道,取决于医疗保障制度的性质、各国的经济条件、医疗保障制度的政策取向和实施要求。例如美国的资金来源主体是企业的雇主,而政府的职责主要为机构的管理和小部分费用的辅助支付。英国的资金来源主要是国家,国家承担着大部分的医疗保险费用。德国的资金来源主要是参保者的缴费,不同收入的人群缴纳不同的费用。新加坡的资金来源主要是个人或家庭,缴纳的资金也用于个人或家庭的医疗费用。

（二）运营及监管

资金筹集后建立医疗保障基金，为了发挥基金的用途，需要按照法律法规的要求对基金进行运营与监管。按照目的不同，医疗保障基金分为医疗保险基金，医疗救助资金，伤残、生育基金等。各国医疗保障制度不同，医疗保障基金分配方式也不同。

（三）支付

医疗保障制度的实施都是通过医疗保障基金的支付实现的。当社会成员在发生疾病经济受到损失，通过两个方面的支付体现其保障功能，一是支付费用给医疗服务供方以补偿其提供医疗服务资源的消耗，二是支付被保险人以补偿其在患病时所花费的医疗费用。通过医疗保障基金的支付，体现了医疗保障制度的目的和功能。

第二节　医疗保障基金筹集的原则及渠道

一、医疗保障基金的筹集原则

社会医疗保险基金的筹集是社会医疗保险的物质基础和核心内容，它不仅与国家当前的宏观政策、法律法规相关联，而且涉及企业和劳动者的切身利益，关系到社会医疗保险是否能够顺利的开展。必须遵守以下原则，才能保证医疗保险基金的有效筹措。

（一）与经济发展水平相适应原则

社会医疗保险基金的筹集水平要遵循发展性原则，适时调整以保持相对稳定。单位集体与个人缴纳的医疗保障费（税）基数，应根据经济发展、职工工资的增长、物价水平以及医疗保险费用支出的实际情况进行适当的调整。医疗保障征费（税）率一旦确定，就应该在一定时期内保持相对稳定，不宜经常变动。

（二）体现政府责任原则

近代意义的医疗保障制度都是以国家为主体，强制实施的政府行为。政府介入医疗保障主要是由于市场失灵决定的。跟医疗保障相关的市场失灵问题主要有收入分配缺陷、通货膨胀风险和信息不完备。

政府承担社会风险的能力大于市场，政府具有某些强制力，能够确保政府可以做私营机构办不到的事情，从而在全社会范围内分担风险。政府的介入可以减少医疗保障基金筹集和支付的成本和费用。因此，在医疗保障运行中，政府应该承担更多的责任，保证居民的生存权和健康权。

（三）保障基本原则

医疗保障制度的根本目的是在居民暂时或永久失去劳动能力以及由于各种原因无法承担疾病经济损失时给予帮助，发挥着社会稳定器的作用，制度目标决定了保障程度只需满足居民最基本的医疗需要，并不需要保障居民所有的医疗需要。社会允许存在多层次的医疗需要，但从医疗保障的目的出发，其保障目标定位于基本保障。

笔记

（四）多渠道筹资,合理分担原则

医疗保障的资金来源应该由多方共同分担。医疗保障基金按资金来源的不同可以分为政府提供、政府强制筹措和民间组织或个人自愿提供。所谓政府提供是指由政府通过征收个人所得税、遗产税等直接向社会成员提供医疗保障基金。医疗福利基金、医疗救助基金和医疗优抚基金主要由政府财政提供。政府强制筹措是指政府通过立法,强制要求用人单位、劳动者缴纳医疗保障费或税,形成特别的基金,如医疗保险基金。民间或个人自愿提供指由民间组织或个人无偿捐赠或有奖募捐形成的基金。

（五）互助共济原则

在医疗保障基金筹集上,应充分考虑制度的互助共济功能,高度重视筹资的公平性问题。首先考虑筹资的水平公平性,即收入水平相同的人,缴纳的保险费也应该相同;其次考虑筹资的垂直公平性,即收入水平不同的人,所缴纳的保险费也应该不同,收入水平高的人,保险费多缴,收入水平低的人,保险费少缴,即根据人们的经济承受能力来筹集。另外,还要考虑医疗保险基金的隔代转移问题,即把下一代的收入转移到这一代人身上。

二、医疗保障基金的筹集渠道

医疗保障基金的筹集渠道是指医疗保障资金的来源。综观世界各国,医疗保障基金的筹集渠道是多元化的,主要由政府财政拨款、社会保险缴费(税)和其他资金来源构成。

（一）政府财政预算

在现代社会保障制度中,政府是最主要的责任主体,政府财政拨款便成为社会保障基金的一个固定的、主要的来源。

许多国家将医疗保障基金直接纳入国家的财政预算,如英国、瑞典等国家全面承担起医疗保障的财政责任。有的国家虽然医疗保障基金在财政预算系统之外运行,也通过财政专户对其进行密切监控,如美国的医疗保障基金主要来源于社会保险税、捐款和联邦基金的拨款,基金独立于国家预算之外,接受公众的监督。有的国家建立了完全独立于财政预算系统之外的社会医疗保险基金系统,如新加坡、智利等,国家财政仍然承担对社会救济、社会福利事业的直接拨款责任,有时还对系统之外的医疗保障基金给予适当的援助。

国家财政对医疗保障的支持,可以概括为三种方式:一是直接拨款实施医疗保障项目,如社会医疗救助等项目都是由政府财政全额供款的,有的国家还有政府财政分担社会医疗保险缴费的责任。二是承担社会医疗保障运行的费用,它是实施医疗保障制度重要的经济条件。三是实行税收优惠,如政府允许劳动者和企业将收入中的一部分免征所得税,按照已经缴纳社会医疗保险费(税)之后的金额核算所得税,实质上是政府损失了一定的财政收入,可以视为政府对社会医疗保险的资助。

（二）社会保险缴费(税)

大多数国家的社会医疗保险基金筹集方式采取了政府、企业与个人三方分

笔记

担或企业与个人两方分担的方式,少数国家采取了由一方独立承担、统包的方式。所以,社会医疗保险缴费(税)成为除政府财政拨款外,最主要的医疗保障基金筹资方式。征缴的方式有两种:缴税制和缴费制,在具体的缴纳方式上,各国多采取税费相结合的方法。

1. 企业缴纳的社会保险费(税)　职工所在的企事业单位(或雇主)按照职工工资的一定比例为职工缴纳一定数量的保险费(税)。从多数国家的情况看,用人单位是承担社会医疗保险最主要的供款责任人之一。从经济学角度来看,医疗保险费(税)是劳动力再生产费用的一部分,是企业人工成本的组成部分,是劳动者必要劳动的一部分。企业成为职工医疗保障资金来源的主体,以体现其用人的经济责任。

社会医疗保险基金水平越高,需要缴纳的费用就越多,企业的人工成本越高。在这种情况下,市场竞争中的企业就趋向于尽可能使用更少的人力,用资本代替劳动,特别是劳动密集型企业,其劳动成本在全部成本中的比重较高。对于劳动力资源丰富、就业压力大的国家而言,这种结果十分不利。因此,缴纳的社会医疗费(税)需要看国家的情况具体而定。

企业缴纳的社会医疗保险费的多少取决于各个国家的实际情况。就目前世界各国的缴费情况来看,大部分社会保险国家(如德国、日本、韩国)实行的是等比制,医疗保险基金的缴纳是企业与个人各一半。也有的实行级差制,即个人和企业的缴费费率不一样,可以是企业多缴,也可以是个人多缴。我国目前的城镇职工基本医疗保险中,企业缴费的比例要略高于个人。

2. 劳动者个人缴纳社会医疗保险费　个人缴纳社会医疗保险费具有独特的意义:一是有助于社会医疗保险互助共济功能的实现,特别是当劳动者按工资报酬的同一比率缴纳,工资报酬高的人实际缴纳的金额多,工资报酬低的人实际缴纳的低,社会医疗保险互助共济功能清晰地体现出来。二是有助于基金的积累。劳动者个人缴纳机制使得每位劳动者都更加关心社会医疗保险基金的积累、运行和管理,容易形成人人监管的格局,有利于社会医疗保险基金的良性运行。

对于劳动者个人而言,其缴纳的医疗保险费取决于个人工资额的水平,通常按照其年平均工资总额的一定比例提取。可通过自愿缴纳保险费的形式,也可采用强制性保险对收入进行扣除,或采用纳税的形式。社会医疗保险的缴纳基数以个人工资额为准,与劳动者个人的其他收入如遗产收入、储蓄利息、红利、彩票中奖、股息等收入无关。

实际操作中,对劳动者个人工资的筹集比例一般设有最低缴费线和最高缴费线。当劳动者的收入低于最低缴费线时,可以少交甚至免交社会医疗保险费。设定最低缴费线是为了保护低工资收入者,同一缴费率看似平等,对于低工资收入者来说,一定比例收入的减少会对他们的生活产生很大影响。设定最高缴费线是为了体现激励机制的作用,体现社会效率。如果所有劳动者按照同一费率缴纳社会医疗保险费用,工资水平越高,缴纳的保险费越多,当缴纳的费用过多时,会影响到劳动者的工作积极性,降低社会效率。为了保护劳动者的工作积极性,确定个人缴费基数的上限,超过上限的工资额不用再缴费。

笔记

个人出资的比例在不同国家各不相同。日本雇员缴纳的保险费占到本人工资的4%～5%,法国为5.5%,新加坡的健康储蓄计划中雇员缴纳个人工资的3%,中国目前约为2%。根据我国经济的发展、职工工资的增长、物价水平以及医疗保险费用支出的实际情况,个人缴纳医疗保险费的趋势是个人缴费比例将逐步提高。

知识链接

保险费率的计算方式

各国对保险费率的计算方式规定不一,普遍采用薪资比例制和均一制两种。

1. **薪资比例制** 即按照被保险人薪资的一定比例征收保险费。该计算方法又可以分为以下三种:

(1)同额比例费率制:即按照被保险人实际收入或薪资标准征收同一比例的保险费率,被保险人和企业主负担同等比例的保险费。如美国老年、残疾、遗属保险费率规定为薪资的9.9%,被保险人与企业主各负担4.95%。

(2)差别比例费率制:即按照被保险人的薪资一定的百分比征收保险费,企业与被保险人负担不同比例的保险费。如我国城镇职工基本医疗保险缴费费率,单位缴纳职工工资总额的6%,个人缴纳个人工资的2%。

(3)累进费率制:即对收入低者征收的费率低,收入较多者费率依次递减。如乌拉圭的乡区年金制度,规定收入不满100比索者,保险费率为4%,超过100比索者,每增加100比索或增加不满100比索,其费率增加1%,至600比索以上者,则费率增至10%为止。

2. **均一费率制** 即对于被保险人实行同样保险费率,与被保险人的薪资多少、职位高低没有关系。

(三) 其他筹资渠道

1. 医疗保障基金运营管理收益 医疗保险基金除了支付参保人的医疗费用和管理费用以外,其余部分应按国家规定进行投资获得收益,并取得利息收入,从而使保险基金保值增值。

2. 社会无偿捐赠 随着经济不断发展,居民收入不断增加,人们的思想道德素质也在不断提高,一些社会团体和个人对医疗保险机构的无偿捐赠也成为医疗保障基金来源的一个方面。

医疗保障基金还有其他资金来源,如发行特种国债筹集资金,应付社会保障高峰,当大的自然灾害或战争爆发时寻求国际援助也可称为医疗保障资金的来源等。

三、医疗保障基金的筹集形式

各国实行不同的社会医疗保障模式,其医疗保障基金筹集形式也大不相同。根据目前各国的社会医疗保障实践,可将各国主要的医疗保障基金筹集方式分

笔记

为国家税收式、强制缴费式、自由投保式、储蓄账户式四种。

（一）国家税收式

1. 国家税收式的概念　国家税收式是指国家通过财政征税的形式筹集医疗保障基金，然后由中央政府和地方政府逐级通过预算拨款的方式给医疗服务供方提供资金，为本国居民提供免费或低收费的医疗服务。英国、加拿大等国家医疗保障模式的国家采用收税式的筹资方式。这种筹资方式具有高度集中管理的特点。

2. 税收式的优点

（1）能有效的筹集到大量资金，资金来源稳定，有国家财政作保障。

（2）社会共济能力最强，能在全民内分担疾病风险。

（3）社会公平性高，所有公民均能平等享受，人人平等。

（4）计划性较强，便于政府宏观调控，对医疗费用控制能力较强。

3. 税收式的缺点

（1）个人在医疗保障中的筹资责任不明确，费用意识差，国家财政负担重。

（2）受政府税收政策影响大，医疗保障的相对独立性差。

（3）政府计划性强，服务效率较低。

（二）强制缴费式

1. 强制缴费式概念　强制缴费式是指国家通过法律、法规强制性地让在一定收入水平范围内的居民及其单位按个人收入的一定比例缴纳保险费。该方式筹资渠道多样，管理的形式分为两类：一类是政府机构掌握较多的管理权力，这类国家福利倾向大，国家补贴多；另一类是主要由各种社会保险团体自行管理，国家补贴较少，仅制定政策法规。实行社会医疗保险模式的国家均采用强制缴费式，如德国、法国、韩国等。

2. 强制缴费式的优点

（1）资金来源稳定，基金的独立性较强，费率的灵活性较高，可根据国家经济和居民收入水平进行调整。

（2）社会共济性较强，能实现较大范围内人群的风险共担。

（3）社会公平性较高，权利和义务基本一致。

（4）由专门的保险机构管理，保险效率高。

3. 强制缴费式的缺点

（1）不同社会医疗保障基金对象之间、参保人和非参保人之间存在待遇水平不公平的情况。

（2）实行"现收现付"的财务收支模式，难以面对人口老龄化的问题，代际矛盾突出。

（三）自由投保式

1. 自由投保式的概念　自由投保式是指社会人群可根据各自的情况自愿参加保险项目，并交纳一定的费用，所缴纳保费的量与所投保的项目、保障水平密切相关。采取这种筹资形式的国家，主要由医疗保险机构各自分散管理，通过市场竞争调节，政府很少干预。实行商业保险模式的国家，如美国就采取自由投保

笔记

式。这种筹资方式要求国家的社会经济发展水平和个人的收入水平较高,而且有高度完备的市场经济体系。

2. 自由投保式的优点

(1)能够满足社会对于医疗保障的多层次、多样化的需求。

(2)消费者的选择度大,促进各医疗保障机构和医疗服务机构的竞争。

(3)国家负担较轻。

(4)体现了权利和义务的对等。

3. 自由投保式的缺点

(1)社会公平性较差,高危人群和低收入人群缺乏医疗保障。

(2)保险效率低,多个保险组织分散经营,管理成本高。

(3)资金来源不稳定。

(四)储蓄账户式

1. 储蓄账户式的概念 储蓄账户式是指国家通过法律规定,强制要求每一个有工作的人储蓄医疗基金,建立个人医疗账户。这种筹资方式是通过足够长的时间纵向分担疾病风险。储蓄医疗保障模式的国家,如新加坡,采用这种筹资形式。

2. 储蓄账户式的优点

(1)能应付人口老龄化带来的基金压力,解决了老龄人口医疗保障需求的筹资问题和代际矛盾。

(2)利于提高个人的费用意识和基金监督,有利于增加需方的医疗费用节约意识。

(3)政府的负担较轻。

3. 储蓄账户式的缺点

(1)社会公平性较差:保障待遇和个人收入直接挂钩,不利于低收入人群的医疗保障。

(2)社会共济性较差:仅在个人生命周期和家庭成员之间实现了风险共担,低收入者难以承受较大的疾病风险。

世界上大多数国家医疗保障基金筹集并不是单纯的某一种筹集模式,而是以其中一种为主要模式,同时辅以其他模式。

四、医疗保障征税与征费的比较分析

医疗保障税费问题是医疗保障基金筹集的关键理论问题之一。各国的实际操作中对社会保障中不同的保障项目会出现不同的费(税)率处理方式,分为综合保险费率制、综合分类保险费率制和分类保险费率制。如前苏联和东欧这些社会主义国家采取综合费率制,将多种保障项目设为一完整的保障制度,规定一个费率。而法国实行综合分类保险费率制,归纳生育、疾病、长期病、残疾、老年死亡等保险费率综合计算,只将工业伤害保险及家庭津贴保险费率分别另行计算。如日本实行分类保险费率制,将健康保险、厚生年金保险、国家公务员共济组合保险、劳动者灾害补偿保险、失业保险及船员保险等七项保险费率,均单独计算征集。

（一）医疗保障税的课税对象及负担主体

社会保障税（social security tax）是为筹集特定社会保障基金而对一切发生工薪收入的、雇员就其支付、取得的工资和薪金收入为课税对象征收的一种税。1935 年，美国率先征收社会保障税，其他国家随后纷纷效仿。虽然社会保障税出现时间不长，是一个年轻的税种，但在一些国家中占税收总额的比例不断上升，已经成为头号税种。如美国，1955 年社会保障税的比重为 12% ，1965 年上升为 20% ，1975 年为 32% ，1993 年跃居为 41% ，成为联邦税收中的头号税种。众多发展中国家社会保障税的比重也高达 25% ~ 35% 。

目前，各国对保障税的课征制度有许多不同，但都具有根本的共同点，课税对象都是在职人员的工资收入以及自营者的纯收入。这里的工资并不是通常意义上的工资，工资附有最高和最低应税限额，它不是全部工资收入，而仅对最低与最高应税限额之间的工资收入课税，对低于最低应税限额的工资和高于最高工资限额的收入免征。其次，工资不允许有减免或费用扣除，把毛工资收入额直接作为课税对象。对于资本得利、利息、股息等非工资收入免征社会保障税。具体操作上，雇主按照工资总额，雇员按照工薪收入，自营者以缴纳个人所得税的所得额作为课税对象。

保障税的负担主体，即保障税的纳税人，涵盖全体工薪者和自营者。从理论上来说，普遍性和公平性是建立保障制度所追求的两个重要目标，而且保障实施范围越普遍，筹资和支付越普遍，越能体现出公平性，医疗保障的功能越能得到充分发挥。西方国家在建立医疗保障制度之初，工业化程度已经很高，农民很少，他们的保障对象主要是企业职工。

（二）征收医疗保障税的优缺点

1. 征收医疗保障税的优点

（1）有利于保障制度实现法制化管理。

（2）采用征税形式更具强制性，具有更强的法律约束机制，其适应性大大增加。税收的强制性和规范性将克服资金筹集过程中的种种阻力，杜绝拖欠、不缴和少缴以及随意减免的现象。

（3）统一的税率更能体现公平性。

（4）有利于国家范围内统一统筹，提高统筹层次。

（5）可以利用现有完善的税务体系开征保障税，大大降低了缴费的成本。

（6）保障税专款专用，由税务机关统一征收并缴纳国库，使用过程中会通过正规渠道返回，更有利于公平分配和人员的跨地区流动。

（7）全民必须纳税参保，从而让更多的人有资格享有保障的权利。

2. 征收医疗保障税的缺点

（1）提高了个人负担比例，使个人经济负担加重。

（2）实行保障税，企业承担固定的保障税负担，会大幅抬高企业的用工成本。

（3）征税可能导致保险待遇与地区社会经济水平不适应的现象。

笔记

（三）征收医疗保障费的优缺点

1. 征收医疗保障费的优点

（1）医疗保障费率制定具有灵活性。

（2）可以实现医疗保障制度权利和义务的对等，利于强化个人和企业的责任。

2. 征收医疗保障费的缺点

（1）难以实现全国统筹：社会保险费的征收制度灵活，可以根据不同险种、不同地区的经济发展水平制定相应的费率，由于各地经济发展水平不同，会导致一国范围内出现不同的统筹地区和统筹层次，一国范围内的社会保险项目的筹资和发放标准会出现明显的差异，无法实现跨区域的全国范围内统筹。

（2）社保费的法律强制力低于税收，征收乏力，欠缴严重：开征保障税与保障缴费是社会保障基金筹集的两种基本方式，从理论上看，保障费和保障税都具有"固定性"和"强制性"这两个特点。但是它们之间在"无偿性"上却存在重要区别：对保障费来说，费具有明显的补偿性，受益人是相对固定的，受益群体有很强的针对性，是一种直接受益的关系，其缴费数量与受益程度之间基本存在一对一的对称的关系，在缴费者与国家之间存在一种"有偿交换"的关系，具有一定的返还性质。对保障税来说，虽然它在缴税人与政府之间也存在一种"交换"关系，但却是无偿的，缴税后就取得了享有国家提供的公共产品的权利，这个权利与其缴税关系不大，并且缴税的数量与其从国家提供的公共物品和公共服务中获得的收益也不是完全对称的，这是纳税与缴费之间最本质的区别。区别"税"和"费"的重要标志是看缴款人的当前供款与未来待遇之间的关系是否存在比较紧密的精算关系。如果存在这种关系，就应该属于费；反之，如果基本不具有精算关系，就应是税。这是纳税与缴费之间的本质区别。

第三节 医疗保障基金筹集模式

医疗保障基金，特别是社会医疗保险基金的财务安排必须遵循收支平衡的基本原则。根据这个平衡原则，形成了两种平衡理论，一种是"横向平衡"，即当年（或近几年）内某社会保险项目所提取的基金总合应与其所需支付的费用总和保持平衡；另外一种是"纵向平衡"，即对某些社会保险项目而言，被保险者在投保期间提取的基金总和应与其在享受该项保险待遇期间所需制度的总和保持平衡。

确定筹集模式与一国的社会经济水平、价值观念、卫生服务体系、医疗保障模式密不可分；反之，筹集模式对卫生服务、社会公平与效率、医疗保险的平稳运行产生重要影响。各国根据不同的理论形成了现收现付制、基金积累制、部分积累制。

笔记

一、现收现付制

(一) 现收现付制的概念

代际转移理论认为,一代人的医疗保障待遇可以由同时期正在工作的下一代人缴费支付,医疗保障财务可以实现横向平衡。依此理论形成的财务制度是现收现付型财务制度。现收现付制(pay-as-you-go),即统筹分摊式,是以横向收付平衡原则为依据,先测算出年内需支付的医疗保险费,然后以支定收,将这笔费用按一定的提取比例分摊到参加医疗保险的所有单位和个人,当年提取,当年支付,只需保持基金的基本平衡,并不考虑社会医疗保险基金储备的一种基金筹集方式。

这种筹资模式的做法是:首先对当年或近期内医疗保险所需要支付的费用进行测算,医疗保险费的测算可以根据上年度实际支付的总额,加上本年度预计增加额求得,也可以根据工资、物价和医疗费用平均增长率来确定。然后按照需要分摊到参加医疗保险的单位和个人,按照统一的比例进行提取、缴纳。世界上大多数国家目前采用这种模式。

知识链接

既定给付制和既定供款制

既定给付制(defined benefit plans)和既定供款制(defined contribution plans)。这两种制度是以医疗保障供给者和受益人的风险承担角色不同划分出来的。既定给付制是保障供给者承诺在被保人达到某些给付条件时,被保人可以享受制度既定数量的给付的一种制度;而既定供款制度中,被保人的收益取决于供款及其投资收益。这样,在既定给付制度中,保障的供给者承担着制度入不敷出的风险;在既定供款制度中,被保人承担着保障水平不足的风险。在世界范围内,采用现收现付的社会保险制度同时也采用既定给付制度;而采用基金积累型财务制度的保险制度一般都是既定供款制度,同时前者一般都与公共账户相联系,而后者一般都与个人账户相联系。

(二) 现收现付制的特点及利弊

现收现付制的实质是代际转移支付,即由在职劳动者供款以支付退休人员的医疗保障待遇,其特点是以支定收。这种财务制度在实行初期因支出规模小而负担较轻,但随后通常会因为人口老龄化等原因导致支出规模扩大而负担较重。

1. 现收现付制的优点

(1)简便易行:现收现付制操作方法比较简单,由于平衡期短,容易测算单位和个人缴纳的社会医疗保险费的比例,并可以参照当年或近期的需要来确定或者及时调整,不需要较大数量的风险储备金,也不存在基金的投资和保值增值问题,还可减少通货膨胀导致的基金贬值风险。

（2）易于纳入财政预算：由于该模式追求在一个年度内的收支平衡，便于与其他的社会保险项目共同构成国家的预算项目。

（3）基金保值增值的压力较小：基金追求短期平衡，通货膨胀率一般不会变化过大，基金即收即支，保险基金受物价变动的影响较小。

2. 现收现付制的缺点

（1）存在代际转移问题：由于投保人缴纳的保险费为所有保险受益人支付保险金，存在本代人为上代人交纳保险费的代际转移问题，使得劳动者的保险权利与义务关系难以得到准确体现，如果不能妥善解决代际之间的关系，容易造成劳动者代际之间的矛盾激化。

（2）缺乏必要的基金积累：难以适应人口老龄化到来时医疗保险费用给付膨胀的需要，社会医疗保险负担过重。

（3）没有长期规划，预测时间短，稳定性较差，往往会因为各种因素的影响导致基金收支失去平衡，从而需要经常调整缴费率。

（4）抵御大规模风险爆发的能力弱：由于以近期的平衡为原则，没有大量的积累资金，在时间、空间上的调节能力差，不能够很好地应付和抵御突发风险的变动情况。

二、完全积累制

（一）完全积累制的概念

完全积累制（funded pooling），即预提分摊式，是一种根据长期收支平衡为原则来确定费率的基金筹集模式。个人收入纵向平衡理论认为，劳动者享受保障待遇所需费用总和可与其投保形成的基金总和（包括基金存储产生的利息和投资运营所得的利润等）保持平衡。完全积累制正是依此理论而形成，这种模式需要劳动者在整个就业或投保期间，采取储蓄积累方式筹集社会医疗保险基金。

完全积累制运行的办法是：在预测未来若干年内社会医疗保险支出的需求基础上，综合测算出参加社会医疗保险人员在整个投保期间享受医疗保险待遇所需要的医疗保险基金总额，采取先提后用的办法，按照一定比例分摊到参加社会医疗保险的单位和个人。投保的单位和个人从参保时间起按月和一定比例为未来相当长时期内的医疗保障逐月储存基金。

投保人早年付出的保险费大于保险支出，其差额作为以后年份的储备基金。随着投保人年龄增长，保险支出逐步超过其缴纳的保险费，这时候用储备基金及其利息弥补收支差额，以基本保证整个保险期内的收支平衡。这种模式的关键是确定一个可以保证在相当长时期内收支平衡的平均缴费比率。该方法具有储蓄性质，由于在较长时期内做到收支平衡，故称为"纵向平衡"。此法广泛适用于在商业性保险公司开办的健康保险。

（二）完全积累制的优点

完全积累制实质上是强制储蓄，如不考虑政府补助，与个人储蓄无异。其特点是强调长期平衡，能形成基金积累。

1. 能形成庞大的基金积累，预防人口老龄化的冲击，使医疗保障制度有一个

笔记

稳妥的资金保障,并且能够通过储蓄效应、投资效应促进经济的发展。

2. 费率比较稳定,不必经常调整。

3. 劳动者的权利义务关系非常紧密,有效增强了参保单位和个人的保险意识,能避免逃费和代际冲突。

4. 能应付人口结构变化或大规模突发事件的风险。

（三）完全积累制的缺点

1. 计算复杂,实施难度大 由于完全积累制预测期很长,需要考虑的影响因素非常多,要作出比较准确的预测难度很大。对于医疗保险待遇水平的预测需要考虑到几十年之外的社会经济发展和水平,更加难以预测。

2. 社会共济能力差 完全积累制具有储蓄的性质,强制个人和单位为个人未来的医疗保险储存基金,无法实现社会人群之间的互助共济。

3. 基金的使用与管理难度大 由于跨越年度长,储备金易受到通货膨胀的影响,基金管理保值增值的难度大,还需要建立庞大的管理机构,支付大量的管理费用。

4. 制度建立初期可能产生在职劳动者须同时为自己未来和已退休、将退休的劳动者的双重供款压力,负担较重。

 案例

新加坡保健储蓄计划的资金来源

新加坡的保健储蓄计划是完全积累制的典型代表。在新加坡,保健储蓄计划既覆盖雇员也覆盖自雇人员。

雇员的保费由雇主和雇员共同缴纳。2012年的雇员缴费比例为35岁以下7%,35~45岁8%,45~50岁9%,50岁以上9.5%。自雇人员的保费完全由自己缴纳。

保健储蓄账户有存款限额规定,该限额在2001年为26 000新币,2003年调整为30 000新币,超出部分将自动转入会员的普通账户,供会员灵活应用,用作购物、教育及投资方面。

三、部分积累制

由于现收现付制和完全积累制都有不易克服的缺陷,许多国家采取了介于两者之间的混合型,也称部分积累制。部分积累制（part funded pooling）是将近期横向收支平衡和远期纵向收支平衡相结合,在满足现时一定支出需要的基础上,留有一定的积累以应付未来需要。

部分积累制的具体做法是:在测算出当年（或近几年）保险支出需求的基础上,按一个高于满足支出需求所需收费率收缴资金,在满足现时一定支出需要的前提下,留出一定的储备以满足未来的支出需求。

（一）部分积累制的优点

1. 既可避免完全基金积累型财务制度初期费率过高的弊端,又可较好地解

笔记

决现收现付制费率不稳定、易背上人口老龄化包袱的缺陷。

2. 能形成一定的基金积累,而且基金增幅较慢,贬值风险和投资压力较小。

（二）部分积累制的缺点

1. 涉及变量多,计算繁琐,预测的难度大。

2. 不能完全避免现收现付制和完全积累制的缺陷。

部分积累制要求一部分基金采取现收现付方式,一部分基金采取积累方式。一部分基金采取现收现付的方式,在一定区域内的社会群体中"横向"筹措医疗保险基金,以保证当年开支的需要,实现互助共济,风险分担,费率可具有一定的弹性,根据社会医疗保险支出的需求进行调整。一部分基金采取积累方式,保险费中的一部分进入个人账户"纵向积累",即劳动者年轻时积攒储备金以备年老时使用。这种筹资方式既能体现社会公平原则,又考虑了按劳分配中的"权利与义务"对等关系。目前我国城镇职工基本医疗保险制度采取社会统筹与个人账户相结合的模式,正是部分积累模式的体现。

本 章 小 结

本章是关于医疗保障基金筹集。第一节为医疗保障基金筹集概述,介绍了医疗保障基金筹集的意义,有助于维持医疗保障制度正常运行、有利于医疗保障制度发挥调节居民收入的作用、促进卫生资源的合理配置。医疗保障基金具有专用性、储备性、互济性、政府干预性的特点。任何医疗保障基金的运行都需要经过资金筹集、运营及监管、支付三个环节。

医疗保障基金筹集需要遵循与经济发展水平相适应、体现政府责任原则、保障基本、多渠道筹资、互助共济的原则。医疗保障基金的筹资渠道主要来源于政府财政拨款以及社会医疗保险的缴费(税),其他的筹资渠道包括基金运行收益、社会无偿捐赠等。

不同医疗保障制度的国家其基金筹集形式不同,按照主体的医疗保障制度,可归类为国家税收式、强制缴费式、自由投保式、储蓄账户式这四种形式,世界上大多数国家医疗保障基金筹集并不是单纯的某一种筹集模式,而是以其中一种为主要模式,同时辅以其他模式。医疗保障税费问题是医疗保障基金筹集的关键理论问题之一。

医疗保障基金的筹集模式根据基金遵循的平衡模式,分为现收现付制、完全积累制和部分积累制。

关键术语

医疗保障基金	funds of medical security	社会保障税	social security tax
		现收现付制	pay-as-you-go
医疗保险基金	funds of medical insurance	完全积累制	funded pooling
		部分积累制	part funded pooling

笔记

医疗援助计划　medicaid　　　　　　　　　刚性　rigidity

讨论题

医疗保障的筹措方式,从世界各国的实践经验看,归结起来主要有三种:强制征收社会保险费、征收社会保障税、强制储蓄。

讨论:究竟哪一种筹措更有利于我国医疗保障基金的筹措。

思考题

1. 医疗保障基金三种筹资模式的优缺点分别有哪些?

2. 医疗保障基金筹集渠道有哪些?

3. 医疗保障基金四种筹集形式的优缺点分别是什么?

（陈曼莉,湖北中医药大学管理学院;
孙菊,武汉大学政治与公共管理学院）

笔记

第五章

医疗保障费用测算

学习目标

通过本章的学习,你应该能够:

掌握:医疗保障费用测算的基本内容、原理以及相关概念。

熟悉:医疗保障费用测算中各类指标的测算方法。

了解:我国社会医疗保险基金的测算方法和基本步骤。

章前案例

贝弗里奇报告预算的失误

贝弗里奇报告是影响整个世界社会保障经典著作,也是社会保障发展史上具有划时代意义的著作。但是,如果把战后医疗保障开支实际增长与当初的预算相比,可以看出贝弗里奇报告当年的测算与现实存在较大差距。

贝弗里奇当年规划的英国战后医疗保障体系,从开始实施到全面建成有20年的过渡期。当时,该报告测算的英国健康保障的总预算,在实施的第一年(报告原定于1945年实施,实际上1946年英国国会通过立法,从1948年7月1日实施)不过6.97亿英镑,到完成过渡期也不过8.58亿英镑。1948年英国GDP为119亿英镑,以不到GDP 6%的开支,就可以建立起为全体英国人提供"从摇篮到坟墓"的服务体制,看起来是一件非常划算的计划。

实际上,1948年7月开始实施的英国NHS计划,到1949—1950财年仅健康保障的花费就达4亿英镑,比贝弗里奇报告测算的健保开支(1.7亿英镑)高出1.5倍;到1957年,英国医保开支占GDP的11%,加上健保开支,健康保障的总开支约占GDP的14%。从此,医疗保障支出远比GDP增长得快,推动政府财政支出节节攀升,到1975年,英国政府财政开销超过GDP的48%。

从报告的预算看,1945年英国医疗和康复服务做的预算为1.7亿英镑,而为1965年同一保障项目所做的预算还是1.7亿英镑;同时,该报告测算的15个支出分项目中,有6项是20年间将减少支出总额,开支增加的项目不过4项,主要是"退休养老金"和"非工伤伤残待遇",余下5项(包括健保和管理费在内)皆"20年不变"。

那么,贝弗里奇当年对医疗保障费用的测算,有什么教训可以留给我们作为借鉴呢?

笔记

第一节　医疗保障费用测算概述

一、医疗保障费用测算的概念及测算范围

（一）医疗保障费用测算的概念

医疗保障费用测算就是利用经济学、统计学、精算学等相关学科的理论、技术和方法，综合考虑人群的健康状况、疾病风险程度、医疗服务需求以及保障水平等各种因素，从医疗保障费用的筹集、分配和使用等角度，对医疗保障费用的相关数据进行统计、分析和预测的过程。进行医疗保障费用的测算，是筹集医疗保障资金的根本依据和前提，也是保证医疗保障制度财务稳定的最基本问题。其基本目的是为医疗保障制度的政策调整和完善管理提供基本依据，以维持医疗保障资金的收支平衡，保证医疗保障制度的正常运行。

（二）医疗保障费用测算范围

医疗保障体系中资金的运转流程，首先是利用各种形式的筹资方式筹集医疗保障资金，再通过医疗保险、医疗救助等医疗保障方式实现医疗保障资金的分配，最终由医疗服务体系向居民提供卫生服务保障。因此，医疗保障费用的测算可以从医疗保障资金的筹资、分配和利用三个角度进行，以充分掌握医疗保障资金在不同运行阶段的基本情况和特点，全面反映医疗保障制度的运行情况，更好地进行监督和管理，保证医疗保障基金运行的有效、有序和公平。

1. 医疗保障资金的筹集　医疗保障资金筹集的测算可以从筹资总额和筹资水平两个方面进行，主要反映一个国家在一定时期医疗保障基金筹集能力以及与经济发展水平的适应程度。医疗保障资金筹资总额反映一定时期内全社会用于医疗保障的资金额度，主要测算国家（政府）、社会和个人对医疗保障的投入总量；医疗保障资金筹资水平则是测算一定时期和经济水平下，国家（政府）、社会和个人对医疗保障投入的相对数量，例如人均筹资数额、征缴率、医疗保障资金占国内生产总值（GDP）、医疗总费用和卫生总费用的比例，以及医疗保障资金占人员支出的比重、医疗保障资金支出占居民家庭支出的比重等。对于医疗保障资金的筹集总额，可以从以下的三个方面进行测算：

（1）医疗保险费用：医疗保险费用测算是保险人根据对被保险人拟定保险标底或法定待遇，对参保人群的疾病风险发生几率、费用损失程度和费用总额，以及政府财政收支水平、个人（家庭）收入水平进行分析和测算，测算的主要目的是确定保险费总额、保险费率、纳保收入基数、各类缴费义务人分担比例等，以确保医疗保险基金的来源稳定，提高对参保人群的医疗保障力度，这是医疗保险费用测算的出发点和根本任务。

医疗保险制度是世界各国医疗保障体系的重要组成部分，随着医疗保险制度的日益普及和不断完善，医疗保险费用测算已成为医疗保障费用测算的主要内容之一。

（2）医疗救助费用：医疗救助制度是政府为了改善贫困人群健康状况，通过

提供财政、政策和技术上的支持使贫困人群直接获得某些或全部的基本医疗健康服务。对贫困人口医疗救助费用的测算一般包括以下五方面：①参保补贴：主要是为贫困人口参加社会基本医疗保险提供的缴费补贴；②自付费用补贴：是指对贫困群体获得基本医疗保险补偿后剩余的自付部分进行补贴，以进一步减低贫困群体的经济负担；③免费提供基本药物的费用：是指向贫困居民免费提供基本药物所需的费用，以保证贫困居民可以有效利用低廉成本达到治疗大部分疾病的目的，这是符合医疗救助作为最低层次安全网的要求的；④专项医疗补贴：对部分重大疾病治疗给予的专项补贴；⑤医疗费用欠费补贴：医疗救助制度对危重病人的急救治疗费用及部分无经济能力的病人欠费的补偿。在上述费用测算的同时，还要对贫困人群的数量和结构、家庭收入及疾病风险等进行测算分析。

（3）医疗服务体系费用：医疗服务体系的建设和发展，是提供医疗服务保障的根本前提和基础。医疗服务体系费用测算可分为宏观测算和微观测算两个方面。宏观测算是国家和地方政府根据医疗服务体系的政策目标，根据医疗需求对医疗服务供给体系建设投资和维持其运行所需资金总量和结构的测算。测算结果主要用于区域卫生规划的制定和政府对医疗服务体系的预算安排。微观测算是对维持医疗机构正常运转和建设发展的费用测算。主要是根据医疗机构运行总成本以及国家对医疗机构的财政补助政策、医疗收费政策和医疗保险支付政策，测算医疗机构的总收入以及按收入来源（财政补助、医保基金、个人缴费等）的结构、按服务项目（药品、诊疗等）收入的结构，等。测算的主要目的是确保政府对医疗机构必要的财政预算投入，为确定合理的收费价格和医疗保险付费方式及其付费标准提供依据。

首先要测算医疗机构基本运营总费用（医疗机构总成本），这是医疗机构维持正常运转、实现保本经营的最基本条件。医疗机构运营总费用主要包括：①劳务费：包括职工的工资收入、奖金及各种福利、补贴；②公务费：包括办公费、差旅费、邮电费、公务费等；③卫生业务费：维护医院正常业务所消耗的费用，包括水、电、煤、油及设备维护费等；④卫生材料费：包括化学及生物制剂、敷料、感光材料等；⑤低值易耗品损耗费；⑥固定资产折旧及大修理基金提取：包括房屋、设备、家具、被服等各种固定资产；⑦其他费用。此外，考虑到医疗机构的适宜发展问题，还应在医疗机构运营总费用的基础上，加上适当比例的卫生技术人员培训费用和适宜的机构发展费用等。

应当注意的是，在测算医疗服务体系费用时，应充分考虑不同医疗机构偿付方式下，医疗服务体系费用是否已经包含在偿付费用内，以避免测算的交叉和重复。例如，按服务项目付费的偿付模式下，部分或全部的运营成本已经包括在病人或第三方支付的费用中；总额预付制的偿付办法，则可能已包含了医疗机构维持基本运转和发展的全部费用。

2. 医疗保障资金的分配 从资金分配的角度测算医疗保障资金，主要是测算一个国家或地区在一定时期内，分配与流入各级各类卫生机构或不同卫生服务项目的医疗保障资金的货币总额，用以反映医疗保障资金的分配流向，通过测算医疗保障资金流入不同部门、地区、不同层次医疗机构的分配比例，评价医疗保障资金分配的公平性和合理性。

从医疗保障部门的角度看,医疗保障资金表现为对不同保障项目的资金投入,包括医疗保险费用、医疗救助费用和卫生服务体系费用等,主要是拨付各级各类医疗机构的偿付费用以及对不同医疗保障对象报销和减免的费用;从卫生机构的角度看,医疗保障资金具体表现为卫生机构的财务收入,主要包括上级拨款和业务收入;从服务项目看,主要表现为医疗总费用、公共卫生服务费用、卫生发展费用和其他卫生费用。

3. 医疗保障资金的利用　医疗保障资金利用的测算是对医疗保障资金使用的结果及其效率、效果和效用的测算。提高医疗保障水平是医疗保障制度建设的根本目的和落脚点。从资金利用的角度测算医疗保障资金,就是在对相关数据进行测算的基础上,对医疗保障资金的流向和支出水平、居民医疗保障的实际受益水平(保障程度)、医疗保障的公平程度等进行分析,用以了解和评价医疗保障资金的利用效率。

医疗保障资金的流向和支出水平可从住院和门诊补偿数额、资金结余数额等角度进行测算;保障对象实际受益水平(保障程度)可以从保障对象医疗费用减免程度(人均赔付额和赔付率)、医疗保障费用占医疗总费用的比例等角度进行分析;医疗保障的公平程度可以利用保障对象自费医疗支出占家庭消费性支出的比例、灾难性卫生支出的发生率等指标进行测算和分析。

二、医疗保障费用测算的基本原则

(一) 充分保障的原则

医疗保障的基本职能是提供经济补偿,提高保障对象接受卫生服务的可及性,保障居民或参保人的健康。因此,政府或医疗保险机构筹集的医疗保障基金应能充分满足履行支付或赔付责任的需要,保障居民和投保人的利益。

(二) 经济可行的原则

测算医疗保障费用的水平,既要考虑充分保障健康、补偿医药损失的需要,又要考虑政府和保障对象的经济负担能力,保证医疗保障基金的筹资水平与政府财政收支水平、居民收入水平和社会经济发展水平相适应。

(三) 相对稳定与绝对变动的原则

从短期看,医疗保障基金的筹集水平应保持稳定,这有利于医疗保障基金的管理和运营。但随着社会经济、医疗科学技术、人口结构等的变化和发展,人群的疾病风险和卫生费用水平也会发生变化,医疗保障基金的筹资水平就应适时地作出调整,否则其充分保障原则等也难以体现。

(四) 收支平衡的原则

无论是何种形式的医疗保险模式,从政府或医疗保险机构的角度来说,它们所支付的医疗保障资金来自于保障对象缴纳的税收或保险金,支付目的是补偿保障对象的医疗服务费用;从保障对象的角度来说,他们交纳税费和保险费的目的是为了获得相应的卫生服务或医疗费用补偿。政府、医疗保险机构与保障对象之间存在一种"赔偿给付与交纳相等"的原则。但是,对于医疗保障部门来说,过多的结余将影响保障对象的受益程度和人们参保的积极性,但同时又不能有赤字,因此,必须对不同人群的医药费用和不同补偿方案进行科学的测算,确定出能保持收支平衡的保障费用水平,以保证医疗保障基金的正常运转。

(五)防损原则

医疗保障费用水平的确定要有利于促进保障对象预防风险事故发生,而不是刺激他们过度利用卫生服务或设法获得赔付。特别是在医疗保险中,因为存在供方"诱导需求"和需方"道德损害"的现象,防损原则便显得更为重要。当然,要实现这一原则,除了在制定保险费时要进行特殊的处理之外,还需与保险补偿策略结合起来,如制定合理的起付线、共付率等。

三、医疗保障费用测算基本原理

在医疗保障体系中,补充医疗保险和医疗救助可以看做是医疗保险的两个特殊类型,其费用测算遵循医疗保险费用测算的一般原理。下面以医疗保险费用测算为例,说明医疗保障费用测算的基本原理。

保险费的计算通常由次数分布与损失分布两者结合决定的总索赔 S 分布的某一个函数来确定,不同函数式的选择反映或对应着不同的保险费计算原理。承保的风险可以理解为总索赔 S,它是一个随机变量,因此,有一定的分布形式。保险费的计算,实质上是寻求某种对应的规则(H),使得某一实值 P 与随机的总索赔 S 相对应,则保险费的计算是基于这样一种关系来确定的:$P = H[S]$。规则 H 的不同形式对应不同的保险费计算办法。

由于影响医疗保险费测算的因素比人寿保险、财产保险要复杂,既包括人群健康状况指标(发病率、患病率、死亡率等)、疾病持续时间指标、卫生服务利用指标(门诊利用率、住院率等)、损失额度指标(年人均门诊次数、年人均住院次数、次均住院天数、次均门诊费用和次均住院费用等)和利息率等保险费测算中常见的基本要素,也包括医疗服务价格、保险因子、医疗机构级别、地区差异等人寿保险、财产保险测算中不常涉及的因素,加之上述因素对保险费的影响不易被完整、准确地测量出来,使得医疗保险的保险费测算与寿险和其他非寿险业务存在明显的不同。实际测算医疗保险费时,依据的原理主要有以下几种:

1. 共济原理 采用这种原理测算出的保险费称为一致保费或共济保费(solidarity premium)。在这种保费制度下,被保险人交付的保险费与他们实际的风险水平有较大的差异,即保险费的确定与被保险人的性别、年龄等影响索赔几率和每次赔付费用的风险因素无关,而是对某一地区的所有被保险人或在较大的年龄段内都收取同样的保险费。实际应用中为了保险费的收取方便,常根据某些社会因素(如工资收入、家庭人口数等)来确定缴费比例。

强制参保的社会医疗保险常采用这个原理测算保险费。如我国的城镇职工基本医疗保险(以下简称"职工医保"),在职职工和单位的筹资比例分别为工资总额的 2% 和 6%;美国的蓝盾和蓝十字计划和健康维护组织(HMOs)采用的社区保费制,也属于一致保费的范畴。在这种保费制度下,某一地区所有参保人均按统一标准缴费,保险费率是由保险公司根据当地的人口和经济特征、医疗消费

笔记

水平和竞争策略等因素后制定的。

2. 平衡保费原理 平衡保费原理又称为净保险费原理、等价保费原理。采用这种原理测算出的保险费称为风险保费（risk premium）。在这种保费制度下，被保险人交付的保险费与他们的实际风险水平是一致的，即在整个保险期限内各类风险人群的总保险费应与整个赔付和核保、核赔等管理费用的支出总额一致。

利用这一原则测算保险费时，要估测各类被保险人群真实风险的大小，即根据风险因素的不同水平将被保险人分类后测算保险费。平衡原理在实际应用中形成了以下几种保费制度：

（1）自然保费制：自然保费制（nature-rate premium），又称逐年变动费率，它是依据各年龄的预测疾病发生率和次均赔付费用测算出来的，保险合同每年签发一次，期满续保。由于被保险人的年龄逐年增加，费率每年都会发生变化。社会医疗保险基金的收取采用现收现付制，实质上仍是逐年变动保费，只是其保费的调整不是每年一次，而是几年一次。

（2）平准保费制：平准保费制（flat-rate premium）又称均衡保费制（level premium），被保险人在保险合同有效期内每年都交付等额的保险费，保险费不随年龄的增长而增长。这要求测算保险费时要考虑预期赔付金额的逐年变化，建立年龄准备金以应付将来的费用。在西方发达国家，商业医疗保险中的个人健康保险业务中常采用平准保费制。

（3）等级保费制：等级保费制（graduated premium），又称累进保费制，是目前商业医疗保险中应用最广的一种保费制度。它根据性别和年龄段将被保险人划分为风险程度相近的多个小群体，即按性别和年龄段制定不同费率的保费制度。采取这种保费制度是由于性别和年龄是医疗保险中最重要的风险因素。一般认为，女性对医疗服务的利用较男性为高；年龄不同，对医疗服务的利用和医疗费用均有差异，如婴幼儿和老人较其他人群有较高的医疗服务利用率和医疗花费。应用中常以 5～10 岁作为组距，据此分组制定不同的费率。

实践中各类保费制度经常混用。例如，社会医疗保险采用共济原理制定一致保费，但保险费测算时也常将在职和离退休职工分开测算；商业医疗保险常采用等级保费，但某些商业医疗保险产品由于市场竞争的需要也采用一致保费，如某些商业医疗保险条款中规定家庭成员可交纳相同的保费，此时保险费测算依据的就是共济原理而不是每一家庭成员真实的风险程度。

第二节 医疗保障费用测算方法

一、医疗保障费用测算相关概念

（一）保险因子（insurance factor）

一经建立起医疗保险体制，投保人的部分或全部医疗费用就由承保者支付，这时，投保者利用医疗服务（包括药品）时所面临的实际价格就下降了，导致投保者对医疗服务的利用增加,从而使医疗费用增长。承保者支付不同比例的医药费,会对投保人的医疗服务行为和利用程度产生不同程度的影响。

保险因子就是衡量承保者补偿比引起医疗服务费用变化的一个参数。当补偿比为 $R(R>0)$ 时的医疗费用是无补偿(即 $R=0$)时的 $f(R)$ 倍,这个 $f(R)$ 就称为保险因子,记为: $f(R)=1+\beta \times R$。其中 β 是一个待定的参数。测算保险因子,实际上就是估计 β 的值。

(二)增加系数(trend factor)

由于医疗服务技术的发展,人们收入增加等引起对医疗服务需求的增加,以及医疗服务价格提高等因素的作用,医疗费用肯定会增加,从而必然引起医疗保险费用的增加。

增长系数就是反映医药价格的上涨、人们对卫生服务需求的自然增长和由于卫生服务条件改善所引起的医疗费用的增加程度的一个参数。

(三)赔付率(rate of payment)

赔付率,又称补偿比,即保险机构对被保险人发生的医疗费用的补偿比例。补偿比可以分为名义补偿比和实际补偿比。名义补偿比是不同医疗保险补偿方案确定的理论补偿比;实际补偿比是指扣除不在补偿范围之内的诊疗项目(或药品)费用,以及起付线以下和封顶线以上需自付的费用后,参保人实际获得补偿的医药费用占医药总费用的比例。

二、医疗保障费用的测算内容

医疗保障费用或医疗保障基金从支出或者使用角度可以定义为用于开展医疗保障业务活动经费的总和。从支出的角度来看,医疗保障费用主要由医药补偿费、管理费用和风险储备金三部分组成;从医疗保险费的构成看,医疗保险费由纯保费(即风险保费)及其附加保费两大部分构成,纯保费相当于医药补偿费部分,附加保费则主要是管理费用和利润(商业医疗保险)。

1. **医药补偿费**　医药补偿费是指用于补偿在医疗保险补偿范围内发生的医疗服务的直接费用。医药补偿费相当于商业医疗保险中的纯保费或风险保费的概念,它是医疗保险中最基本、最重要的部分。医疗补偿费取决于参加保险的人数及该时间内平均医药补偿费两大因素。由于一定时期内参加医疗保险的人数是固定的,因此,医药补偿费的测算主要是人均医药补偿的测算。人均医药补偿费主要由人均医药费和赔付率两方面决定。测算时必须同时考虑到医疗保险对参保人医疗服务利用程度的影响,这种影响通常用保险因子来表示。

2. **管理费用**　管理费用是指医疗保险各相关部门(政府、保险机构、参保企业、医疗机构等)由于组织和管理医疗保险业务而导致的费用,是保险机构维持正常运营所需要的费用。主要包括:①初期的保险项目开发费用,包括调研、宣传广告、人员培训、计算机网络建设、软件开发等;②经营管理费用,包括人员工资、办公费、资料报表等公务和劳务性费用支出,交通费用,资产折旧和设备维护等。

影响管理费的主要因素有:①保险的覆盖面:保险的范围越广、人数越多,就越符合保险经营分散风险的原则,保险机构的管理费用就有可能越低;②保险的管理体制:统一管理的强制性社会医疗保险的管理费率低于分散管理的商业性医疗保险;③保险项目:例如住院医疗保险管理费率低于门诊医疗保险;④管理手段:以宏观控制为主要手段的医疗保险管理费率低于以微观控制为主的医疗保险。

　　管理费用一般按纯保费(即医药补偿费)的一定比例来计算,具体的比例应由实际情况并根据既往的经验决定。我国城镇职工基本医疗保险(以下简称"职工医保")、城镇居民基本医疗保险(以下简称"城镇居民医保")和新型农村合作医疗(以下简称"新农合")的管理费用按规定由财政预算解决,不从医疗保险基金中支出。

　　3. 风险储备金(risk reserve)　风险储备金是指为应付超常风险或由费率预测的误差原因造成保险基金出现赤字而在纯保险费之外筹集的专用后备基金,主要用于超常风险发生时保障投保人基本权益之用。医疗保险面临的超常风险常表现为大规模的自然灾害、区域性疾病大流行、疾病谱的演变、地区社会经济的大幅波动以及其他特殊原因造成的风险暴发。

　　影响风险储备金的因素主要有保险覆盖面、保险对象风险波动程度和超常风险发生的几率。保险覆盖面越大,风险分担能力越强,保险系统的风险波动越小,风险储备金的提取比例就越低;保险对象风险波动程度与保险覆盖人群的社会经济与人口学状况有关,也与保险覆盖范围有关,如人口年龄老化,风险波动程度就变大;风险储备金的提取比例还与保险制度有关,采取个人账户的保险制度,会使部分资金沉淀在个人账户而使用于社会共济的资金减少,保险系统的抗风险能力下降,因此提取的风险储备金比例相应提高;再者,如果发生超常风险的几率越小,用于储备金的资金就可以越少。

　　风险储备金的测算也是以医药费用为基础,按一定比例进行的。

　　4. 利润　在各类医疗保障形式中,只有商业医疗保险才有此项。对于非商业性的医疗保险,由于它不以营利为目的,不存在利润的问题。

三、医疗保障费用测算的数理基础

　　包括医疗保险保费测算在内,医疗保障费用测算的基本的数理基础是几率论和数理统计的方法,其中最重要的数理基础是大数法则。大数法则是用来说明大量随机现象由于偶然性相互抵消所呈现出必然数量规律的一系列定理的统称,医疗保险中运用最多的几个大数法则包括:

　　1. 切比雪夫大数法则　切比雪夫(Chebyshev)大数法则是医疗保险精算中最重要的一项大数法则。该法则说明,当被保险人总数 n 足够大时,被保险人人均实际获得的赔款金额与每个被保险人获得赔款金额的期望值相等,这一法则为保险机构合理地收取纯保险费提供了科学依据。

　　2. 贝努利大数法则　贝努利(Bernoulli)大数法则也是医疗保险精算中经常用到的一个大数法则。该法则说明,当观察频数趋于无穷大时,索赔频率的数学期望不变,恒为 P,而标准差则趋近于零,即在被保险人很多或保险期限很长的情况下,每个被保险人损失的发生几率与实际损失的发生频率很接近。这一法则对于保险经营和风险管理中利用以往的经验统计资料来估计损失发生的几率是极其重要的。

3. 泊松大数法则　泊松(Poisson)大数法则在医疗保险中也有较多的应用。该法则说明,当观察频数无限增加时,保险事故平均发生几率与实际观察频率间的差异将小于任何无限小的数量。这表明尽管各个相互独立风险单位的损失几率可能各不相同,但只要有足够多的标的,仍可在平均意义上求得一个共同的损失几率。实际应用中常将性质相近的保险标的合并求出一个平均费率,再用调整法予以适当调整,使各分类的费率更加科学,同时又在整体上保持收支平衡。这一法则是分类测算保险费和核保时进行保费调整的理论基础。

知识拓展

大 数 法 则

"大数法则"又称"大数定律"或"平均法则",是概率论主要法则之一。18世纪瑞士著名数学家约翰·贝努里首先提出大数法则,其主要涵义是在试验不变的条件下,重复试验多次,随机事件的频率近似于它的概率。

大家都知道骰子掷1、2、3、4、5、6点的几率各是1/6,但实际上掷六次却很难得到1、2、3、4、5、6点各一次,那这个几率到底是如何得来的呢?以前有位数学家,掷了一万次,得出来各点的几率不是等于1/6。他持续掷了五万次、六万次、十万次,结果发现得到1、2、3、4、5、6点的几率愈来愈平均,也就是1/6。

再如,一个人乘飞机旅行,他出事的概率对他个人来说是未知的,这是因为安全与事故具有随机性。但是对每年100万人次所有乘飞机的旅行者来说,这里的100万人可以理解为100万次的重复试验,其中,有20人死于飞行事故。那么根据大数法则,乘飞机出事故的概率大约为2/10万。这样就为保险公司收取保险费提供了理论上的根据。对个人来说,出险是不确定的,但是对保险公司来说,众多的保单出险的概率则是确定的。

因此,风险单位数量愈多,实际损失的结果会愈接近从无限单位数量得出的预期损失可能的结果。据此,保险人就可以比较精确地预测危险,合理地厘定保险费率,使在保险期限内收取的保险费和损失赔偿及其他费用开支相平衡。大数法则是近代保险业赖以建立的数理基础。保险公司正是利用在个别情形下存在的不确定性将在大数中消失的这种规则性,来分析承保标的发生损失的相对稳定性。按照大数法则,保险公司承保的每类标的数目必须足够大,否则,缺少一定的数量基础,就不能产生所需要的数量规律。但是,任何一家保险公司都有它的局限性,即承保的具有同一风险性质的单位是有限的,这就需要通过再保险来扩大风险单位及风险分散面。

笔记

四、医疗保障费用测算所需的统计资料

进行医疗保障费用测算时，为了对疾病发生率和疾病持续时间等作出一个合适的假定，必须依靠一定的既往统计资料，包括内部资料和外部资料。

1. 外部资料　是指来自医疗保障部门外部的一切与医疗保障业务有关的资料。例如，各种公开发表的有关疾病发生率、各类疾病的实际医疗费用、平均住院天数、意外伤害发生率、平均住院费用等统计资料；医疗服务提供者的情况、疾病发生的地区差异以及吸烟、饮酒等生活习惯在人群中的分布等资料，对医疗保险的保费测算也是非常有用的。此外，一个国家或地区的社会经济资料和人口资料对于医疗保障费用的测算和分析也是非常必要的，如人口数量和机构、国民生产总值、居民收入水平、居民消费支出及结构、卫生总费用，政府卫生支出及卫生事业费等。

利用外部资料时，必须注意审查资料的可信度和权威性，还要注意资料的观察基础与测算时的情况是否一致，即该资料所属地区和人群的基本特征是否与被保障人群相同，资料的可移植性如何及搜集方法是否恰当等。

2. 内部资料　是指反映医疗保障部门内部各地区、各部门和各类医疗保障业务经营状况的资料，例如各类保险业务的承保人数、保险费收入、申请索赔的人数、人均申请索赔次数、次均赔付金额以及据此测算出的其他相关数据和指标等。

由于外部资料通常不能完全满足测算的需要，应用中又有诸多不便，测算结果的可信度也较差，最好是拥有足够的内部资料以供医疗保障费用的测算之用。因此，做好医疗保障经营过程中相关业务数据的积累和统计分析是医疗保障费用测算中非常重要的一项工作。

总之，只有在掌握大量准确可靠的内（外）部资料的基础上，才能确定不同风险类别人群的预期索赔率（疾病或意外伤害发生率）、预期赔付金额（次均住院天数、次均住院费用）以及赔付率、退保率等医疗保障费用测算所需的统计资料。

五、医疗保障费用测算的基本方法

医疗保障费率测算的核心是对未来一段时间内发生的医疗费用进行预测，这种预测一般是建立在以往数据的基础上，借鉴、综合相关资料之后作出的。根据预测方法的不同，医疗保障费率测算方法可分为四大类：粗估法、灰色系统法、分部模型精细法和风险模型精细法。

（一）粗估法

粗估法是指根据历史数据，结合经验估计对医疗保障费率作出预测。包括下述两种方法：①时间序列预测法：根据历史数据的变动趋势进行外推，其根据是医疗费用在短期内会有相对稳定的变化趋势，常用的外推方法是二次平均移动法；②平衡收支粗估法：确定一个具有代表性的样本人群，收集上一年的医药费用，根据医疗价格上涨和保险刺激因素估计增加系数。对增加系数的估算可以是对医疗费用总量的估算，也可以进一步细化到费用相关因素的变动估计，如

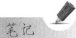

对住院率、次均住院费用等分别进行估计,然后进行综合,也就是所谓的分解估算。

粗估法的优点是所需要的资料比较简单,操作简便易行。但是,粗估法主要是对以后的医疗保障费率作出粗略的估计,预测的精度较低,适用于医疗保险运行的起步阶段或缺乏比较全面资料的情况。

(二) 灰色系统法

灰色系统法就是根据灰色系统理论,对原始的医疗费用序列数据进行处理,建立灰色系统模型,对医疗费用的时间变化趋势进行预测。其主要步骤是将原始的序列数据生成累加数列,然后建立微分方程模型。灰色系统预测一般是给出未来的可能范围。

与粗估法类似,灰色系统法所需的资料较简单,但计算相对繁琐,可对今后几年的医疗保险费率作出模糊测算,但预测精度较低,适用于医疗保险运行的起步阶段。

(三) 分部模型精细法

四部模型法是由奈华·邓(Naihua Duan)于1982年提出的。其基本思想是先将医疗服务划分为门诊服务和住院服务两部分,再将医疗服务利用和医疗费用分开,即第一部分是门诊利用的几率模型,第二部分是门诊利用者的门诊费用模型,第三部分是住院利用的几率模型,第四部分是住院服务利用者的住院费用模型。四部模型法各部分的表达式如下:

门诊利用的几率模型:$Pr_{op} = \text{pr}\{$利用门诊/门诊补偿比,年龄等$\}$

门诊利用者费用模型:$C_{op} = \exp\{$门诊费用/利用门诊,门诊补偿比,年龄等$\}$

住院利用的几率模型:$Pr_{ip} = \text{pr}\{$利用住院/住院补偿比,年龄等$\}$

住院利用的费用模型:$C_{ip} = \exp\{$住院费用/利用住院,住院补偿比,年龄等$\}$

门诊和住院利用的几率模型用 logistic 回归拟合,费用模型则使用对数化多元线性回归拟合。个人的医药费用 = $Pr_{op} \times C_{op} + Pr_{ip} \times C_{ip}$。因此,四部模型法的主要步骤就是先根据人群的卫生服务调查资料建立上述模型,然后把预测期所有保险对象的年龄、性别、人均收入、保险类型等医疗费用影响因素的预期均数代入模型即可以得到预测的医疗费用,进而推算出保险费率。

四部模型法可对人群的医疗服务利用作比较全面的研究,能较好地把握年龄、性别、收入等因素对医疗费用的影响,有较强的科学性,且预测精度较高,但对资料的要求较高,适用于医疗保险费用影响因素的详细研究。

(四) 风险模型精细法

风险模型精细法对以往几年或者十几年的医疗保险费进行研究,建立个体风险模型或集体风险模型。风险模型综合了疾病风险事故发生的频度和严重程度形成复合分布,结合最大风险、风险的标准差,最终得出医疗保险费的水平。

风险模型精细法属于比较成熟的保险费预测方法,测算精度较高,科学性强,需要一定数量的几次横断面抽样调查样本,但调查的变量不多,适用于比较成熟的医疗保险类型。

综上所述,四类保险费率测算方法各有利弊,在具体工作中需要根据实际情况进行选用。同时,需要指出的是,上述四类测算方法在实践工作中一般是混合使用,互相参照,以增加测算的稳定性和准确性。

六、医疗保障费用相关参数的测算方法

(一)医药补偿费的测算

医药补偿费即纯保险费,是用于补偿在医疗保险补偿范围内发生的医疗服务的费用。纯保险费一般占总保险费的80% ~ 90%,它取决于参加保险的人数及该时间内平均医药补偿费两大因素。由于参保人数在一定范围内是相对稳定的,因此,我们主要测算人均医药补偿费。理论上,若不考虑保费的利息和增值因素,则人均医药补偿费的测算可用下述公式表示

人均医药补偿费 = 医疗费用基数 × 增长系数 × 保险因子 × 赔付率

(式5-1)

式5-1中,医疗费用基数即前几年的人均门诊费用和住院费用。下面分别介绍医药费用基数、增长系数、保险因子以及赔付率的测算方法。

1. 医药费用基数的测算　理论上,门诊次均费用或次均住院费用与年门诊就诊率或住院率的乘积即为人均医药费基数,可以表示为:

人均医药费用 = 门诊次均费用 × 门诊就诊率 + 次均住院费用 × 年住院率

对于新开展医疗保险的地区可采用回顾性调查、保险运行前登记、低补偿比运行、同类借用四种方法确定医药费药基数。

(1)回顾调查法:即要求卫生服务的提供者或利用者回忆前一段时间的医药费情况。由于这种方法存在回忆偏倚,一般不常用。

(2)保险运行前登记:这种方法要求查阅保险运行前某一时间段的医药费登记情况。此法可能存在遗漏,造成所收集的费用低于实际水平。

(3)低补偿比试运行:低补偿比运行即采用较低的补偿比运行一段时间,以便了解医药费情况。此法准确性较高。

(4)同类借用法:即参考社会经济、卫生状况类似且已开展医疗保险的地区资料。

2. 保险因子的确定　计算保险因子的公式为:

$$f(R) = I + \beta \times R \qquad \text{(式5-2)}$$

其中,$f(R)$ 为保险因子,R 为补偿比,β 为待定系数。保险因子的测算就是确定适宜的系数,建立补偿比与保险因子之间的换算公式。但是,实践中很难收集到较可靠的补偿比为0时的人均医药费,而用非0补偿比数据获得的数学模型外推计算0补偿比时的人均医药费又会导致较大的预测误差。此外,一般认为补偿比在20%以下时,基本不存在保险刺激作用,所以一般将20%作为补偿比的有效起点。因此,保险因子的测算公式可修正为:

$$f(R) = I + \beta \times (R - R_0) \qquad \text{(式5-3)}$$

获得保险因子的途径主要有两个:一是借鉴类似地区的经验数据;二是开展预试验,即设计具有一定梯度的补偿比的保险项目,搜集试验前后的医药费用及有关资料,利用简易估算法或数学模型法确定保险因子。

3. 增长系数的确定

(1)比值法:即采用两年次均医药费用或人均医药费用的比值作为增加系数。以次均费用计算的优点是方法比较简单,通过各级各类医疗机构的报表容易获得数据,缺点是它只反映了医药价格的上涨;而以人均费用计算,不仅反映了医药价格的增长,同时还反映人们对卫生服务需求的增长,但相关资料不易获得。

(2)处方重复划价法:即随机抽取某一年的一定数量的处方,按下一年的价格重新划价,计算费用增长比例并以此比例作为增长系数。该方法简便易行,资料也容易获得,缺点是该比例反映的也只是价格的变动情况,因而代表性差。

(3)统计加权移动平均法:对人均月费用或次均月费用做移动平均的数学处理,以消除偶然性波动,获得比较稳定的增长系数,移动平均的年(月)数视具体情况而定。该方法比前两种方法准确性有所提高。

为了消除价格的季节波动,可以每次取一定数量周期的数据平均,按照时间顺序逐次推进。每推进一个周期时,舍去前一个周期的数据,增加一个新周期的数据,再进行平均。假设 x_1、x_2、x_3、$\cdots x_{12}$ 是测算 1~12 月份的医疗服务费用的平均值,N 为移动期,一次移动平均值的计算公式为:

$$M_t + \frac{N-1}{2} = \frac{x_1 + x_2 + x_3 + \cdots + x_t + N - 1}{N} \qquad (\text{式 5-4})$$

然后计算医疗费用的月增长率,即环比增长率的算术平均值 γ,由 $[(1+\gamma)^{12} - 1] \times 100\%$ 计算出医疗费用年增长率,再加 1 即为增长系数。

(4)数学模型法:即通过对有关因素的调查,建立多因素数学模型,计算出增长系数。此法计算比较麻烦,但准确度高。

(5)药价增长指数法:增加系数反映的是医药价格的上涨、医疗服务需求增加和医疗服务费用的增加,因此,当医药价格上涨较大而需求和费用的增加不太显著时,就可以用药价增长系数来代替增加系数。

4. 赔付率的测算 赔付率的测算是保险测算的核心部分,也是最复杂的部分。假设全部参保人口按照年龄分为 n 组,第 i 组的人均医疗费用以 x_i 表示,赔付率为 p_i,年龄组人口数用 q_i 表示,则平均赔付率可以用下式表示:

$$平均赔付率 = \frac{\sum_{i=1}^{n} p_i \times x_i \times q_i}{基期医药费用总额} \times 100\% \qquad (\text{式 5-5})$$

医药费用补偿比的确定是否合适,可以用平衡系数进行判断:平衡系数 <0.01 时为平衡,0.01~0.05 时为基本平衡,0.05~0.1 为结余稍多,>0.1 为结余较多。

具体测算时,首先确定医药费基数、增长系数、保险因子、风险准备金费率、管理费率;其次,根据筹资的可能性确定年人均保费(可折算成工资额的一定比例)、参保人数的可能性范围,同时也要考虑到欠缴的比例;再者,根据可筹集到的资金范围,综合平衡系数、增加系数(综合反映增长系数与保险因子),确定赔付率。可筹集资金较少时,要降低赔付率,可筹集资金较多时,可以适当提高赔

笔记

付率。另外,不同的保险支付方式,其保险赔付率的算法也有不同,如设立起付线、封顶线、分级支付(不同级别的医院设立不同的赔付率)等,这时需要对起付线上下人群的费用分布、封顶线上下的费用分布、不同级别医疗机构的费用分布情况作出测算,然后对赔付率进行调整。

(二)风险储备金的测算

风险储备金是保险机构用于对"超常风险"损失进行赔偿或给付的费用。医疗保险面临的超常风险包括地区性的疾病大流行、大规模的自然灾害、地区疾病谱的变化、地区经济的大幅度波动以及其他特殊的原因。根据统计资料计算出的纯保险费,一般只能对通常风险发生的损失进行赔偿或给付,难以涵盖超常风险引起的损失。因此,在测算纯保险费时,要把偏离"平均"的超常风险考虑进来。

对于新开展医疗保险的地区,风险储备金可以参考类似地区的经验数值,也可以按医药补偿费用的一定比例来计提,一般不超过保险基金的10%。对于已开展医疗保险的地区,储备金的具体测算办法有以下两类:

1. 根据方差决定储备金的提取比例　实际人均补偿费与纯保险费的偏离程度可以用方差来表示。实际人均补偿费有68.27%的可能性发生在 $M \pm \sigma$(纯保费 $\pm$ 均方差)区间内,有95%的可能性发生在 $M \pm 1.96\sigma$ 区间内,有99%的可能性发生在 $M \pm 2.58\sigma$ 区间范围内。

理论上,只要在纯保险费的基础上增加三倍的均方差,就能充分保障保险机构的财务稳定性。实践中,对于强制性的医疗保险,由于保险的广泛性和连续性,风险储备金为1个均方差即可;对于自愿保险,风险储备金可增加到2个均方差;对于风险程度很高且易于遭受巨大损失的风险,才有必要将风险储备金提高到三倍均方差。实际运营中,既要保障保险机构的财务稳定性,又要尽量减少参保人的经济负担,要综合考虑确定合理的医疗保险储备金水平。

2. 根据各年度保险基金赤字情况决定储备金的提取水平　在已经开展医疗保险的地区,可以根据保险机构历年出现的财务赤字情况计算下年可能需要的储备金数额。人均储备金用下面的公式计算:

$$人均储备金 = \frac{\sum_{i=1}^{n} 第 i 年的赤字费用}{n 年的入保总人数} \times (1 + \alpha) \qquad (式5\text{-}6)$$

上式中: α 为安全系数,可视具体情况而定;

第 i 年的赤字费用 = 第 i 年的实际补偿的医药费 - 第 i 年预测的医药补偿费

(三)管理费率的测算

管理费率的确定要遵循适度的原则,既要保证保险经营管理的需要,又要兼顾投保人的承受能力。管理费率的测算也是按医药补偿费用的一定比例来计提的,具体的比例视情况而定,一般认为管理费率应控制在总费率的5%~8%。另外一种估算的方法是以上年实际支出的管理费用为依据进行估算:

管理费 = 上年实际发生的管理费 × 估算的下年物价上涨指数

我国职工医保、城镇居民医保和新农合经办机构的管理经费,不在保险基金内部列支,由各级财政预算解决。因此,在进行保险基金测算时可以不考虑管理费部分。

第三节 我国社会医疗保险基金的测算案例

一、城镇职工基本医疗保险基金的测算

(一)城镇职工基本医疗保险基金测算的依据

城镇职工医保基金的测算,要适应我国国情,综合考虑地方财政和企业的承受能力以及大多数职工经济和心理承受能力来确定合理的缴费率、补偿比等各项指标。用人单位和职工个人缴费率的测算一般遵循"以支定收"的原则,"以支定收"的基金筹集模式是以现收现付制为基础的,这种筹集模式反映了医疗保险支付短期性、不确定性的特点,通常着眼于基金的短期平衡,以当期收入用于当期支付,一般以测算出来的近年支付的纯保费作为依据制订本期的筹资计划,再按相应的比例分摊到各个筹资渠道。按照"以支定收"原则测算医疗保险基金,以往职工医疗费的实际支付额就成为确定职工医疗保险基金缴费率的重要因素。因此,在实际测算中,要求职工医疗费实际支付数一定要真实准确,以便科学合理地确定筹资水平。但在测算时,按上一年度的医疗费实际支出数作为测算依据,不如按前三年的医疗费实际支出数确定支出基数,更能够避免实际支出数的不均衡和失真。

合理确定用人单位缴费率,是贯彻"低水平、广覆盖"原则的关键,缴费率的确定是否合理有两条具体的标准:一是缴费率确定后,绝大多数用人单位都缴得起,这是实现广覆盖的基本条件;二是确定的缴费率是否控制在6%左右,以保持全国基本医疗保险筹资水平的大致相当。具体测算是统筹上一年或前3年用人单位实际负担的医疗费支出占职工工资总额的比例,但在实际医疗费用支出中要扣除离休人员、老红军、二等乙级以上革命伤残军人、普通高等院校在校学生、企业职工供养的直系亲属等人员的医疗费用、企业工伤和生育医疗费用以及医疗机构经费等费用。在扣除上述医疗费用后的实际支出占工资总额的比例,才能反映出财政和企业实际负担医疗费用的能力。

从理论上讲,职工医保基金的测算,除应参照本地区前三年职工医疗费实际支出外,还应考虑到由于医疗保险的实施而导致的职工就医行为和医疗机构提供服务行为的改变、医疗服务价格水平的提高以及超常风险等因素所引起的医疗费用的增长。因此,测算时还应考虑保险因子、增加系数等,如完全不加以考虑,有可能发生医疗费实际支出与测算值不符的现象。目前我国一般是根据以往资料作出估测。另外,还应通过采取一定的措施来控制医疗费用,以弥补这方面的不足。例如,对医疗服务需方综合采取共付分担、扣除法分担、限额分担等几种费用分担方式,目的在于通过利益机制促使医疗服务需求方自觉约束自己的行为,减少对医疗服务的过度利用。

（二）城镇职工基本医疗保险基金测算所需基本数据

测算职工医疗保险费率需要搜集的资料（测算前3年内的资料）主要包括：①公费医疗支出数，包括公费医疗经费数、单位负担数、医院负担数；②劳保医疗支出数，资料来源于劳动部门的统计；③职工工资总额；④享受公费医疗的离休人员、老红军医疗费实际支出；⑤企业离休人员医疗费用支付数。

按照"以支定收"的筹资原则，职工医疗费实际支出数是测算职工医保基金缴费率的重要指标。测算过程中，应注意以下问题：①职工医疗费用实际支出数，但不包括个人负担的医疗费部分。各地的职工医保都不同程度地实行了医疗费用与个人挂钩的办法，在测算前3年支出数额时，不包括这部分支出。②职工医疗费实际支出数中，应剔除一次性特殊因素、其他保险项目的医疗费支出及非医疗项目支出。③职工工资总额的确定，原则上应当按照职工的实际收入测算。因此，除明确界定工资总额中的"固定"部分外，还应适当考虑"活工资"的比率。

（三）城镇职工基本医疗保险基金测算的方法

用人单位缴费率（R）可按照全市前3年职工医疗费实际支出占在职职工工资总额的比例测算，其公式是：

$$R = \frac{前3年全市职工医疗费实际支出}{前3年全市在职职工工资总额} \times 100\% \qquad （式5-7）$$

上式中的"前3年全市职工医疗费实际支出数"应包括离退休人员医疗费支出数。如果离休人员、老红军不参加医改，应扣除其实际支出数；分母中"前3年全市在职职工工资总额"应是分子中计算医疗费支出的职工工资总额，而不包括离退休人员的离退休费用。

社会医疗保险除了确定保险缴费率以外，还应该对医院提供医疗服务所消耗的医疗资源的补偿方式进行设计，以控制医院过度提供医疗服务和不规范的医疗行为，并且对参保人因疾病造成的经济损失的补偿做一些限制，如起付标准、最高支付限额、补偿比等。国务院颁发的《关于建立城镇职工及基本医疗保险制度的决定》中明确规定：统筹基金和个人账户要划定各自的支付范围，分别核算，不得互相挤占。要确定统筹基金的起付标准和最高支付限额，起付标准原则上控制在当地职工年平均工资的10%左右，最高支付限额原则上控制在当地职工年平均工资的4~6倍。新医改后，超过最高支付限额的医疗费用，可以通过商业医疗保险等途径解决。统筹基金的具体起付标准、最高支付限额以及在起付标准以上和最高支付限额以下医疗费用的个人负担比例，由统筹地区根据以收定支、收支平衡的原则确定。

关于离休人员、老红军医疗费用测算。《扩大试点的意见》规定，离休人员、老红军医疗费用实行单独管理使用，并可采取离休人员、老红军参加医改，费用从总基金中划出单独管理使用，超支由原渠道解决；或离休人员、老红军不参加医改，费用由原渠道解决两种办法。

1. **离休人员、老红军参加医改**　其医疗费用应按照前3年的实际数从医疗保险基金中划出，然后再按不同比例建立职工个人医疗账户和社会统筹医疗基金。离休人员、老红军保险基金划出部分可按前 3 年实际支出数划出,也可按前 3 年离休人员、老红军实际支出数占全市职工医疗费实际支出数的比例从总基金中划出。例如,某市职工工资总额 2000 万元,用人单位缴费率为 9%,个人缴费率为 2%。离休人员、老红军前 3 年实际支出占职工医疗费实际支出的 20%,个人账户按用人单位缴费的 50% 划入,一般职工和离休人员、老红军医疗保险基金分别为:

(1)离休人员、老红军医疗保险基金为 2000 × 9% × 20% = 36(万元)。

(2)一般职工医疗基金为:2000 × (2% + 9%) − 36 = 184(万元);

其中:社会统筹基金 = 2000 × 9% × 80% × 50% = 72(万元);

个人账户基金 = 2000 × (9% × 80% × 50% + 2%) = 112(万元)。

2. 离休人员、老红军不参加医疗保险　用人单位缴费率(R)的公式应作如下调整:

$$R = \frac{前 3 年职工医疗费用支出 − 前 3 年离休人员等医疗费用支出}{前 3 年全市在职职工工资总额} \times 100\%$$

(式 5-8)

根据以往的测算,离休人员医疗费用支出约占整个医疗保险基金的 20%。也就是说离休人员、老红军医疗费用约占总筹资比例的 20%。

二、新型农村合作医疗基金的测算

(一)新型农村合作医疗基金测算所需要的基本数据

新农合基金测算所需数据,主要通过基线调查获得,需要收集的数据主要包括:

1. 当地政府的财政及社会经济发展情况　调查的主要指标包括国内生产总值、财政收入、财政支出、农民年人均纯收入等,以评价地方财政的经济承受能力。

2. 乡村集体组织的经济状况,乡镇卫生院资金来源和提供服务的能力,村卫生室基本设施及开展卫生服务情况,以评价乡村两级对本地新农合能否给予适当扶持,乡镇卫生院和村卫生室有无能力成为新农合的服务机构。

3. 农村居民家庭的收入来源与水平,生活费用支出情况(食品、衣着、住房、教育、医疗),是否愿意参加新农合,能够接受的新农合补偿模式,以判断新农合的家庭覆盖率和人群覆盖率,评价农民的主观意愿支付水平、客观能力支付标准及对新农合方案的接受程度。

4. 农民的健康状况　主要调查反映疾病频率的指标(如两周患病率、慢性病患病率等)和反映疾病严重程度的指标(如患病日数、休工日数、卧床日数等),以评价和分析农民的医疗服务需要量及影响需要量的主要因素。

5. 农村居民的医疗服务利用情况　调查反映农民医疗服务利用频率的指标,如年门诊就诊率、住院率及病人流向、未就诊率、未住院率及未就诊、未住院的主要原因等,以便设计不同的补偿比、引导病人合理的分流,并为测算医疗服务需求释放提供依据。

笔记

106

6. 医疗费用支出　　主要调查不同医疗机构的次均门诊费用和次均住院费用,结合农民的门诊服务和住院服务利用指标,以评价农村居民的疾病经济风险几率和损失额、确定疾病经济风险临界线。

进行基线调查时,应注意回忆偏倚、自报医疗费用的可靠性、调查季节的影响等问题。

(二) 新型农村合作医疗基金测算的主要内容

根据我国处于社会主义初级阶段的国情,现阶段新农合应遵循的基本原则是"以收定支,收支平衡",这里的"收"是指通过农民个人、乡村集体经济、社会团体、地方财政和中央财政等多种渠道能筹集的基金总额;"支"是指新农合基金的支付范围、支付标准和支付额度,主要包括门诊费用、住院医疗费用(含住院分娩费用)、门诊特殊慢性病的补助、年内没有动用新农合基金而安排的常规性体检费用及风险储备金等。

1. 新农合基金分配与补偿模式选择　　新农合基金分配与补偿模式是新农合从筹资到补偿得以顺畅运行的中间环节,对于新农合基金的安全管理有重要影响,同时对需方的补偿也有明显的制约作用。补偿模式是补偿方案测算的前期工作,补偿模式规定了如何补偿参合农民发生的医疗费用,确定基金的支出方式、水平及使用方向,是实现新农合政策目标的重要工具。

我国新农合制度在前期的运行中,形成的基金补偿模式主要有:①大病统筹基金模式:新农合制度的强调现阶段筹集到的有限的资金主要用于群众的大额医药费用补偿,以防止和缓解"因病致贫、因病返贫"问题的发生。因此,将筹集到的基金全部用于大病医药费用的补偿是较为简单的一种模式,包括住院统筹基金模式和住院 + 慢性病门诊统筹基金模式。②大病统筹基金 + 家庭账户(门诊)基金模式:大病统筹基金用于住院费用补偿,或者住院费用和慢性病医院费用的补偿;而家庭账户基金则用于家庭成员一般门诊医药费用补偿,也有个别地方允许家庭账户资金用于住院费用自付部分的支付。③大病统筹基金 + 家庭账户(门诊)基金 + 大病基金模式:大病基金也是一种统筹基金,与大病统筹基金不同的是其用途主要是补偿发生超大额医药费用的疾病费用补偿,是通过保险的途径,走的是多缴费和高补偿的思路。以上三种补偿模式都不同程度地体现了"大病统筹为主"的指导思想。从新农合制度前期的运行情况看,由于家庭账户基金沉淀现象严重,削弱了基金的补偿力度,降低了基金的使用率,直接影响到新农合的受益面,因此家庭账户淡出已是大势所趋。2008 年 2 月原卫生部部长陈竺在全国新型农村合作医疗工作会议总结讲话中指出:要探索住院统筹加门诊统筹模式。

目前,全国新农合基金的补偿模式实行"住院统筹 + 门诊统筹模式(双统筹模式)"。门诊统筹基金一般为统筹基金的20% ~30%。主要用于参合农民在乡村两级医疗卫生机构的普通门诊医药费用和乡以上医疗卫生机构的部分慢性病大额门诊补偿,结余基金也可用于支付参合农民住院医药费用、正常产住院分娩定额补助。将参合农民无责任方因意外伤害、交通事故发生的住院费用列入补偿范围;将错过缴费期新生儿的住院费用随父亲或母亲享受当年补偿,与父亲或母亲合计一个封顶线;继续将恶性肿瘤(放、化疗期)、慢性肾衰竭透析期和白血病的门诊费用参照住院标准补偿。基金结余较多的县(市、区)也可将器官移植术后抗排异用药的费用参考住院标准进行补偿。

根据基金补偿模式的不同,新农合基金分配可以有 3 种分配方法:一是按照卫生服务机构分配,目的是引导病人流向,重点是要以补偿比例为杠杆,加强乡镇、村两级卫生资源的使用;二是按照医药费用的多少来分段,目的是在病人之间合理分配基金,促进大病大受益,小病小受益,对年内没有动用新农合基金的予以免费体检;三是按照门诊与住院费用的区别分配,目的是体现对住院病人优惠政策,降低因为住院导致的疾病风险。

2. 医疗补偿费 医疗补偿费是新农合基金中用于补助参合农民在医疗机构就医时所发生的部分费用。如何确定医疗补偿费的支付范围、支付标准和支付额度不仅关系到参保人的实际受益程度,而且影响到新农合能否实现互助共济、风险共担的目标。从疾病经济风险的分布看,人群就医几率呈负偏态分布,而就医费用呈正偏态分布,即低费用人数较多、高费用人数较少。如果新农合基金用于补偿低费用人群,不仅能使参合者普遍受益,而且能调动广大农民参保的积极性。但考虑到目前筹资水平较低、基金总量有限,实际运营过程中,如果基金过多地用于小额医疗费用的补偿,会加大资金管理的成本,刺激参合者对医疗服务的过度利用;另外,小额医疗费用一般不会给个人或家庭增加很大的经济负担,通常依靠个人和家庭的经济力量就可以承担这种风险(自留风险);而大额医疗费用对个人和家庭来说都是一种真正的经济风险(转移风险)。因此,新农合应主要以帮助农民抵御重大疾病风险为原则,并随着我国社会经济发展和农民收入水平的提高,逐步提高其社会化程度和抗风险能力。

医疗补偿费的测算主要包括合理设置补偿起付线、补偿封顶线、补偿比例及制定适宜的基本用药目录等。

(1)补偿起付线:起付线的设置以各同级医疗机构平均门诊费用的 2 倍为宜。为引导病人尽可能选择到本地基层医疗机构就医,提高基层卫生资源利用率,起付线的设定可由低至高,一般应参照当地医疗水平确定。

(2)补偿封顶线:补偿封顶线是新农合对参合者最高补偿额,可分为门诊统筹封顶线、慢性病补偿封顶线和住院补偿封顶线,通常是指住院补偿封顶线。设定封顶线要结合补偿范围、起付线、补偿比、筹资标准、大额费用人数及总额等指标综合考虑。

(3)补偿比:新农合对参合者医疗费用采用共付制。一般认为,补偿比超过医疗费用的80%,就可能造成费用失控;反之,补偿比低于20%,对病人的实际意义不大。因此,新农合补偿比以 60% ~ 80% 比较理想。

(4)基本用药目录:设立基本用药目录的主要目的是限制定点医疗机构的用药范围,控制医药费用的不合理增长。基本用药目录的范围太窄,则参合者受益面小,范围太宽达不到有效控制医疗费用的目的。

(三)新型农村合作医疗基金测算的方法

由于新农合经办机构人员和工作经费列入同级财政预算,不从新农合基金

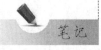

中提取,所以新农合管理费可以不计。新农合基金的测算可表示为:

$$P = M + C + H + R \qquad (式5-9)$$

其中:P——新农合基金;

　　　　M——医疗补偿费用;

　　　　C——大病救助基金;

　　　　H——年内没有动用新农合基金而安排的常规性体检费用;

　　　　R——风险储备金。

医疗补偿费的测算:医疗补偿费用(M)是新农合基金测算的关键,其测算可表述为:

医疗补偿费(M) = 医疗费基线数据 × 增加系数 × 补偿比 × 保险因子

新农合对参合农民医疗费用的补偿主要采取共付形式,具体费用分担方式包括按比例分担、扣除法分担、限额法分担及混合型。以按比例分担费用方式为例,医疗补偿费的计算公式是:

$$M = \sum_{i=1}^{n} E_i r P_i F_i I + \sum_{j=1}^{n} E_j r P_j F_j I \qquad (式5-10)$$

其中:E——门诊次均费用和住院次均费用;

　　　　R——医疗费补偿比;

　　　　P——年门诊就诊率和年住院率;

　　　　F——保险因子;

　　　　I——增加系数;

　　　　i——门诊医疗机构就诊级别;

　　　　j——住院医疗机构级别。

一般情况下,新农合管理机构为加强服务控制和费用控制,医疗费用补偿一般只涉及村、乡、县三级医疗机构。因此,在测算中往往将私人医生、村卫生室合并为村级医疗机构,将县医院、县以上医疗机构、其他医疗机构合并为县级以上医疗机构。另外,虽然在村级和乡级医疗卫生机构就医并无因病致贫风险,非大病统筹新农合方案的覆盖范围,但考虑到方案的多层次性,特别是有条件的地区实行大额与小额医疗费用补助相结合的方式,故也将其纳入。

(1)门诊次均就诊费用和住院次均就诊费用

门诊次均就诊费用 = 门诊总费用 ÷ 门诊总人次数

住院次均就诊费用 = 住院总费用 ÷ 住院总人次数

(2)年门诊就诊率和住院率:利用家庭健康询问调查得到的两周门诊就诊资料,可计算年门诊服务利用量。

$$两周就诊率 = \frac{调查前两周内就诊人次数}{调查人数} \times 100\%(或1000‰)$$

如果不考虑季节因素,或横断面调查结果对全年有代表性,可将两周就诊率乘以26,以计算年门诊服务利用量。

同样,利用家庭健康询问调查住院资料,计算目标人群的年住院率:

$$年住院率 = \frac{调查前一年内住院人次数}{调查人数} \times 100\%(或1000‰)$$

（3）医疗费补偿比：进行测算时应对医疗费补偿比作出合理、适宜的设计，以便将常见病和多发病的病人流向主要控制在基层医疗卫生机构，建立起有效的转诊机制；同时，将门诊和住院分开，根据决策者的意图以及当地的实际情况设计不同级别医疗机构的门诊、住院补偿比。

新农合补偿比的确定可考虑以下三种方式：一是按不同费用支付水平确定不同的补偿比，通常是在一定范围内医疗费用越高，补偿比越高；二是根据住院或门诊就医的级别不同，确定不同的补偿比例；三是根据疾病病种的不同，设置特殊报销比例。总之，新农合补偿比例的确定，既要体现新农合抵御大额风险的能力，又要体现受益的公平性、资源利用的合理性和管理的透明度等。

（4）新农合中的保险因子：计算保险因子较为科学的方法是模型法，如上述介绍的四部模型法，也可以用实验设计的方法来估算保险因子。

（5）风险储备金（R）的测算：一般来说，风险储备金不应超过新农合基金的10%。具体算法见式5-11：

$$R = \frac{\sum\limits_{i=1}^{n} 第 i 年的赤字费用}{\sum\limits_{i=1}^{n} 第 i 年参保人数} \times 1.05 \qquad (式 5\text{-}11)$$

上式中，第 i 年的赤字费用等于第 i 年实际补偿的医药费与第 i 年预测的医药补偿费的差值；式中乘以 1.05 是考虑了 5% 的安全系数。若再保守一点，可以定义第 i 年的赤字费用为第 i 年实际出现赤字的核算单位的总的赤字费用。

案例 5-1

某县新型农村合作医疗保险超常风险金补偿细则

第一条　为完善和巩固我县新型农村合作医疗保险制度，根据《M县新型农村合作医疗管理办法（试行）》，制定本细则。

第二条　从新型农村合作医疗保险筹资总额中提取 10% 作为超常风险金，用于超常风险、特殊病种、突发情况的补偿。

第三条　补偿对象是《新型农村合作医疗保险管理办法（试行）》中规定的经补偿后个人自负医疗费用超过 1 万元的参保人员和其他因病致贫、因病返贫经济困难需要补助的参保人员。

第四条　超常风险金实行不同资金段按不同比例补偿的办法。参保人员住院期间的总医疗费用在扣除合作医疗基金补偿部分后，其个人实际支付金额超过 10 000 元的部分按如下比例补偿：10 001～30 000 元补偿 10%，30 001 元以上补偿 20%，补偿金额最多不超过 3 万元。补偿金额不足 300 元的，按 300 元补偿。

第五条　超常风险金的补偿金额由区农村合作医疗保险结算中心负责核算，由县新型农村合作医疗管理委员会办公室负责实施。

第六条　经上述补偿后,仍然因病致贫、因病返贫的,根据超常风险金结余情况,由乡镇新农合管理办公室推荐,经县新农合管理委员会主任会议讨论通过后,对部分参保人员进行适度专款补助。

三、城镇居民基本医疗保险基金的测算

我国于 2007 年启动城镇居民基本医疗保险制度试点,该制度主要覆盖城镇非从业居民群体。截止到 2011 年底,全国参加城镇居民医保人数已达到 22 066 万人。

(一)城镇居民基本医疗保险基金的测算内容

2007 年,国家颁布《国务院关于开展城镇居民基本医疗保险试点的指导意见》时,未明确规定城镇居民医保的筹资水平,只提出试点城市应根据当地的经济发展水平以及成年人和未成年人等不同人群的基本医疗服务需求,并考虑当地居民家庭和财政负担能力,确定筹资水平。在此基础上,进一步探索建立筹资水平、缴费年限和待遇水平相挂钩的机制。因此,为满足城镇居民对基本医疗服务的多样化的需求,在制度设计中还需要设计多层次、多水平的实施方案,并进行相应的费用测算。

城镇居民医保基金测算的主要内容就是确定基本医疗保险适度缴费水平,然后将适度的保障水平(如补偿范围、补偿比例等)根据收支平衡的原则进行细化。因此,适度缴费水平的确定是关键。基本医疗保险缴费水平适宜性的判定,从理论上要满足下面几个条件:①从需求的角度,将有利于保障人口健康安全的基本医疗服务的需求程度,换算为相应的医疗费用支出,测算筹集资金的适宜性水平;②从供给能力的角度,可以将基本医疗消费支出占国民收入的一定比例作为判断适宜性的标准,换算为基本医疗保险人均筹资水平;③从经济效率的角度,基本医疗保险缴费要有利于资源的充分利用和优化配置,保险基金主要用于满足成本-效益好的基本医疗服务项目,且能达到基金的总体收支平衡。

(二)城镇居民基本医疗保险基金的测算方法

缴费水平的测算可根据过去一年或连续几年特定人群的基本医疗服务费用支出水平进行测算,测算方法与新农合类似。

1. 基本医疗保险适度缴费的概念　基本医疗保险适度缴费率的含义是在现有社会经济发展水平下,既能满足居民的基本医疗安全,又不至于降低社会资源的配置效率。包括两方面的含义:一是为保证居民基本医疗安全,在经济发展水平的承受能力范围内,居民基本医疗保险缴费水平不能定得太低;另一方面,为抑制人们的过度医疗消费,防止医疗卫生消费超过经济发展水平的承受能力,居民基本医疗保险缴费水平又不宜定得太高。这两方面的分析就为界定基本医疗保险适度缴费水平提供了两个方向相反的约束条件,它适用于所有基本医疗保险缴费水平的确定。

笔记

具体方法可以从基本卫生服务需求水平和社会供给能力两方面进行测算并逐渐逼近,最终确定一个符合供需双方面条件的适宜缴费水平。

2. 适宜缴费水平测定的数理模型　测算适宜缴费水平的数理模型是在以下几个假定条件基础上成立的:①基本医疗保险采用现收现付的财务制度安排;②城镇居民(少年儿童人口和老年人口)的基本医疗保险缴费水平由城镇劳动人口负担;③社会经济处于充分就业状态,可以利用充分就业时的自然失业率大小来确定劳动就业人口的数量;④职工工资能反映真实的劳动力价值,用以体现劳动力的生产效率,并把其作为基本医疗保险缴费的基础;⑤生产的规模报酬不变,国民收入按要素进行分配,这样就可以用社会工资总额占国民收入的比重确定社会资源使用的平均报酬,以便确定基本医疗保险缴费水平的适宜性;⑥城镇居民医保提取的管理费用为零。

城镇居民医保缴费率,应该结合职工医保的缴费水平,确定一定时期内,基本医疗保险参与者为被保险人所缴纳的基本医疗保险费占职工工资收入的比重。以 M 代表一定时期内基本医疗保险费, W 代表该期内职工工资收入, G 代表国内生产总值,则基金医疗保险缴费率(R)可表示为:

$$R = M/W = (M/G)/(W/G) = H \div B \qquad (式5-12)$$

式中, $H = M/G$ 代表基本医疗保险费占国内生产总值的比重,它是从宏观上衡量基本医疗保险水平高低的基本指标; $B = M/G$ 代表工资总额占国内生产总值的比重,用来测定基本医疗保险是否会影响国民经济生产和扩大再生产的正常进行。所以,确定基本医疗保险适度缴费率 R 就可以转化为确定适度的基本医疗保险水平 H 和适度的劳动生产要素分配系数 B ,然后把两者相除,就得到基本医疗保险适度缴费率。

3. 社会医疗保险适度缴费率

(1)确定适度基本医疗保险水平:基本医疗保险是针对基本临床服务的医疗保险,它和基本公共卫生计划共同构成了基本卫生服务事业。基本卫生服务事业可以用卫生服务费占 GDP 的份额来界定。因此,只要确定了基本卫生服务中基本公共卫生计划和基本医疗保险的适当比例关系,就可以确定基本医疗保险水平。假定基本公共卫生计划费用占基本卫生服务总费用的适当比例为 α ,基本医疗保险费占基本卫生服务总费用的适当比例为 $1-\alpha$,用 T 来表示基本卫生服务总费用,则基本医疗保险水平可以表示为:

$$H = M/G = (1-\alpha)T/G \qquad (式5-13)$$

其中 T/G 是基本卫生服务总费用占 GDP 的适当比例。

(2)确定适度劳动生产要素分配系数:在生产规模报酬不变的情况下,适度的劳动生产要素分配系数可以借助于欧拉定理来确定。欧拉定理用来说明在完全竞争的市场条件下,如果生产的规模报酬不变,则全部产品正好分配给各个生产要素。假设总量生产函数中只包括两种生产要素,即劳动(L)和资本(K),技术进步是物化在劳动和资本中的生产要素。劳动的边际产品(MPL)等于劳动的实际价格或工资(W),资本的边际产品(MPK)等于资本的利率。假设劳动人口数为 Nm ,自然失业率为 μ 可以得到适度劳动生产要素分配系数为:

$$B = \frac{Nm \times (1 - \mu) \times W}{G} \qquad (式5-14)$$

（3）城镇人口适度缴费率的确定：根据上述公式，得到适度缴费率：

$$R = M/W = (M/G)/(W/G) = H \div B = \frac{(1 - \alpha) \times \dfrac{T}{G}}{\dfrac{Nm \times (1 - \mu) \times W}{G}} \qquad (式5-15)$$

式5-15中，基本医疗保险水平（即分子上的参数）的适度取值确定：世界卫生组织要求发展中国家卫生费用的支出占GDP的百分比，最低不低于5%，式子中T/G可以取值为5%或结合我国的实际情况来取值；α的取值，即公共卫生支出占卫生总费用的比值。

劳动生产要素分配系数—分母上各参数的取值：劳动适龄人口数Nm，可以根据人口普查数据或统计局调查数据来确定；自然失业率μ，根据文献研究取值为4%；W取社会平均工资水平；城镇国民生产总值G可以根据统计局公布的数据获取。

（4）城镇居民医保适度缴费率的确定：目前我国城镇居民医保的参保对象为城镇非从业居民，下面分别从老年人口、少年儿童人口、失业人口和推迟就业人口入手介绍城镇居民医保适度缴费率的测算过程。

1）老年人口基本医疗保险适度缴费率的测算：假设年轻人基本医疗费用支出为S，老年人口基金医疗支出是年轻人的β倍，则老年人口基本医疗费用支出为βS。设老年人口数为Ne，劳动适龄人口数为Nm，少年儿童人口数为Ny，那么，基本医疗保险中用于老年人口基本医疗保险的缴费率Re可以表示为：

$$Re = \frac{Te}{Nm(1 - \mu) \times W} = \frac{H \cdot \left(1 - \dfrac{(Nm + Ny)}{Ne \cdot \beta + Nm + Ny}\right) \cdot G}{Nm \times (1 - \mu) \times W} \qquad (式5-16)$$

其中H仍然表示城镇人口基本医疗保险适度缴费水平占城市国内生产总值的比例，取值为5%；G表示城市居民国内生产总值；根据世界银行预测及其他相关研究结果，老年人口医疗费用支出一般是中青年的3～4倍，β可以取值为3；各年龄段的人口数量可以通过人口普查或相关统计资料获得。

2）少年、儿童人口基本医疗保险缴费率的测算：用城市人口基本医疗保险适度缴费率R减去用于老年人口的适度缴费率Re就可以得到用于年轻人口的适度缴费率R_{m+y}。假设少年儿童人口占年轻人口（劳动适龄和少年儿童人口总数）的比例为Y，则基本医疗保险中少年儿童人口基本医疗保险的缴费率为Ry可以表述为：

$$Ry = R_{m+y} \times Y = (R - Re) \times \frac{Ny}{Nm + Ny} \qquad (式5-17)$$

3）用于失业人口的基本医疗保险缴费率的测算：假设劳动适龄人口占年轻人口的比重为δ，基本医疗保险适度缴费率中用于劳动适龄人口基本医疗保险的适度缴费率为Rm，那么用于事业人口基本医疗保险缴费率R_{mu}可以表述为：

笔记

$$R_{mu} = Rm \times \mu = R_{m+y} \times \delta \times \mu \qquad \text{（式 5-18）}$$

4）用于推迟就业劳动适龄人口的基本医疗保险适度缴费率的测算：假设推迟就业劳动适龄人口占年轻人口（劳动适龄人口和少年儿童人口总数）的比例为 θ，那么基本医疗保险适度缴费率中用于推迟就业劳动适龄人口的基本医疗保险适度缴费率可表示为 R_1，如式 5-19 所示：

$$R_1 = R_{m+y} \times \theta \qquad \text{（式 5-19）}$$

5）城镇居民医保的适度缴费率水平测算：通过上述分析，可以分门别类地测算城镇居民医保各覆盖对象所需的基本医疗保险适度缴费率，再将各类人群的适度缴费率相加，就可以得到总体的适度缴费率水平。上述的测算值也可以用于判断现有各参保对象的缴费水平的高低，从而为筹资标准的确定或调整提供依据。

在实际筹资过程中，缴费标准的确定主要有三种方式：一是按上年度城市职工工资的一定比例缴费；二是按上年度城镇居民人均可支配收入的一定比例缴纳；三是按人头定额缴纳。前两种主要用于老年居民和其他非从业城镇居民缴费标准的确定，而未成年人基本都是按人头定额缴纳。

本 章 小 结

本章以医疗保险费用测算为主线，对医疗保障费用测算的概念、原理和方法等进行了介绍。医疗保障费用的测算可以从医疗保障资金的筹资、分配和利用三个角度进行，医疗保障费用总额测算主要包括医疗保险费用测算、医疗救助费用测算和医疗服务体系费用测算三个部分。医疗救助费用的测算可以作为医疗保险费用的特例，医疗服务体系费用可以包括在医疗保险费的测算范围内进行统一测算。

医疗保障保费测算的数理基础是几率论和数理统计的方法，其中最重要的数理基础是大数法则。医疗保险费用的测算，主要遵循"收支平衡"的原则。非商业医疗保险费测算内容由医药补偿费、管理费用和风险储备金三部分组成，商业性医疗保险还包含利润在内。医疗保险费用测算的方法主要有粗估法、灰色系统法、分部模型精细法和风险模型精细法。保险费用的测算过程主要是确定保险因子、增加系数、补偿比、风险储备金等关键指标的过程。具体测算时，首先确定医药费基数、增长系数、保险因子、风险准备金费率、管理费率；其次，根据筹资的可能性确定年人均保费参保人数的可能性范围，同时也要考虑到欠缴的比例；再者，根据可筹集到的资金范围，综合平衡系数、增加系数，确定适宜的赔付率。

最后，本章以我国城镇职工基本医疗保险、城镇居民基本医疗保险和新型农村合作医疗保险费率水平的测算实例，对不同类型医疗保险制度的医疗保险费用的测算过程、测算指标和方法进行了展示。但由于医疗保障费用测算的复杂性，医疗保障费用的理论测算值和实际值之间可能会存在一定的差距，需要我们结合实际情况进行具体分析，并进一步完善测算的理论和方法。

笔记

关键术语

保险因子　insurance factor　　　　赔付率　rate of payment

增加系数　trend factor　　　　　　风险储备金　risk reserve

讨论题

通过本章内容的学习,你认为章前案例中贝弗里奇所做的预算缺陷在于什么地方?

思考题

1. 基本概念:保险因子、增加系数、赔付率。
2. 简述医疗保障费用测算的基本原则。
3. 简述医疗保险费用测算的基本方法。

（郑文贵　杨科,山东大学公共卫生学院）

笔记

医疗保障费用支付与控制

通过本章的学习,你应该能够:

掌握:医疗保障费用支付概念、分类、原则;医疗保障费用控制基本原则。

熟悉:医疗保障需方和供方各种费用支付方式主要特点;对医疗保障需方和医疗服务供方费用控制的主要途径。

了解:医疗保障费用支付体制的特点及我国目前医疗保障费用支付改革动态。

章前案例

老王师傅从部队复员后被分配到某省城里的钢铁厂工作,年初时因患"糜烂性胃溃疡"住院治疗,前后住院 12 天,共花费 13 000 余元,出院结算时,除去职工医保报销后,老王师傅自己还需支付 3000 余元;老王的战友老赵从部队转业后成为省城某一政府机关公务员,同一年,老赵也是因为"糜烂性胃溃疡"住院治疗 20 天,花费 20 000 余元,最后出院时,老赵自己个人付费 2000 余元;有一次,老王在本省某县农村的表弟年底来省城看望他,聊天时才知道,表弟今年也因"糜烂性胃溃疡"住院治疗,在老家的县医院住院 10 天,前后也花费了近 10 000 元,虽然有"新农合"报销一部分医疗费用,表弟自己还要支付 4000 余元。老王就纳闷,为何得了同样的疾病,采取的治疗方法也基本相似,而最后的实际花费和个人自费的数目却存在这么大的差别呢?

不同医疗保障制度各具特点,其筹资、保障水平及费用支付方式等均存在一定差异,其中医疗费用支付方式与参保人的医疗费用及其个人负担水平有密切关系。老王、老赵及老王的表弟参加的医疗保障制度不同,这是导致上述差别的主要原因。

现代医疗保障承担医疗费用、抗御疾病风险的功能都是通过其支付参保人医疗费用来实现的,与此同时,参保人与医药服务提供者之间的费用支付关系依然存在,支付成为医疗保障各方利益最直接、最敏感的环节,也是影响医疗保障各方行为的主要因素。因此,费用支付(cost payment)在医疗保障中占有十分重要的地位,已经成为影响医疗保障平稳与持续发展的关键因素之一。为了寻求一种既公平合理又具有较好效率和效益的支付模式,世界各国探索了多种医疗

笔记

费用支付方式和制度,也形成了各自特色。研究与探索医疗保障费用支付方式与控制途径,对完善医疗保障制度,充分发挥医疗保障的作用具有十分重要的意义。

第一节　医疗保障费用支付概述

一、医疗保障费用支付概念

医疗保障费用支付(medical security expense payment)是医疗保障运行体系中的重要环节,也是医疗保障最重要和最基本的职能之一,它主要是指参保人在获得医疗服务后,由医疗保障机构向医药服务提供者支付医疗费用及参保人分担医疗费用的行为,而医疗费用支付的途径和方法则称为医疗保障费用支付方式。

医疗保障费用支付作为医疗保障最重要和最基本的职能,首先它是一种经济补偿制度,即参保人及其所在单位、政府相关部门向医疗保障机构缴纳(拨付)一定数量的经费,形成医疗保障基金,当参保人因病获得医疗保障范围内规定的医疗服务时,医疗保障机构应按照保险合同或医疗保障法规条款给予参保人全部或部分经济补偿。另一方面,通常情况下,医疗保障费用支付又是一种法律契约关系,即医疗保障机构、参保人、医药服务提供者都必须签订医疗保障费用支付合同,各方在合同和医疗保障规则的约束下履行自己的权利与义务。

我国医疗保障的主体是社会医疗保险和医疗救助,社会医疗保险目前主要包括城镇职工基本医疗保险、城镇居民基本医疗保险和新型农村合作医疗制度。各个保障制度在筹资渠道、筹资标准和保障方式、保障水平等方面存在一定差异,各医疗保障机构向医药服务提供者支付医疗费用和参保人分担医疗费用的方式也呈现出不同的特点。由于我国医疗保障制度还处于建立与逐步完善阶段,在医疗保险具体操作中,医疗保险经办机构往往只与定点医疗机构、定点零售药店签订合同,对参加社会医疗保险的被保险人则执行国家制定的相关政策。

二、医疗保障费用支付分类

医疗保障费用支付方式种类繁多,可以从多个角度进行划分。

(一) 按支付时间分类

1. 后付制(postpayment system)　后付制是指在医疗服务发生之后,根据服务发生的数量和支付标准进行支付的方式。这是一种传统的、使用最广泛的支付方式,按项目付费即为典型的后付制代表方式。后付制的优点是能够调动医药服务提供者的积极性,参保人对医疗服务有较多的选择性;其缺陷是供方容易产生诱导需求,造成医疗服务的过度利用,难以有效控制医疗费用过快增长。

2. 预付制(pre-pay system)　预付制是指在医疗服务发生之前,医疗保障机构按照预先确定的支付标准,预先向参保人的医药服务提供者支付医疗费用或确定支付额度后,再分期分批支付。根据预付计算的单位不同,预付制又可分为

笔记

总额预算;按预先确定的门诊次均费用或床日费用支付;按确定的病种费用标准支付,即 DRGs;按人头付费等。预付制的优势是可以较好地控制医疗服务的过度利用,从而控制医疗费用过快增长;其缺陷是医药服务提供者为了自身的利益,可能减少医疗服务的数量,降低医疗服务质量。

（二）按支付内容分类

按照支付内容可以把支付方式分为两类:

1. 对医生的支付方式　如工资制、按人头付费制、以资源为基础的相对价值标准(RBRVS)支付等。

2. 对医疗服务的支付方式　包括对门诊医疗服务的支付、对住院医疗服务的支付、对药品和护理服务的支付等。

（三）按支付对象分类

按照支付的对象可把支付方式分为向供方支付和向需方支付:

1. 向供方支付方式　也称直接支付方式,是指参保人在接受医药服务提供者的服务后,由财政或医疗保障机构按照供方的服务量和一定的标准直接向医药服务提供者支付其医疗费用,参保人只按照医疗保障的规定支付个人应该负担的医疗费用。直接支付方式操作简单,有利于制约医药服务提供者的服务行为,合理控制医疗费用,管理成本也较低。

2. 向需方支付方式　也称间接支付方式,是指参保人在接受医药服务提供者的服务后,先由参保人向医药服务提供者支付医疗费用,财政或医疗保障机构再按照一定标准或比例向参保人支付费用,财政或医疗保障机构与医药服务提供者不发生直接费用关系。间接支付方式操作复杂,工作量大,管理成本较高,难以有效控制医药服务提供者的诱导需求行为,不利于合理控制医疗费用。

（四）按支付水平分类

按支付水平可把支付方式分为全额支付和部分支付:

1. 全额支付方式　是指参保人在接受医药服务提供者的服务后,所发生的医疗费用全部由财政或医疗保障基金支付,参保人享受免费医疗。尽管此种方式有利于体现医疗保障的公平性,但由于参保人存在费用意识差以及道德损害等问题,全额支付方式难以有效控制参保人的医疗服务需求行为,不利于合理控制医疗费用。

2. 部分支付方式　是指参保人在接受医药服务提供者的服务后,财政或医疗保障基金只承担所发生医疗费用的一部分,而参保人必须按保险合同或医疗保障的规定负担一定比例的医疗费用。

（五）按支付主体分类

按不同的支付主体可把支付方式分为财政、医疗保障、个人等支付:

1. 财政支付　即医疗保障基金由政府直接掌握,政府(中央、地方)作为单一支付人,以预算形式分配医疗保障基金,政府成为参保人医疗费用的唯一支付人。

2. 医疗保障支付　医疗保障基金通过多渠道筹集,最终集中到医疗保障机构,由医疗保障机构根据统一的支付标准,或按照其与医药服务提供者组织协商

笔记

确定的支付标准和办法支付参保人的医疗费用。

3. 个人支付　参保人在接受医药服务提供者的服务后,按保险合同或医疗保障规定,由个人支付一定比例的医疗费用。

三、医疗保障费用支付原则

(一) 收支平衡

收支平衡即医疗保障费用的支出水平必须与筹资水平基本一致,这是医疗保障费用支付必须依照的基本原则。为了确保医疗保障基金安全和制度的平稳运行,医疗保障机构支付医疗费用的总额,一般只能低于或等于医疗保障基金可支付金额的总额,不得超出医疗保障基金支付能力和筹资水平,力求动态平衡。

(二) 权利与义务对应

在医疗保障实施过程中,除医疗救助等,权利与义务对应的原则强调参保人享受医疗保障为其支付医疗费用的权利必须与其承担的医疗保障义务相一致。在医疗保障费用给付对象上,则体现为"参保给付,不参保不给付",即只有参加医疗保障的人员才能得到医疗费用支付,未参保人员的医疗费用不得给付。在医疗费用给付水平上,则体现为"多投多保,少投少保"。尽管社会医疗保险不同于商业医疗保险,更多强调其公平性,但仍然体现出权利与义务的基本一致。如收入较高的参保人,其个人账户的资金较多,支付能力就较高。又如参保人在参加基本医疗保险之外,还可以在其能力范围内再参加其他补充医疗保险等。即医疗保障费用支付取决于参保人缴纳的保险费(premium),投保的保险金额,保险危险程度以及保险期限等。

(三) 符合医疗保障规范

医疗费用支付必须局限于医疗保障规定的范围,如药品目录、服务设施、诊疗项目及疾病病种等,超出支付范围的医疗费用,医疗保障机构不予支付。医疗保障机构支付的医疗费用一般仅限于参保人患病就医所发生的直接医疗费用,其他非直接医疗费用,如往返交通费、伙食费、患病后的误工费,或因医务人员失职造成的医疗差错或医疗事故损失等费用,医疗保障机构均不予支付。

(四) 有限支付

为了维持医疗保障基金收支平衡,保证医疗保障制度的正常运行,促进参保人承担必要的经济责任,医疗费用支付金额一般不超过参保人实际发生或支付的医疗费用。

四、医疗保障费用支付体制

医疗保障费用支付体制(payment system)决定医疗保障资源的配置,根据各国医疗保障资源配置的集中程度不同,医疗保障费用支付体制可分为三种模式:

(一) 集中统一支付模式

集中统一支付模式是指在一个国家或地区,医疗保障基金通过统一的医疗保障计划流向医药服务提供者,即医疗保障基金集中于单个付款人,由该付款人以分配预算资金的办法,将医疗费用统一支付给医药服务提供者。由政府资助

笔记

119

的全民健康保险国家多采用这种支付模式,如英国和加拿大。由于全民免费医疗,医疗服务系统的全部收入主要来自国家医疗保障基金,政府成为全国医疗保障费用的唯一支付人。这种支付模式的优点是计划性较强,政府掌握配置全社会医疗保障基金的主动权,可以较好控制整个国家的卫生费用支出,管理成本较低。

集中统一支付模式又可分为三种类型:一是联邦政府作为单一支付人模式,其特点是医疗保障基金由中央政府直接掌握,中央政府作为单一支付人,以国家预算形式分配医疗保障基金。该模式的典型国家如英国。二是省政府作为单一支付人模式,其特点是医疗保障基金可能来源于省政府税收,也可能来源于联邦和省政府两级税收。省政府作为医疗保障费用的唯一支付人,以省政府预算的方式分配医疗保障基金。该模式的典型国家如加拿大。三是地方政府作为单一支付人模式,其特点是医疗保障基金主要来自地方政府(多数为县政府)的税收,地方政府按照与医药服务提供者组织协商确定的预算总额,统一支付给医药服务提供者。该模式的典型国家如瑞典。

(二)比较集中的准统一支付模式

比较集中的准统一支付模式是指医疗保障基金通过多渠道筹集,最终集中到社会医疗保险机构,由它们根据统一的支付标准,按照与医药服务提供者组织协商确定的支付办法集中支付。实行该模式的国家主要是实施全民社会医疗保险的国家,如德国、法国、荷兰等。这种模式通过统一的社会医疗保险机构控制医疗保障资金的主渠道,决定医疗服务系统的规模,并可根据区域卫生规划调整卫生资源的投入方向,能够保持卫生费用占国民生产总值的适当比例。同时,由于医疗服务的价格由社会医疗保险机构与医药服务提供者组织协商确定,同医药服务提供者组织自行定价相比,更利于医疗费用的控制,医疗保障管理成本也比较低。

(三)分散独立的支付模式

分散独立的支付模式是指在公、私医疗保险并存,或以私人健康保险为主的多元医疗保险体制下,多个支付人以不同的方式和标准支付医疗保障费用。由于存在许多分散、独立的保险机构,医疗保障费用则由多个分散、独立的支付人支付给医药服务提供者。实行该模式的国家以美国为代表。这种模式的特点是参保人有较多的选择性,可满足不同层次的医疗保障需求。但由于医疗费用支付渠道多,控制点分散,难以有效控制医疗费用的过快增长。同时,由于各类医疗保险机构各自为政,竞争激烈,需要耗费大量行政管理费用。

医疗保障费用支付体制是一个复杂的系统,涉及很多方面,世界各国实行不同的支付体制,有其自身的经济、文化背景。同时,各国的医疗保障费用支付体制又处在不断变化和完善中,如分散独立的支付体制向集中统一支付体制发展;单一支付模式向混合支付模式发展;支付标准由自由定价向政府控制价格或统一价格发展;各国内部从单一支付方式和标准向多种支付方式与标准并存发展等。

第二节　医疗保障需方费用支付方式

医疗保障需方的费用支付方式主要是指需方即参保人在接受医药服务提供者的服务后分担一部分医疗费用的方法。世界各国实施不同医疗保障制度的实践证明,医疗保障支付参保人全部的医疗费用,尽管有体现公平性的一面,但也造成了过度利用卫生服务、卫生费用上涨过快和卫生资源浪费等。因此,为防止上述现象的发生,不同国家都已经逐步采用各种费用分担的办法来取代全额支付,以有效地控制医疗费用。

一、医疗保障需方费用支付方式分类与特点

医疗保障需方常见的费用支付方式主要包括以下几种:

(一) 起付线方式

起付线方式(deductible)又称为扣除保险,它是由医疗保障机构规定医疗费用支付的最低标准,即起付线,低于起付线以下的医疗费用全部由参保人个人负担或由参保人与其单位共同分担,超过起付线以上的医疗费用由医疗保障机构支付。

该方式的特点:一是起付线以下的医疗费用由参保人个人负担或参保人与其单位共同分担,增强了参保人的费用意识,有利于减少医疗资源浪费;二是将大量的小额医疗费用剔除在医疗保障支付范围之外,减少了医疗保障结算工作量,有利于降低管理成本;三是小额医疗费用由参保人个人负担,有利于保障高额费用的疾病风险,即保大病。

起付线方式的难点在于起付线的合理确定,起付线的高低直接影响医疗服务的利用效率和参保人的就医行为。起付线过低,可能导致参保人过度利用卫生服务,不利于有效控制医疗费用;起付线过高,可能超过部分参保者的承受能力,抑制其正常的医疗需求,可能导致少数参保人小病不及时就医而变成大病,反而增加医疗费用。另外,过高的起付线,可能影响参保者参加医疗保障的积极性,造成医疗保障覆盖面和受益面下降。

在医疗保障的操作过程中,为了使起付线方式更加完善,可采用多种具体形式。如不同等级医疗机构的起付线不同,级别越高的医疗机构起付线越高;不同病种的起付线标准不同;以一段时期内医疗费用的累计数额计算起付线,不同阶段的费用额起付线标准也不同;参考医疗服务次数计算起付线,如一个年度内多次住院的参保人,其后面住院的起付线可适当降低;以个人或家庭的医疗保障储蓄额为基础制定起付线等。同时,为了避免高额医疗费用加重低收入个人或家庭的经济负担,也可考虑规定医疗费用支出占个人或家庭总收入的一定比例或人均医疗费用不超过一定比例等计算起付线标准。

(二) 共同付费方式

共同付费方式(cost-sharing)又称按比例分担,即医疗保障机构和参保人按一定的比例共同支付医疗费用,这一比例又称共同负担率或共同付费率。共同

笔记

付费可以是固定比例,也可以是变动比例。

该方式的特点:一是简单直观,易于操作,参保人可根据自己的支付能力适当选择医疗服务,有利于调节医疗服务消费,控制医疗费用;二是由于价格需求弹性的作用,参保人往往选择价格较低的服务,有利于降低卫生服务的价格。

共同付费方式的难点在于参保人自付比例的合理确定,自付比例的高低直接影响参保人的就医行为。自付比例过低,对参保人制约作用小,达不到控制医疗费用不合理增长的目的;自付比例过高,可能超越参保人的承受能力,抑制正常的医疗需求,造成小病不治酿成大病,加重参保人的经济负担,达不到医疗保障的目的。此外,不同人群和不同收入状况采用同一自付比例,可能出现卫生服务的不公平现象。

为了使共同付费方式更加完善,在医疗保障的操作过程中,可采用变动比例自付或相应辅助办法。如采用分级共同付费方式,即随着医疗费用总额的增加,逐级减少参保人的自付比例,以达到少数患大病的参保人能够承担得起医疗费用。另外,可采用不同年龄段确定不同的自付比例,中青年自付比例高一些,老年人自付比例低一些。

(三) 最高限额方式

最高限额方式也叫封顶线(ceiling),是与起付线方式思路相反的费用分担方法。该方法是先由医疗保障制度确定一个医疗费用支付的最高限额即封顶线,医疗保障机构只支付低于封顶线以下的医疗费用,超出封顶线以上的医疗费用由参保人或参保人与其单位共同负担。

最高限额方式的特点:①在社会经济发展水平和各方承受能力比较低的情况下,医疗保障只能首先保障享受人群广、费用比较低,各方都可以承受的基本医疗服务,因而本着保障基本医疗,提高享受面的原则,将高额医疗费用剔除在医疗保障支付范围之外;②有利于限制参保人对高额医疗服务的过度需求,以及医药服务提供者对高额医疗服务的过度提供;③有利于鼓励参保人重视自身的身心健康,提高参保人的身体素质,减少疾病的发生,防止小病不治酿成大病。

从医疗保障本质和特点来看,大病、重病的发生几率小,但经济风险高,是所有医疗服务中最符合保险原理、最需要保障的部分,特别是在医疗保障方式单一的情况下,往往难以对大病、重病的医疗提供有效保障。因此,封顶线的确定需要综合考虑参保人的收入水平、医疗保障基金的风险分担能力、医疗救助情况等因素。对超出封顶线以上的医疗费用,需要通过建立各种形式的补充医疗保障办法给予保障。

(四) 混合支付方式

由于上述三种医疗保障需方的费用支付方式各有其优缺点,因此,在医疗费用支付的实际操作中,往往将两种以上的支付方式结合起来应用,形成优势互补,更有效地促进医疗保障需方合理利用医疗服务,控制医疗费用的过快增长。例如,对低额医疗费用实行起付线方式,对高额医疗费用实行最高限额保险方式,并对中间段的医疗费用实行共同付费方式,共同付费的比例可以固定,也可以根据参保人不同的年龄段以及不同的费用段等实行变动比例。

二、我国医疗保障需方的费用支付方式

改革开放以前,我国长期实行计划经济体制,医疗保障主要为对城镇职工实施公费医疗、劳保医疗等制度,农村居民为合作医疗制度。公费医疗、劳保医疗的经费来源主要是国家财政拨款和企业的经济收益,合作医疗的经费来源为农民个人集资、乡村集体经济资助等。由于合作医疗保障水平较低及发展停滞等原因,合作医疗保障需方的费用支付还未显现为医疗保障的突出问题。主要问题存在于实施公费医疗、劳保医疗的过程中,由于过多地强调卫生事业的福利性,不切实际的过分突出政府、企业在医疗保障方面的责任,卫生服务价格偏离实际价值,职工个人很少或没有分担医疗费用,人们缺乏费用意识和对自身健康的责任意识。出现了一人公费医疗或劳保医疗,全家享受以及过度医疗消费等现象,卫生费用过快上涨,已经成为国家、企业的沉重负担,阻碍了社会经济的健康发展。20 世纪 80 年代以来,全国各地探索了各种形式的支付方式改革,针对需方缺乏费用意识、过度医疗消费等不合理现象,支付方式的改革突出强调需方在医疗保障及医疗费用方面的责任。主要做法:一是对需方实行不同形式的医疗费用分担,如对不同年龄的职工采取不同的个人分担比例;对门诊和住院医疗费用实行不同的比例分担;对不同等级医疗机构的医疗费用实行不同的分担比例等。二是对需方实行医疗费用包干,个人医疗费用(一般为门诊费用)全年包干使用,超支不补,节余部分由个人支配。三是加强对需方医疗消费行为的监督控制,实行奖优罚劣的措施,如对节余医疗费用的给予适当奖励,对医疗费用超支的则给予一定惩罚。这些改革措施的实施,对增强需方的费用意识,控制医疗费用的过快上涨发挥了积极作用,但仍然存在许多需要不断解决的问题。

随着我国经济体制改革的不断深入,特别是社会保障制度的建立和不断健全,我国医疗保障需方长期实行的传统费用支付方式已经不适应医疗保障制度改革的需要,必须进行改革和逐步完善。根据我国的具体国情和多年医疗保障制度改革的经验,我国医疗保障需方费用支付方式的改革主要体现在以下三个方面。

(一) 确定与参保人承受能力相适应的费用分担比例

国内外医疗保障的实践证明,共同付费是医疗保障制度实施中控制医疗费用的一种有效措施,采用该方式需要考虑的问题包括:个人分担比例;分担形式;分担哪部分费用;分担比例是固定的,还是采用累进制或累退制;不同层次的医疗服务(如不同医院级别、不同医疗服务项目)是否采取不同的自付比例等。在上述问题中,个人的负担程度是关键。根据目前我国人民群众的心理承受能力和经济承受能力,个人负担的比例不宜太高。随着我国社会主义市场经济体制不断健全,社会保障制度日益完善,广大人民群众的心理承受能力和经济承受能力的提高,个人负担比例可逐步提高。国际有关研究表明,个人负担医疗费用比例在 20% 左右,既可以达到制约浪费的目的,又可以避免个人经济负担过重。不同的地区可以因地制宜,确定适合本地区的个人负担比例。如在职职工收入较高,其个人负担医疗费用比例应高于退休职工,低年龄段职工个人负担比例应高

于高年龄段职工。

（二）优势互补,综合应用多种支付方式

需方的支付方式主要包括共同付费、起付线、封顶线三种方式,三种支付方式各有利弊,在需方支付方式的选择上,可以综合应用多种支付方式,达到优势互补。如对小额医疗费用可以设置起付线,以提高保险结算工作效率,增强参保人的费用意识。对起付线以上的医疗费用可以采用共同付费的方式,并且随着医疗费用额的增加,逐步减少参保人的负担比例。上述组合方式广泛应用在社会医疗保险住院服务中,已经取得了显著的成效。在门诊疾病保险应用起付线方式可以有两种情况:一是对单次费用设置起付线,二是对月度或年度累计费用设置起付线。由于医疗保障基金的有限性,为了防止出险,对高额医疗费用可以采取封顶线方式。设置封顶线时,既要考虑医疗保障基金的承受能力,也要考虑到设立封顶线以后的费用出路问题。通过完善多种形式的补充医疗保障办法和医疗救助,解决设立封顶线以后的医疗费用支付问题。

（三）加强个人账户管理,发挥个人账户作用

目前我国城镇居民医疗保险和新型农村合作医疗制度具体实施中没有为参保人设立个人医疗账户,而在较早实施的城镇职工基本医疗保险为参保人设立了个人账户。个人医疗账户资金主要用于支付参保人门诊就医或在零售药店购药,其最初目的在于发挥个人医疗账户的积累功能,同时也是为了促进医疗保险效率的提高。但就目前实施的实际效果来看,个人医疗账户在保障城镇职工健康的同时,也暴露出一些需要研究解决的问题:一是个人账户基金积累较多,有的地区甚至达到40%～50%,与有些专家提出的8%～15%基金节余率有较大差距,这表明个人账户在城镇职工医疗保障中还没有起到应有的作用。需要探索更加有效的方法合理使用个人账户基金,充分发挥个人医疗账户在保障城镇职工健康方面的功能与作用;另一方面是个人账户的医疗保险资金挪用情况比较严重,一些地方的个人账户资金被挪用为其他用途,如用个人账户的资金购买生活用品等。因此,要针对这些情况加强对个人医疗账户资金的监管,特别是加强对定点零售药店的监管,确保个人医疗账户的资金真正用于参保人合理的医疗服务消费。

第三节　医疗保障供方费用支付方式

医疗保障供方的费用支付方式是指参保人在接受医药服务提供者的服务后,由医疗保障机构作为第三者代替参保人向医药服务提供者支付医疗费用的方法,包括向医疗机构或医务人员支付医疗费用,这是医疗保障主要的费用支付方式。

一、医疗保障供方费用支付方式分类与特点

医疗保障供方的费用支付方式主要包括以下几种:

（一）按服务项目支付方式

1. 按服务项目支付的概念　按服务项目付费（fee for service）是所有费用支付方式中最传统、运用最广泛的一种。它是指在医疗保障的实施中，对医疗服务过程的每一个服务项目制定价格标准，参保人在接受医疗服务后，按各服务项目的价格和数量计算医疗费用总额，然后由医疗保障机构按照相关规定向医药服务提供者支付医疗费用。所支付的医疗费用额取决于各服务项目的价格标准和实际的服务量。

2. 按服务项目支付的优点

（1）参保人对医疗服务的选择性较大，对服务的各种要求容易得到满足，比较容易得到数量较多和方便及时的医疗服务。

（2）由于医药服务提供者和医务人员的收入与医疗服务的实际数量有着直接的联系，按服务项目支付有利于调动医药服务提供者和医务人员的工作积极性。为了吸引更多的参保人到所在的医疗机构就医，医药服务提供者会不断改善服务条件、增加新的医疗设备、开展新的服务项目，以满足参保人的需要。医务人员也会通过加强专业知识的学习，不断提高自己的专业技能和水平，改善服务态度，以获得更多的收入。

（3）按实际发生的服务项目和项目的价格标准计算并支付医疗费用，操作方法比较简单，所需要的配套条件比较少。

（4）按服务项目支付符合一般市场常规，适应范围相当广泛。医药服务提供者在收费标准系统的控制下开展工作，医疗保障机构按照各服务项目的收费标准及相关规定向医药服务提供者支付医疗费用，并对医药服务提供者实行监督管理。

3. 按服务项目支付的缺陷

（1）按服务项目支付属于后付制类型，它只能在事后对医疗服务的账单进行监督检查，难以在事前对供方提供正确的经济诱因，供方诱导需求的现象往往比较严重。容易产生检查、用药、治疗等服务项目增加，住院天数延长，高新医疗技术过度配置等问题，难以有效遏制医疗费用过快增长。

（2）由于医疗服务项目种类繁多，制定合理的服务价格困难不少。为了实施对医疗保障的有效管理，医疗保障机构还必须对医疗服务逐项进行审核、支付，因而工作量大，管理成本较高。

为了克服按服务项目支付的缺陷，在医疗保障的实际操作中，可以相应采取一些管理措施：一是科学制定合理的医疗服务项目价格标准；二是对医疗服务价格进行适时地修订、调整；三是对医疗服务供需双方实行严格的审核制度，规范双方的行为，有效遏制医疗费用的过快增长；四是对参保人实行医疗费用分担，减少参保人对医疗服务的不合理需求；五是采用现代信息技术和管理手段，提高工作效率，加强对医疗保障的监管。

（二）按工资标准支付方式

1. 按工资标准支付的概念　按工资标准支付（wage system）也称薪金制（salary），即医疗保障机构根据定点医疗机构内或其他医务人员提供服务时间的价值或服务质量向他们定期发放工资,以补偿定点医疗机构或医务人员人力资源的消耗。一般是依据医务人员所提供服务的时间、技术职称、服务的数量和质量来确定他们的劳动价值。这是最常见的一种支付医生报酬的方式,广泛应用于直接提供医疗服务的医疗保障计划或机构所属的医生中,像医疗保障机构直属医院的医生按月领取工资;此方式同样也用于医疗保障间接提供模式中,如由几个医生组成的诊所给每个医生发放报酬。根据医生每天或每周在有组织的计划中工作的小时数,薪金制可分为全薪和部分薪金两种。

2. 按工资标准支付的优点

(1)医务人员收入与其提供服务的数量和质量基本无关,因此,按工资标准支付有利于医疗保障机构较好的控制服务总成本和人员费用。

(2)按工资标准支付,对医务人员的好处是收入有保障,工作比较稳定,有利于医务人员提高自己的专业技术水平,便于管理工作的开展和各部门之间的相互合作。

(3)对病人来说,按工资标准支付方式的最大优点是能够在一个医疗中心接受多种治疗,就医比较方便。

3. 按工资标准支付的缺陷

(1)由于医务人员的收入一般与其提供服务的数量和质量无关,所以按工资标准支付方式缺乏对医务人员的经济刺激,其工作积极性往往不高,可能会导致服务态度不好和服务质量下降,工作效率低下。

(2)各医疗机构可能通过让病人转诊来转移医疗机构的成本负担。

(3)在按工资标准支付的情况下,病人就诊往往没有相对固定的医生,医疗服务没有连续性,可能会影响对病人的及时诊治。

(三)按人头支付方式

1. 按人头支付的概念　　按人头付费(capitation)是指医疗保障机构按合同规定的时间(一月、一季或一年),根据医药服务提供者服务的参保人数和每个人的支付定额标准,预先支付一笔固定的费用给医药服务提供者。在此期间,医药服务提供者为参保人提供合同规定内的医疗服务均不再另行收费。其特点是医药服务提供者的收入与服务的参保人数成正比,服务的参保人数越多,医药服务提供者的收入越高。

2. 按人头支付的优点

(1)按人头支付是一种预付制方式,具有预付制的许多特点,是所有医疗保障费用支付方式中费用控制效果较好的方法之一。

(2)由于对医药服务提供者实行按人头支付,每一人头的支付标准是固定的,有利于医药服务提供者强化内部管理,增强其费用意识和经济责任,控制医药服务提供者过度提供医疗服务的行为。

(3)为了尽可能减少参保人发生疾病,以减轻将来医疗服务工作量,降低医疗费用支出,按人头支付方式将有利于促使医药服务提供者为参保人提供预防服务。

(4)按人头支付方式适应范围比较广泛,管理成本较低。

3. 按人头支付的缺陷

(1)由于按人头支付实行定点医疗,相对减少了参保人对医疗服务的选择性,也不利于促进医疗服务机构之间的竞争。

(2)医药服务提供者出于自身利益的考虑,可能减少对参保人的服务数量,服务效率低下;可能减少高新医疗技术的使用,降低医疗服务质量;医药服务提供者可能拒绝接收危重参保人的就医,出现参保人就医等待,并可能引发医患矛盾。

(四)按服务人次支付方式

1. 按服务人次支付的概念　按服务人次支付又称按平均定额付费,即制定每一门诊人次或者每一住院人次的费用支付标准,医疗保障机构根据医药服务提供者实际提供的服务人次数,按照每一人次的费用支付标准向医药服务提供者支付医疗费用。

2. 按服务人次支付的优点

(1)在服务人次支付标准确定的前提下,按服务人次支付能够促使医疗机构降低服务成本,减少过度用药和过度利用高新医疗技术等现象,对医疗费用的控制效果相对比按服务项目支付好。

(2)由于每一门诊人次或每一住院人次的费用支付标准是固定的,服务时间延长如住院时间延长,意味着医药服务提供者收入相对减少,因此,按服务人次支付有利于缩短参保人的住院时间。

(3)医疗费用结算、审核等监督管理比较简单。

3. 按服务人次支付的缺陷

(1)由于医药服务提供者的收入与服务次数直接相关,医药服务提供者可能通过诱导需求或分解服务人次增加收入。

(2)医药服务提供者出于控制医疗成本的需要,可能减少对参保人的服务数量,降低服务水平,从而影响医疗服务的质量。

(3)尽管按服务人次支付结算、审核比较简单,但由于各级各类医疗机构的特色、参保人的疾病情况以及疾病种类等都存在较大的差异,采用统一的支付标准不符合医疗服务实际,而根据医疗机构、参保人以及疾病种类的不同分别制定不同的服务人次支付标准,工作量较大,也难以实现。

知识拓展

按以资源为基础的相对价值标准支付方式

按以资源为基础的相对价值标准(resource based relative value system,简称 RBRVs)是美国哈佛大学经过 10 年研究而确定的一种新型的医生服务酬金支付系统,是近年来在美国老年社会医疗保险中采取的一种新的医生服务费用支付方法。该方法的基本思想是:根据医疗服务中投入的各类资源成本,计算出医生服务或医疗技术的相对价值或权数,应用一个转换因子把这些相对价值转为收费价格。

笔记

相对价值是以成本为基础来确定的,这是一项相当复杂的工作,大体上要为 7000 多项服务制定相对价值,而且对数据需要不断进行分析和更新。制定相对价值标准所依据的消耗成本包括:医生的服务时间;服务的复杂性;机会成本,使接受不同培训时间的医生能够得到相应的回报率;开业管理费用,如办公室人员工资及设备折旧等。

RBRVs 的计算公式为:$RBRVs = (TW)(1 + RPC)(1 + AST)$

以上公式中,RBRVs 为特定医疗服务的按资源投入为基础的相对价值;TW 为医生劳动总投入;RPC 为不同专科的相对医疗成本指数;AST 为以普通外科为标准的专科培训机会成本相对分摊指数。

RBRVs 的优势是能全面合理地估计和比较每个医生服务资源的投入,并以此为基础使各种服务得到近似于理想的竞争市场中的补偿标准。促使医生将其活动范围向诊治及管理性服务转移,减少不必要的外科手术、手术性诊断试验,减少卫生保健费用支出。另外,RBRVs 改善了目前各医学专业补偿不公平现象,能潜在地影响医科院校毕业生的专业选择,改善初级卫生保健专业人员短缺状况。

RBRVs 存在的缺陷:在制定标准时未考虑医生能力和患者的严重、复杂程度;未考虑医疗服务产出质量,即治疗效果;由于大学教学医院和医疗中心收治的患者病情相对较重,RBRVs 将对大学教学医院和医疗中心带来不利影响;在制定支付标准时需要搜集大量的资料以及运用复杂的计算公式,成本较高。

(五) 按住院床日支付方式

1. 按住院床日支付的概念　按住院床日支付又称为按床日标准支付,是指医疗保障机构根据测算首先确定每一住院床日的费用支付标准,在参保人接受医药服务提供者的服务后,由医疗保障机构根据参保人实际住院的总床日数支付医药服务提供者医疗费用。按住院床日支付方式主要适用于床日费用比较稳定的病种。

2. 按住院床日支付的优点

(1)按住院床日支付具有预算性质,医药服务提供者要想从医疗服务中获得收益,其每床日的医疗成本必须低于医疗保障机构规定的费用支付标准,如高于这一支付标准,医药服务提供者将处于亏损状况。医药服务提供者的收入与其每床日提供服务的实际成本成反比。因此,按住院床日支付方式有利于医药服务提供者降低服务成本,提高工作效率。

(2)按住院床日标准支付医疗费用,支付标准单一、固定,医疗保障机构不需要对医疗服务账单逐项详细审核,减少了医疗保障机构支付费用的工作量,有利于降低医疗保障管理成本。

3. 按住院床日支付的缺陷

（1）按住院床日支付医疗费用的标准固定，医药服务提供者出于自身经济利益，可能出现两种延长参保人住院时间的情况：一方面，对于一些实际成本低于费用支付标准的参保人，医药服务提供者可能通过延长其住院时间，以获得更多的收入；另一方面，由于一般参保人住院前期的花费较高，后期花费往往较低，医药服务提供者也可能通过延长其后期住院的时间，以增加其收入。因此，按住院床日支付方式有刺激医药服务提供者延长参保人住院时间的可能，不利于有效控制医疗费用。

（2）由于不同参保人的病情往往存在较大差异，而医疗费用的支付标准相同，这将刺激医药服务提供者收治病情较轻的参保人，而采用转院等方法尽可能拒收病情较重的参保人。医药服务提供者也可能通过减少必要的服务而减少医疗成本，从而影响医疗服务质量和参保人的利益。

知识链接

DRGs 简介

1979 年，为科学地进行医疗评价，美国耶鲁大学卫生研究中心的 Bob Fetter 等人提出一种新型的住院病人病例组合方案，并首次定名为 Diagnosis Related Groups，简称 DRGs，中文翻译为（疾病）诊断相关分组。DRGs 的定义一般包含以下三部分含义：第一，它是一种病人分类方案，核心思想是将具有某一方面相同特征的病例归为一组，以方便管理；第二，DRGs 分类的基础是病人的诊断，在此基础上考虑参保人的年龄、手术与否、并发症及合并症等情况的影响；第三，它把医院对病人的治疗和所发生的费用联系起来，从而为付费标准的制定，尤其是预付费的实施提供了基础。按诊断相关分组预付费（Prospective Payment System based on DRGs，DRGs-PPS）是指在 DRGs 分组的基础上，通过科学的测算制定出每一个组别的付费标准，并以此标准对医疗机构进行预先支付的一种方法。

（六）按病种支付方式

1. 按病种支付的概念　按病种付费（diagnostic related groups）简称 DRGs，又称按疾病诊断分类定额预付制，即根据疾病分类法，将住院病人疾病按诊断分为若干组，每组又根据疾病的轻重程度及有无并发症、并发症分为几级，对每一组不同级别的病种分别制定不同的价格，并按该价格向医药服务提供者一次性支付医疗费用。

2. 按病种支付的优点

（1）有利于医疗保障机构控制参保人每次住院的医疗费用，促使医药服务提供者提高工作效率，缩短住院天数，降低服务成本，减少诱导性医疗费用的支出。

（2）准确有效的诊断和治疗，意味着医药服务提供者服务成本的降低，因此，按病种支付将促使医药服务提供机构和医务人员不断提高诊断治疗水平，促进医疗质量的提高。

（3）由于按病种支付对管理的要求较高,这种方式将促进医药服务提供者和医疗保障机构加强科学管理,尤其是标准化管理,不断提高整个医疗保障的管理水平。

3. 按病种支付的缺陷

（1）由于病情的轻重和复杂程度与病种支付的标准成正比,为了获得更多的收入,医药服务提供者可能夸大参保人的病情,诱导参保人手术和住院,让参保人出院后再入院,减少使用高新技术的机会等。

（2）由于每一病种的支付标准是固定的,医药服务提供者从自身的经济利益考虑,可能减少对参保人的必要服务,降低服务成本,从而影响医疗服务质量和参保人的利益。

（3）尽管按病种付费结算方法简单,但这种支付方式要求有完善的信息系统和较高的管理水平支持,因而,管理成本较高。

知识拓展

按资源利用组Ⅲ支付方式

按资源利用组Ⅲ(RUGⅢ)支付方式是美国近年来用于慢性病参保人医疗费用支付的病例分类模式,主要针对DRGs中存在的重病参保人入院困难或提前出院的情况而设计。RUGⅢ的基本思想是根据医疗机构服务对象的病例构成确定支付医疗费用的数额,而对医疗机构按其服务对象的医疗需要进行资源分配。

RUGⅢ分类方法分为三个阶段:第一阶段,按临床医疗服务工作量分为七类,如康复、特殊护理、临床复杂性、思维障碍、行为问题、身体技能低下等;第二阶段,按参保人的日常生活机能进行分类,如床上可动性、厕所使用、移行、饮食;第三阶段,按思维障碍、行为问题、身体技能低下等临床表现是否由护理人员实施康复护理等进行分类。

相对于DRGs而言,按资源利用组Ⅲ支付的优势在于:①分类方法更具有临床适用性,即考虑了慢性病参保人的日常生活机能和心身医学方面的需要;②考虑成本更加全面,增加了人事费用;③管理控制更加全面,根据治疗的工作量分组,结合病人的生活机能来分配资源,可以有效控制过度供给;④消除了重症参保人不能从医院转至护理院的待床状况。

按资源利用组Ⅲ支付的缺陷在于实际操作中,病例分组难以确定,因为某一参保人可能同时属于几个组,所需支付的费用也需几组合并计算,可能因为不合理的合并造成资源的浪费。

（七）总额预算方式

1. 总额预算方式的概念　总额预算(global budget)是指医疗保障机构与医药服务提供者事先协商确定由医疗保障机构支付给医药服务提供者医疗费用的年度总预算额,并预付给医药服务提供者包干使用,用于购买一定数量和质量的医疗服务。医药服务提供者的预算额度一旦确定,其从医疗保障机构获得的收入就不能

笔记

随着服务量的增加而增加,医药服务提供者必须为参保人提供规定的医疗服务。而年度总预算的确定,往往考虑医院规模、医院服务质量、服务地区人口密度及人群死亡率、医院是否是教学医院、医院设施与设备情况、医院上年度财政赤字或结余情况、通货膨胀等综合因素。医疗费用预算总额一般每年协商调整一次。

2. 总额预算方式的优点

(1)医药服务提供者的预算额度一旦确定,其收入就不能随着服务量的增加而增加,所以总额预算方式能够较好地控制医疗费用总量,总额预算方式是所有费用控制方法中费用控制效果较好的方法之一。

(2)由于医疗保障机构对医药服务提供者的预算额度是确定的,为了获得较好的经济收益,医药服务提供者有控制费用的动力。总额预算方式有利于促使医药服务提供机构在预算总量固定的情况下,降低服务成本,提高资源利用率,促进卫生资源合理配置。

(3)总额预算方式将医药服务提供者从控制费用的被动方转变为积极主动的参与者,大大减少了医疗保障机构的工作量,促使医疗保障费用结算更加简单,节省了管理费用。

3. 总额预算方式的缺陷

(1)由于医疗保障机构对医药服务提供者支付的预算额度是固定的,医药服务提供者的收入不能随其服务量的增加而增加,可能降低其提供服务的积极性和主动性,导致服务数量减少,出现参保人住院困难,服务强度和服务质量下降等现象。

(2)总额预算的确定将对医药服务提供者的生存和发展产生重大影响,因为医药服务提供者的收入不能随其服务量的增加而增加,将直接影响医药服务提供者提高医疗技术、更新医疗设备的积极性和主动性,可能阻碍医疗技术的更新与发展。

(3)由于总额预算的确定需要综合考虑各方面因素,合理确定医疗机构的总额预算比较困难,并非适用于所有医疗机构。在实际操作过程中,对于超过总额预算的医疗费用,如何合理确定医疗保障机构与医药服务提供者的分担比例,也存在不少现实困难。

知识拓展

一体化支付方式

一体化支付方式是指医疗保障机构和医药服务提供者作为一个整体,既收取参保人的保险费,同时又负责为他们提供所需的医疗服务,其医疗费用的支付行为表现为机构内部的费用支出。典型的一体化支付方式是美国的"健康维持组织"(Health Maintenance Organization, HMO)。该组织最早出现于1929年,由 Ross - Toos 诊所的医生们发起。HMO 有两个基本特征:一是为其参保人寻求和提供综合性、连续性医疗卫生服务,为参保人的全面健康负责;二是参保人向健康维持组织支付人头费。

笔记

一体化支付方式的优点：医疗保障机构和医药服务提供者成为一个整体，增强了一体化保障机构主动控制医疗成本的积极性。减少了医疗保障管理费用，管理成本较低；为其参保人提供的服务具有较好的连续性和综合性，并重视疾病的预防以及早发现、早治疗；强调参保人对基本医疗保健服务的获取和利用，有利于控制卫生服务过度利用，减少卫生资源浪费；比较符合现代生物－心理－社会医学模式的要求以及医疗卫生事业的发展规律，能够较大程度地满足参保人对卫生服务的需求。

一体化支付方式的缺陷：由于医疗保障机构和医药服务提供者成为了一个整体，参保人就医的选择性受到限制，特别是对先进医疗技术和服务的选择；一体化方式对医务人员实行按工资付酬，不利于充分调动医务人员的工作积极性，可能会影响对参保人的服务态度和服务质量。

二、我国医疗保障供方的费用支付方式

由于我国城镇长期实行公费、劳保医疗制度，医疗保障经费主要来源于国家财政拨款和企业的经济收益，个人很少或根本不承担医疗费用。医疗费用供方支付方式主要是国家对医药服务提供机构的财政预算拨款以及单一的按服务项目付费，农村合作医疗制度也采用按服务项目付费的方式。这些支付方式长期实行的结果是医疗费用居高不下，一方面，由于医疗服务价格偏低，国家对医院的财政拨款逐年减少，医疗机构为了自身的生存与发展，不得不提供过度的医疗服务来获得更多的经济补偿，如使用高精尖检查以及价格昂贵的药品等。另一方面，由于按服务项目支付属于后付制方式，医疗机构及医生的经济收益与其提供的服务数量成正比，因此，导致医疗机构采取多种方式增加服务数量。尽管服务量的增加在一定程度上满足了参保人的需要，但其直接的结果是医疗费用的过快上涨和卫生资源的浪费。为了遏制卫生费用过快上涨的势头，促进卫生资源的合理配置，政府组织实施了各种形式的供方支付方式改革。改革的重点是改变长期实行的单一的按服务项目支付的传统支付方式，完善政府对医疗机构的财政预算方式，并对各种形式的供方支付形式进行大胆探索和试点，取得了较明显成效，也为进一步改革和完善我国医疗保障供方的费用支付方式积累了宝贵经验。

在我国目前的社会医疗保险制度改革中，由于各地的实际情况存在较大差异，各地所采用的支付方式也不尽相同，各有特色。1999年6月，劳动和社会保障部、国家经济贸易委员会、财政部、原卫生部、国家中医药管理局联合发布《关于加强城镇职工基本社会医疗保险费用结算管理的意见》，提出"加强城镇职工基本社会医疗保险费用结算管理，是为了有效地控制医疗费用，保证统筹基金收支平衡，规范医疗服务行为，保障参保人员的基本医疗，提高基本社会医疗保险的社会化管理服务水平"。《意见》进一步指出"基本社会医疗保险费用的具体结算方式，应根据社会保险经办机构的管理能力以及定点医疗机构的不同类别

笔记

确定,可采取总额预付结算、服务项目结算、服务单元结算等方式,也可以采用多种方式结合使用"。该《意见》为目前我国社会医疗保险制度改革中供方费用支付方式的选择指明了基本方向。

国内外医疗保障实践经验已经充分证明,供方支付方式的选择难度远高于需方支付方式。对我国医疗保障的供方支付方式,目前有三点已达成基本共识:一是必须改革单一的按服务项目付费的支付方式;二是DRGs方式基本工作投入大,操作困难,管理费用高,我国目前可以做一些初步探索,DRGs方式应该是将来的一个发展趋势;三是支付方式的作用发挥是一个系统工程,需要卫生服务价格改革、建立质量保证体系等多项配套措施。根据我国医疗保障多年的改革与探索以及各种供方支付方式的特点,我国医疗保障供方支付方式选择的基本依据和基本思路初步形成。

(一)我国医疗保障供方费用支付方式选择的基本依据

1. 符合现阶段国家发展卫生事业与医疗保障事业的政策方向 我国卫生事业的性质是政府实行一定福利政策的社会公益事业,发展卫生事业的目的是为人民健康服务,为社会主义现代化建设服务。医疗保障费用的供方支付方式必须有利于医疗卫生事业的健康发展,决不能以牺牲卫生事业来发展医疗保障事业,卫生事业与医疗保障事业相辅相成,任何一方的发展都离不开另外一方的支持。现阶段社会医疗保障强调低水平、广覆盖,强调保障参保人的基本医疗。因此,供方支付方式的选择必须符合国家的总体政策。

2. 适应现阶段卫生服务和医疗保障管理体制 目前我国的卫生服务管理体制和医疗保障管理体制是偏向计划型的,但同时又具有市场型的某些特征。因此,在选择医疗保障供方支付方式的时候,要兼顾两方面的特性。脱离我国现阶段的卫生服务管理体制和医疗保障管理体制来选择医疗保障供方支付方式,或者一味照搬其他国家的做法,都将阻碍我国医疗保障事业的健康发展。

3. 充分考虑医院管理和医疗保障管理现实水平 一种支付方式的实行需要有相应的医疗费用信息、医院管理信息、医院管理手段和医疗保障管理手段作为支撑。同样,一种供方支付方式的设计不能脱离现实的医院管理和医疗保障管理条件。尽管国外采用的一些支付方式如DRGs等具有许多优点,但在我国目前的医院管理和医疗保障管理条件与水平下,要想实施这些供方支付方式,仍然存在许多困难。

4. 兼顾控制费用和提高医疗服务质量两方面要求 实施医疗保障制度改革的重要目标之一是要控制医疗费用的过快上涨,与此同时也要促进医疗服务质量的提高,既能保证参保人的基本医疗,又能有效地减少浪费,合理利用卫生资源,提供适宜的卫生服务。医疗保障供方支付方式的选择绝不是一味追求如何控制医疗机构和参保人的费用支出,而是减少浪费,为参保人提供价格合理、质量较好的医疗服务。

5. 有利于医疗保障和卫生事业的协调发展 供方支付方式的确定要有利于促进医疗机构管理的科学化和现代化,有利于促进医疗机构由粗放型经营向结构效益型转变,由单纯注重收入型向注重成本效益型转变。选择任何形式的医疗保障供方支付方式,都必须促进医疗保障和卫生事业的协调发展,牺牲任何一方的发展,另外一方的发展都将不存在。

(二)我国医疗保障供方费用支付方式选择的基本思路

1. 以总额预付为基础,实行预付制与后付制的有机结合　预付制主要包括总额预算、按人头付费和DRGs等方式。根据我国现阶段卫生事业和医疗保障的特点,对医药服务提供者的支付实行总额预付制较为适合。其理由如下:

(1)总额预付制是计划性较强的支付方式,与我国医疗卫生事业是社会公益事业的性质相适应,也与医疗机构主要属于国有,医疗卫生工作计划性较强的状况相适应。

(2)相对于其他支付方式而言,总额预付方式控制费用最有效,对医疗服务效果的影响较小。

(3)总额预付方式操作比较简单,我国原有的医疗工作中已有类似的工作基础。

(4)总额预付方式符合卫生发展趋势,与区域卫生规划和初级卫生保健相协调。

采取总额预付方式有利于从宏观上控制卫生费用的增长规模,而且有一定的弹性;在微观上对医疗服务质量的影响较小,如与后付制的一些支付方式相结合,可以取得较好的效果。

2002年,上海开始在城镇职工医疗保险中实施定点医疗机构医保费用总额预算管理,也就是单方面控制医院医疗费用的增速,超支部分由医院和医疗保险机构共同负担。总额预算的具体做法主要包括:

一是医疗保险机构与定点医院在每年年初签订当年的预算合同。合同根据医疗需要和基金承受能力,综合考虑影响医疗费用变动的各种因素,合理确定共济账户的支付预算指标,下达到各定点医院。

二是对医疗费用预算指标的完成情况,实行“结余奖励,超支分担,总量封顶”的结算办法。共济账户的医疗费用预算每年确定一次,按月结算,年终决算。医疗保险机构按月向定点医院分配额度,定点医院每月定期将上个月参加医疗保险的参保人的住院情况报医疗保险机构,医疗保险机构再将上个月分配额度资金拨给定点医院。年终如有结余,结余部分的90%归医院用于医疗事业的发展。符合医疗保险规定的合理超支,在年度预算定额10%以下的部分,医院分担30%,医疗保险机构分担70%;合理超支10%~20%的部分,由医院和医疗保险机构各承担50%;超支20%以上的部分,完全由医院承担。

三是建立医疗服务质量考核办法。规定医院必须完成基本的业务量,对执行医疗费用预算指标过程中的医疗服务质量,实行三级百分制评估,直接与医院费用预算资金兑现挂钩。例如,制度规定,医院只能在共济账户支付的收治入院人次达到上年度实际收治人次的90%以上,并且实际发生支出达到预算指标的90%以上时,才能兑现结余奖励。这样做的目的是防止医院过度控制费用、减少医疗服务而损害参保人的利益。

在总结各地经验的基础上,人力资源和社会保障部下发了《关于进一步推进医疗保险付费方式改革的意见》(人社部发〔2011〕63号),强调要按照"以收定支、收支平衡"的要求,坚持保障基本、建立机制、加强管理、因地制宜的原则,勇于探索,大胆创新。改革的重点是结合基金收支预算管理加强总额控制,探索总额预付。可结合门诊统筹探索按人头付费,结合住院和门诊大病保障探索按病种付费。建立和完善医疗保险经办机构与定点医疗机构的谈判协商机制与风险分担机制,逐步形成与基本医疗保险制度发展相适应,激励与约束并重的支付制度。在实行总额预付办法的过程中,要统筹考虑定点医疗机构级别、类别、特点、承担的服务量以及门诊就诊率、住院率、费用构成、目录外自费项目费用比例、成本调整等因素,确保总额控制指标科学合理。

总体来讲,从"后付制"向"预付制"发展,是国际上医疗保障支付方式的一般发展趋势。根据经济学分析,在支付方式中增加预期性成分,将经济风险转移给医疗机构,能较好地控制医疗费用不合理增长。

2. 根据医疗服务的多样性综合应用多种支付方式 由于医疗服务多种多样,从服务的种类、人群、地区、要求等角度,可以将医疗服务进行多种划分。如门诊服务、住院服务,手术治疗、非手术治疗,基本医疗、非基本医疗,还有不同的科别。参保人有在职职工、退休职工,城镇居民、农村居民,还有不同的地区等。根据各种医疗服务的不同特点,对医药服务提供者的支付可以综合应用多种支付方式。选择支付方式的基本原则是有利于保证基本医疗、费用控制和管理简便。如对社区医疗服务可以采用按人头付费的办法;对特殊的疑难疾病可采用按服务项目付费的方法;对于诊断明确、治疗方法相对固定的病种可实行按病种付费;而对床日费用变动较小、床位利用率较高,又难以通过延长住院天数来增加费用的疾病可采用按床日费用付费的方法。

在医疗保险实施过程中,国内各个地区在医疗费用供方支付方式上进行了有益的探索,取得了显著成效。经过十年改革实践,上海就逐渐形成了在预算总额管理框架下,以按服务项目付费为基础,总额预付为主体,精神病住院费用按床日付费、部分住院病种按病种付费等多种支付方式并存的混合支付模式。

依据人力资源和社会保障部《关于进一步推进医疗保险付费方式改革的意见》(人社部发〔2011〕63号),山东省要求全省实行按住院平均定额付费办法的地方,要合理核定住院人次指标和定额标准。对住院时间长、不易治愈的精神疾病可实行按床日付费办法。要加强基金预算管理,认真编制基本医疗保险基金收支预算。采取总额预付办法要重点防范医疗机构将总额指标分解下达到科室、医生,产生医药服务提供不足、推诿重症参保人等行为。实行按人头付费,要细化明确基层医疗卫生机构的保障责任,防止减少参保人员的医疗服务。实行按病种付费,要科学合理选择病种,先易后难,优先选择临床路径明确、并发症与并发症少、诊疗技术成熟、质量可控且费用稳定的常见病、多发病起步,逐步延伸扩展。实行按病种付费办法要重点防范诊断升级、分解住院等行为。同时要求进一步建立和完善基层医疗卫生机构与上级医院之间的双向转诊制度和费用结算激励机制,并积极探索转外就医、异地安置等人员的管理办法和付费方式。无论采取哪种付费方式,都要切实保障参保人的权益,合理确定个人费用分担比例,不额外增加参保人员个人负担。

3. 依据质量监测评估结果合理调整支付费用　为了激励医疗机构在总额预算内加强内部管理,提高医疗服务质量与效率,减少医疗机构采取不合理手段增加收入的行为,可以建立一个由参保人及其家属、医学专家等多方人士组成的医疗质量评估体系。每月或每季度对医院进行考核,根据考核结果打分,得出一个质量校正系数。医疗保障机构根据这个系数对支付给医院的费用进行调整,从而建立起经济上的激励和奖惩机制。质量校正系数的确定必须考虑参保人的反映、医疗服务量、服务态度、医疗质量、医疗管理等多方面的因素。为了操作简便,可以在每次支付给医院费用时,预留一定比例的费用,年终时根据对医院的总体考核状况给予奖惩。目前我国各地医改中都有这样类似的费用控制方法。

为进一步推进医疗保障支付方式的改革与不断完善,《国务院办公厅关于印发深化医药卫生体制改革2012年主要工作安排的通知》(国办发〔2012〕20号)指出:"积极推行按人头付费、按病种付费、按床日付费、总额预付等支付方式改革,逐步覆盖统筹区域内医保定点医疗机构。加强付费总额控制,建立医疗保险对统筹区域内医疗费用增长的制约机制,制定医疗保险基金支出总体控制目标并分解到定点医疗机构,与付费标准相挂钩。积极推动建立医保经办机构与医疗机构的谈判机制和购买服务的付费机制,通过谈判确定服务范围、支付方式、支付标准和服务质量要求。结合支付方式改革,探索对个人负担的控制办法。逐步将医疗机构总费用和次均(病种)医疗费用增长控制和个人负担控制情况,以及医疗服务质量列入医保评价体系"。

总之,医疗费用的支付方式多种多样,这些方式各有其利弊,各有其优势与不足之处,对医疗保障机构、医药服务提供者以及参保人的影响也各不相同。医疗费用支付方式对医疗费用的支出水平、医疗机构的收入与效益以及医疗质量均有直接或间接的影响。因此,在选择医疗保障费用支付方式的时候一定要综合考虑各方面因素,根据不同情况选用单一方式或者混合方式。

第四节　医疗保障费用控制

医疗保障费用的筹集、支付与控制是一个系统工程,医疗费用的支付方式与水平通常取决于费用筹集水平,同时,也依赖于是否具有强有力的医疗费用控制(cost control)机制。医疗保障费用控制(medical security cost control)是医疗保障费用支出管理的一项重要手段,通过采取适宜的方法和信息技术等对参保人发生的医疗费用实行有效的监督和调控,以最大限度实现医疗保障的目的。医疗保障费用的水平主要取决于实际发生的医疗费用,医疗保障费用控制也主要是针对医疗费用采取控制措施。医疗费用包括合理的医疗费用及不合理的医疗费用。不合理的医疗费用是指相对于健康状况或病情过度提供服务和提供不必要

笔记

的服务（绝对不合理），以及相对于经济承受能力提供人们负担不起的医疗服务（相对不合理），因而这部分医疗费用的支出是没有必要的。控制医疗保障费用应是控制不合理的医疗费用及医疗费用的不合理增长。

一、医疗保障费用控制的基本原则

（一）宏观调控与微观控制相结合

宏观调控是政府通过宏观政策的调整和完善，对医疗保障相关的投入、价格以及医疗服务范围、质量、安全进行具体调控或直接干预。如对医疗机构基础设施建设及大型医疗设备引进等的投入控制、医疗服务收费及药品价格的控制、医疗服务与药品报销范围控制、对参保人费用补偿范围及补偿标准的调节控制等。医疗保障费用的微观控制是指医疗保障经办机构根据医疗保障管理的要求对医药服务提供者的服务费用、药品费用以及费用发生过程中的医疗服务行为进行直接监督，这是医疗保障业务管理的一个重要组成部分。

（二）长期控制与重点控制相结合

医疗保障费用的长期控制是医疗保障经办机构的一项主要任务，它通过制定各类规章、制度、办法、标准等措施达到医疗保障制度设计的"收支相抵、略有结余"的目的，具体制度如医疗保障定点管理、合同管理、费用结算、质量考核等。重点控制是指对医疗费用发生过程中的具体单位或某个服务项目进行重点监督检查，是规范医疗服务机构行为的一项有效措施。如针对定点医疗机构存在不规范医疗行为进行的阶段性、突击性督察；对参保人就医过程中反映较多的收费和用药问题的监督；对医疗服务收费中较含糊的检查费、治疗费、材料费、手术费等收费项目的重点监督等。

（三）供方控制与需方控制相结合

在医疗保障费用控制过程中，不能仅对供方或需方采取单一措施，而应该对供需双方同时采取相应措施。供方费用控制主要是针对医疗机构或医务人员诱导参保人医疗需求的控制，如"总量控制、定额结算"是目前我国医疗保障运行体制下运用较广的一种供方控制手段。需方费用控制主要是控制参保人的道德风险，道德风险失控所造成的医疗需求膨胀对医疗保障制度造成重要影响。道德风险对医疗保障的影响程度取决于参保人和医务人员的行为，主要取决于医生的医疗行为。

（四）自觉控制与强制控制相结合

医疗服务供需双方既是一对矛盾，又是不可分割的共同体，控制医疗费用是对供需双方的控制。由于医疗保障长期性、复杂性等特性的存在，对供需双方的费用控制应该以自觉控制为主，即供需双方自觉遵守医疗保障的相关规章，合理利用医疗服务与卫生资源。强制控制只能作为一种临时、应急性的费用控制措施。

二、对医疗保障需方的费用控制途径

（一）分担医疗费用

需方分担费用是控制医疗费用的有效方法，常见的方式有起付线、共同付

费、最高限额及混合支付等类型。费用分担能够增强参保人的费用意识,减少不合理及不必要的医疗服务。在实施费用分担的过程中,要处理好公平与效率之间的关系,兼顾一般人群与特殊人群的差异,确保弱势群体的基本医疗。国际上通常的费用自付比例为20%,当自付比例达到25%或以上时,参保人就诊会受到明显抑制。

(二)限制保障范围

为了有效控制需方过度医疗需求和超前消费,可采取制定医疗保障服务范围等相关措施。如制定医疗保障报销的诊疗项目、服务实施及药品目录,参保人使用目录外的服务项目将不予报销;在保障基本用药品种的同时,对限制药品品种,适当提高个人自付比例;对不同等级的医疗机构制定参保人应该承担费用的不同比例,引导参保人首先选择等级低的医疗机构就诊等。

(三)建立激励机制

在医疗保障实施过程中,对医疗保障需方建立相关经济激励机制,也是非常有效的费用控制方法。如对于保障期内未就医者,可获得适当奖励,以鼓励参保人节约卫生资源,减少医疗服务的过度使用。德国曾于1989年制定卫生服务法规,对一年内未就医者,由各省疾病基金会奖励相当于一个月保费的红利。深圳市医疗保险实施办法也明确规定职工当年结余医疗经费的20%结转下一年度继续使用,历年结转未用的余额,在职工迁离该市时发给职工本人,若职工死亡,则可由其家属继承。当个人医疗费用超过某一限度后,有的国家对超费用者还采取适当征收附加费(税)等办法控制其医疗消费。同时,要加强对参保人员医疗保障与费用意识教育,增强其合规合理利用医疗服务的自觉性。一旦发现就诊时冒名顶替、费用转嫁等现象,要对违规参保人员进行严肃处理,如通报批评、经济处罚等。

(四)强化预防保健

加强预防保健,不断提高国民的健康水平,是从根本上控制医疗保障费用的长期策略。通过健康教育和健康促进,强化参保人员自我保健意识,培养良好的卫生习惯,自觉养成健康的行为方式,是降低疾病发生率,减少医疗费用支出的有效方法。国内外研究资料均表明,提供数量适宜、质量较好的社区医疗保健服务,加强健康管理,是成本效益较好的医疗费用控制措施。

三、对医疗服务供方的费用控制途径

由于医疗服务市场以及医疗消费的特殊性,控制医疗保障费用的关键在于对医疗服务供方的费用控制。对供方的费用控制有多种手段,如准入制度、建立技术规范、支付方式、审查医疗行为和道德约束等,其中最有效的手段是通过建立适宜的支付制度从而建立费用约束机制,对医疗服务供方的费用控制主要有以下途径。

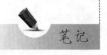
笔记

（一）控制服务供给量

1. 限制资金预算　采用资金总额预算限制,可以有效控制医疗保障费用的上涨幅度。政府可通过制定相应的卫生政策,对医疗费用的上涨幅度加以控制,采取资金预算限制的国家有西班牙、爱尔兰、意大利、葡萄牙、英国等。丹麦也实施卫生资金预算限制,当各个郡的医疗费用超出预算范围的15%时,必须在下一个年度经费预算中予以扣除。上海市1994年7月1日起对医疗机构医药费用实行的"总量控制、结构调整"政策,有效遏制了医疗费用的增长速度。

2. 医疗经费预算包干　即对医疗机构年度内的医疗经费实行预算包干,结余归医疗机构,超支不补或按照一定比例补偿。医疗经费预算包干是控制医疗机构费用支出的一种有效办法,一方面可以促进医疗机构加强医疗质量管理,降低医疗成本,减少"诱导性"或"超前性"医疗消费行为。另一方面可以促进医务人员全面实行诊疗常规,尽可能使用成本低、效果好的诊疗技术,做到合理检查、合理用药。

3. 控制医疗机构规模和数量　据相关资料统计,医疗费用中住院费用占50%～60%,门诊费用占30%左右,因此,控制医疗费用的重点是住院费用,控制医疗机构的规模和数量是控制住院费用的有效方法之一。控制医疗机构规模主要是对医院床位数量与床日费用定额的控制,数量控制主要是限制医疗设施的增加和医疗服务的范围。如欧美许多国家对效率不高的公立医院和小医院实行关闭,同时限制大医院规模,转换和调整现有医院功能,将一部分医院转化为慢性病医院或老年保健院,促使医院规模合理化。

4. 限制大型医疗设备配置与使用　为了限制医疗机构购置和过度使用大型医疗设备,有效缓解医疗费用上涨,世界各国都采取了相应的办法。1974年,美国国会通过了医院配置贵重设备和开设新服务项目的需求证明书法案(CON),以此来限制每一个州每年医疗设备投资的数量和最高限额。丹麦设立了全国评估医院上报需要配置新设备和开展新医疗技术的专门机构。

（二）控制卫生人力资源

1. 限制医生数量　限制医生人数是控制医疗费用增长的方法之一,据美国有关卫生管理部门统计资料:按每一医生服务2000人口左右,医生数量每增加10%,卫生服务费用增加4%。德国有关部门统计,每增加1%的医生数量将导致1.1%卫生服务需求的增加。因此,限制医生人数已经成为许多国家控制医疗费用的重要方法,美国等西方国家对个体开业医生建立了严格的审批及考核制度,既保证个体开业医生的医疗质量,又能有效控制个体医生数量,从而控制医疗费用的不合理增长。

2. 合理配置医务人员　适当调整临床医生与预防医生的比例、专科医生与全科医生的比例、医护与辅助人员的比例均是降低医疗费用的有效措施。只有合理配置医、护及其他各类人员,才能最大限度地发挥各级各类人才的优势和作用,使卫生人力资源配置趋于合理化,将更加有利于疾病诊治与费用控制。

3. 引导医务人员流向基层　采取激励措施鼓励医务人员向基层流动,向初

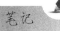
笔记

级卫生保健和预防保健流动,逐步增强初级卫生保健服务能力。尽可能将常见病、多发病的治疗和预防在基层解决,从而降低医疗费用支出。

(三)增加非住院保健服务

医疗保障费用的水平主要取决于实际发生的医疗费用,而住院服务费用是影响医疗费用水平的主要因素,因此,有效控制住院费用是控制医疗费用水平的关键。要不断改革和完善医疗服务模式,适应参保人不同的医疗服务需求,相应增加非住院保健服务项目,减少参保人对住院服务的使用,从而减少住院医疗费用。如建立社区卫生服务中心、老年护理院、临终关怀机构,开设夜间医院、家庭病床等。

(四)加强医药机构监管

各国医疗保障的实践证明,通过多种方式加强对医药机构的监管,规范医药机构和医务人员的服务行为,是控制医疗费用过快增长的有效途径。制定医疗保障基本用药范围、基本诊疗项目和诊疗常规,及时调整不合理的医疗服务价格和医药收费结构,是对医疗服务供方监管通常采用的办法。通过对医药机构的考核与评估,医疗保障部门可以择优签订定点医药机构,促进医药机构之间的有序竞争,扩大参保人自主选择定点医药机构的范围,促使医药机构以优质、高效、合理收费来吸引参保人就医。此外,加强医务人员医德医风教育,对违规医药机构和医务人员给予经济等处罚,对严重违反医疗保障法律法规的医药机构或医务人员,取消其为医疗保障服务的资格等,也是各国采用的有效监管措施。

(五)完善费用支付方式

由于任何单一的费用支付方式都有各自的优缺点,需要综合使用各种支付方式,尽可能减少单一支付方式所造成的医疗费用上涨。同时,要针对各种费用支付方式制定相应的配套措施,有效控制医疗费用的支付与医疗机构、医务人员收入的联系。完善医疗机构补偿机制,逐步提高医疗机构和医务人员主动参与医疗保障管理的积极性,强化医疗机构的自我管理意识。

案例6-1

××市调整城镇社会基本医疗保险有关政策

一、城镇职工基本医疗保险

(一)提高门诊统筹待遇

在职人员在社区医疗机构就医的,基金支付比例由65%调整为70%;在其他医疗机构就医的,基金支付比例由55%调整为60%。基金最高支付限额由1500元提高到2000元。

退休(职)人员在社区医疗机构就医,基金支付比例由65%调整为75%;在其他医疗机构就医,基金支付比例由55%调整为65%。基金最高支付限额由2000元提高到3000元。

笔记

新中国成立前参加革命工作老工人在社区医疗机构就医的,基金支付比例由90%调整为100%;在其他医疗机构就医的,基金支付比例由80%调整为95%。基金最高支付限额由3000元提高到4000元。

(二)提高门诊慢性病待遇

1. 提高两种以上门诊慢性病基金最高支付限额

对同时患有两种及两种以上慢性病的,在原最高补助限额基础上增加500元。

2. 提高新中国成立前参加革命工作老工人门诊慢性病待遇

取消新中国成立前参加革命工作老工人门诊慢性病起付标准,在社区医疗机构就医的,基金支付比例由98%提高到100%;在其他医疗机构就医的,基金支付比例由90%提高到95%。

(三)扩大门诊特定项目范围

在肝、肾移植纳入门诊特定项目的基础上,将其他器官移植术后抗排异治疗纳入门诊特定项目范围,基金支付水平和日常管理参照肝移植术后抗排异治疗执行。

(四)提高住院待遇

1. 提高住院医疗费用报销比例

三级、二级、一级医疗机构发生的住院费用基金支付比例,在职人员由89%、94%、96%提高到90%、95%、97%;退休(职)人员由92%、96%、97%提高到93%、97%、98%。

2. 免除三次及三次以上住院的起付标准

参保人员在一个自然年度内多次住院的,第二次住院按规定住院起付标准的50%计算,第三次及以上住院起付标准免除。

(五)调整个人账户政策

1. 扩大个人账户支付范围

2. 提高部分退休人员个人账户最低划账额

70周岁以上退休(职)人员月划账额低于100元的(含按规定应由个人缴纳的大病医疗救助费,下同),由统筹基金补足到100元/月;建国前参加革命工作老工人月划账额低于200元的,由统筹基金补足到200元/月。

(六)调整结算方式和单元指标

1. 对定点医疗机构结算费用实行预付制

2. 提高单元结算标准

根据医疗消费人群、医疗保险基金收入和住院医疗费用增长情况,适度提高定点医疗机构单元结算标准(具体意见另行制订)。

(七)缩短医疗保险缴费年限

2011年1月1日之后办理医疗保险退休手续的参保人员,原规定在职期间缴纳城镇职工基本医疗保险费的年限须男满30年、女满25年,现调整为男满25年、女满20年。

二、城镇居民基本医疗保险

提高居民医保基金支付最高限额。城镇居民基本医疗保险住院、门诊大病、门诊及生育医疗费用,基金累计最高支付限额由 15 万元提高到 22 万元。每连续参保一年,基金最高支付限额增加 1 万元,最高不超过 29 万元。

本章小结

1. 医疗保障费用支付方式及费用控制是世界性难题。不同的费用支付方式特点不同,发挥的作用也不一样。医疗保障费用支付有需方支付方式和供方支付方式,医疗保障所形成的医疗保障费用支付体制是一个复杂的系统,涉及多个方面,反映了世界各国的经济、文化背景等。

2. 医疗保障需方费用支付方式有起付线、共同付费、最高限额以及混合支付。在医疗保障实践中,往往将两种以上的支付方式结合起来应用,形成优势互补,更加有效地促进医疗保障需方形成合理的医疗服务需求,控制医疗费用过快增长。

3. 医疗保障供方费用支付方式有按服务项目支付、按工资标准支付、按人头支付、按服务人次支付、按住院床日支付、按病种支付、总额预算等,供方支付方式的选择难度远高于需方支付方式。我国目前医疗保障费用支付必须改变单一的按服务项目付费的支付方式,大力推进以总额预付为基础,实行预付制与后付制的有机结合,根据医疗服务的多样性综合应用多种支付方式。供方支付方式的作用发挥是一个系统工程,需要卫生服务价格改革、建立质量保证体系等多项配套措施。

4. 医疗保障的费用控制主要从供方和需方两个途径实现,目的是控制不合理的医疗费用及医疗费用的不合理增长。

关键术语

支付制度　payment system
预付制度　pre-pay system
后付制度　postpayment system
起付线　deductible
共同付费　cost-sharing
封顶线　ceiling
按服务项目支付　fee for service

按工资标准支付　wage system
按人头支付　capitation
按病种分类支付　diagnostic related
　group, DRG
总额预算　global budget
费用控制　cost control

讨论题

笔记

试论医疗保障体系中各方对医疗费用控制的博弈关系。

142

思考题

1. 试比较医疗保障费用预付制与后付制的特点。

2. 请分析按病种付费方式的优缺点。

3. 医疗保障供方的费用支付方式主要有哪些？你认为采取哪种供方费用支付方式比较适合我国国情？

（李绍华，安徽医科大学卫生管理学院）

笔记

第七章

医疗保障基金管理

学习目标

通过本章的学习,学生应该能够:

掌握:医疗保障基金的运行规律,医疗保障基金管理的原则、医保基金投资方式等。

熟悉:医保基金财务管理办法。

了解:医保基金风险成因、风险预警的概念和指标体系。

章前案例

医保骗保案例

2011 年 7 月 12 日,某市红桥区人民法院审理了一桩特殊的案件,被告孙某通过虚构多名亲属患糖尿病的事实,使用多张医保卡,从医院盗刷了价值 23.6 万余元的药物并销售牟利。经红桥区人民检察院提起公诉,最终红桥区人民法院以诈骗罪一审判处孙某有期徒刑 6 年,并处罚金 4 万元,同时责令其将非法牟利退回医保基金。

2010 年 7 月初,医保中心稽核处工作人员通过医保结算实时监控系统,发现某医院病人孙某等 7 名有亲属关系的糖尿病病人拿药非常频繁,平均每周要拿三、四次糖尿病药品,仅一年多时间就发生门诊特殊疾病费用多达 36 万余元。这七人拿的药量非常大,挂号就医的时间相邻且所取药品种类一样。根据分析判断:一般情况下医院每次会给病人开一到两周的药,因此不可能需要每天都去拿药,而且这家七人同时患病的可能性非常小,即使同时患病,药品的用量也过大。经过医保人员,认为有可能存在骗保的可能性。为进一步核实取证,医保中心报请公安机关介入调查。在公安机关调查的过程中得知,2008 年 7 月至 2010 年 7 月,孙某使用自己及六名亲属的医保卡,在本市红桥医院、红桥新村医院、红桥同康医院骗刷各种糖尿病药物,然后销售获利。根据测算,骗购的药品价值 23.6 万元,医保基金支付了 20.50 万元。该案例说明,医疗保险基金的管理尤为重要。

第一节　医疗保障基金的管理

笔记

医疗保障基金管理,是指根据国家关于社会保障的方针政策、法律法规、规章制度,按照医疗保障基金运行的客观规律,对基金筹集、支付与补偿、运营进行计划、组织、协调、控制、监督、预警等工作的总称,医疗保障基金的管理是整个医疗保障管理的重要组成部分,对医疗保险制度稳定运行和可持续发展具有重要意义。

一、医疗保障基金管理的意义

1. 医疗保障基金是医疗保障制度运行的物质基础　医疗保险基金是医疗保障制度运的物质基础,医疗保障基金的安全和合理有效使用,是医疗保障制度运行的前提条件和基础保障。因此,加强对医疗保障基金的管理成为医疗保障制度中最重要、最核心的环节,也是保证参保人利益的重要手段。纵观各国医疗保障制度的发展,对医疗保险基金的监管都是医疗保障制度发展中的重要环节。

2. 医疗保险基金的管理是医疗保险制度可持续发展的重要保证　医疗保障制度可持续发展的前提是实现基金收支平衡,同时保证参保人员的基本医疗等需求得到满足,经济负担得以减轻,医疗机构的资源消耗得到及时补偿,医疗机构得以发展。医疗保障基金管理就是要通过协调医疗保险需方即参保人、医疗服务提供方即医疗机构、保险方——即医疗保险管理机构三方利益关系,来实现医疗保险制度的可持续发展。

对参保人来讲,基金的管理关系参保人员的切身利益,医疗保障基金管理机构保证他们能及时得到基本医疗服务的补偿,通过加强定点医疗机构的管理,控制医疗保障基金的不合理支出,降低个人医疗费用负担,保护他们的医疗权益。同时,对于骗保、重复参保等不合理的行为进行管理和控制。

对提供方讲,医疗保障基金管理机构首先要对医疗机构的合理资源消耗进行补偿。同时,通过定点服务协议和相应监管措施,来促使他们提供合理的诊断和治疗,防止诱导医疗,降低医疗费用水平,提高医疗保险基金的使用效率。

对保险人讲,医疗保障基金管理机构要维护基金的收支平衡,做好参保人和医疗机构的协调者,充分发挥基金的经济杠杆作用,制订适合当地经济发展和医疗消费水平的补偿方案,合理调整病人流向和资金流向,加强各项费用的征集管理和医疗费用的支出管理,从开源和节流两方面,平衡医疗保障各方利益。

3. 加强基金管理,保证基金安全　医疗保障基金中,医疗保险基金是其中的主要组成部分。随着医疗保险的发展,医疗保险基金的运行面临着越来越大的风险:医疗费用持续上涨;参保人人口老龄化将增加基金压力;医疗技术进步、需求拉动、疾病谱变化等这些因素都使得医疗保险基金面临巨大风险。因此,通过加强管理,保障医疗保险基金安全,也保证了医疗保障基金的安全,这将成为医疗保障管理中的一项非常重要的内容。

4. 加强对医疗保险基金管理是减轻政府经济负担的有效措施　许多国家医疗保险制度的经验教训表明,随着医疗保障制度的发展,医疗服务需求会增加,医疗保障面会扩大、保险待遇水平会不断提高。而随着时间推移,医疗费用也会不断上涨,这就使得医疗保障基金支出不断增加,导致医疗保障基金超支风险加大。为了弥补医疗保障基金的不足,或者增加筹资,或者政府出资补贴。目前,我国覆盖城乡的医疗保险制度,政府是筹资主体。增加筹资,也是增加政府财政支出。一旦基金出现超支,政府也是最后的责任承担者,也必须进行财政补贴。而从国际经验来看,尤其是一些高福利国家,过高的医疗保障基金已经是政府财政赤字的一个重要原因。因此,实施医疗保险基金管理,力求做到基金平衡,注重基金的投资运营,有利于增强基金的实力,保证基金的安全,从而减轻政府的财政负担。

二、医疗保障基金管理的原则

医疗保障基金管理的首要目标,也是最重要的目标,就是基金安全。要保证基金安全,首先要保证医疗保障基金专款专用,防止贪污、挪用和挤占;其次在基金支付过程中,要严格执行医疗保障相关规定,防止医疗保障欺诈;同时还要实现基金保值增值。因此,医疗保障基金管理原则包括以下几方面:

(一)集中管理,控制风险

医疗保障基金应集中统一管理,由专门的医疗保险经办机构统一征缴,由各地的财政部门统一管理,统一运营,这样可避免多头管理造成的混乱,保证基金不被挪用。集中管理一方面符合保险大数法则的原则,另一方面使基金抗风险能力增强,也是基金专业化管理的前提。目前,根据我国医疗保障制度的不同,我国城乡医疗保险基金管理统一由劳动保障部门或者卫生部门下属的医疗保险经办机构进行管理,医疗救助基金由民政部门进行管理,补充医疗保险基金由各单位自行管理。

(二)部门协调,各行其责

医疗保障基金管理涉及不同的部门。每个部门有自己的责任。医疗保障管理部门主要是制定医疗保障补偿政策、法规,并对医疗保障事业进行规划、调控、监督等。医疗保障基金的运作通过医疗保障具体业务来实现,由医疗保障经办机构负责执行医保政策,依法独立行使职能,保持医疗保障基金正常运行;财政部门负责建立医疗保障基金专账,遵守医疗保障基金财务管理要求,保证基金安全,同时配合其他部门进行费用查账对账等工作。卫生部门负责定点医疗机构费用控制和监管,控制不合理费用的上涨和骗保行为。民政部门负责贫困人口的审核和医疗救助费用的支付和管理。各个部门应该相互协调、配合、各行其责,从而保证基金安全。

(三)专款专用,实现收支两条线

医疗保障基金实行专款专用,任何地区、部门、单位和个人均不得挤占、挪用。按照医疗保险基金财务管理和会计核算制度的规定,医疗保险基金收支分开,实行两条线管理。基金的银行账户应设立收入户和支出户,两个账户应分开管理,分别做账,实现专款专用,专户存储。医疗保障经办机构内部设立基金征缴部门和支出部门,分别负责基金的征收和医疗费用的审核支付。杜绝挪用、转移基金等违规行为,保证基金安全。

(四)量入为出、收支平衡

医疗保障基金管理要遵循"量入为出,收支平衡、略有结余"的原则。医疗保

笔记

146

障方案要根据基金筹资额度和历年基金支出规模进行合理设计。基金的收支平衡是医疗保障基金管理的重点。医疗保障基金的支出必须保证收支平衡,略有结余。既不能基金结余过多,使参保人的医疗待遇下降,也不能超支过多,带来基金风险。收支平衡是医疗保障基金管理的首要原则,只有收支平衡,医疗保障制度才能稳健运行。

(五) 效率原则

效率原则就是要使有限的基金发挥最大的效益。随着筹资额度的增加,基金总量不断增加,随着时间的推移和物价上涨,资金本身也会贬值。因此,一方面基金本身固有的增值属性客观上要求资金做到保值和增值。另一方面,由于医疗服务的信息不对称和医疗技术的垄断性,以及参保人医疗需求的无限性,过度医疗服务行为容易产生,导致基金支出的增加。客观上也要求对基金做到保值增值。因此在保证基金安全的前提下,开展基金的运营管理,保证医疗保障基金合理利用,也是医疗保障基金管理的重点和难点。

三、医疗保障基金运行的轨迹

医疗保障基金的运行包括三个环节:基金的筹资、基金分配与支付、基金投资运营。

(一) 基金的筹资

不同的医疗保障模式,其基金的筹资也不同。一般而言,医疗保障基金的筹资渠道主要有国家资助、企业或雇主缴费和劳动者个人缴费三个方面。除以上三项外,社会捐赠、补贴、利息收入以及社会保障基金的运营增值收入也是基金筹资的来源之一。具体选择何种筹资渠道,取决于各国的经济条件、医疗保障制度的政策取向和实施要求。

例如英国医疗保障由政府社会保障部门直接经办,税务部门负责国民医疗保障费用的征缴,由财政部统一分配;加拿大是实行高福利政策的国家,医疗保障基金等均由税务部门征收。全部纳入财政预算,现收现付,不搞积累。我国的医疗保障基金也由政府根据各地经济发展水平的不同,按照人均工资总额的一定比例缴纳医疗保障基金,并成为医疗保障基金筹资的主体。美国的资金来源主体是企业的雇主,而政府的职责主要为机构的管理和部分费用的辅助支付。德国的资金来源主要是参保者的缴费,不同收入的人群缴纳不同的费用。新加坡的资金来源主要是个人或家庭,缴纳的资金也用于个人或家庭的医疗费用。

(二) 医疗保障基金的分配和支付

1. 医疗保障基金的分配　医疗保障基金的分配是医疗保障制度运行的重要环节,基金的分配是基金使用的前提。各国医疗保障制度不同,医疗保障基金分配方式也不同。例如美国的医疗保障基金,分成住院信托基金和补充医疗保险信托基金;医疗保障基金筹资以后直接缴入国库,国库根据医疗保障制度的规定,于每季度的首日将其自动划入相应的信托基金。安排支出时,先由社会保障署按月向财政部提交受益人姓名及应得收入,再从信托基金通过国库向受益人直接支付。

笔记

知识链接

我国的医疗保险资金的分配

社会医疗保险基金包括两部分:社会统筹基金和个人账户基金。

(1)社会统筹基金:社会统筹基金是指用人单位为职工缴纳的保险费中,扣除个人账户后的其余部分。包括财政拨款、用人单位和个人依法缴纳的社会保障费(税)中进入统筹账户的部分、社会捐赠等。用于支付参保职工在支付起付线费用后的住院费用,但是费用不能超过最高额度(封顶线)。具体支付项目、药品范围,则要根据各地区医疗保险制度实施方案来确定。

(2)个人账户基金:医疗保险个人账户资金的构成包括两部分,一是个人缴费全部计入个人账户;二是企业缴纳的社保基金中的一部分比例(一般在20% ~30%)划拨到个人账户中。个人账户的金额一般是用于门诊费用、自付等医疗支出。

2. 医疗保障基金的支付 医疗保障基金只有通过支付,才能够发挥医疗保障对参保人的保障功能和作用。医疗保障基金的支付有两种形式:

(1)参保人到指定医疗机构就诊并支付全部费用后,在规定时间内,持相关材料到医疗保障管理机构进行支付。在医疗保障制度实施初期,大多采取这种方式。随着医疗保障的发展和信息化的推进,采用该种支付形式越来越少。

(2)定点医疗机构垫付资金:参保人员按照当地的医疗保障模式和实施方案规定,在定点医疗机构就医时,只需要支付个人自付的费用,其他费用由定点医疗机构先行垫付。

(3)经办机构支付定点医疗机构垫付资金:医疗保障经办机构根据当地的医疗保险实施方案所规定的基金种类和管理办法,对定点医疗机构垫付的资金进行审核检查,审核无误后,通过不同的支付方式,由基金专户所在银行,在规定的时间内将垫付资金划拨到定点医疗机构的账户上。

不同国家,医疗保障模式不同,基金支付方式各有不同。英国在支付方式上采用的是国家统一支付的方式,由政府进行主导。美国主要依靠商业保险公司,德国主要通过医疗保险机构的支付,新加坡的储蓄型保险模式通过公积金管理机构进行支付。

(三)医疗保障基金的运营

医疗保障基金是为了帮助参保人抵御健康风险的基金。随着医疗保障制度的推行,参保人员的医疗需求和救助需求也会逐步增加。一方面医疗保障基金的筹资增长速度难以满足参保人医疗需求的增长速度,另一方面医疗保障基金的筹资和支付具有时间差,为了实现基金的保值增值而将基金进行的各类投资是医疗保障基金运行的基本环节之一。也是提高筹资水平的一项措施。目前,不论实施何种模式医疗保障制度的国家,都将医疗保障基金的运营作为一个重要的手段,医保基金的运营方式成为基金运行的主要环节之一。

笔记

四、医疗保障基金管理的主要内容

由于医疗保障模式不同,基金管理的内容也不同。从业务流程来看,保险基金管理包括征缴管理和偿付管理;从财务上来讲包括基金的预决算管理、筹资管理、支出管理、结余管理等;从风险上来讲,包括基金运行分析,基金预警和相关的监督管理。一般来讲,根据医疗保障基金运行的规律和特点,医疗保障基金的管理包括以下内容:

（一）基金筹资管理

主要是基金的征缴和稽核,即根据医疗保障基金不同的筹资来源渠道,制定医疗保障征缴的相关条例法规,向单位、个人征收医疗保险费。由于大多数国家医疗保险缴费是以工资收入一定比例缴纳的,为了保证应保尽保,应收尽收,基金征收管理还涉及参保和缴费基数的稽核。

（二）基金支付管理

按照医疗保障制度具体实施方案,医疗保障基金的支付管理主要包括医疗保障基金的分配、医疗费用的审核和支付。审核参保人员的医疗费用支出,并按照医疗保险政策规定支付参保人员就医后发生的医疗费用。同时还需要对医疗机构、药店是否遵守医疗保险、卫生、物价、药监等相关部门的规定进行医疗稽核。医疗保障基金支付管理是医疗保障基金管理的核心内容。

（三）基金投资运行管理

医疗保障基金的投资运营是各种不同医疗保障模式国家所采取的共同措施。但是,不同类型的国家,其投资运行的方式、手段等内容均不同,其管理的机构和管理方式也不同。加强对基金投资运行管理,控制基金风险,保障基金安全,是医疗保障基金管理的重要内容。

（四）基金风险和预警管理

在医疗保障基金运行过程中,要及时对医疗保障基金的运行情况进行分析,实施监控,一旦发现不安全的因素,基金面临风险时,就必须查找原因,采取相应措施。重点是医疗保险基金的风险管理和防范。医疗保险基金的风险管理一般要求建立医疗保险运行分析制度,尤其是医疗费用分析制度,建立医疗保险基金预警系统予以实现。

（五）基金监督管理

对医疗保障基金的监督和管理其重点和难点是对医疗保险基金的监督管理。由于医疗保险市场存在的信息不对称,医疗保险基金容易出现骗保等行为,因此,加强对医疗保险基金的监督管理显得尤为必要。医疗保障基金要建立有效的监督机制,包括内部监督,外部监督。内部监督指在医疗保险基金的管理上,医疗保险经办机构建立健全有关管理制度,建立相应的制约和协调机制,定期或不定期对医疗保险基金筹集、使用情况等进行检查。外部监督包括行政监督、专业审计监督、人大组织监督、社会监督等,加强对医疗保险基金运行情况的审计监督。

五、医疗保障基金财务管理

医疗保险基金数额巨大,需要有一套适合基金本身特点和属性的规章制度来管理和约束基金的行为,以保证医疗保障基金的安全,这种规章制度就是财务管理制度。医疗保障基金财务管理制度(financial management system)是根据会计科目、账户设置等专门方法,对医疗保障基金的征缴、医疗费用支付、投资运营等资金活动进行操作和控制的一种规章制度,是对医疗保障基金管理的具体化和重要手段。任何模式的医疗保障制度都配有相应的基金财务管理制度或者办法。但是,不同的医疗保障制度实行不同的财务管理制度。我国城镇职工医疗保险和居民医疗保险的财务管理,以财政部、劳动和社会保障部于1999年颁发的《社会保险基金财务制度》为依据。新农合的财务管理制度以财政部、原卫生部2008年颁布的《新型农村合作医疗财务管理制度和会计核算制度》为依据。

尽管不同医疗保险基金的运行方式不同,财务管理办法也不同,但是,一般来讲,财务管理办法主要包括以下内容。

(一)财务管理的基本规定

1. 基金的管理总体要求 财务制度首先要对所管理的医疗保障基金的定义给出确切的解释,并明确基金管理的目的、主体、原则和任务,明确基金的管理部门或机构、管理人员的配置要求等。同时还要明确指出该基金管理办法的实施时间、适用范围等内容。

2. 账务处理的基本原则 医疗保障基金来源于不同的筹资渠道,只有基金到位以后才能够发挥其医疗保障的功能。因此在进行财务处理时,一般采取按照资金到位时间进行核算的"收付实现制"的原则,而不是按照资金权利与义务确定的"权责发生制"原则进行记账,以基金的实际到位和实际支付为依据,记作基金收入或支出,体现了医疗保障基金是否已经拨付到医疗保障制度对应的专户上,从而保障了医疗保障基金的正常支付和使用。

3. 医疗保障基金专户的设置原则 由于医疗保障基金是专款专用的资金,一般要求单独建账,专户存储和管理。因此,财务制度要明确基金专户的科目名称、设置主体、设置原则、管理要求等内容。同时要明确是否可以提取管理费用以及如何提取和使用管理费用等内容。

(二)财务管理的主要内容

1. 医疗保障基金预算 医疗保障基金预算(funds budget)是指经办机构根据医疗保障制度的实施计划和任务目标编制的、经规定程序审批的年度基金财务收支计划。包括预算的编制、审批、执行和调整几个步骤。

基金预算编制过程。要明确预算编制的表式、时间和具体要求。

预算的审批。明确预算审批的步骤和批复时间,一般包括几个步骤:管理机构上报预算草案,主管部门审核汇总,经同级财政部门审核并报经同级政府批准后,向主管部门进行批复。主管部门在批复预算之日规定时间内将预算批复管理机构。

预算的执行。管理机构要严格按照批准的预算执行,并认真分析基金的收支情况,定期向同级主管部门和财政部门报告预算执行情况。

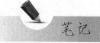
笔记

预算的调整。遇特殊情况需调整基金预算时,管理机构要及时编制预算调整方案,并按基金预算编制审批程序报批。

2. 医疗保障基金账户管理　医疗保障基金的财务账户(financial accounts)涉及基金收入户、基金支出户和基金财政专户。

(1)基金收入户:医疗保障基金的收入需存入基金收入户。其用途主要是暂存医疗保障基金的各项收入和向财政专户划转基金,此外不得发生其他支付业务。税务机关或经办机构必须定期或定额将基金收入户上的资金缴存财政专户,未按规定执行的,财政部门委托各开户银行于月末将全部基金收入划入财政专户,基金收入账户月末无余额。

(2)基金支出户:医疗保险基金的支付通过基金支出户来实现。基金支出户的主要用途是:接受财政专户拨入的基金;暂存保险支付费用及该账户的利息收入;支付基金支出款项;划拨该账户资金利息收入到财政专户;基金支出账户除接受财政专户拨付的基金及该账户的利息收入外,不得发生其他收入业务。

(3)财政专户:财政专户是财政部门按照有关规定设立的社会保障基金专用计息账户,在同级财政和劳动保障部门共同认定的国有商业银行开设。财政专户、收入户和支出户在同一国有商业银行只能各开设一个账户。

财政专户的用途:一是接收各种与医疗保障基金相关的收入,包括税务机关或经办机构转入的各种保险缴费、税务机关或收入户暂存的利息收入及其他收入,基金购买国家债券兑付的本息收入,该账户资金的利息收入以及支出户转入的利息收入,财政补贴收入,上级财政专户划拨或下级财政专户上解的基金;二是按规定拨付支出资金,包括根据经办机构的用款计划向基金支出账户拨付基金,向上级或下级财政专户划拨基金。财政专户发生的利息收入直接计入财政专户,基金支出账户的利息收入定期转入财政专户。

三种账户中最核心的是财政专户。基金收入户主要用来管理医疗保障基金的收入。而且,实行税务机关征收医疗保障费用的地区,可以不设基金收入户。基金支出户主要用来管理基金的支出,二者之间通过财政专户予以关联,即基金收入户的资金按规定拨入财政专户,根据经办机构的申请,财政专户的资金拨入基金支出户,用来支出医疗补偿费用。

3. 医疗保险基金决算　年度终了后,经办机构要根据财政部门规定的表式、时间和要求编制年度医疗保险基金财务报告,即基金决算(final accounts)。基金财务决算报告包括资产负债表、收支表、有关附表以及财务情况说明书。编制年度基金财务报告必须做到数据真实、计算准确、手续完备、内容完整、报送及时。对医疗保障基金来说,财务决算报告应涵盖以下几方面的内容:

(1)医疗保障基金的收入情况:根据医疗保障制度的不同,能够反映出本年度医疗保障基金的各项实际收入额度、人均收入,以及收入增长幅度和征缴率等。

(2)医疗保障基金支出情况:根据医疗保障制度的不同,能够反映出本年度医疗保障基金的各项费用支出的额度及其变化趋势。例如,我国医疗保障基金支出包括统筹基金支出和个人账户支出,因此,医疗保障基金支出重点分析统筹基金支出和个人账户支出的额度和比例。统筹基金支出又包括住院支出、特殊疾病支出、异地住院支出等。

（3）医疗保障基金结余情况：分别分析医疗保障基金总体结余情况以各项构成的基金结余额度，包括当年结余和历史累计结余。同时分析人均结余、结余构成、基金承受能力等。

（4）医疗保障基金预算执行情况：基金决算报告，将主要的决算数据和当年的预算进行比较分析，以反映预算执行情况。并分析基金不同组成部分的预算执行情况，年度内收入和支出预算执行的进展情况。

（5）基金管理的主要工作：重点在于如何加强基金征缴、稽核力度，医疗费用支出的管控和医疗保障基金安全管理方面所做的工作。

（6）存在的问题和建议：分析医疗保障基金管理过程中存在的问题，包括医疗保险政策的实施情况、财务管理制度的执行情况，以及基金管理工作的薄弱环节等，并提出相应的建议。

（7）附财政部门规定格式的报表，如资产负债表、收支表等。

4. 监督与检查　财务制度一般要明确对医疗保障基金进行监督和管理以及对于违法行为如何处理等内容。例如，如果未按规定缴纳保险费的，该如何处理，由哪部门进行处理，滞纳金如何缴纳等。哪些行为属于违纪或违法行为，如何处理这些违法行为等。

第二节　医疗保障基金的投资运营与管理

一、医疗保障基金投资运营管理的原因和意义

医疗保障基金投资的概念和必要性：医疗保障基金投资管理（funds investment management）是指医疗保障经办机构或受其委托的机构，用医疗保障基金购买特定的金融资产或实际资产，获得适当预期收益的基金运营行为，其实质是使医疗保障基金保值增值。

在医疗保障基金运行中，总有一定数额闲置资金，使得医疗保障基金投资成为可能。根据保险收支相等原理，从长期看收取的保费和各种支出应该相当。对于统筹基金来说，即使实行的是现收现付管理模式，基金的征缴和支付也存在时间差，使得部分基金成为闲置资金。为了应对不可预料的风险，虽然统筹基金设有专门的风险储备金，但一般不会被动用。因此，为了补充医疗保障基金来源不足和因物价上涨带来的基金贬值，降低基金风险，增大基金安全系数，进行医疗保障基金的投资是必要的。

二、医疗保障基金投资的原则

医疗保障基金的投资运营及其效果关系到医疗保障制度能否正常运行，必须采取谨慎的态度，制定严格的投资原则。

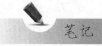
笔记

知识拓展

我国《社会保险法》第六十九条明确规定:社会保险基金在保证安全的前提下,按照国务院规定投资运营实现保值增值。社会保险基金不得违规投资运营,不得用于平衡其他政府预算,不得用于兴建、改建办公场所和支付人员经费、运行费用、管理费用,或者违反法律、行政法规规定挪作其他用途。

1. 安全性原则　是指基金投资风险小,该种投资方式能保证按时足额收回基金,不影响基金的支付。这是医疗保障基金投资遵循的首要原则和基本原则。医疗保障基金在选择投资方式和投资项目时,必须经过周密的可行性研究和反复论证,以保证基金安全。

基于医疗保障基金运营的安全性原则,发达市场经济国家都通过建立和完善相应的制度体系,保障基金运营安全,包括:相应的监管机制,如社保监管组织体系、资本市场监管体系、审计与监察体系等、安全投资运营机制,投资运营机构的选择、预警指标的确定、投资品种和比例限制、基金投资的绩效评价等。

2. 盈利性原则　是指在保证安全性的前提下,投资能够取得适当的收益。盈利是医疗保障基金投资的直接目的,也是必须遵循的收益原则。盈利不仅可使医疗保险基金保值增值,也有利于减轻国家、企业和个人的医疗支出负担。一般来说国家会对投资收益率作出规定,比如有的国家规定一个最低收益率,有些国家规定一个具体的百分比,还有些国家规定投资收益率不低于精算师的估计值等。

3. 流动性原则　是指投资资产在不发生价值损失的前提下可随时变现,以满足随时可能支付医疗保险待遇的需要。我国的医疗保险基金中统筹基金属于短期保险计划,应急性很强,对流动性要求较高,因此适宜作短期投资,不适宜作长期投资。

4. 分散投资原则　即多方位投资原则。采取分散投资的方式,以避免投资太过集中可能因为意外风险导致的重大损失。分散投资包括类别分散和区域分散。类别分散是指采取储蓄存款、直接放贷、国家公债等多种投资方式,有计划的分散投资;区域分散是指基金不集中投资在某一区域,而是分散在不同地区,比如东西部、国内市场和国外市场等。

5. 合法性原则　医疗保障基金的运营须符合国家有关资金运营的政策,遵循医疗保障基金投资方向、对象和范围的规定,严禁进行投机性的冒险投资,损害医疗保障对象的利益。

6. 社会效益和经济效益相兼顾的原则　一般基金的投资都以经济效率为主要目的,但是医疗保障基金的运行不能仅以经济效益为主要目的,医疗保障基金的用途是补偿参保人员的医疗伤残等费用,只有保障参保人医疗补偿基金正常运转的前提下,才能够利用闲置资金进行投资,投资的目的是提高资金的使用价值,最大限度地保障参保人员的利益。因此,医疗保障基金的投资应该是社会效益第一,经济效益第二,两者兼顾,不可偏颇。

笔记

三、医疗保险基金投资运营的方式

医疗保障基金的运营,往往需要采用投资方式,这样才能真正实现基金的保值增值目标。主要的投资方式有:银行生息、投资于公债、委托银行或直接贷款等。投资方式不同,其风险与收益也不同。一般投资风险越高,收益也越大;投资风险越低,收益越小。主要投资方式包括以下几种:

(一) 储蓄存款

目前,采取银行存储存款作为投资是各国投资的共同方式。例如我国的社会医疗保险统筹基金主要采取银行存款形式,国家在利息上给予优惠。当年筹集的部分按活期存款利率计息,上年结转的基金本息,按3个月期整存整取存款利率计息,存入财政专户的沉淀资金,比照3年期零存整取储蓄存款利率计息,并不低于该档次利率水平。

新加坡的社会保障基金(含医疗保障)又称"中央公积金",实行中央公积金强制储蓄制度。政府为成员的公积金存款提供了最低存款利息保证。根据中央公积金法的规定,中央公积金局在市场年利息低于2.5%的情况下,必须向其计划成员支付2.5%的年利息。特殊账户和退休账户的年利息为普通账户和医疗账户的利息加上1.5%。

(二) 购买债券

政府债券主要包括国库券和各种债券。一般认为,国库券是由国家发行的,由国家财政做担保,利率比同期存款利率较高,风险不大,因而大多数国家都鼓励医疗保障基金用于购买政府债券,确保基金保值和安全。

例如在美国,作为医疗保障基金主体的医疗保险信托基金,投资渠道主要是购买政府特种国债。根据社会保障法案,信托基金只能投资政府发行的债券或由政府对其本金和利息担保的债券。其投资范围具有强制性、投资决策科学性和投资品种的流动性。为安全起见,政府还规定,信托基金至少要保存受益支出总额的20%~30%作为盈余储备。

(三) 购买股票

投资于股票也是投资回报率较高的一种投资运营方式。但是由于股票的风险较高,为了规避风险,保障社保基金投资运行的安全性,各国对投资股票都有明确的规定。

例如:智利的社保基金不是作为资本进行投资,其投资方向随着资本市场的繁荣发展和投资自由化的扩大而不断调整,以期取得较好的回报。智利政府对于社保基金投资有严格的监管模式,政府通过严格的法律法规对公司进入和退出市场、投资项目和所占比例等方面进行监控,以确保基金有足够的偿付能力。例如政府规定购买公司股票仅占投资总额的10%。除此之外,智利有关法律还规定了其他限制,如投资于单一金融机构的资金不应超过基金的15%,投资于非金融机构的债券不应超过7%等。

新加坡的储蓄保险基金可以投资于股票和债券,与中央公积金结余相比,其投资回报率也较高;但同时规定:退休前取款基金允许个人直接通过购买中央公积金

笔记

法案许可的股票或间接通过共同基金(称为信托投资公司)投资于股票市场。

我国社会保险基金管理规定:"社会保险经办机构对于国库券和国家银行发行的债券能够直接投资,但不能直接放款,不能购买各种股票"。新农合制度规定"新农合基金不能用于任何形式的投资"。

(四)委托银行贷款

医疗保障经办机构不能直接发放贷款,只能采取委托银行贷款的方式进行投资。也可以根据国家政策扶持一些有发展前途和社会公益性的产业,提高社会保障在社会经济中的地位。

(五)其他形式的保值产品

随着市场经济的发展和金融系统的改革,国有银行推出一系列具有保值性质,但是风险不高的产品。例如,各个银行推行的理财产品。在同等期限内,它的收益比银行存款高,风险并不大,在保证基金流动性的前提下,可以购买国有银行的理财产品,保障在相同时间内,社保基金的增值空间要大于银行同期存款利率。因此,购买理财产品等也是社保基金投资方式之一。

(六)基金管理公司托管形式

很多国家已经建立新的基金管理模式和投资管理体制。各国在控制风险的前提下,在强调审慎的投资原则的同时,逐步放宽基金投资限制,扩大投资管理渠道,鼓励金融机构创新。目前我国社会保障基金也采取了基金管理公司托管的形式进入资本市场进行投资。

此外,由于社会保障基金具有长期稳定的特点,除在传统领域中进行投资外,还要涉及金融创新工具,例如可投资到电力、石油、通讯、铁路等关系国计民生的基础建设项目,这些项目具有资金需求量大、回收期长但投资回报率高、风险小的特点,恰好符合社会保障基金可长期使用但必须低风险运作的特点,可以为社会保障基金赢得较高的投资回报。

知识拓展

各国社会保障基金投资主体

医疗保障模式	社保基金投资主体	管理模式性质	代表国家
欧美模式	社会保障信托基金委员会,即由政府设立专门机构管理社保基金,或由政府相关部门直接管理,如财政部、社会保险部等	政府集中管理	美国、英国、澳大利亚、荷兰、加拿大
拉美模式	商业经营性基金管理,即由政府授权的私营基金管理公司(AFP)管理社保基金	企业私营分散化管理	智利、秘鲁、阿根廷、哥伦比亚

笔记

医疗保障模式	社保基金投资主体	管理模式性质	代表国家
续表			
新加坡模式	中央公积金局,负责社会保险基金的全权管理	政 府 集 中管理	新加坡
资料来源:亚行社会保障研究资料			

第三节　医疗保障基金监督管理

一、医疗保障基金监管的概念和目的

医疗保障基金的风险比其他社会保险基金要高,为了确保医疗保障基金的安全、合理、有效使用,就需建立健全医疗保障基金监督和监测管理机制,对基金的运作进行有效监管,对医保基金进行日常监测。

医疗保障基金监督(funds supervision)是对医疗保障基金管理行为的监督,即依据国家有关法律、法规,对医疗保障基金的预决算、基金收支、基金运营管理的合法性、真实性、有效性实施监督检查,保证安全有效使用。医疗保障基金监督目的如下:

1. 保证医疗保障制度的正常运行　通过监督,保证国家社会医疗保险各项政策和措施落实,保障社会保险医疗基金的正常稳定运行。尤其是对经办机构执行国家的医疗保障政策是否得力,操作是否有偏差,资金的使用是否合理等进行监督,对医疗保险制度的正常运作和可持续发展具有重要意义。

2. 切实维护医疗保障各方的利益　医疗保障基金流向复杂,尤其是医疗保险基金又是医疗保障基金中的最主要的部分,医疗保险基金流向包括个人、单位、定点医院和药店等,涉及各方利益,因此通过对医疗保险基金管理的监管,能增加透明度,促进医疗保险基金的合理使用,有利于均衡医、患、保三方利益,尤其有利于维护广大参保人员的医疗利益。

3. 预防医疗保障基金管理的各种风险　通过医疗保障基金监督,及时发现医疗保障基金运营中存在的违法、违规行为,并积极采取措施进行制止和纠正,不仅有利于基金的安全,而且有助于增强医疗保障经办机构的自我约束力。

4. 为医疗保障基金管理提供依据　通过有效的监督管理,可及时分析和评价医疗保障基金管理、运行状态与预期标准的偏差,研究偏差产生的原因及可能的危害,为政府制定和实施社会保障基金管理政策提供可靠的依据。

二、医疗保障基金监管的原则

(一)法制原则

医疗保障基金的监督必须依据现有的法律、法规,包括医疗保障政策和管理

笔记

办法,基金监督的规章制度,审计、财务、物价、卫生、药品监督等相关部门的规定。只有依法监督,才能保证监督的严肃性、强制性、权威性和有效性。

(二) 安全原则

对医疗保障基金的监督,要维护基金安全运行,确保参保人员的合法权益,保证医疗保障各个经办机构的正常工作,不能影响医疗机构、药店的正常秩序,防止以权谋私、违规运作,避免基金损失和由此引起的支付困难。

(三) 公正原则

以客观事实为依据,以法律、法规为准绳,综合运用行政、经济和法律手段,对医疗保障经办机构的基金管理行为予以监督检查。按照公开原则,提高透明度,使被监督者充分了解自己的权利、义务和责任,自觉地依法管理基金。

(四) 独立原则

实施监督的机构和人员对所检查的医疗保障基金管理运营活动及责任保持独立地位。有关监督检查人员不能参与经办机构的管理运营活动,如有利害关系和亲属关系,应予回避。

(五) 谨慎原则

按照医疗保障基金流动性、安全性、效益性原则,合理设置有关监督指标,进行评价和预测,最大限度地控制风险,促进管理运营机构自我约束基金运作行为。监督须谨慎定论与处理,做到宽严适度,创造良好的监督管理环境。

(六) 科学原则

医疗保障基金监督是一门不断发展和完善的管理科学。有关监督机构要建立严密适度的监督法规体系和科学规范的监督指标体系,运用先进的计算机技术,不断提高监督的质量和效率。

三、医疗保障基金监管的主要内容

(一) 政策执行情况监督

监督检查医疗保障经办机构执行医疗保险基金征缴、参保人员身份确认、贫困救助人员缴费额度、医疗费用支付范围等方面的相关政策方针、法律法规、规章制度的情况。政策执行不严,就会损害参保职工的利益,影响医疗保险制度的正常运转。

(二) 基金征缴情况监督

监督检查医疗保障经办机构在参保征费方面是否做到了应保尽保、应收尽收,也是对基金收入户的监督。即是否按时足额将医疗保险基金征收到位,有否擅自增提、减免保险费的行为;企事业单位参保缴费中是否存在违规行为以及稽核情况及其准确性;征缴和稽核的保险费是否及时足额缴入收入户管理,有无不入账或挤占挪用资金现象;基金收入户资金是否按规定及时足额转入财政专户,贫困救助人口的医疗保险缴费是否足额到位等。

(三) 基金支出情况监督

监督医疗保障经办机构支付各项医疗费用是否合规、准确、足额和及时,也是对基金支出户的监督。即经办机构是否按规定的项目、范围和标准支出医疗费用,定点机构和参保人,有无骗取保险金行为等。

(四)结余基金情况监督

监督医疗保障结余基金的存放保管、投资使用是否符合相关的财经规定。即是否有截留、挤占、挪用、贪污基金的行为,有无违规动用基金的现象;结余基金的收益状况、结余基金投资收益情况等。

(五)预决算情况监督

监督医疗保障经办机构年度预算编制的科学性、准确性,以及预算执行情况;检查医疗保障基金年度决算报告完整性、客观性,以及基金征收、支出、结余等相关数据的真实性等。

四、医疗保障基金监管的组织体系

医疗保障基金的监督需要多方位立体性的监督部门和机构来共同完成,我国已经初步形成了以劳动保障部门行政为主,财政、审计、税务、银行、经办机构内部以及社会有关部门共同参与和配合的医疗保障基金监督体系。

(一)国家行政管理部门

国家政府行政管理部门听取和审议对社会保障基金的收支、管理、投资运营以及监督检查情况的专项工作报告,组织对医疗保障基金贯彻社会医疗保险法实施情况的执法检查等,依法行使监督职权。地方、州、县等政府主管医疗保障的行政部门应当加强对单位和个人遵守社会保障法律、法规情况的监督检查。社会保障行政部门实施监督检查时,被检查的单位和个人应当如实提供与医疗保障有关的资料,不得拒绝检查或者谎报、瞒报。

各级政府应当根据基金财务管理的要求,结合经办机构内部财务管理和社会对基金监督的需要,建立规范的基金财务行为等一系列监督管理机制。

(二)财政部门

财政部门、审计机关按照各自职责,对医疗保障基金的收支、管理和投资运营情况实施监督检查。发现存在问题的,应当提出整改建议,依法作出处理决定或者向有关行政部门提出处理建议。医疗保障基金检查结果应当定期向社会公布。

医疗保障行政部门对医疗保障基金实施监督检查,有权采取下列措施:①查阅、记录、复制与医疗保障基金收支、管理和投资运营相关的资料,对可能被转移、隐匿或者灭失的资料予以封存;②询问与调查事项有关的单位和个人,要求其对与调查事项有关的问题作出说明、提供有关证明材料;③对隐匿、转移、侵占、挪用医疗保障基金的行为予以制止并责令改正。

(三)医疗保障管理委员会和经办机构

统筹地区政府成立由企业或雇主、参保人、工会、专家等各组织的代表所组成的社会保障监督委员会,是基金监管的重要部门,掌握、分析社会保障基金的收支和管理,尤其是社会保险基金的收支和投资运营管理,对社会保障工作提出咨询意见和建议,实施社会监督。

社会保障经办机构是基金监管的主要部门,应当定期向社会保障监督委员会汇报社会保障基金,重点是社会保险基金的收支、管理和投资运营情况。社会保障监督委员会可以聘请会计师事务所对社会保障基金的收支、管理和投资运营情况进行年度审计和专项审计。审计结果应当向社会公开。

医疗保障监督委员会发现医疗保障基金收支和管理中存在问题的,有权提出改正建议;对医疗保障经办机构及其工作人员的违法行为,有权向有关部门提出依法处理建议。

五、医疗保障基金监管的方式

目前,医疗保障基金监管的主要方式,包括内部监督、行政监督、审计监督、社会监督。

(一)内部基金监督

内部基金监督是医疗保障基金管理监督机制的基础环节,它是在充分利用经办机构内部各部门之间、上下级之间相互协调和制约关系的基础上,根据有关医疗保障基金财务、会计制度的规定,建立起来的一系列相互关联和约束的制度及管理措施。社会保障经办机构要建立健全基金预决算制度、财务会计制度、审计制度和各项内部管理制度,加强内部管理监督。

1. 建立健全经办机构业务流程 如医疗保险制度中的保险费征缴流程、个人账户支付流程、住院费用支付流程、异地医疗费用支付流程等,细化明确各项医疗保险业务的程序。方便快捷,有利于风险控制的业务流程是实行有效的内部控制制度。

2. 完善内部管理制度 如财务会计制度、审计制度、定点医疗机构监管制度、内部稽核制度等。内部管理制度要依据统一性、针对性、可操作性,以及全面性、完整性和系列性的原则进行设置。

3. 明确内部稽核工作的机构和人员 在医疗保障各经办机构内部,对于基金运行管理应建立基金审计部门,对于各项保险费的征收、费用支出都应有相应的部门或机构来实施内部稽核工作。内部审计稽核工作应按业务程序设置岗位,制定岗位责任制,做到责任到人。

4. 内部财务、业务、审计相互独立 医疗保障经办机构内部要建立相对独立的财务、业务和审计部门,尤其是审计职责不能由其他部门来代替,也不能放在某个业务部门或财务部门,而必须有单独的部门来履行。

5. 明确内部监督检查方式 可采取上对下、交叉检查、抽查等形式,例如,组成基金评审专家委员会,对医疗保障基金收支的原始凭证是否真实可靠,有无弄虚作假现象,检查医疗保险财务制度是否健全,各项费用结算办法是否科学、完善等。

(二)行政监督

行政监督管是按照行政管理权限和行政隶属关系,由行政机关对医疗保障基金管理实施的监督,这是一种外部监督。基金的行政监督属于执法性质的监督,包括劳动保障行政主管部门的监督、财政部门的财务监督和审计部门的审计监督。其中,劳动保障部门的行政监督是基金行政监督的主体。

1. 劳动保障监督　劳动保障部门和财政部门要对医疗保障基金预算、决算等进行审核,对基金的收支管理情况进行监督等;例如,根据我国2001年劳动和社会保障部颁布的《社会保险基金行政监督办法》的规定,劳动保障部主管全国社会保险基金监督工作,县级以上地方劳动保障行政部门主管本行政区域内的社会保险基金监督工作。

劳动保障部门对医疗保险基金的行政监督内容主要有:①经办机构贯彻执行社会保险基金管理法律、法规和国家政策的情况;②医疗保障基金预算执行情况及决算情况;③医疗保障基金征收、支出及结余情况;④建立医疗保障基金监督举报系统,受理投诉举报,查处基金管理违规案件;⑤医疗保障基金管理的其他事项。

2. 财政监督　由于医疗保障基金是专项基金,涉及面广,规模大,关系到国计民生,同时医疗保障基金直接或间接来源于财政,对财政收支平衡有很大影响,加上基金入不敷出时,政府要承担最后责任,因此财政监督非常重要。财政监督医疗保障基金主要涉及基金账户设立和管理,基金预算决算编制及预算的执行情况,基金的收支平衡,基金的安全等方面。

3. 审计监督　审计监督是由各级审计部门对医疗保障基金的管理情况进行的监督,是一种法律效力较强的外部监督。审计部门要重点审计医疗保险基金和医疗救助基金,要定期对医疗保险基金和医疗救助基金的收支情况和经办机构的管理情况进监督;通过审计监督,可以严肃财经纪律,维护财经秩序,保护医疗保险基金不受侵犯。

审计监督主要内容:①对医疗保障基金预决算进行审计监督。如经批准的医疗保障基金预算和财务收支计划是否严格执行,有无超预算、超计划问题;年度决算和财务报告及有关的会计报表、会计账簿、会计凭证是否真实合法等。②对医疗保障基金内部控制制度的审计监督。包括财务管理的规章制度是否健全,财务和内部审计机构是否健全,能否有效地发挥核算监督和控制作用等。③对医疗保障基金收支和结余情况进行审计监督。④对医疗保障经办机构财务收支相关内容进行审计监督。

（三）社会监督

社会监督是社会公众通过社会团体、社会组织(例如中国的政协人大、民主党派、工会、共青团、妇联等)、舆论机构(报刊、电视、广播等)以及公民个人对医疗保障基金管理情况实施的监督。社会监督的各成员由于所处位置不同,切身利益不同,获取的信息差异,所施行的监督有时会更有力、更有效,因而常是衡量基金监督效率的一个重要标志。例如,我国社会组织对医疗保险基金使用的监督,新农合制度中的公示制度,医疗救助中救助对象的合规性等,都属于社会监督的范畴。为有效实施医疗保障基金的社会监督,可以采取以下一些措施:

1. 成立医疗保障基金监督管理委员会　以统筹地区为单位,设立由政府有关部门、非政府组织人员、企业或雇主、参保人、医疗机构、工会和有关专家等代表参加组成的,具有广泛代表性的医疗保障基金监督和管理组织。

2. 建立和完善医疗保障基金信息公布制度　医疗保障基金的预算、决算报告

等相关资料数据,通过合法程序,定期由新闻媒体向社会公布,接受广大参保群众的监督。例如,通过在村、乡、县等医疗机构定期公示参保人医疗费用报销情况,有利于广大参保人相互监督,这些社会监督在基金监管方面发挥了重要的作用。

3. 建立快速方便的医疗保险查询系统　利用现代化的设备,建立包括语音、电话、互联网等多种形式的查询系统,方便参保人员查询个人账户的收入情况,医疗费用的报销情况,定点医疗机构的服务情况等。

4. 建立参保人与医疗保障经办机构之间的沟通渠道　医疗保障经办机构,监督机构等相关部门,应设立举报电话、投诉电话、意见箱,及时听取社会群众对医疗保障基金管理的意见和建议,并认真进行研究,对一些合理化的意见要积极组织落实,同时将处理意见反馈给相关人员。

(四) 信息化监管

医疗信息化是未来发展的趋势,也是监督医疗保障基金的重要手段。通过信息化,直接控制参保人的就医情况和医疗费用支出情况,也可以利用信息化网络,从医疗保障经办机构上级部门直接监管到各级统筹地区经办机构的基金管理,也可以直接监管到各定点医疗机构的费用支出情况,从而保障各项医疗保障基金的安全。要充分利用计算机网络,加强医疗保障基础数据的电子管理,完善电子系统,为开展更精细化的监督创造条件。

知识拓展

国外医保基金监管体制常见模式

(一) 集中监管和分散监管

所谓集中监管是指"一国政府在构建医保基金监管体系时,将监管职能赋予单一的机构,由该机构代表政府集中履行对医保基金的监管职能"。其特点体现在监管主体是单一、专门的政府机构,如法国的医疗基金控制委员会,阿根廷的劳动与保障部,智利的医疗基金管理公司监管委员会。政府机构以保障医保基金安全并追求保值增值为目标,通过健全内部运作机制,对医保基金进行整体安排,来为社会提供有效的监管服务。实行这种体制的有法国、智利、阿根廷等国家。

分散监管则是指"一国政府在构建医保基金监管体系时,将国家对医保基金监管的职能赋予两个以上相互独立的主体,并且这些主体大多是由政府现有的经济管理部门组成。"分散监管偏重于发挥各监管主体的专业优势,借助先进技术来降低监管成本,确保医保基金的稳健运营,实行这种体制的多见于英美等金融市场发达国家。

(二) 审慎性监管和严格限量监管

审慎性监管模式主要表现政府较少干预医保基金的日常管理,主要是依靠社会中介组织来监督基金运营。严格限量监管是"预先配置好各种资产在总资产中的比例,然后按照既定的比例投入资金。其特点是监督机构独立性强,权力较大,基金的结构,运作和绩效等具体方面进行限制性的规定"。

笔记

第四节 医疗保障基金的风险控制与管理

一、医疗保障基金风险控制与管理的意义

风险是客观存在的、损失的发生具有不确定性的一种状态。风险是指遭受损失的一种可能性。对个人而言,是指收入、财产、精神以及生命遭受损失或损害的可能性;对经济组织来说,是指收入、资产遭受损失以至破产的可能性。医疗保障基金风险(funds risk)是指医疗保障制度运行过程中所发生基金超支、骗保、不合理行为等所导致的基金发生损失的可能性。这种可能性是不确定性,它是在一定时候或一定条件下才会变成实际危害。医疗保障基金风险的存在,将会影响到医疗保障制度的运行,从而使国家、个人和单位的经济利益受到损失。因此,为了保障医疗保障制度的政策运行,监控医疗保障基金的风险并实施有效手段进行管理和控制显得尤为重要。

二、医疗保障基金风险因素与种类

(一) 医保基金风险因素

1. 经济因素 尽管各种医疗保障制度运行方式不同,但大多数国家的医疗保障基金来源于国家财政、企业或个人收入。如果整个宏观经济增长速度减慢,就会影响财政积累能力以及企业的经济效益,进而影响到医保基金的筹资。如果企业的效益减速,年轻人较多的企业逃费和困难企业无力缴费将会使医疗保障筹资能力下降,负担加重。不缴费的单位越多,则缴费单位负担费率就越高,于是更多的企业开始逃费,从而形成了连锁效应,导致医保基金面临筹资不足的风险。

2. 人口老龄化因素 人口老龄化也将成为世界各国的发展趋势。随着人均期望寿命的延长,人口老龄化问题越来越严重,这不仅影响到医保基金的筹资,更影响到医保基金的支出。目前,我国城镇职工基本医疗保险制度的缴费政策是按在职职工工资总额的一定比例筹资,退休人员不缴纳基本医疗保险费,但是享受医保的最高待遇。也就是说筹资总额的增长速度只能与在职职工工资总额的增长速度同步。随着人口老龄化的趋势,退休人员比例增大,医疗服务需求增加,人均筹资水平下降,人均医保基金支付额上升,将严重影响医保基金的收支平衡。

3. 医疗费用增长的因素 医疗保障制度主要是为参保人因健康原因就医时支付的费用进行补偿。随着经济水平的增长,参保人对医疗需求不断扩大,医疗费用水平持续上升,从而增加了医保基金支出风险。医疗机构的市场化也在一定程度上诱发了医疗费用的增长。医疗费用持续增长对医疗保障基金来讲是最大的风险。

4. 医疗机构的管理水平因素 医疗机构是医疗保障制度实施的平台和载

体,医、患双方是医疗保障的主体,也是实质意义上的经济人,在医疗过程中总会追求自身利益的最大化。为了达到利益最大化,医、患双方达成一种默契,即形成利益共同体。医生多开检查、多开药等行为,助长了不合理的费用支出。另一方面,由于参保人员的信息和就诊行为基金管理机构难以直接观察到,参保人也会产生道德风险,过度利用医疗服务,骗取医保基金,增加医保基金的风险。

知识链接

挪威破获最大医疗骗保案

据新华社专电,挪威警方破获本国数额最大的一起医疗骗保案,已逮捕一名医生和一名心理学家,两人被指控"巨额社保欺诈及伪造文件,造成1.5亿挪威克朗(约合2500万美元)的损失。医生还涉嫌骗取巨额商业保费"。

警方说,这名男医生和女心理学家经常合作,从医学杂志上摘抄病历细节以伪造或夸大客户病情,然后借助提供假医疗证明,帮助客户从政府和保险公司处敛财,他们从中收取回扣。两人从20世纪80年代开始作案,直到2001年男医生被吊销行医执照才罢手。

---

5. 医疗保障机构内部管理的因素　医疗保障经办机构具有监控定点医疗机构服务质量的责任,同时还有为定点医疗机构结算费用和为参保人员报销医疗费用的责任。因此,医疗保障经办机构工作人员的素质、业务水平、工作能力对医疗保障基金支付的控制有着举足轻重的作用。

6. 医疗保障制度本身固有的风险　由参保人、保险人所组成的保险市场,不可避免地存在保险制度本身所固有的风险。主要包括:①风险选择:身体不健康的人积极参保,而身体状况良好的人不参保或少参保,从而增加基金支出,带来基金风险;②道德损害:有了保险以后,参保人会增加对医疗服务的利用,这种现象造成的后果是,保险基金收入逐渐减少,医疗保险基金支出逐渐增多。

(二)医保基金风险分类

医保基金面临的风险是多种多样的。根据医疗保障运行模式不同,主要风险分类如下:

1. 按医保基金运行过程进行划分可分为筹资风险、支付和使用风险、投资风险。

(1)筹资风险:基金筹资风险是决定医疗保障基金收支平衡最主要的因素,是三大风险中受社会经济环境的影响最大、最难控制的风险。主要包括:财政补助基金筹资不到位、个人或者参保单位拖延医保费用或者缴费不足等。例如,部分参保单位不履行如实投保义务,出现参保的风险选择、不如实申报工资总额等情况。

(2)资金使用环节:这是目前医疗保障制度运行过程中出现风险最多的地方。例如:①医患合谋套取医疗保险基金,将自费药品、自费检查项目伪造成可

笔记

报销药品和项目,挤占医疗保险基金;②参保人伪造假的住院清单套取医保基金;③医院出于自身利益诱导参保人住院;④利用医保卡购买营养品等虚假行为导致基金支出增加。

(3)投资环节:购买的理财产品或者公债升值空间小,违规操作,挪用社保基金购买股票等导致社保基金投资失败,从而带来社保基金的风险。

2. 按风险性质分类　可分为操作风险、体制风险、金融风险和道德风险。

(1)操作风险是指在制定或操作相关基金筹集和支付方案时可能发生的风险。

(2)体制风险主要是指在医疗保险体制或相关制度的变化所引起的风险。

(3)金融风险主要指在医保基金的增值保值过程中,由于决策失误,客观情况变化或其他原因导致基金损失的可能性。

(4)道德风险,是医疗服务的提供方和需求方利用其信息优势采取了一系列投机行为,导致医疗费用不合理增长。

3. 按医疗保险制度为界　分为系统内风险和系统外风险。

(1)系统外风险是由医疗保险所处的政治、经济、金融、法律、文化等社会环境决定的,具有全局性,很难完全分散和转移。

(2)系统内风险是在运营过程中产生的,其根源是医保制度自身的缺陷,具有局部性。

三、医疗保障基金预警体系建立

医疗保障基金预警系统属于医疗保障基金的日常监测管理,建立医疗保障费用预警预报监控体系,控制定点医疗机构不合理费用支出,确保参保人基本权益不受侵害,是医疗保障基金管理的一个重要内容。

(一)预警和预警系统的概念

1. 预警的概念　预警即预测报警,是指通过对事物现有状态和特定信息的观察、分析、对比变化趋势进行判断,描述和预测,并与预期目标进行比较,同时利用设定的方式和信号,给予风险预告和警示,以便预警主体采取相应对策。

2. 预警系统　预警系统实际上就是根据所研究对象的特点,通过收集相关的资料信息,监控风险因素的变动趋势,并评价各种风险状态偏离预警线的强弱程度,向决策层发出预警信号并提前采取预控对策的系统。要构建预警系统,首先需要构建评价指标体系,并对指标类别加以分析处理;其次,依据预警模型,对评价指标体系进行综合评判;最后,依据评判结果设置预警区间,并采取相应对策。医疗保障预警系统主要针对医疗保险基金进行预警。

(二)医疗保险基金风险预警过程

医疗保险基金风险预警体系(funds risk alarm system),是对医疗保险基金运行风险进行有效预警的综合系统。主要包括三部分:①组织系统,即负责风险管理和预警的机构,承担预警工作的具体部门和人员;②数据系统,即通过建立信息管理系统,采取风险预警所需要的指标数据,对医保基金收入、支付全过程及时监控,并定期利用预警模型对数据进行判别分析,作出预警报告;③制度系统,

笔记

即系统运行中的各类操作规范,包括数据采集制度、指标动态调整制度,定期分析制度,预警报告制度等。

风险预警的作用在于在风险事件发生之前发出警告。预警的过程包括风险识别、风险分析、风险评价、风险预警等步骤。风险预警过程如图7-1所示:

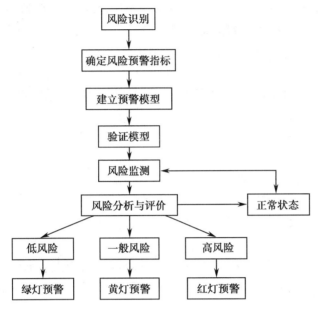

图 7-1　风险预警流程图

(三)预警指标体系的构建

构建预警体系的核心内容是建立科学的风险预警指标体系。它是通过对医疗保险的社会经济环境、政策目标和运行效果进行深入分析,识别产生基金风险的各类因素,并明确哪些因素是可控制的,哪些因素是不可控制的,确定若干重要的、可以量化的风险预警指标,建立预警指标体系。

预警指标体系包括两部分:

1. 内部环境指标　主要包括三部分:

(1)反映医疗保险基金筹资水平的指标:一般用费率、财政收入和补助水平、统筹基金支付比例、最高支付限额,退休人员比例、医保基金缴费率、人均筹资水平等反映。

(2)反映医疗保险基金的偿付能力指标:一般用住院率、次均住院费用、基金使用率、按月份统计的累计基金使用率来反映。

(3)反映医疗保险基金结余的指标:一般用本月医疗保险基金支出占医疗保险基金结余额能够保障支付的月份,资金结余率等指标来反映。

2. 外部环境指标　主要包括人口年龄结构、在职职工工资收入、医疗服务价格等指标。

对每一项指标要确定警戒线,即阈值。当这项指标的运行偏离了正常水平并超过某一阈值时,把它作为风险信号进行预警。根据各项指标的权重,测定基金综合风险的阈值。

（四）风险预警系统的步骤

在风险预警系统中,根据研究对象的实际情况及风险管理者的经验,合理划分风险预警区间,判断风险值所处的状态。

1. 划定预警区间　划分预警区间包括划分警区和确定警限。风险预警可分为三个预警区,即Ⅰ区(低风险区)、Ⅱ区(中等风险区)、Ⅲ区(高风险区)。对于风险评判等级一般采用三分制,即:"高风险","中等风险","低风险",评判得分为3、2、1。根据风险值的大小,判定基金风险所属区域。若风险小于或等于1,则处于较低风险区,暂时风险不大;若风险在1～3之间,则处于中等风险区,需要关注;若风险大于3,则处于较高风险区,需要监控,并考虑采取相关措施。

2. 设计灯号显示系统　预警系统可采取类似交通管制信号灯的灯号显示法。因为系统设有三个预警区间,故可设计三灯显示系统,即红灯、黄灯、绿灯三种标志进行预警。针对不同的预警区间,灯号显示所表现的警情也会有所不同。高风险显示为红灯,一般风险显示为黄灯,低风险显示为绿灯。

3. 建立预警分析报告制度　经办机构应定期上报基金风险预警报告书,召开基金风险分析会,对基金征缴收入、统筹基金支付、统筹基金使用情况作出判断,对变化趋势作出预测,对可能的风险发出警示并提出应对措施。相关管理部门要高度重视风险预警结果,及时采取应对措施,缓解风险,开发并调整预警应用软件,修改和完善基金预警指标体系,总结经验,完善基金风险预警体系。

四、医疗保障基金风险应对措施

医疗保险基金的风险监控应该进行规范化管理,加强预警监督机制建设。针对医疗保障基金的特点,可以采取法律约束、制度防范、监管防范、技术防范等手段进行风险应对。

（一）根据法律法规,依法处理违规行为

针对医疗保障运行过程中由违法行为所造成的风险因素,如果相关法律法规中已经有明确的惩处规定内容,其行为应该依法处理。

1. 截留、挪用、贪污、虚假补助等行为都是属于违反国家有关法律的　例如我国《刑法》第382条第一款规定:国家工作人员利用职务上的便利,侵吞、骗取、窃取或者以其他非法手段,占有公共财物的是贪污罪。其第383条规定:个人贪污数额不满5000元,情节较重的,判处2年以下有期徒刑或拘役;情节较轻的,给予行政处分。其第384条规定,挪用公款数额较大,超过3个月未归还的,以挪用公款罪,处5年以下有期徒刑或拘役。

2. 对医疗服务机构的法律约束主要是要依照医疗机构管理条例的规定、通过合同制的方式使医疗服务机构、病人、费用支付者的行为得以规范。

3. 对支付环节财务上的弄虚作假,可以根据《会计法》规定:伪造、变造会计凭证、会计账簿、编制虚假会计报表,不构成犯罪的,予以通报、罚款、撤职、开除;构成犯罪的,追究刑事责任。

（二）完善制度建设,防范风险

任何一项工作的开展都离不开相应的制度建设。只有建立一套科学合理的

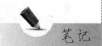

制度,工作的开展才能做到有章可循、顺利高效。医疗基金风险管理也不例外。

1. 内部牵制制度　对医保基金的管理,关键的要强调相关部门的协调配合。财政部门、医保管理部门与开户银行之间的需要相互配合与牵制。医保经办机构、财政部门都要建立健全严格的内部牵制制度,对所有的经办事项、经手资金都必须有经办人、稽查人和相关负责人签字。对财务核算、报销审核等都要形成一套完整的制度。制定补偿结算制度、收支上报制度、医药费定期审核制度、定期财务会审制度、信息收集、整理、统计上报制度、投诉举报事件查处与反馈制度,奖惩制度等。防止工作人员贪污挪用,从制度上预防职务犯罪行为。建立医疗费用公示制度,防止参保人骗取医保基金。

2. 严格执行医保基金的财务管理制度　各项医保基金的管理和支出必须按照各项医疗保障的财务管理制度和会计核算制度进行处理,保证账目准确、数据真实、报表及时。审慎选择委托银行,加强医疗保障基金财政专户的管理。增强资金运行的规范性和透明度,发挥委托银行的作用,规范资金支付程序,实现资金的安全运行。

3. 建立风险基金,弥补医保基金超支风险　医疗保障基金要明确规定"按照一定比例提取风险基金或者储备金,以应对突发事件所导致的医疗保障基金超支风险。例如,按照财政部、原卫生部《关于建立新型农村合作医疗风险基金管理意见》的要求:"新农合风险基金应按照年筹资总额的3%提取风险基金,其规模保持在年筹资总额的10%左右。风险基金达到规定的规模后不再继续提取"。

4. 改革支付方式,加强对医疗机构管理　医疗机构作为医保基金支出的第一守门人,加强定点医疗机构管理,防止医疗服务中的不规范行为,控制医药费用过快、不合理增长是控制基金风险的重中之重。目前有效的监控措施是改革医疗保障费用支付方式,通过综合运用按服务项目支付、按人头支付、按单元费用支付、按病种分类支付、总额预算制等费用支付方式,有效控制和防范由于医疗服务供方过度追求自身利益所带来的医保基金支付风险。

（三）利用信息化管理手段,及时监控基金风险

控制风险、保障基金的安全必须利用现代网络信息技术。计算机管理和信息网络手段,不仅能提高基金管理的工作效率,还能够加强资金监控管理。建立财政部门、医疗保障管理部门、定点医疗机构之间的网络信息系统,既能做到信息共享,又能及时地掌握基金支付的信息,有效地防范各个环节的工作疏漏或人为侵害医保基金的行为。主管部门或监管部门通过银行支付系统、基金收支系统对医保基金运行进行网上监控,随时了解和监督基金的流向,适时发现并处理异常情况,防止基金流失的发生。

（四）建立基金预警管理系统

1. 建立健全基金预警机制　使得基本医疗保险基金管理体系更加完善。对总体风险进行定量研究,建立理论模型以及计算机预警系统,对风险进行预测预警。

2. 建立医疗保险基金财务预警预报制度　对医疗保险基金阶段性的支付情况进行研究分析,预测医保基金支出规律,针对性地提出整改建议和措施,做到

有的放矢、对症下药。防止潜在的风险演变成现实的损失，以达到未雨绸缪的作用。确保医保基金安全有效运行。

3. 加强医疗保险费用的预警管理和监控 按月对定点医疗机构医疗保险费用进行监控。监控的主要内容为：住院大额费用、门诊特殊病费用和拒付费用等。通过与上期及本期次均费用对比排序，对超过一定比例的定点医疗机构实施重点监控，每月和每季度以文字通报或上网及预警告知书等形式公布，从而达到有力控制定点医疗机构不合理费用支出的目的。

4. 基金管理部门应建立重大风险预警机制和风险金动用机制及基金超支应急机制 明确责任人，规范处置程序，确保特殊情况的及时处理。对月度基金使用情况实行动态监测，建立基金支出预警机制。有条件的地区应开展基金风险建模研究。不断完善统筹基金风险预警指标体系，建立指标预测模型，使得风险量化，能够及时发现危机并作出预警。

5. 加强预警监督机制 医疗保险基金管理的预警制度强调在风险发生之初进行控制和调整。预警制度可以很好地控制事件，将风险控制在萌芽状态。预警监督机制的建立要以强化稽查监督和数据监测预警为主，建立长效监督机制，定期抽查各定点医疗机构住院病人情况，对风险等级较高的医院随机抽查住院病历，重点监控问题医院，控减不合理费用的发生。通过计算机数据统计和多方面数据控制来实行数据监测预警监控。根据数据库的分析得出未来基金使用情况。通过医保数据库及日常分析制度，及时发现异常情况，及时提出整改措施。

本 章 小 结

医疗保障基金的管理对医疗保险制度稳定运行和可持续发展具有重要意义。医疗保障基金管理的原则包括集中管理、部门协调、专款专用、收支平衡、效率优先的原则，医疗保障基金的运行包括基金筹资、基金分配和支付、基金投资运营等三个方面。根据医疗保障基金的运行规律，医疗保障基金的管理内容包括：筹资管理、基金支付管理、基金投资运行管理、风险预警管理和监督管理。每一种医疗保障基金都会采取具体的财务管理办法来实施。医疗保障基金必须严格按照财务制度的规定遵照执行。

医保基金投资的原则包括安全性、收益性、流动性、经济效益和社会效益相结合的原则进行，投资方式包括银行利息、购买公债和理财产品等。

国家行政部门、财政部门、卫生部门、审计部门、社会团队对医保基金具有监督的责任和权利，通过内部监督、行政监督、社会监督、审计监督、信息监督等方式对医保基金进行监管。要定期监测医保基金风险，建立预警机制、设定预警指标和预警系统，实施监管医保基金的安全。

关键术语

医疗保障基金　medical security fund　　　基金预算　funds budget

基金决算 finals accounts

基金投资管理 funds investment management

基金监督 funds supervision

基金风险 funds risk

基金风险预警体系 funds risk alarm system

思考题

1. 医保基金的管理原则是什么？
2. 简述医保基金投资原则和方式。
3. 医保基金的风险因素有哪些？

（高广颖,首都医科大学卫生管理与教育学院）

笔记

第八章

医疗服务提供与监管

学习目标

通过本章的学习，你应该能够：

掌握：医疗保险对医疗服务提供监管内容。

熟悉：医疗保障对医疗服务提供监管模式。

了解：医疗保障管理与医疗服务提供的关系。

章前案例

医保药品与自费药，谁说了算？

王女士的母亲因为重病住进了医院的重症监护室，后因为救治无效去世。母亲去世以后，王女士拿着20多万元的医疗单前往医保中心进行结算，结果王女士没有料到，有6万多元的自费药品医保不予报销。

王女士感到困惑，将此事上报给有关部门，并引起重视。经过审核发现，在王女士六万元的自费药品当中有二万元属于医保报销范围内的药品，予以报销。另外的四万元药品不在医保药品目录之内，属于自费药品。王女士感到混疑惑，她本以为某药品价格很贵、应当属于自费的药品却成了医保药品，她认为的医保药品的药又算成了自费药。

医保药品与自费药，谁说了算？医院的行为是否合理？如何监管医疗服务行为？

医疗保险与医疗服务提供是医疗保障体系的重要组成部分。医疗保险着重于卫生服务资源的筹集和合理配置，医疗服务提供侧重于卫生资源的开发和使用。由于医疗保险系统是由保险人、被保险人、医疗服务提供方和政府组成的多方结构，导致医疗服务提供与购买和接受服务相分离，因此需要对医疗服务进行规范化管理，建立医疗保障管理机制，约束医疗服务供方不合理的医疗服务行为。

本章从三个方面介绍医疗保险对医疗服务提供的监管与管理，首先介绍医疗服务提供与医疗保险的关系，然后介绍医疗保险对医疗服务提供的管理，最后介绍医疗保险对医疗服务提供的监管。

笔记

第一节　医疗服务提供与医疗保险的关系

一、医疗服务提供

1. 医疗服务　根据《中华人民共和国营业税暂行条例实施细则》第二十六条的规定：医疗服务包括对病人进行诊断、治疗、防疫、接生、计划生育方面的服务，以及与之相关的提供药品、医疗用具、病房住宿和伙食等的业务。

基本医疗服务，是指医疗保险制度中对劳动者或社会成员最基本的福利性照顾。其目标是保障劳动者或社会成员基本的生命健康权利，使劳动者或社会成员在防病治病过程中按照防治要求得到基本的治疗。具有公益性、普惠性、安全廉价、方便有效的特点。

医疗服务提供，包括各种疾病的诊断治疗服务以及与之相关的药品提供、医疗用具以及服务设施设备的提供。

2. 医疗服务提供　医疗服务部门主要指开业医生和门诊、各类医院以及医药供应机构。随着现代医疗的发展，医疗服务部门又扩大到急救机构、专业护理部门和康复疗养机构、并逐步纳入到医疗保险的范围内。

在医疗保险制度中，医疗服务提供方不是泛指所有的医疗机构和医务人员，而是指经过国家相关部门审查并确认，为参保人员提供指定医疗服务的医疗机构及其医务人员。这类医疗机构为参保人员所进行的医疗服务行为，称为"保险诊疗"。例如我国的医疗保险定点医疗机构，就是通过医疗保险统筹地区劳动保障行政部门审查，并经社会保险经办机构确认。

3. 医疗服务提供方的性质　医疗服务属于准公共产品，具有公益性、福利性和商品性的属性，因此医疗服务提供机构既具有福利性机构的特点，又具有自主经营特征。这些因素使医疗服务提供者总是在不违背其公益性的前提下追求尽可能多地提供服务，实现利润最大化。医疗保险机构需要通过制定定点医疗机构、确定医疗保险服务的范围、制定给付的标准与途径以及改变支付方式等形式来约束供方的行为，达到医疗资源合理使用、有效控制的目的。

根据医疗服务提供方的单位治理结构、服务购买方的组织方式可以分为多种医疗服务的组织方式。一般来说，根据住院时间的长短、类型、所有权、规模大小等，医疗机构可以分为营利性医院、非营利性医院，公立医院和私人医院，综合医院和专科医院，急性期医院和慢性病医院等。从医疗机构性质来看，非营利性医疗机构是构成医疗服务提供体系的主要部分。不论采取何种模式，政府都同时承担了直接提供服务、出资购买服务和监管服务供给三种责任，政府的监管体现在服务供给的各个环节。

4. 医疗服务提供的要素　包括提供的地点、提供的技术、提供的人力和提供的药品。

（1）医疗服务机构：是指经国家卫生部门批准并取得了《医疗机构执业许可证》的医疗服务机构，以及经军队主管部门批准有资格开展对外服务的军队医疗服务机构等。

根据《医疗机构管理条例实施细则规定》(1994年),我国的医疗机构可以划分为12类:①综合医院、中医医院、中西医结合医院、民族医院、专科医院、康复医院;②妇幼保健院;③社区卫生服务中心;④中心卫生院、乡镇卫生院、街道卫生院;⑤疗养院;⑥门诊部;⑦诊所;⑧村卫生室;⑨急救中心;⑩临床检验中心;⑪专科疾病防治院;⑫护理院;⑬其他机构。其中①所包含的机构通常被称为医院,社区卫生服务中心、农村的乡镇卫生院、村卫生室被称为基层医疗卫生机构。

(2)药事服务提供:药事服务(pharmaceutical care,简称PC),也称为药学保健,或全程化药学服务(简称IPC)。是指药学人员利用药学专业知识和工具,向社会公众(包括医药护人员、病人及其家属、其他关心用药的群体等)提供与药物使用相关的各类服务。其目的在于实现改善病人生活质量的既定结果。这些结果包括:①治愈疾病;②消除或减轻症状;③阻止或延缓疾病进程;④防止疾病或症状发生。

医疗服务中,医生会根据病人的诊断与病情选择用药。但是由于药品种类的繁多,药品质量存在差异,以及国产药品与进口药品价格差距的悬殊,以及医药流通企业和医疗机构之间的利益诉求,以及医疗服务提供时的信息不对称,医疗服务提供时会出现不合理用药、追求贵重药品的风险,导致药品费用上涨,浪费医疗保障资源。

(3)医疗服务设施的提供:医疗服务设施的提供是指病人就医时医疗服务机构为病人提供的与诊断治疗相关的生活服务设施、设备。如对医疗机构的建筑要求、病床的数量、医疗服务设备的配置标准以及风险管理等。

医疗服务设施设备的提供必须与社会经济水平相适应。医疗保险资金只能保障与诊断治疗护理密切相关的必需的生活服务设施和设备。

(4)医疗技术、医疗器械的提供:根据我国2000年颁布的《医疗器械分类规则》,医疗器械,是指单独或者组合使用于人体的仪器、设备、器具、材料或者其他物品,包括所需要的软件。其使用目的是:对疾病的预防、诊断、治疗、监护、缓解;对损伤或者残疾的诊断、治疗、监护、缓解、补偿;对解剖或者生理过程的研究、替代、调节;妊娠控制。其用于人体体表及体内的作用不是用药理学、免疫学或者代谢的手段获得,但是可能有这些手段参与并起一定的辅助作用。

医疗器械分为三类:第一类通过常规管理足以保证其安全性、有效性的医疗器械。第二类对其安全性、有效性应当加以控制的医疗器械。第三类用于植入人体,于支持、维持生命;对人体具有潜在危险,对其安全性、有效性必须严格控制的医疗器械。

医疗器械行业是一个高科技行业,是国际大型公司相互竞争的制高点,介入门槛较高。其中医学影像设备是医院医疗设备中不可或缺的组成部分,也是医院综合实力的重要体现,不仅为临床诊断、治疗提供重要保险,同时为临床科学研究提供重要平台。然而医疗器械行业是一个高投入、高回报的行业,医疗技术的使用、医疗器材的选用必须要与国家医疗保险筹资水平相适应。

二、医疗服务提供与医疗保险的关系

医疗服务的特殊性导致医疗服务无法完全交给市场来提供。为解决市场失灵带来的医疗服务提供过剩或不足,医疗保障筹资方引入社会保险机制,将医患信息不对称转换为医保机构与医疗机构之间的信息相对称,制定法律法规,通过制定定点医疗机构和确定医疗保险服务的范围以及给付的途径以及改变支付方式等形式来约束供方的行为,达到医疗资源合理使用、有效控制的目的。然而这种第三方付费制度割裂了医疗服务提供方、接受方和支付方的关系,对供需双方的约束下降。医疗服务提供方为追求利润最大化会尽可能多提供医疗服务。这种供方与保方之间制约与反制约的对立关系使得卫生服务提供与医疗保险之间存在巨大的矛盾,这种矛盾又难以自动消解,如何构建既能控制医疗费用,又能提高医疗服务质量,合理有效的医疗保险管理体制,成为各国政府医疗改革中追求的目标。

三、医疗保险制度对医疗服务成本的管理

医疗保健费用的上升,导致全世界政策制定者都面临保证医疗质量、获取医疗服务途径和支出的困境决策。为了保证获取途径和医疗质量,许多发达国家都采取了控制医疗服务成本上升的策略。

1. 强制费用　强制费用策略是指通过价格设定来控制支出。政府在购买医疗服务时遵循的理论依据有两个方面:①根据医疗服务(特别是急性医疗服务)的价值决定医疗服务的价格;②根据病人的支付能力制定医疗服务价格。价格的制定可以根据医疗服务的价值来制定,这个价值体系根据某种可比的标准试图赋予医疗服务一个价值;也可以通过政府和医疗人士谈判来设定。这些价格可以是暂时的、自愿的或强制的。

制定合理的价格会增加医疗服务市场的效率,反之就会给医疗服务消费者带来损失,阻碍医疗科学的发展。合理的价格应该反映出医疗服务所有的成本,医疗服务的成本包括医疗机构所有部门活动的业绩指标,根据各部门提供的数据进行核算。

医疗服务质量成本(quality costing)是指医疗机构为了保证和提高医疗服务质量而支出的一切费用,以及因未达到医疗服务质量标准,不能满足病人需要而产生的一切损失。医疗服务质量成本主要包括预防成本、管理成本(评价成本、鉴定成本)和内部损失成本和外部损失成本。医疗服务的不可逆性质决定医疗服务不允许失败,内外部损失成本要减少为零,因此政府制定的医疗服务购买价格必须符合保证医疗服务质量前提下的所有成本,特别是对医疗技术成本的合理评估尤为重要。这对于合理分配医疗资源,对医院进行有效管理具有重要作用。

例如,日本的医疗服务价格采用的是成本加成模型。药品价格 = 市场平均购入价(不含税)×(1 + 消费税)+ 调整幅度。调整幅度为药品原有价格的2%。

医疗服务价格制定时,既要考虑成本又要保证医疗质量,需要投入相应的管

理成本。因此医疗服务成本＝医疗成本＋成长投资＋风险管理成本＋α（α 为提高医疗质量的奖励投资）。

2. 医疗服务技术价值的评估 医药资源相对价值比例（resourced-based relative value scale，RBRVS）是许多先进国家，如美国、日本、韩国等制定收费表时用来评估医疗服务技术成本的方法。Hsiao 等人（1988a）创建出一种模型来衡量医生服务的资源成本，包括四个方面：①服务所消耗的时间；②包括脑力劳动、判断、技术技能、体力劳动和压力在内所有的工作强度；③分批偿还的专业培训成本；④包括职业责任保险在内的职业管理费用成本。

医药资源相对价值比例提供了一种公正与平等的方式来补偿医生的服务，通过消除现行费用结构的扭曲，医药资源相对价值比例将为医生提供一种作出医疗决策的中性的激励机制。通过改变医生的行为模式来降低医疗服务费用，达到降低医疗护理服务总成本的目的。

第二节 医疗保险对医疗服务提供项目的管理

一、医疗服务诊疗项目的管理

由于各国医疗服务诊疗项目存在较大差异，因此本小结重点介绍我国基本医疗保险制度对诊疗项目的管理。

1. 基本医疗保险诊疗项目的概念与原则 基本医疗保险诊疗项目是指符合以下条件的各种医疗技术劳务项目和采用医疗仪器、设备与医用材料进行的诊断、治疗项目：临床诊疗必需、安全有效、费用适宜，由物价部门制定收费标准，由定点医疗机构为参保人员提供的定点医疗服务范围内的诊疗项目。主要包括：

（1）明确诊疗范围：医疗技术劳务项目是指体现医疗劳务的诊疗费、手术费、麻醉费、化验费等，体现护理人员劳务的护理费、注射费等，但不包括一些非医疗技术劳务，如护工、餐饮等生活服务。二是指采用医疗仪器、设备和医用材料进行的诊断、治疗项目，如与检验有关的化验仪器，B 超、CT 等诊断设备，各种输液、导管、人工器官等医用材料等，不包括一些非诊断、治疗用途的仪器设备和材料不属于诊疗项目的范围，如用于医院管理的仪器设备、改善生活环境的服务设施等。

（2）确定基本医疗保险诊疗项目应具备的三项条件

1）临床必需、安全有效、费用适宜的诊疗项目。临床必需，就是临床治疗疾病必需，是相对于非疾病治疗的诊疗项目如美容等，以及疾病治疗的主要诊疗手段相对于辅助诊疗手段如音乐疗法等。安全有效，是指经临床长期使用被广泛公认的成熟的项目，相对于尚属于研究阶段、疗效不肯定的一些诊疗措施，如心、肺、脑移植等。费用适宜，就是要与基本医疗保险基金的支付能力相适应。在同等诊疗效果的诊疗项目中，选择价格合理的诊疗项目。

2）由物价部门制定了收费标准的诊疗项目。这是根据诊疗项目管理主要是由物价部门确定收费价格的现状提出的，诊疗项目的种类繁多，经济发展水平不同,医疗技术水平不同,符合条件一的诊疗项目,并不是在所有的省(区、市)都能开展,根据物价部门的收费标准,就可以将基本医疗保险的诊疗项目先定在一个明确的范围内。

3)由定点医疗机构为参保人员提供的医疗服务范围内的诊疗项目。基本医疗保险实行定点医疗机构管理,只有社会保险经办机构确定的定点医疗机构提供的各种诊疗项目才有可能纳入基本医疗保险基金支付范围。非定点医疗机构提供的诊疗项目,基本医疗保险基金将不予支付。这一条件是统筹地区在基金支付时掌握的条件,也是从医疗保险的角度对卫生资源进行合理规划的手段。

2. 基本医疗保险诊疗目录的制定与基本原则　基本医疗保险诊疗项目通过制定基本医疗保险范围和目录进行直接管理。因此制定基本医疗保险诊疗项目的范围和目录要遵循以下原则:

(1)既要考虑临床诊断、治疗的基本需要,也要兼顾不同地区经济状况和医疗技术水平的差异。

制定范围和目录的目的是在基金可以承受的范围内,确定一些诊断、治疗疾病效果最好,费用合理的诊疗项目,充分发挥基金的利用效益,以满足绝大多数职工的基本医疗需求。不同地区的经济发展水平、人口结构和疾病谱以及基本医疗保险的筹资、医疗技术的水平和结构等都不一样,国家在控制基本医疗保险诊疗项目宏观水平的同时,一定要给各地留有一定幅度的调整空间,使各地的诊疗项目目录符合当地具体的实际。

(2)科学合理,方便管理:制定诊疗项目的范围和目录的办法、范围、目录的内涵和结构要科学合理,要符合医学和医疗保险在经济学上的要求。同时要方便管理。即基本医疗保险诊疗项目的管理办法,要方便社会保险经办机构对项目使用的审核和费用支付等。

制定时采用排除法(或准入法)制定基本医疗保险不予支付(准予支付)费用的诊疗项目目录和基本医疗保险支付部分费用的诊疗项目目录。对于国家基本医疗保险诊疗项目范围规定的基本医疗保险不予支付费用的诊疗项目,各省可适当增补,但不得删减。对于国家基本医疗保险诊疗项目范围规定的基本医疗保险支付部分费用的诊疗项目,各省可根据实际适当调整,但必须严格控制调整的范围和幅度。

3. 基本医疗保险诊疗项目的确定

(1)基本医疗保险支付部分费用的诊疗项目范围

1)诊疗设备及医用材料类:应用 x-射线计算机体层摄影装置(CT)、立体定向放射装置(γ-刀、x-刀)、心脏及血管造影 x 线机(含数字减影设备)、磁共振成像装置(MRI)、单光子发射电子计算机扫描装置 SPECT)、彩色多普勒仪、医疗直线加速器等大型医疗设备进行的检查、治疗项目。体外震波碎石与高压氧治疗。心脏起搏器、人工关节、人工晶体、血管支架等体内置换的人工器官、体内置放材料。各省物价部门规定的可单独收费的一次性医用材料。

2)治疗项目类:血液透析、腹膜透析。肾脏、心脏瓣膜、角膜、皮肤、血管、骨、骨髓移植。心脏激光打孔、抗肿瘤细胞免疫疗法和快中子治疗项目。各省劳动保障部门规定的价格昂贵的医疗仪器与设备的检查、治疗项目和医用材料。

（2）基本医疗保险不予支付费用的诊疗项目范围

1）服务项目类：挂号费、院外会诊费、病历工本费等。出诊费、检查治疗加急费、点名手术附加费、优质优价费、自请特别护士等特需医疗服务。

2）非疾病治疗项目类：各种美容、健美项目以及非功能性整容、矫形手术等。各种减肥、增胖、增高项目。各种健康体检。各种预防、保健性的诊疗项目。各种医疗咨询、医疗鉴定。

3）诊疗设备及医用材料类：应用正电子发射断层扫描装置（PET）、电子束CT、眼科准分子激光治疗仪等大型医疗设备进行的检查、治疗项目。眼镜、义齿、义眼、义肢、助听器等康复性器具。各种自用的保健、按摩、检查和治疗器械。各省物价部门规定不可单独收费的一次性医用材料。

4）治疗项目类：各类器官或组织移植的器官源或组织源。除肾脏、心脏瓣膜、角膜、皮肤、血管、骨、骨髓移植外的其他器官或组织移植。近视眼矫形术。气功疗法、音乐疗法、保健性的营养疗法、磁疗等辅助性治疗项目。

5）其他：各种不育（孕）症、性功能障碍的诊疗项目。各种科研性、临床验证性的诊疗项目。

二、医疗保险用药范围管理

1. 基本药物目录　世界卫生组织（WHO）于1975年提出了基本药物的理念。1977年WHO召开第一次专家会议，将基本药物定义为"满足人类健康的最重要的、最基本的、必不可少的、必需的药品"。2002年对基本药物的概念进行修订，修改为"基本药物是满足人类优先健康需求的药品"。这个概念被沿用至今。

1977年WHO制定了第1版的基本药物示范目录，并规定每两年更新一次，截至2011年，WHO的基本药品目录已经更新至第17版，基本药物的目录也出现了很大的变化，一共调入277种药物，调出150种药物。1977年制定的遴选原则沿用至2002年后也进行了的调整，2002年以后的遴选原则主要有3条：①综合因素：基本药物的选择需要考虑很多因素，包括疾病负担，范围以及有效性、安全性以及经济学的评价；②基本药物多为单一化合物，只有当复方制剂在治疗效果和安全性或依从性方面具有优势时才选择。目前选择用复方制剂的药物有抗结核药物、抗疟疾药物和抗艾滋病药物；③成本比较：比较整个治疗过程中的总成本。此外还应该结合各国的人口因素、疾病特点、医疗服务能力以及药物的可获得性、资金的来源以及环境因素。

1998年我国公布的基本药物目录，包括27大类740种西药。2009年根据WHO的提议，我国制定了《国家基本药物目录（基层医疗卫生机构配送使用部分）》（2009版），遴选原则为按照防治必需、安全有效、价格合理、使用方便、中西药并重、基本保障、临床首选和基层能够配备的原则，结合我国用药特点，参照国际经验，合理确定品种（剂型）和数量。

2. 基本医疗保险药品目录　《基本医疗保险药品目录》不同于《基本药物目录》。《基本药物目录》的作用是指导临床医生合理用药，引导药品企业生产方

176

向。制定时主要考虑药品使用的合理性与安全性。《基本医疗保险药品目录》的主要作用是控制基本医疗保险支付费用的范围,是社会保险经办机构支付参保人药品费用的依据,其目的是保障参保人的基本医疗需求,保障医疗保险基金的收支平衡。制定时主要考虑药品的价格,医疗保险基金的承受能力。

2000 年在《基本药物目录》的基础上我国第一部国家《基本医疗保险药品目录》颁布实施。2004 年 9 月,国家劳动和社会保障部公布了《国家基本医疗保险和工伤保险药品目录(2004 年)》,较 2000 年版本不同的是,新目录增加了"工伤保险"这项。714 种药品入选了最新版的《医保目录》,其中中药增加 408 种,增幅达 98% ,西药新增加 306 种,增幅达 42% 。

2009 年 11 月 30 日《国家基本医疗保险、工伤保险和生育保险药品目录》(2009 年版)(以下简称《药品目录》)发布,此次《药品目录》调整主要针对西药和中成药,调整后的新版《药品目录》的西药和中成药品种共 2151 个。西药部分共有药品 1164 个,其中甲类 349 个,乙类 791 个,另有 20 个仅限工伤保险用药,4 个仅限生育保险用药;中成药部分共有药品 987 个,其中甲类 154 个,乙类 833 个。

3. 基本医疗保险药品目录管理

(1)基本医疗保险药品目录的制定:根据《城镇职工基本医疗保险用药范围管理暂行办法》第三条规定,纳入《药品目录》的药品,应是临床必需、安全有效、价格合理、使用方便、市场能够保证供应的药品,并具备下列条件之一:①《中华人民共和国药典》(现行版)收载的药品;②符合国家药品监管管理部门颁发标准的药品;③国家药品管理行政部门批准正式进口的药品。

对以上基本条件,还有几点补充说明:一是在《药品目录》中的药品必须是符合上述三个条件之一的药品,一些地方标准的药品、临时进口的药品等,不能在《药品目录》之中;二是《办法》中规定排除的五大类别药品,即使符合三个基本条件,也不能纳入《药品目录》;三是符合三个基本条件,不在五大排除类别之内的药品,还必须符合临床必需、安全有效、价格合理、使用方便、市场能够保证供应的条件,并由专家进行评审。

不能纳入目录的药品条件:

1)主要起营养滋补作用的药品,如十全大补膏等。

2)部分可以入药的动物及动物脏器、干(水)果类,如鹿茸、蝎子、海马、胎盘等。

3)用中药材和中药饮片泡制的各类酒制剂,如杜仲酒等。

4)各类药品中的果味制剂、口服泡腾剂,如果味维生素 C、阿司匹林泡腾片等。

5)血液制品、蛋白类制品,如冻干血浆、人血白蛋白等。为了保障部分特殊疾病和急救、抢救治疗的需要,各地可根据实际情况对血液制品、蛋白类制品的使用适当放宽,并制定相应的管理办法。

另外,《办法》还规定,劳动和社会保障部规定基本医疗保险基金不予支付的其他药品,也不能纳入《药品目录》,主要是指在《药品目录》实施的过程中,劳动和社会保障部根据有关部门对药品质量和市场管理监测的结果,对一些质量检测不合格的药品随时作出的规定。

(2)《基本医疗保险药品目录》基本结构与给付:《基本医疗保险药品目录》由西药、中成药和中药饮片三部分组成。由于西药和中成药的药用成分和治疗适应证相对明确,产品的剂型、剂量、规格及其价格都有明确的规定,所以采用"准入法",制定准予支付的药品目录,药品名称使用通用名,并标明剂型。由于中药饮片的药源广泛、药材品种繁多,使用剂量和规格差别大,对中药饮片采用"排除法",制定不予支付的药品目录。

由于我国经济发展不平衡,各地医疗保险筹资水平不同,为了保证参保人员的基本医疗用药,《基本医疗保险药品目录》分为甲类目录和乙类目录。甲类目录的药品费用按规定由基本医疗保险基金支付,在全国所有统筹地区都应保证支付。乙类目录的药品各省、自治区、直辖市可以根据经济水平和用药习惯进行适当调整,医疗保险基金支付比例由各统筹地区根据当地医疗保险基金的承受能力确定。

基本医疗保险参保人员使用西药和中成药发生的费用,超出药品目录范围的基本医疗保险基金不予支付,属于药品目录范围内的按以下原则支付,一是使用"甲类目录"的药品所发生的费用,按基本医疗保险规定的标准给予支付;二是使用"乙类目录"的药品所发生的费用,先由职工自付一定比例后,再按基本医疗保险规定的标准给予支付。

使用中药饮片所发生的费用,属于药品目录内的,按基本医疗保险规定的标准给予支付,不在药品目录的,基本医疗保险基金不予支付。例如,某统筹地区的起付标准为800元,最高支付限额为2.5万元,统筹基金支付范围内个人负担比例为10%,乙类药品个人首先自付20%。

三、基本医疗保险服务设施管理

1. 基本医疗保险服务设施的概念 基本医疗保险服务设施是指由定点医疗机构提供的,参保人员在接受诊断、治疗和护理过程中必需的生活服务设施。基本医疗保险服务设施费用主要包括住院床位费及门(急)诊留观床位费。对已包含在住院床位费或门(急)诊留观床位费中的日常生活用品、院内运输用品和水、电等费用,基本医疗保险基金不另行支付,定点医疗机构也不得再向参保人员单独收费。

2. 基本医疗保险服务设施费用的偿付标准 基本医疗保险住院床位费支付标准,由各统筹地区劳动保障行政部门按照本省物价部门规定的普通住院病房床位费标准确定。需隔离以及危重病人的住院床位费支付标准,由各统筹地区根据实际情况确定。基本医疗保险门(急)诊留观床位费支付标准按本省物价部门规定的收费标准确定,但不得超过基本医疗保险住院床位费支付标准。

定点医疗机构要公开床位收费标准和基本医疗保险床位费支付标准,在安排病房或门(急)诊留观床位时,应将所安排的床位收费标准告知参保人员或家属。参保人员可以根据定点医疗机构的建议,自主选择不同档次的病房或门

（急）诊留观床位。由于床位紧张或其他原因，定点医疗机构必须把参保人员安排在超标准病房时，应首先征得参保人员或家属的同意。

参保人员的实际床位费低于基本医疗保险住院床位费支付标准的，以实际床位费按基本医疗保险的规定支付；高于基本医疗保险住院床位费支付标准的，在支付标准以内的费用，按基本医疗保险的规定支付，超出部分由参保人员自付。

3. 基本医疗保险基金不予支付的生活服务项目和服务设施费用　主要包括：就（转）诊交通费、急救车费；空调费、电视费、电话费、婴儿保温箱费、食品保温箱费、电炉费、电冰箱费及损坏公物赔偿费；陪护费、护工费、洗理费、门诊煎药费；膳食费；文娱活动费以及其他特需生活服务费用。

其他医疗服务设施项目是否纳入基本医疗保险基金支付范围，由各省（自治区、直辖市，下同）劳动保障行政部门规定。

4. 各级劳动保障部门的管理职责　在充分征求财政、卫生、物价、中医药管理部门和有关专家的意见的基础上，国家及各省劳动保障行政部门根据《关于确定城镇职工基本医疗保险医疗服务设施范围和支付标准的意见》意见组织制定基本医疗保险医疗服务设施项目范围，各统筹地区劳动保障行政部门确定基本医疗保险基金的支付标准。统筹地区社会保险经办机构要加强对医疗服务设施费用的审核工作，严格按照基本医疗保险医疗服务设施项目范围和支付标准支付费用。各相关部门要加强联系，密切协作，共同做好基本医疗保险医疗服务设施项目的管理工作。同时要加强宣传，强化参保人的费用意识，促进医、患、保三方制约机制的形成。

城镇居民基本医疗保险诊疗项目范围、医疗服务设施范围，原则上执行当地城镇职工基本医疗保险的诊疗项目、医疗服务设施范围。各地也可根据本地实际适当增加孕产妇、婴幼儿必需的诊疗项目和医疗服务设施及中医药诊疗项目和医疗服务设施。新增诊疗项目和医疗服务设施暂由各省（区、市）负责制定。

四、对医疗服务提供资源配置的管理

医疗保险基金的有限性导致政府对高成本医疗技术的使用必须进行限制。价格控制手段因为有降低医疗质量的风险而无法采用，因此，为确保成本控制，许多政府通过医疗保险支付的杠杆原理对医疗资源配给进行管理，鼓励或者强制更多的医生进行全科与家庭医生服务，同时赋予全科医生"守门人"角色，大力开展社区家庭医疗服务。

（一）医疗保险与社区卫生服务管理

1. 社区卫生服务具有以下几方面内涵：

（1）服务场所为社区。

（2）服务的目标是以居民的需求（demands）为导向，而不是以需要（needs）为导向。

（3）服务内容包括预防、医疗、保健、康复、健康教育等六位一体的全方位服务。

（4）提供的服务应该是居民经济上可负担、内容上可接受的服务。

2. 家庭医疗服务　家庭医疗服务（home medical care）是社区卫生服务中的

重要组成部分。包括急性期家庭医疗服务和慢性病家庭医疗服务两种类型。急性期家庭医疗服务是指应病人的要求为病人提供临时的上门居家医疗服务。慢性病家庭医疗服务是指社区医生或家庭医生按计划定期到病人家里为病人进行医疗技术指导服务。急性期医疗服务是以疾病治愈为目标,慢性期医疗服务指导是以提高病人的生活质量为目标。

日本医疗保险报销制度(诊疗报酬制度)中第二章"特殊诊察费"中的第二部规定,家庭医疗服务发生的费用在医疗保险"家庭慢病指导费用"栏目中予以报销。报销内容包括:居家静脉注射管理、输液管理、居家吸氧管理、居家血透管理、居家腹膜透析管理、血液/尿液化验检查、胃管管理、中心静脉营养管理、人工呼吸机管理、肿瘤镇痛和化学疗法的管理、卧床老人护理管理、疼痛管理、尿管管理、居家康复、临终管理等。

澳大利亚,其社区医疗服务主要是按照项目方式来制定服务内容,主要包括:儿童保健、社区康复、家庭护理和临终关怀、学校卫生、健康教育和健康促进、心理精神卫生、慢性病防治、老年日间照料和替代服务以及其他特殊人群的服务等。其中每项服务都有详细具体的标准。

3. 社区医疗服务的经济性 与住院医疗服务相比,社区卫生服务具有巨大的经济性。据日本统计数据显示,同一种疾病,住院病人一个月平均医疗费为46万日元,家庭医疗仅需要13万日元,为住院费用的30%。

目前世界上很多国家已经进入老龄化社会,老年人群是消耗医疗资源的主要群体,老年人多层次的医疗服务需求,促使医疗服务模式由传统的以治疗疾病为目标的医疗服务模式向以护理为主的社区医疗服务模式转变,医疗服务提供的场所也由医院向社区、家庭转变;医疗的理念由原来的"治疗"(cure)向"治疗 + 支援"(cure + support)转变。因此加强社区卫生服务建设,提高全科医生/家庭医生医疗服务的能力,完善社区卫生服务的内容,提供老年长期护理、临终医疗等家庭医疗服务,不仅可以提高病人的生活质量、保证病人的尊严,更可以减少医疗资源的消耗,减轻医疗财政负担。

2000 年日本有81%的人在医院死亡,法国为58.1%,美国41%。因此日本和西方国家大力发展家庭医疗服务,推行临终关怀和家庭康复,控制医疗费用的上涨。

我国在医院死亡的比例较低,仅为20%,以社会经济地位较高的人群为主。随着社会经济水平的提高,以及医疗保险制度的广覆盖,医院死亡比例一定会逐年提高,医疗资源的消耗会大幅上涨,因此大力发展社区卫生服务,开展家庭医疗护理,不仅可以控制医疗费用过快增长,还可以提高病人的生活质量,实现维持病人尊严的医疗服务理念。

(二)医疗服务提供体系整合与管理

1. 医疗服务供给系统构成 预防保健、医疗和康复是医疗服务供给系统的重要组成部分。从预防保健到临床医疗和康复的过程从本质上来说是一个连续复杂的过程,必须从生理- 心理- 社会这三个方面适合人这个完整、复杂和连续的整体。预防的目的是通过对疾病的起因和相关影响因素进行调节来降低发病率,康复是通过康复技术干预减少病人发生残疾的几率,康复治疗中同样也重视风险因素的管理。

医疗提供机构通常按功能来分类,功能上的界限是急性医疗服务、精神卫生、公共卫生服务、康复医疗服务、社区卫生服务与机构卫生服务以及全科医生服务和专科医生服务相互分割。由于人口老龄化的加速以及慢性疾病带来的负担的增加,上述这种以专科服务提供为主的医疗卫生服务体系功能结构已经给卫生系统绩效带来了负面影响,难以适应社会的需要。这种结构性界限应该改变,应该建立一种系统内更加具有协调功能的医疗服务供给系统,确保公共卫生、精神卫生、慢性病和急性疾病之间医疗服务功能的协调管理体系,这种体系被称之为整合型医疗卫生服务体系。

整合型医疗卫生服务体系(integrated delivery systems, IDS)是以病人对健康及卫生服务的真正需求为出发点,以提升医疗卫生服务质量及控制服务成本为使命和目标,为病人提供系统、连续、全方位的医疗卫生服务为目的的体系。其特征是医院、长期保健机构、初级卫生保健等与健康因素有关的服务机构,通过拥有或结盟等形式进行协调整合,为服务对象提供高效、安全、优质、无缝隙的一体化健康及疾病相关服务。与独立的医疗设施相比,IDS 通过协调性的行动,使系统以较少的能力满足相同水平的需求,通过联合行动,较大的运营规模还可以提高生产力,降低人员编制,减少单位成本。世界卫生组织认为:IDS 将治疗、康复与健康促进过程中的投入、提供、管理与组织服务协调一体,是提高医疗服务可及性、质量、病人满意度以及效率的重要手段。

2. 医疗机构功能的划分与分级管理　医疗服务体系功能上的分工与协作是建立在服务系统结构分化与整合的技术上。因此具有不同功能的机构(如综合医院、专科医院、康复医院、护理院、养老机构等)之间进行有效的协同、整合,进一步发挥区域整体医疗卫生系统的功能,会提高医疗卫生服务的整体效率,提高医疗服务质量。实现机构间有效的分工与协作,分化与整合的关键因素是完善利益分配机制。

例如康复医疗服务的提供,不仅包括世界卫生组织定义中的三级预防措施,还包括二级预防内容。康复医疗服务不仅在疾病后进行护理康复,更是在急性期就开展早期介入,甚至在一级预防期就已经开始,进行风险预防管理。这种贯穿一、二、三级预防体系的卫生服务要求不同机构要具有不同的康复责任与功能,不同功能机构之间要进行有效的协同与整合。明确医疗机构康复功能与划分疾病分期治疗界点的依据,以及协调机构间的分工与合作的机制就是制定合理的医疗保障补偿标准。

例如,日本的医疗保障制度将脑血管疾病康复医疗服务分为 5 期,急性期(发病 2 周以内)、亚急性期(发病 4 周以内)、临床恢复期(发病 1~3 个月)、护理型恢复期(发病 3~6 个月)和维持期(发病 6 个月以上)。不同时期的疾病享有不同水平的医疗保障补偿标准,其中前三者享有医疗保险补偿,后两者以介护保险(long-term care insurance)补偿为主。2008 年日本医疗保险法进一步规定,各种疾病急性期住院时间通常是指发病至 2 月内,2 个月后转入到康复病床继续治疗。在康复病床的住院时间根据疾病的不同而不同。通常脑血管疾病、脊髓损伤、头部外伤等住院时间是发病至 150 天;重症脑血管疾病、重症颈髓损伤等住

笔记

院时间为 180 天;骨关节疾病,多发骨折术后病人为 90 天,没有手术则住院 60 天;外科手术后并发肺炎的病人可住院 90 天。事实上有 20% 以上的病人由于各种原因在急性期病床住院时间超过 2 个月,无法转入到稳定期的康复病床。

3. 医疗机构间双向转诊的管理 以日本为例,2002 年 8 月,日本厚生劳动省发布了《医疗提供体制改革的基本方向》中期报告,提出了要以地区需求为中心医疗机构进行功能分化。具体来说,一要加强急性期医院病床和社区医疗机构之间的协作,提高双向转诊率,做好出院病人的转诊协调工作;二是要强化社区医疗机构能力建设,主要包括以下几个方面:①提供医疗、介护、福祉综合服务,以提高病人生活质量为目的的综合服务体系;②以家庭医疗为中心;③具有提供急性疾病转诊能力;④具有家庭医疗、上门护理,恢复期康复的能力。医疗机构只有在达到国家规定的双向转诊各项标准指标才能享有医疗保险补偿。

具体标准如下:急性期疾病为主的医院,其门诊病人中如果由下级医疗机构转诊而来的病人比率占门诊病人总人数的 30% 以上,同时平均住院日小于 17 天,门诊病人/住院病人的比例小于 1.5,同时满足上述三个条件,该医院最大可以加收 250 点(1 点 = 10 日元)的急性医疗费用加算。具体为:100 点(门诊转诊加算) + 100 点(急性期特定入院加算) + 50 点(门诊转诊特别加算) = 250 点。

例如:一名在地域医疗支援型医院住院 14 天的病人,其急性期医疗服务加算 = $250 \times 10 \times 14 = 35\,000$ 日元,此外再加上地域医疗支援型医院住院诊疗加算 29 000 日元(2900 点),平均下来,每年住院病人达 1 万人次的情况下,医院就会多收入 3 亿~4 亿日元,并且这部分资金可以不用投资设备更新。在良性医疗服务支付制度的激励下,医疗机构间的双向转诊得以顺利进行,整合型医疗服务体系得以顺利构建(图 8-1)。

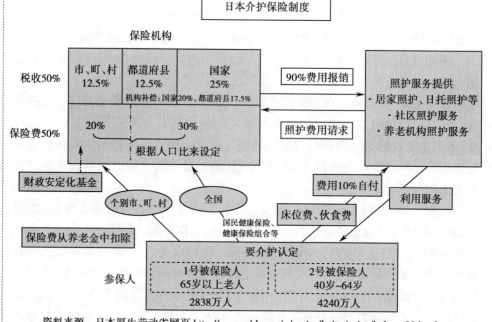

资料来源:日本厚生劳动省网页 http://www.mhlw.go.jp/topics/kaigo/gaiyo/hoken_08.html

图 8-1 日本介护保险制度

第三节　医疗保险与医疗服务提供监管

一、医疗服务提供与医疗保险管理模式

目前多数发达国家实行国家统一管理医疗保险和卫生服务。管理模式主要有三种,分离模式、半统筹模式和全统筹模式。

（一）分离模式

主要是指卫生部门主管医疗服务,社会保障部门主管医疗保障。在政府调控下医疗保障部门和卫生部门实行合作与分工。这种模式一般见于医疗市场比较发达的国家,如德国和法国等。政府制定强有力的法律框架,并通过某个主管部门进行宏观调控。在法律框架内,各机构有自主权。医疗保障部门由许多相对独立的公共机构组成,负责筹集和管理资金,支付费用;卫生部门负责提供医疗服务,医疗机构具有自主经营权。医、保双方独立,相互协商,通过签订合同,执行合同规定的服务内容及支付办法发生经济关系,保障受益人的健康。

这种模式的优点:①保障社会稳定,促进经济发展;②比较灵活,可以根据医疗保险的需求调整资金筹集,通过支付制度的改革调整医疗服务的价格;③保障与服务机构独立核算,职责分明,相互制约,有助于卫生资源的合理利用;④病人就医选择自由度高,对医疗服务质量满意度较高。

缺点:①这种分离模式使医疗保障制度与医疗服务脱节,游离于医疗服务体系之外,使得卫生体系行政管理权分散,不利于医疗保险机构对医疗服务的监管管理;②实行这种模式需要有相当发达的医疗服务市场,比较完善的医疗服务支付制度。

（二）半统筹模式

也称为社会保障部门主管模式。指社会保险部门自办医疗机构,统筹管理医疗保障和医疗服务,在形式上实现保障基金和医疗服务的统一管理。多见于国内医疗资源比较缺乏且分布不尽合理的发展中国家,如希腊、墨西哥以及拉丁美洲等发展中国家。

优点:①能够较快地促进卫生系统的发展,有效地提供初级卫生服务,摆脱缺医少药的困境;②有利于控制医疗保险费用,并可以通过本系统内部的资源调整来满足医疗需求的变化。

缺点:①社会保障部门所属医疗机构与卫生部门职能重复,不利于实行卫生规划和行业管理;②医疗机构的物质设施归社会保障机构所有,行医自主权往往受限,医生报酬实行薪金制,缺少医疗服务积极性;③受医疗费用报销限制,病人就医时只能选择社会保障部门医疗机构,限制了就医自由。

（三）全统筹模式

也称为大部制模式或卫生部门主管模式。是指卫生部门统筹管理医疗保障和医疗服务。多见于国家财政资助的医疗保障制度,如英国、加拿大、瑞典等国家。这种模式的特点是国家医疗保障计划与政策通过卫生部门来贯彻实施,卫

笔记

生部门既负责分配医疗资源,又负责组织提供医疗服务。此外还有社会保障(社会福利)大部制模式,以社会保障为主监管医疗保障与服务提供,如葡萄牙的劳动与社会团结部。

优点:①有利于实行行业管理和区域卫生规划,充分利用有限的卫生资源,避免了多部门管理所造成的重复建设;②以预算制和工资制为主要补偿和支付方式,有利于实行成本控制;③有利于实现预防、治疗和康复相结合,构建一体化,无缝式整合型医疗服务体系;④保证医疗服务的公平性,被保险人能够平等地享受医疗服务。

缺点:①医疗保障的水平和医疗卫生事业的发展受国家财政状况影响;②需要建立较强的监管机制才能保障被保险人获得满意的医疗服务;③对预算分配制度的设计要求较高,既能调动卫生部门的积极性,又能加强费用控制。

二、医疗服务监管原则与功能

医疗服务的监管是医疗保险对医疗服务管理的重要组成部分。是实现医疗服务管理目标的重要保证。

医疗保险管理运行中,由于涉及投保者、医疗服务机构、医疗保险机构以及政府等多个部门利益关系复杂,加上医疗服务自身的特点,使医疗服务管理在实施过程中存在诸多矛盾,而解决这些矛盾的方式就是加强医疗保险对医疗服务的监管,确保医疗保险制度的可持续发展。

1. 监管的基本原则

(1)目的性原则:医疗保险对医疗服务提供的监管,其最根本的目的是保证医疗保险制度的顺利实施。这是医疗保险监管的首要原则。

(2)客观性原则:医疗保险对医疗服务的监管要遵循客观规律,符合医疗服务自身的特点与发展规律,建立客观的监管指标。

(3)异体监管原则:异体监管是指对医疗保险行为主体的监管,是由行为主体之外的其他主体实施,医疗保险监管者与被监管者应是不同的主体机构;

(4)超前监管原则:是指预防监管。应该在医疗保险系统内公开监管制度、监管内容与监管标准,增强人们对监管工作的认知并提高人们参与预防监管的积极性。对医疗保险管理过程中出现的重大问题、重大错误要及时通报;认识医疗保险对医疗服务管理的客观规律与监管的客观条件;及时总结经验,发现管理中出现的失误和问题,提出积极有效的解决措施,建立严格的医疗保险管理制度。

(5)经济性原则:是指医疗保险监管成本应小于监管活动所带来的收益。

2. 医疗保险对医疗服务的监管功能　医疗保险监管功能是指医疗保险监管活动在医疗保险管理过程中所起的作用。医疗保险监管具有以下几个功能,即制约、参与、预防和反馈。其中制约功能确定了监管的范围,参与功能提出了监管的过程,预防功能突出了监管的重点,反馈功能则为监管提供了依据。它们之间相互联系,相互配合,形成了监管活动的功能体系。

笔记

三、医疗服务监管方式与内容

（一）监管方式

包括对政府直接提供医疗服务的管理和对市场主体的监管。

对政府直接提供医疗服务的管理有两种模式，一种是传统模式，也就是传统科层制度下的行政命令模式；另一种是政府内监管模式。两种模式管理的基础是公共预算制度和公共审计制度。

对市场主体的监管模式包括传统的命令与控制管理和新的激励性监管模式。主要包括：对医疗服务价格监管、医疗质量监管、公共补贴、准入监管和不分配政策的执行能力（profit distribution of NPO）。

（二）医疗服务提供监管的内容

1. 对定点医疗机构的监管　主要监管内容：不合理用药、违规用药、药房换药、不必要的检查、违规记账、乱收费、不坚持出入院原则、利用他人名义开乘车药或开大处方、虚报医疗保险费用金额，骗取医疗保险基金等行为。

监管方法：检查处方、检查病历、检查化验单和检查单、检查药房、检查医疗财务记账、检查电子账单等。偿付时检查定点医疗机构执行医疗保险的情况，还可根据病人反映的情况发现各种新问题。

2. 对医疗保险机构的监管　主要监管内容：执行医疗保障政策有无偏差；对医疗服务的监管工作是否有计划、步骤进行；对医疗机构的费用偿付是否合理、准确、及时；是否做到专款专用；对定点医疗机构的处罚是否公正、合理等。

案例 8 - 1

日本富士见妇产科事件

富士妇产医院是位于日本琦玉县所沢市的一家拥有美容机构、体育运动机构以及休息场所的高级私人医疗机构。

1980 年，有位女士就诊该院，被告知得了子宫肿瘤，听从医生的劝告，该女子在这家医院接受了子宫和卵巢摘除术。术后该患者到其他医院复查，被告知未患有任何疾病，于是女子将医院告到法院。浦和地方检察院以伤害罪起诉该妇产医院。经调查表明，虽然该医院北野早苗理事长应用当时很先进、很少有的超声检查为患者进行的诊断，但是却没有行超声检查资格，属于无证行医行为。

东京都检查医务院副院长以及防卫医科大学法医学教授对该医院切除的标本进行鉴定发现，在该医院被诊断为子宫肿瘤而切除的 40 例子宫标本中，仅有 9 例符合诊断。在 9 例中仅有 1 例需要手术，而即使手术也仅需要切除肿瘤即可，没有必要切除子宫和卵巢。

1981 年北野早苗理事长被依法逮捕。1981 年 63 名女性集体起诉该院。1999 年，东京地裁判决该医院故意行没有必要的手术，属于违法医疗。期间该院院长不服,认为在当时的医疗水平下诊断为子宫肿瘤行手术治疗并没有错误。2004 年 7 月,最高法院将医生上诉予以驳回,维持原判。历时 23 年的诉讼案落下帷幕。

这次事件让日本政府对如何管理民间医疗机构及医疗法人的行为进行了深入的讨论,于 1985 年对医疗法进行了第 1 次的修订。

四、我国医疗服务提供体系监管方式

我国医疗机构管理实行多部门的分层级管理模式,各部门职能各不相同。根据医疗机构的性质,其中营利性医疗机构的准入归属原卫生部和工商部门主管;民营非营利性机构的准入监管,归属于原卫生部和民政部;公立非营利性机构的准入监管部门由原卫生部、食品药品监督管理局、中医药管理局以及人事部构成。价格监管由原卫生部、国家药品监督管理局、发改委、物价部门执行。医疗质量监管归属于原卫生部、食品药品监督管理局。财政补助和非营利性质监管归属于原卫生部和财政部以及民政部等监管范畴。

2009—2011 年《国务院关于深化医药卫生体制改革的意见》中指出,政事分开,管办分开是推进公立医院管理体制改革的重要原则和方向,要进一步转变政府职能,卫生行政部门主要承担发展规划、资格准入、规范标准、服务监管等行业管理职能,从公立医院具体事务的微观运作中摆脱出来,加强全行业的监管管理。其他有关部门按照各自职能进行管理和提供服务。建立完善公立医院法人治理结构是实现管办分开、政事分开的关键。卫生行政部门不干预医院的具体事务。

劳动保障行政部门需要组织卫生、物价等有关部门加强对定点医疗机构服务和管理情况的监管检查。对违反规定的定点医疗机构,劳动保障部门可视不同情况,责令其限期改正或通报卫生行政部门给予批评或取消其定点资格等。同时劳动保障部门还要组织药品监督管理、物价、医疗行业主管部门等有关部门,加强对定点零售药店处方外配服务和管理的监督检查。对定点零售药店的资格进行年度审核。对违反规定的定点零售药店,劳动保障部门可视不同情况,责令其限期改正或取消其定点资格。

本 章 小 结

医疗服务提供与监管按照所包含的内容分为三大部分。医疗服务提供与医疗保险的关系,然后介绍医疗保险对医疗服务提供项目的管理,最后介绍医疗保险对医疗服务提供的监管。

医疗服务提供,包括各种疾病的诊断治疗服务以及与之相关的药品提供、医疗用具以及服务设施设备的提供。医疗服务与医疗机构的管理主要是

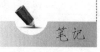

通过三个目录来进行规范和管理,同时通过偿付办法协调医疗服务体系的整合,促进双向转诊。

医疗服务的管理有三种模式,分离模式:主要是指卫生部门主管医疗服务,社会保障部门主管医疗保障。半统筹模式:也称为社会保障部门主管模式。全统筹模式:也称为卫生部门主管模式。

医疗服务的监管是医疗保险对医疗服务管理的重要组成部分。是实现医疗服务管理目标的重要保证。医疗保险监管具有四项基本功能,即制约、参与、预防和反馈。监管的基本原则:①目的性原则;②客观性原则;③异体监管原则;④超前监管原则;⑤经济性原则。监管方式有对政府直接提供医疗服务的管理和对市场主体的监管。

医疗服务监管的内容有对定点医疗机构的监管和对医疗保险机构的监管。

关键术语

基本医疗保障　the basic medical security
医疗保障范围　scope of medical security
基本医疗服务　essential medical serv-
　ices
诊疗项目管理　management of clinic i-

tems
社区卫生服务　community health serv-
　ice
整合型医疗卫生服务体系　integrated
　delivery systems,IDS

讨论题

请论述我国医疗保险对医疗服务管理的主要模式、特点及存在的问题。

思考题

1. 简述医疗保险与医疗服务提供的关系。
2. 基本医疗保险服务目录管理的具体内容是什么?
3. 简述社区卫生服务纳入医疗保险体系的理由。

（张莹,大连医科大学公共卫生学院）

第九章

医疗保障评价

学习目标

通过本章的学习,你应该能够:

掌握:医疗保障评价的基本概念、维度、评价的原则与内容。

熟悉:医疗保障评价的方法、基本过程及医疗保障评价的常用指标。

章前案例

新型农村合作医疗试点评价

2003年,中国开始新型农村合作医疗试点,2005年,由北京大学、中国社会科学院、农业部农村经济研究中心和原卫生部统计信息中心组织的评估小组受新型农村合作医疗部际联席会议办公室的委托开展新型农村合作医疗试点的评估。

本次评估收集了全国29个省(自治区、直辖市)257个第一批试点县新型农村合作医疗管理机构、县医院和从部分试点县抽取的238个乡镇卫生院的机构资料,以及17个省32个县19195户(共69208人)的入户调查和1471户的补充调查资料,并在18个县开展了典型调查,与各级政府和卫生部门的行政管理人员、合作医疗监督委员会主要成员、县乡医疗机构管理人员和骨干医生、县乡合作医疗管理办公室工作人员、村干部、村医、村民及医院就医患者的深入访谈或专题小组讨论。分别从新型农村合作医疗的制度、新型农村合作医疗服务提供、新型农村合作医疗需方利用、新型农村合作医疗与医疗救助相结合等方面进行评估。

评估组认为:

1. 新型农村合作医疗在组织体系、筹资机制、资金管理和监督管理等方面的制度框架和基本原则,是在总结历史教训和试点经验的基础上逐步形成的符合大多数农村实际,在一定时期可以保持基本稳定和积极推广。

2. **试点工作取得一定的成效**:新农合制度明确了政府的筹资和管理责任,政府的职责基本到位,制度框架基本形成;各地根据自身的社会经济特点,探索了适宜的补偿模式,不断完善了实施方案;新型农村合作医疗得到广大农民的认可,自愿参合率不断提升,筹资难的问题逐步得到解决;农民的基本医疗服务利用得到改善,相对于未开展新型农村合作医疗地区,农民的住院率提高了52.7%,

笔记

应住院而未住院率下降15%；农民就医疾病经济负担有所减轻，住院费用中25.7%的费用得到补偿或报销；贫困人口的参合率得到提高；促进了农村卫生事业的发展，县乡卫生机构的出院人次分别增长11.87%和8.58%，床位使用率分别提高5%和10%；强化了医疗服务的规范管理，县乡医疗机构的次均费用水平的年平均增长速度基本持平或略高。

3. 存在的问题和面临的挑战：新型农村合作医疗保障水平有待提高；尚未建立起稳定的长效筹资机制；管理资源短缺，管理能力有待建设；地方监督力不够，政策执行不规范；对医疗机构的监管有待加强。

思考：

1. 医疗保障制度的评价形式和方法有哪些？该评价属于什么评价？

2. 医疗保障制度评价的维度和内容。

医疗保障制度是社会保障制度的重要组成部分，其直接影响医疗服务供给、需求和医疗保障筹资方的利益与行为，直接涉及一个国家或地区居民医疗卫生服务需求的满足程度及其健康水平，涉及其卫生资源的配置与使用的效率和公平性，影响其卫生事业发展，甚至影响社会经济的发展。通过对医疗保障制度的全面、系统、综合的评价，能反映出医疗保障体系的运行状况、效果及其特点，发现其存在的困难和问题以及影响因素，揭示医疗保障制度改革与发展的趋势，为建立一个符合本国或地区特点的医疗保障制度提供科学依据。

第一节 医疗保障评价概述

一、医疗保障评价的定义

（一）医疗保障评价的定义

医疗保障评价（medical security evaluation）就是根据一个国家一定时期的医疗保障发展目标和目的，运用特定的方法，对医疗保障制度的科学性、可行性及实施的健康效果、社会经济效益进行分析、比较与综合所作出的价值评判，并为制度持续、调整和终结提供科学依据。

医疗保障评价首先聚焦于医疗保障制度的价值取向，需要对医疗保障制度的目的和目标的适宜性进行评价，同时，医疗保障制度的价值取向也是开展评价时对于评价工作目标进行定位的依据；其次，评价需明确评价的目的与目标及评价标准，评价标准的设定直接影响评价结果的准确性及其功能的发挥；第三，评价中必须关注价值判断结果与事实的相互依赖性，要用事实结果对原价值取向、目标的实现程度及适宜性作出评判；第四，评价要系统的、综合的而不是片面的从单一某个方面的结果进行评价，而且，应综合考虑与医疗保障相关联的一切因素。

笔记

（二）医疗保障评价的目的

医疗保障制度的建立与运行实际是一个政策的过程,包含政策问题及原因的发现、政策的制定、政策的执行、政策的监控与评估、政策的调整等环节。因此,医疗保障评价包含两个层面,一是从宏观政策层面对医疗保障制度进行评估,主要针对医疗保障制度价值的合理性及可行性进行评判;另一个是从政策运行及执行效果层面对医疗保障制度的运行及效果进行评判。医疗保障评价的目的在于以检查政策、策略和实施方案及实施的结果为依据,通过全面、系统、综合的评价,总结经验、发现存在的问题及影响因素,促进医疗保障制度的健康、可持续发展。

通过系统、综合的医疗保障评价,能科学的检验医疗保障制度的效果、效率和效益,发现政策设计、制定和实施过程中存在的偏差和问题,而且,通过将这些信息直接或间接地反馈给医疗保障政策的制定者、执行者和监控者等相关人员,促使他们适时作出政策反应、选择好的政策方案、及时调整不当的政策项目、废除无效的政策项目、调整改善政策执行行为。

二、医疗保障评价的标准和维度

（一）医疗保障评价的标准

医疗保障制度的评价实际也是一个政策评价的过程。作为政策评价,必须建立评价标准。评价政策最根本的标准,在于该政策是否促进社会生产力的发展,是否适应社会发展的基本要求。根据这个根本的标准,对医疗保障政策评价标准具体化为以下四个方面:医疗保障政策投入,包括医疗保障资金的来源与支出,执行人员的数量与工作时间,政策资源与政策对象的相互关系;医疗保障政策效益即政策目标实现的程度;医疗保障的政策效率,衡量医疗保障政策取得某种效果所必须消耗的资源数量,表现为政策效益与政策投入量之间的关系和比率;医疗保障政策回应程度,是指医疗保障政策实施后满足特定社会团体需求的程度。

（二）医疗保障评价的维度

世界卫生组织(简称WHO)《2000年世界卫生报告——卫生系统:改进绩效》提出评价卫生系统绩效的指标包括卫生系统的三个目标、五个层面,三个目标是指人群健康改善、疾病经济风险保护(合理的财政支出)及卫生系统对人群的反应性(满足居民需求)等,五个层面是指健康的水平和分布、反应性的水平和分布、筹资的公正性。同时,WHO还对各项目标的实现在总体绩效中所占比重进行研究,得到结果如表9-1所示。世界卫生组织章程描述了每一个人享受"最高的现有医疗标准"的基本权利,其题为"为卫生系统筹资——实现全民覆盖的道路"的2010年年度报告提出:实现全民覆盖是让人人都能获得这种权利的最佳办法。而全民覆盖需要考虑三个方面的问题:目前的统筹资金覆盖了哪些人口(需要扩展到未被覆盖的人口,尤其要关注贫困人口的覆盖)?覆盖了哪些服务项目(尽力扩展到其他卫生服务项目)?费用覆盖的比例如何(需有效地分摊每个家庭和个人的服务成本和费用)?

笔记

表9-1　衡量不同目标的实现在总体绩效中所占比重

目标	水平	分布
健康改善	25%	25%
反应性	12.5%	12.5%
经济风险保护		25%

注:资料来源世界卫生组织《2000年世界卫生报告——卫生系统:改进绩效》

医疗保障制度建立的主要目的在于保障国民的生命健康权、提高居民健康水平、促进卫生资源有效配置、提高疾病经济风险的可负担性、改善健康公平性、维护社会稳定。对于医疗保障评价的维度应包括公平、效率、质量、适应性和产出等方面。其中公平性评价包括医疗保障覆盖及保障程度的公平性、医疗服务供给与利用公平、健康公平;效率评价包括卫生资源配置效率、医疗卫生服务生产效率和费用控制评价;质量评价包括服务质量、健康结果产出和病人满意度;适应性包括医疗保障制度对所处的社会经济发展水平、政治、经济体制、法律上、技术上等方面等方面的适宜性;产出包括居民健康改善、财务风险的保护及满意度等。

1. 公平　公平是一个带有伦理价值判断在内的概念。医疗保障制度的公平性需要考察医疗服务的成本由谁负担? 医疗服务成本承担者的承担水平与支付能力之间的关系如何? 卫生保健服务谁受益? 参与具有风险分担能力的医疗保障体系的群体是谁? 健康状况的分布如何? 医疗保障公平性问题包含有卫生筹资公平性(equity in health financing)、卫生服务利用公平性(equity in health care)和健康结果公平性(equity of health status)三个方面的内容。

公平可以从水平公平和垂直公平两个层面进行分析。水平公平(horizontal equity)也称"横向公平",指对处于相同状况的个人或群体给予同等对待。垂直公平(vertical equity)也称"纵向公平",指对处于不同状况的个人或群体不同对待。

(1)健康公平性:是指所有社会成员均有平等机会获得尽可能高的健康水平,它要求每一个社会成员均应有公平的机会获得最佳的健康状态,且获得最佳健康状态的机会不应因其经济水平、政治信仰、种族、职业等的不同而有差异。人们可以用水平公平和垂直公平进行公平的衡量。

(2)筹资的公平性:是从居民个体角度出发,结合居民的支付能力来考量人们在筹资中的贡献水平,强调居民医疗支出应该与其可支付能力相对应。水平公平性是指具有相同支付能力的人支付相同的医疗费用;垂直公平性是指支付能力越高的人其支付水平就越高。筹资的公平性涉及一个问题即可负担性,是指在现有的经济水平下,政府、社会和个人对医疗费用的可承受能力,可负担性直接反映医疗保障制度的稳定性和可持续性。

(3)卫生服务利用的公平性:是指全体居民均应有机会获得所需要的服务。卫生服务利用的水平公平是指具有同等卫生保健需要的人可以获得同样的卫生保健服务;垂直公平是指具有较高卫生保健需要的人能够获得较高的保健服务。

　　卫生服务利用公平性会涉及卫生服务可及性,是指当居民患病需要获得医疗卫生服务时能否及时获得服务的问题。医疗保障的可及性包括几个方面:首先是居民能否进入具有风险分担能力的保障体系;第二方面是指医疗服务的物质可得性,即是否有可为居民提供服务的机构、人力资源和物质资源;第三个方面,当人们患病时是否有障碍影响其接受服务,包括旅途时间、交通环境、服务的价格、支付能力等。

　　2. 效率　在有限的卫生服务资源下,以最小的成本生产出最符合人们需要的卫生服务产出,从而实现卫生服务的产出(健康)最大化。资源是有限的,在实际生产中可以以较少的成本实现目标,或者以同样的成本取得更多,所以人类需要效率。经济学家将效率分为两类,即技术效率和配置效率。技术效率(technical efficiency)是指在给定的资源下,使产出达到最大化。其强调以"正确的方式"生产产出,即成本相同时产出最大,或者产出相同时成本最小。配置效率(allocation efficiency)是在给定资源下,产出最优、最大的"正确的产出"组合,将有限的资源分配在收益最佳的项目上,最终结果可以用健康水平来体现,也可以反映医疗保障制度的宏观效率,即一国医疗保障的投入与国民健康水平改善的关系。

知识拓展

帕累托最优

　　如果在一定资源配置状态下,任何一方当事人的经济福利的再增进必然使其他当事人的经济福利减少,这种状态的资源配置就实现了帕累托最优(Pareto optimal),或经济效率。而如果经济上可以在不减少某个人效用的情况下,通过改变资源的配置而提高其他人的效用,则这种资源配置状态称为"帕累托无效率"(Pareto inefficiency),这种改变称为帕累托改进(Pareto improvement)。

　　医疗保障制度的效率可以从筹资的角度、卫生资源提供的角度及二者结合的角度进行评价。筹资角度的效率是指以一定的成本消耗筹集到的医疗保障资金总量。卫生服务提供的效率是指医疗服务提供者在一定的成本下所提供的服务量水平。从筹资和服务提供的角度相结合评价医疗保障制度的效率,主要是指在有限医疗保障资金下,所提供的能满足居民医疗服务需要的优质的服务量水平。

　　3. 质量　质量(quality)是评价医疗保障制度绩效的中间指标,它直接影响医疗保障有限资金使用的有效性,影响最终健康结果及居民疾病经济可负担性,影响居民的满意度。医疗保障的质量包括卫生服务提供质量和医疗保障服务质量。卫生服务质量包括三个层面的内容:一方面是向病人提供服务的数量;另一方面是临床人员提供的技术质量,包括提供临床服务人员的素质和技能及卫生机构提供服务的能力、临床人员实际提供服务的正确性等;第三个方面是服务质量,即非临床技术性服务的质量,如医疗机构服务环境、病人就医等候时间、接受

笔记

服务的便利性、人际关系、对病人的尊重和隐私保护等。

4. **适应性** 医疗保障的可持续发展需要与一国、一个地区的社会经济发展水平、经济体制、政治体制与文化、伦理价值观念相适应。也就是说一国的医疗保障制度必须与其外部环境相适应,这是医疗保障制度的适应性(adaptive)。

5. **产出** 医疗保障的最终目标是通过建立社会统筹资金,分担单个个体或家庭的疾病经济负担,促进居民基本卫生服务需要的满足,最大限度改善居民健康水平和分布状况,因此,医疗保障制度的产出评价可以从中间结果及最终结果两个方面来体现,中间结果从医疗服务需要的满足角度评价,而最终结果包括居民的健康的提高、居民疾病经济负担的减轻以及社会满意度提高等角度评价。

三、医疗保障评价的原则

(一)系统性原则

医疗保障制度的实施涉及多个部门,牵涉多方利益,也受到内外部环境的影响,是一项面向全体居民的复杂的社会系统工程。在评价医疗保障时应有全局性、系统性的观点,需要将医疗保障体系置于整个社会大环境之中,用系统理论来分析、评价一国或一个地区医疗保障制度设置的目标、可行性及运行过程和运行效果,分析影响医疗保障体系有效运行的因素。评价所用的各项指标体系应能全面反映整个医疗保障的数量、质量、条件、效益及公众满意等情况。

(二)科学性原则

利用科学的方法对所获得的科学有效的信息、客观的进行分析和评价。评价需要客观、公正、科学,评价的主体应能开展客观、科学的评价,在评价过程中以事实为依据;评价所需资料应完整、正确、真实可靠;评价的指标体系和评价标准是评价工作的依据,在建立评价指标体系时应该充分考虑医疗保障的运行实际并与之衔接,指标应明确具体,所用的指标体系应能反映该地区的社会、经济发展水平及医疗保障的运行情况。

(三)发展性原则

由于医疗保障制度的发展与国家政策的调整、社会经济的发展、医疗科技水平的提升等因素密切相关,随着社会经济的发展,不同时期的医疗保障制度所需要解决的社会问题及要实现的社会目标不同,因此,医疗保障的评价也应随环境的变化及时变更调整,以适应不断发展变化的社会环境。

(四)公平与效率相结合的原则

公平性是社会保障的基本原则之一,也是评价医疗保障实施情况的重要原则。在医疗保障公平性评价中,可以从筹资公平性、分配公平性和医疗服务利用公平性三个方面来衡量。医疗保障的可用资源是有限的,因此,如何合理地、有效地利用医疗保障资源,提高医疗保障资源的利用率,也是医疗保障评价的重要方面。但是,公平与效率是一对矛盾体,在公平实现的过程中,往往存在效率的损失,如全免的医疗保障体系会带来使用者过度、不合理的利用卫生资源而导致浪费,而以共付方式、使用者付费等方式来促进医疗服务利用者节约使用资源、提高效率时,可能存在"穷帮富"、"逆共济"等不公平问题的存在。

（五）针对性原则

不同地区、不同时期的医疗保障制度改革所针对的问题不同、所要实现的目标并不完全相同,而且每次医疗保障评价的范畴、内容、目的也不同,因此,开展医疗保障评价前,需要明确本次评价的目的和价值观,开展具有针对性的评价。

第二节 医疗保障评价的内容与指标体系

一、医疗保障评价的内容

医疗保障评价的内容应该包括医疗保障制度的政策方案、医疗保障制度的实施过程和医疗保障制度实施的效果三个层面。

（一）医疗保障政策方案评价

1. 目标的价值取向合理性评价　医疗保障制度政策方案的价值取向决定了具体的医疗保障政策及政策所产生的效应,包括居民健康水平的改善、疾病经济风险的保护及资源使用的效率等结果。对医疗保障政策方案的评价首先应该是医疗保障发展的指导思想和目标价值合理性,公平、效率、可负担性、质量是医疗保障制度目标价值的重要取向内容。20 世纪 90 年代,中国基本医疗保障制度的重建中,把建立费用分担机制作为关键,如城镇职工基本医疗保险的个人账户及统筹补偿中的个人自付,与原来的公费、劳保医疗制度相比,费用负担从集体、单位负担向保险基金和个人双方负担转变,共付带来对需方卫生服务利用、保险基金使用的限制有利于提高资源使用效率,但可能带来需方卫生服务利用不足和"穷帮富"的问题。这一政策方案有无偏离医疗保障既定的政策方向呢? 2009年启动的新医改将建立覆盖全民的基本医疗保障制度作为新医改的重要内容,在建立完善基本医疗保险制度的同时开展医疗救助制度,使最贫困人群能进入基本医疗保障体系,突显在基本医疗保障中政府的作用,突显在医疗保障中公平优先,公平与效率相结合的指导思想。

2. 医疗保障制度政策方案的可行性　医疗保障制度的实施需要与社会经济发展相适应,推行是否具备可行性时间,政策的实施是否受到政治制度的、资源的以及利益的限制。医疗保障制度政策方案的评价必须考虑政策方案政治上的可行性、经济上的可行性、社会伦理价值观念的可行性、技术操作上的可行性等。美国的医疗保障体系由商业医疗保险为主体形式,在美国卫生总费用高速增长,2008 年其卫生总费用占 GDP 的比重达到 18%,但美国是发达国家中唯一没有实施全民医疗保险的国家,目前仍有 4430 万人没有任何的医疗保险,占总人口的16.3%。奥巴马政府的新医改政策提出政府在医疗保障领域的责任,政府除了Medicare 和 Medicaid 以外,还将拓展政府主导的医疗保险,并将加强管制、促进医疗保险系统的竞争,而且规定商业保险机构不得因参保人的健康状况进行选择或歧视性定价,但这可能与美国民众长期以来的自由、个人的价值理念之间形成冲突。

笔记

（二）医疗保障制度实施过程评价

1. 医疗保障体系的结构评价　医疗保障制度目标的实现有赖于医疗保障结构体系的构架与建设。医疗保障体系的结构评价需要从公平、效率、可持续性等角度对保障全体居民医疗服务需求的组织结构体系、组织管理运行机制等方面进行评价。中国目前的医疗保障体系结构为覆盖城镇职工的城镇职工基本医疗保险、覆盖城镇居民的城镇居民医疗保险及覆盖农民的新型农村合作医疗三大基本医疗保障制度为主体、医疗救助制度相结合、商业医疗保险为补充的医疗保障体系，三大基本医疗保障主体制度存在管理主体不同、覆盖的人群身份不同、筹资来源和水平不同、补偿水平不同等特征，各类保障制度之间的协调机制、运行机制及这种碎片式的医疗保障体系结构是否有利于中国医疗保障体系建设目标的实现，需要对其进行科学的评价。

2. 医疗保障体系运行过程评价

（1）医疗保障体系资源投入的评价：包括管理体系资源投入及保障资金投入两个方面的评价。各类医疗保障系统的组织管理机构所拥有的人力资源、物质资源、财力资源、信息资源和管理技术等资源直接影响医疗保障体系运行的效率和质量，对其的评价有利于提高医疗保障系统监督与管理的效率，也利于政策的调整。保障资金的投入水平、筹资来源与结构、统筹的层次直接影响医疗保障的能力、医疗保障系统的可持续性及目标的实现，因此，也是重点评价的内容。

（2）医疗保障服务的公平性与可及性评价：医疗保障服务的公平性与可及性评价包括人们参加各类具有疾病经济风险分担能力的医疗保障项目的公平性、获得医疗服务的公平性、获得保障基金支持的公平性等。

（3）医疗保障资金运营情况评价：医疗保障大多通过医疗保险制度（社会医疗保险为主）来实现居民疾病经济风险的分担，因此，本部分内容主要以医疗保险资金运营情况评价为主体。

（4）医疗保障服务质量的评价：医疗保障服务质量评价包括两个部分，即医疗保障系统的管理服务质量和医疗服务质量。医疗保障管理服务质量涉及参保管理、基金管理、对医疗服务提供方的监督管理、对卫生服务需方的管理等方面，对其的评价可从公平公正、效率、方便性及社会满意度等角度评价。医疗服务质量是医疗保障制度实施所追求的目标，医疗服务质量包括医疗服务提供方所提供技术服务质量和非技术服务质量两个方面，如医疗服务的费用水平、非技术性的服务设施、服务态度、所提供技术服务合理性与有效性等方面。

（三）医疗保障结果评价

医疗保障结果的评价是医疗保障制度执行后对公众及医药卫生环境所产生的影响和效果。医疗保障制度实施结果的评价应该包含以下内容：医疗保障政策预定目标的完成程度、居民健康结果、就医疾病经济风险分担及公众满意度等方面进行评价，同时需要关注在上述结果获得中的公平和效率问题。医疗保障结果的评价还需要进一步分析结果产生的原因及影响因素，以利于进一步改进医疗保障制度，促进制度的可持续的健康发展。

医疗保障制度的实施是居于这个社会环境之中的，社会环境的发展变化会

笔记

影响医疗保障制度的发展及其目标的实现,同时医疗保障制度的实施对社会经济的发展也会产生直接的影响。因此,医疗保障结果的评价也应包括对社会生产力、宏观经济资源有效配置和使用所产生的影响。

二、医疗保障评价的指标体系

(一)医疗保障评价指标体系设计原则

医疗保障评价指标体系是衡量医疗保障制度运行及其相关方面变化的参数,是评价工作的依据和基础,用以直接或间接反映医疗保障制度及其所产生效果的变化。

依据医疗保障评价的原则及医疗保障制度运行的特征,医疗保障制度评价的指标体系的设计应该有以下原则:

1. 全面性原则 指标体系的设置需要根据医疗保障制度的目标对制度和系统及子系统的各个方面进行评价,评价指标要全面、合理、客观,要能涵盖和全面反映医疗保障以及各有关方面全貌。

2. 可操作性原则 医疗保障评价指标既要全面又要精简,符合医疗保障评价的实际,"硬"指标与"软"指标相结合、定量与定性相结合,应能充分利用现有资料,同时指标应尽可能量化,指标内容应具体、明确,数据资料可获得,具有良好的可操作性。

3. 客观性原则 指标体系应能如实的、科学的、客观的反映医疗保障制度实施的真实情况,能体现医疗保障的本质或主要特征。

4. 导向性原则 医疗保障评价的目的就是通过评价,获得有效的信息,了解和把握政策的现状,发现问题,找出差距,促进医疗保障全面协调和可持续发展。因此,评价指标的选择必须有利于实现政策目标。

5. 独立性与差异性原则 独立性原则指的是评价指标之间的界限应清楚明晰,不会发生含义上的重复,指标体系的各项指标都具有独立的信息,相互不能代替。差异性原则指的是评价指标之间的内容可以进行比较,能明确分辨各个指标的不同之处以及内涵上明显的差异。

6. 动态性原则 在医疗保障制度实施过程中,随着社会经济、政治、技术等的发展变化,医疗保障制度的政策目标也在不断调整之中,因此评价指标体系也应随着政策目标的变化及实际情况的变化进行调整。

(二)医疗保障制度评价的指标体系

医疗保障制度评价的指标体系设计可以从医疗保障政策方案评价、医疗保障制度实施过程及结果三个方面进行设计。

1. 医疗保障制度政策评价

(1)医疗保障政策的科学性常用指标包括:医疗保障制度是否纳入国家法律框架范围;医疗保障制度的目标与社会经济发展的适应性;医疗保障制度对贫困人口、老年人口等弱势群体的支持程度;医疗保障各子系统间在全民保障目标上的协同关系;医疗保障系统与其他社会保障系统的关系;医疗保障体系中政府责任等。

（2）医疗保障资源投入常用指标：人均筹资水平；医疗保障经费支出占卫生总费用的比重；医疗保障资金筹集中政府、社会、个人所占比重；医疗保障资源在不同区域、不同人群间分布的公平性等。

2. 医疗保障制度实施过程的评价

（1）医疗保障组织结构评价常用指标：医疗保障中中央、地方之间职责的划分与落实；医疗保障组织管理结构的完整性、科学性与稳定性；组织体制的内、外部监督体系的有效性；组织管理服务的质量与效率；信息化管理实现程度等。

（2）医疗保障制度实施过程评价常用指标

1）医疗保障服务的公平性评价常用指标：具有风险分担能力的医疗保障项目对人群的覆盖范围，尤其是贫困人口参与的水平；医疗服务利用的水平与分布的公平性；医疗服务需要满足与未满足的程度及分布等。具体指标如总参保率、参保人数增长率、不同收入人群参保公平性、贫困人口参保率、基本医疗保险覆盖率、医疗救助人数；两周内门诊服务利用率、年住院率、两周内因病需就诊而未就诊率、因病需住院而未住院率，以及上述服务利用指标在人群中的分布；获得医疗服务费用补偿人口所占比例，获得补偿的服务范围，获得补偿的费用范围，住院个人负担比例、全额自费比例、补偿费用及补偿比等。

2）医疗保障资金运营评价常用指标：主要从资金的安全性、资金的筹资与支出等方面评价。具体指标如医疗保险费用厘定是否科学、医疗保障基金监管是否完善，医疗保险基金的抗风险能力如何、医疗保障费负担是否公平合理、医疗保障基金筹资的效率、医疗保障资金的保值增值、资金结余或超支、是否存在资金的挪用和被套取；筹资未到位率、基金用于支付门诊费用的总金额及比例、基金用于支付住院费用的总金额及比例、基金流向社区卫生机构及上级专科级或综合性医疗机构的比例等问题。

3）医疗保障服务质量评价常用指标：主要从医疗保障管理的服务质量与医疗服务质量两个角度进行评价。具体评价指标如是否建立信息披露制度；参保人员获得补偿的方便程度是否可行适宜，报销所需要的时间及是否及时兑现；医疗机构违反合约规定的情况；医疗机构提供药品服务、诊疗服务的合理性；医疗机构是否存在违规收费；医疗费用水平的合理性；转诊服务提供的合理性；不同人群获得的医疗保障管理服务、医疗服务质量的分布等。

3. 医疗保障制度实施结果评价指标

（1）健康改善评价常用指标：医疗保障制度对居民健康水平的影响是一个长期的过程，而且，健康的改善通常是多因素的结果，因此，评价存在很大的难度。常用指标包括居民健康水平整体改善的程度及健康状况改善的人群分布。

（2）费用可负担性常用指标：人均个人医疗费用负担占社会平均工资比例，灾害性卫生支出的比例及在人群中的分布；人均医疗费用支出的增长率与人均GDP 的增长率的比值；卫生筹资的公正性等指标。

（3）满意度常用指标：一般居民对医疗保障制度的支持度，医保居民对医疗保障制度的综合评分，一般居民对所获得医疗服务的满意度；医疗服务供方卫生系统对人群的反应性等。

第三节 医疗保障评价的步骤和方法

一、医疗保障评价的一般步骤

为了保障医疗保障评价的科学、有效性和可操作性,评价工作必须有计划、按步骤进行。尽管评价的种类和类型不同,评价的步骤也不尽相同,但一般都要经历三个相互关联的阶段,即评价的准备阶段、实施阶段以及总结阶段。

（一）准备阶段

组织准备是医疗保障评价的基础和起点。为了能抓住关键的问题,避免盲目性,保证评价工作顺利进行,医疗保障评价实施前必须进行周密的组织准备工作。准备阶段的主要任务包括:

1. 了解医疗保障制度改革的基本内容和相关背景　在开始确定评价计划时,首先需要对医疗保障制度所要解决的问题和实现的目标、制度发展变革的主要内容和具体措施、改革的社会经济背景、基本的理论依据、执行的环境等。通过对基本内容与背景的分析的梳理和分析,一方面为评价计划的制订奠定基础,另一方面,也是评价分析的内容。

2. 确定评价对象　确定评价对象即决定评价什么政策。在中国医疗保障制度完善过程中,正在开展各种探索,如支付方式的改革、实施重大疾病补偿制度、商业保险介入基本医疗保障制度、统筹管理城乡三种基本医疗保障制度等。众多的改革内容,每次的评价均需确定目前所能开展评价的具体政策和内容。所确定的评价对象既有评价价值,又有开展评价的可行性。通常所确定的评价对象主要是:正在执行的、经过一段时间的实践检验,其本身的优点或局限性已经显露出来的政策;政策与实际环境改变之间具有明显因果关系的政策;评价结论具有推广价值的政策;负面效应比较突出、社会反响较强烈的政策。

3. 制订评价方案　评价方案是医疗保障评价的指引工具,评价方案设计是否合理、评价方案质量的高低,直接关系到评价活动的成败,因此也是评价准备阶段最重要的任务。医疗保障评价方案的主要内容包括:明确并阐述评价对象、评价的目的、意义和要求;根据评价目的确定评价的内容;确定评价的指标体系、评价的标准及评价的模式和方法;挑选评价的机构和人员,加强评价人员的培训;落实评价所需要的人、财、物、时间、信息等条件。在正式开始评价活动前,最好能开展预评价,检验所选择的评价方法、评价指标是否科学、可行,评价目的与要求是否能达到。

（二）实施评价

实施评价是整个医疗保障评价活动中最重要的阶段、关键性的环节。这一阶段工作的好坏,直接决定着政策评价的成功与否。实施评价阶段的主要任务包括:

1. 利用各种调查手段,广泛收集有关信息　信息是医疗保障评价的基础。所获信息应具有广泛性、系统性和准确性。在信息收集过程中,首先必

须加强信息收集人员的培训,使其对评价的内容和所收集信息统一认识、准确理解、准确收集信息,并要建立相关的监管制度以加强信息收集质量的控制;信息收集可以采取定性调查与定量调查相结合的方式进行,具体的方法如文献法、现场观察法、现场调查法、专题小组访谈法、个人访谈法、典型案例调查法等方法。

2. 信息的整理、分析与评价　首先按照评价方案的设计,对所收集的资料的正确与完整性进行审查和核实,查错补漏;对那些有关医疗保障的原始数据和资料进行系统的归纳、整理、分类、统计和分析;综合运用相应的评价方法进行具体评价,作出评价结论。在实施评价的过程中,要保证信息的完整性、系统性、准确性,要保证评价方法、评价工具使用的科学性和有效性,要保证评价结论的科学性、客观性。

(三) 撰写评价报告和总结

评价结论的得出不是评价工作的终点,还需要将评价的结论反馈给被评价对象,包括政策的制定者和执行者,以及政策所服务的对象等,以便应用于实际的医疗保障实施过程,为政府的科学决策服务。

1. 撰写评价报告　评价报告的内容,要以医疗保障本身的价值判断为基础,对评价过程、评价方法和评价中的一些重要问题作必要说明,并提出相关建议。

2. 总结评价工作　评价工作的总结,要对本次评价活动进行全面分析,找出工作中的优缺点,总结经验,吸取教训,为以后的医疗保障评价活动打下基础。

二、医疗保障评价的模式

依据医疗保障评价的目的、角度与阶段的不同,在实际评价中可以对医疗保障评价模式进行不同分类。

(一) 按医疗保障政策过程所处的阶段来分

按照评价活动是在医疗保障政策执行之前、之中还是之后,可以将政策评价分为事前评价(预评价)、执行评价和事后评价(后评价),而评价的落脚点都是医疗保障政策效果。

1. 事前评价(prior evaluation)　也称预评价,是在医疗保障政策执行之前进行的评价。是根据历史信息及经验、借助医疗保障相关理论、采用模拟或其他预测方法对医疗保障制度和方案就其相关政策、方案实施的可行性及可能的实施效果进行预测和评价。在进行预测评价的过程中,需要将其纳入整个社会环境之中加以考察,而且对于预测中面临的不确定性问题需要进行敏感性分析。通过预测政策实施的可行性及可能的效果,可以发现政策所存在的缺陷和问题,以便于及时解决,尽可能将政策的负面影响减少到最低限度。

2. 事中评价(process evaluation)　是对医疗保障政策的执行过程予以评价。许多改革的举措流失于政策执行过程中,一方面是因为政策本身存在缺陷,另一方面是政策执行力及外部环境变化的影响所致。政策在实施后,各种效果和影响开始显现,事中评价就是具体分析政策实际执行的程度、执行过程中的产生效果、取得的经验和存在的问题以及各种问题产生的原因和机制,以便于及时采取有针对性的措施,修正和完善政策,解决政策执行过程中存在的问题,以更好地达成政策目标。

3. 事后评价(after evaluation) 也称后评价,是对医疗保障政策执行后的政策效果进行评价。事后评价可以衡量医疗保障政策对所确认问题的解决程度或影响程度、政策目标的实现程度,辨析医疗保障政策效果成因,以求通过优化政策运行机制的方式,强化和扩大政策效果的一种行为。事后评价的结论是关于政策价值的最终反映,对政策过程以及政策系统的改进具有决定性的作用。因此是最重要的一种评价方式。

事前评价、事中评价、事后评价分布在医疗保障制度形成的不同环节进行评价,三种评价方法的结合,可以在起始阶段选择最优政策、在政策执行阶段及时修正存在的问题,政策执行后阶段对政策价值的最终反映,促进医疗保障制度的更好地完善。

(二)按评价主体来分

从医疗保障政策评价的人员构成及其在政策过程中所处的地位来看,又可以分为内部评价和外部评价。

1. 内部评价(internal evaluation) 是指医疗保障政策系统内部的评价者所进行的评价。其优点在于评价者拥有医疗保障相关的大量信息,有利于开展评价活动,而且对于评价的结果也能及时用于实际,使评价发挥作用,但是因为是内部的评价,也极易出现夸大成绩、回避失误的现象,同时,内部评价往往代表某一方的利益而导致评价出现片面性,影响到评价结论的公正性。

2. 外部评价(external evaluation) 是指与政策制定或执行方无隶属关系和利益关系的第三方实施的评价活动。外部评价的最大优点是,由于评价者置身于决策或执行机构之外,不受单位利益的限制,因而能够客观、公正地进行评价。但有时会出现评价者受制于委托人而造成评价者只对委托人负责,而不对政策本身或社会效益负责的现象,所组成的评价结论存在偏颇。

内部评价和外部评价的各有其利弊,在实际操作过程中应综合运用,相互补充,以取得科学的评价结论。

(三)按照评价目的和要求分类

根据评价的目的和要求,可以分为微观评价和宏观评价、目标评价和过程评价等。

1. 微观评价与宏观评价 对单个医疗保险制度或医疗保险市场、对单个医疗保险机构、医疗服务机构的评价属于微观评价,而针对一定区域内的整个医疗保障制度及医疗保险市场的评价属于宏观评价。微观的评价侧重在单个市场的经济运行及效果的体现,而宏观评价侧重在整个区域内医疗保障制度的建设与运行效果,其为宏观政策的制定提供依据。

2. 目标评价与过程评价 目标评价是对医疗保障制度实施的结果与目标的比较来发现制度目标的实现程度及存在的问题,是整体评价。过程的评价可以是在保障制度实施的各个环节、时期均可进行的评价,可以及时发现问题、总结经验和改进的有效手段,有利于医疗保障制度的及时完善和发展。

笔记

三、医疗保障评价的技术方法

(一)比较分析法

比较分析法是通过对医疗保障制度评价指标的横向或纵向的比较,以揭示一定时期的医疗保障发展变化状况或目标的实现程度。比较分析法是医疗保障评价的最常用、最基本的方法。

1. 实际结果与目标的比较　在医疗保障制度比较分析中,最常用的比较方法就是将实际结果与政策目标、政策所要解决的问题进行比较,揭示政策目标的实现程度。

2. 简单纵向对比分析　主要是对政策实施前后的状况进行比较分析,政策实施后的状况与实施前状况的差别被当做政策的效果。此方法比较简便,但是,因为没有考虑政策实施后的状况还包含非政策因素影响在内,所以评价结论并不完全是政策效果。

3. 趋势类推对比分析　是将政策执行前的状况在没有政策执行的情况下类推到政策执行后的某一时间点上,所得到的结果与政策执行后的实际情况进行对比,以确定政策的效果。二者的差异就是政策的效果。这种设计方法能将一些非政策因素的影响过滤掉。

4. "对照组-试验组"对比分析　是试验法在医疗保障政策评价中的具体运用。在运用这一方法进行评价时,要将政策前处于同一水平的评价对象分为两组,一组为试验组,即对其施加政策影响的政策对象;一组为对照组,即不对其施加政策影响的非政策对象。然后比较这两组对象在政策执行后的情况,以确定政策的实际效果。

(二)经济分析法

经济分析法是以事先确定的综合经济指标进行评价,以经济效益、社会效益作为评价的依据。包括投入产出法、成本效益法等。医疗保障制度的建立和实施需要各种资源的投入,包括管理资源以及保障基金的投入,可以利用投入产出法对资源的使用效率进行分析和评价,这是医疗保障制度评价的重要组成部分。

1. 成本效益分析(cost-benefits analysis,CBA)　是通过比较某一方案或若干备选方案的全部预期效益和全部预期成本的现值来对不同方案进行评价和选择的方法。其投入和产出均以货币形式表现。方案选择的基本思路是在成本一定的情况下,选择产出最大的为优;产出一定时,选择成本最小的为优。可以用净现值、效益成本比率、年当量净效益值、内部收益率等指标来测量,通常上述指标值越大,也显示方案越经济合理。

2. 成本-效果分析(cost effectiveness analysis,CEA)　是通过对不同方案成本、效果的分析比较,来对不同方案进行评价和选择,进而帮助决策者在所有备选方案中确定最佳方案。其投入以货币表现,但产出以客观指标反映,如慢性病患病率下降水平、住院服务利用率等。通常使用成本效果比率、增量的成本效果比率。方案选择的基本思想与成本效益分析类似,成本一定时,有用效果越大越好,效果一定时,成本越小越好。

笔记

3. 成本-效用分析(cost-utility analysis,CUA) 是通过对不同方案的成本、效用的比较分析,来对不同方案进行评价和选择的方法。其产出以效用作为产出指标,如 DALYS、QALYS 等指标反映产出结果。

4. 筹资公平性测量 医疗保障制度的核心内容之一是筹资问题,如何从不同的渠道筹集到所需要的资源、整体卫生资源中各种渠道的构成水平是卫生筹资的关键内容。评价卫生服务筹资公平性主要通过计算家庭卫生筹资贡献率(household's financial contribution,HFC)、卫生筹资公平性指数(fairness of financial Contribution,FFC)、集中指数和卡克瓦尼指数(Kakwani index)等指标及绘制洛伦兹曲线和集中曲线来实现。

卫生筹资公平性指数(fairness of financing contribution,FFC)主要反映家庭卫生筹资贡献率在每个家庭中的分布情况。

计算公式如下:

$$FFC = 1 - \left(\sum \frac{|HFC_h - HFC_0|^3}{n} \right)^{1/3}$$

式中 HFC_h 为每户家庭的卫生筹资贡献率,家庭卫生筹资贡献率 = 家庭医疗卫生支出/家庭可支付能力;HFC_0 为所有家庭卫生保健支出/所有家庭可支付能力;n 为家庭户数;FFC 的最大值为 1,其值越接近于 1,表明卫生筹资公平性越高,当 FFC 等于 1 时,表明家庭卫生筹资绝对公平;反之,如果 FFC 值越小,筹资公平性越低。

(三) 因素分析法

因素分析法是分析和评价若干个相互关联的因素对综合指标影响程度的一种分析方法。医疗保障制度的评价需要分清结果产出的关键因素,如居民卫生服务利用的增长是在于医疗保障制度的效果还是居民经济水平增长的结果,而医疗保障制度在产出相应结果时是因为监管制度的效果还是补偿制度设计的效果等,为了促进医疗保障制度的持续、有效的发展,弄清各种因素所产生的作用及作用强度,也是医疗保障制度评价的内容,因素分析法将有利于发现问题产生的原因及各种因素的作用机制。

(四) 综合评价法

综合评价法是用于对医疗保障制度的总体比较和评价。在有多个评价指标的情况下,被比较的对象之间各个指标有高有低,难以评价时,需要采取综合评价的方法,对各种方案的优劣作出评价。在医疗保障制度方案设计及政策实施效果评价等环节均可采用此方法。在进行综合评价法时需要首先筛选出评价的指标体系,指标的等级及分值,依据指标的重要性确定权重,然后进行测量和总体评价。

医疗保障评价的技术方法或工具很多,许多具体的评价和分析方法可以借鉴其他文献。

四、医疗保障评价中值得探讨的几个问题

(一) 医疗保障政策影响的广泛性

医疗保障政策的影响往往涉及公众社会生活的许多方面,其中既包括预期的

影响,也包括非预期影响;既包括政策系统内部的各种变化,也包括政策系统外部的环境变化;既包括短期影响,也包括长期影响;既有正面影响,又有负面影响。在所有这些影响中,一方面,有些因素难以测定,甚至根本无法测定;另一方面,各种影响因素也往往难以用同一个计量标准来衡量,这就给政策评价带来了很大的障碍。一项政策的实施,往往会产生正、反两个方面的结果:既有积极的影响,也有消极的影响。医疗保障评价要对这些相互矛盾、错综复杂的因素进行客观、公正地分析,进而对某项政策的价值作出科学的评判,其困难就不言而喻了。

(二)医疗保障政策资源的混合和政策行为的重叠

医疗保障政策不是单独存在的,在同一时期,往往有多个政策在同时发挥作用,这就产生两个问题,即政策资源的混合和政策行为的重叠。造成政策资源混合的原因是:

1. 从资金运用上来看 用于所有政策的款项往往都是来源于同一个部门,并实行统一支付的方法。特别是内容相关的政策,更是如此。即使有时规定专款专用,但在实际操作过程中,也很难判明某笔经费是否属于某项政策的单项投入。

2. 从政策的沉淀成本因素来看 一项新政策的投入,总是在原有政策的沉淀成本的基础上进行的,原有政策的沉淀成本具体表现为经费、物资、组织机构的设置,人员的配备以及其他积淀下来的各项投入等。这样,就使得政策成本不易确定,从而增加了政策评价的难度。所谓政策行为的重叠,就是针对相同或相似的政策问题和政策目标群体,不同的机构或部门都制定并执行各自的政策,多项相关政策同时作用于某政策对象。在这种情况下,各种不同政策的效果混杂在一起,很难将某项政策的实际效果从总体变化中区分出来。有时,由于缺乏沟通和协调,会造成政策之间的相互干扰,使得要区分每项政策各自的效果更为困难。

(三)医疗保障评价指标的测量中的问题

1. 测量的质量 无论使用何种测量工具,必须关注测量的质量。测量的质量可以用测量的信度和效度来作出判断。测量的信度是指相同的测量将一致性地提供相同结果的程度,就是测量的可重复性。测量的效度是指实际测量上度量了想要测量的对象的程度。

2. 测量中应注意的问题 在医疗保障评价指标测量中,有一些特殊的问题应给予特别的重视。包括伦理问题、结果的界定与可测量问题、时间性问题等。

本 章 小 结

本章主要介绍医疗保障制度评价的原则、内容、分类、程序、方法及评价指标体系等。

医疗保障制度评价的原则包括:系统性、科学性、发展性、公平与效率相结合等原则。

医疗保障评价的维度包括:公平、效率、质量、适应性及产出等。

医疗保障评价的内容包括:医疗保障政策的目标价值合理性与可行性、

医疗保障体系结构的科学性、医疗保障服务的公平性、资金运营的安全性与有效性、医疗保障服务质量、医疗保障实施结果等。

　　医疗保障评价的分类:按照医疗保障制度实施所处阶段分为事前、事中、事后评价;按照评价的主体分为内部评价和外部评价;根据评价的目的和范围分为宏观评价和微观评价等。

　　医疗保障评价的程序:在组织准备阶段需要了解政策的内容和背景、确定评价对象、制订评价方案;在评价实施阶段需要收集、整理和分析信息;最后利用评价工具对信息结果进行论证分析得出评价的结果,并反馈评价结果。

关键术语

医疗保障评价 medical security evaluation

公平 equity

卫生筹资公平性 equity in health financing

效率 efficiency

质量 quality

适应性 adaptive

比较分析 comparative analysis

思考题

1. 医疗保障评价的基本原则是什么? 评价包含的内容有哪些?
2. 针对中国目前的医疗保障体系,你将如何设计评价方案?

（陈迎春,华中科技大学医药卫生管理学院）

笔记

医疗保障管理信息系统

通过本章的学习,你应该能够:

掌握:医疗保障管理信息系统的概念及其运行管理。

熟悉:医疗保障管理信息系统的功能及功能结构。

了解:医疗保障管理信息系统内、外各系统的相互衔接。

章前案例

住院信息随便改　医院两内鬼骗医保43万

　　江苏盱眙的高某、黄某采用侵入医院内网数据库、修改住院病人的信息、伪造虚假的新农合报销手续的方式,再请人持伪造的报销凭证报领现金为己有。自2010年12月至2011年8月共计伪造报销手续131份,骗取医保金43万余元。日前,盱眙县法院以高某、黄某犯诈骗罪被分别判处有期徒刑5年和3年,并处罚金。

　　2004年至2007年,高某任盱眙县某医院信息科科长,负责管理医院电脑信息工作,该医院电脑信息系统由其一手设置、调试和管理。2007年8月以后高某调到总公司工作,信息科由副科长黄某临时负责,但该医院的电脑信息系统一旦发生故障还得请高某去维护。

　　2010年10月,高某开车撞伤一人,除掉保险另外还要赔偿伤者6万余元,到哪儿弄这笔钱呢? 高某想到了进入该医院电脑信息系统修改住院病人的信息资料,然后找来没有住院的亲友医保卡骗取医保金。而这时的高某已经不再担任该医院的信息科长职务,无法直接进入医院的内网系统,便想到主持信息科工作的黄某,想通过黄某的电脑进入信息系统,然后修改资料骗取医保金。

　　黄某起初害怕事情出来后犯法,但还是碍于面子把病人住院信息拷贝到自己的电脑上,由高某用U盘拷走。然后高某通过亲友找来农民医保卡,再进入该医院的信息系统把住院病人的基本信息改成准备虚报冒领人的信息。通过信息系统能够打印出住院费用清单以及出院小结,但住院收费票据怎么办呢? 黄某利用职务之便,在收费处拿了一沓空白的收据和一枚收费印章,这样两人便开始了内外勾结、修改信息系统住院病人的信息、找亲友冒充住院病人骗取医保金的勾当。到案发时,共计骗取新农合医保金43万余元。

笔记

法官审理建议,要加强医保信息系统建设和管理,定点医疗机构的信息和医保报销单位信息联网,对录入的原始信息无法同时修改。定点医疗机构内部也要加强管理,真正使有限的医保金用于治病救人。

第一节 医疗保障管理信息系统概述

一、医疗保障管理信息系统的概念

关于医疗保障管理信息系统的概念,目前国内外学术界尚无统一的定论。从实践应用的角度上来说,应用于医疗保障系统中的管理信息系统(management information system,MIS)即为医疗保障管理信息系统(medical security management information system)。具体来说,是指以人为主导,利用计算机硬件、软件、网络通信设备以及其他办公设备,进行信息的收集、传输、加工、储存、更新和维护,以提高医疗保障管理效益和效率为目的,支持高层决策、中层控制、基层运作的集成化的人机系统。

由于我国基本医疗保障体系主要是由城镇基本医疗保险、新型农村合作医疗以及城乡医疗救助制度所构成,因此,应用于以上各种制度中的管理信息系统便构成了我国的医疗保障管理信息系统。也就是说,我国的医疗保障管理信息系统主要由医疗保险管理信息系统、新农合管理信息系统、医疗救助管理信息系统等构成(图10-1)。

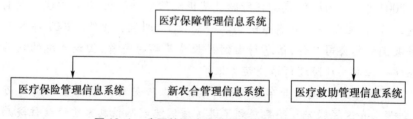

图10-1 我国的医疗保障管理信息系统构成

知识拓展

管理信息系统(MIS)的概念起源很早。早在20世纪50年代,赫伯特·西蒙(Herbert A. Simon)就提出了管理依赖于信息和决策的概念。MIS一词最早出现在1970年,由瓦尔特·肯尼万(Walter T. Kennevan)将其定义为:"以书面或口头的形式,在合适的时间向经理、职员以及外界人员提供过去的、现在的、预测未来的有关企业内部及其环境的信息,以帮助他们进行决策"。1985年,MIS的创始人,明尼苏达大学教授高登·戴维斯(Gordon B. Davis)对MIS给出了一个较为完整的定义:"它是一个利用计算机硬件和软件,手工作业,分析、计划、控制和决策模型,以及数据库的人机系统。它能提供信息,支持企业或组织的运行、管理和决策"。

　　MIS 一词在中国出现于 20 世纪 80 年代初,由薛华成教授等人给 MIS 下了一个定义,登载于《中国企业管理百科全书》中。其定义为:"MIS 是一个由人、计算机等组成的能进行信息的收集、传递、储存、加工、维护和使用的系统。它能实测企业的各种运行情况,利用过去的数据预测未来,从企业全局出发辅助企业进行决策;利用信息控制企业的行为;帮助企业实现其规划目标"。之后,MIS 的定义更加丰富和完善,MIS 也广泛应用于企业界和社会其他组织中。

二、医疗保障管理信息系统的要素

　　医疗保障管理信息系统的要素主要包括以下几个方面。

　　1. 管理　管理信息系统是服务于管理的,管理是信息系统服务的对象,也是管理信息系统的基本要素。医疗保障各级管理人员利用管理信息系统提供的信息,对医疗保障运行中的各项活动进行高效地管理。信息管理已成为现代管理的一个重要方面。

　　2. 信息　信息是管理信息系统最重要的要素。医疗保障管理信息系统能起多大的作用,对医疗保障管理能作出多大的贡献,都取决于有没有足够的和高质量的信息,而能否得到高质量的信息又取决于工作人员对信息的认识。可以认为,信息是实现有效管理的一项极为重要的资源。

　　3. 系统　系统是管理信息系统的另一基本要素。一般认为,系统是由若干个相互联系、相互制约的要素结合而成的、具有特定功能的一个有机整体。判断医疗保障管理信息系统性能的好坏可以依据以下几点:一是系统的目标是否明确;二是系统的结构是否合理,三是系统的接口是否清楚,四是系统是否能观能控。

　　4. 人员　管理信息系统是一个人机系统,并且人员占主导地位。医疗保障管理信息系统中的人员既包括各级管理人员,也包括普通业务人员,另外还包括维持系统正常运行的技术人员。当然,各级管理人员是管理信息系统的用户,管理信息系统主要是为其用户提供信息服务的。

三、医疗保障管理信息系统的功能

　　由于支持管理信息系统的一些环境和技术在不断的发展变化,医疗保障管理信息系统的功能也随之发展变化,当今时期其功能主要包括数据处理和支持管理与决策等。

(一) 数据处理功能

医疗保障管理信息系统的数据处理功能是指对医疗保障管理过程中的原始

数据进行收集、传递、加工、贮存和输出,以便查询和使用。

1. 收集数据功能　也就是将不同时间和不同管理层次上分散的原始数据(如医疗费用报表、单据等)集中起来,并通过一定设备手段(如键盘、扫描仪、磁带机、光盘机等)将原始数据输入计算机。数据收集是整个数据处理的基础,其工作质量是医疗保障管理信息系统能否有效发挥作用的关键。

2. 传递数据功能　把数据或信息从一个子系统向另一个子系统以及在不同管理层之间的传送。如医保中心系统与医院收费系统之间数据的传递和交换等。

3. 存贮数据功能　将原始数据以及经过加工处理后所获得的各种信息贮存起来,以备今后使用。在这里不但要注意存贮数据或信息的介质(物理存贮设备),又要注意存贮的组织方式(逻辑关系)等问题,这样才能有效地提高医疗保障管理信息系统的安全性和工作效率。

4. 加工数据功能　对进入医疗保障管理信息系统中的各种数据进行分类、合并、汇总、统计计算等,从而产生满足不同管理层次需要的有用信息。对数据进行加工处理是医疗保障管理信息系统的核心功能,系统的加工处理水平越高,越能满足不同管理层次对信息的需求。

5. 输出信息功能　根据用户的不同需求,以不同的形式将信息提供给用户。输出信息是否易读易懂、直观醒目、快速准确等,均会影响到医疗保障管理信息系统的使用效果和功能的发挥。

(二)支持管理与决策功能

充分利用加工处理后的信息以有力支持管理与决策,是医疗保障管理信息系统的主要功能,也是最难实现的任务。

1. 控制功能　对医疗保障业务中每一个过程、环节及具体工作的运行情况进行监控、检查、比较计划与执行的偏差,根据比较结果对管理工作进行控制,以达到预期的目的。

2. 决策功能　对医疗保障管理过程中的各种数据进行加工处理后,会得到大量的与决策有关的信息,从而协助医疗保障部门的各层管理人员作出相对满意和正确的决策。

3. 预测功能　根据过去和现在的数据,运用各种数学方法及模型,预测参保人员健康状况、医疗保障基金的筹集、支付及积累规模等。

四、医疗保障管理信息系统的功能结构

从使用者的角度看,一个管理信息系统围绕组织目标,分解成多种功能,各种功能之间又有各种信息联系,构成一个有机结合的整体,形成功能结构(functional structure)。由于医疗保障体系的复杂性,医疗保障管理信息系统的功能结构也不尽相同。下面以医疗保险管理信息系统和新农合管理信息系统为例,介绍其功能结构。

(一)医疗保险管理信息系统的功能结构

一个完整的医疗保险管理信息系统主要由医疗保险管理信息中心系统、定

点医疗机构收费管理系统以及定点药店收费管理系统所组成(图10-2)。

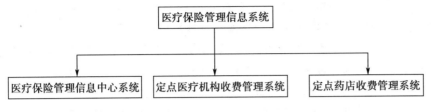

图 10-2　医疗保险管理信息系统的构成

1. 医疗保险管理信息中心系统　医疗保险管理信息中心系统是整个系统的核心子系统,其功能主要包括系统管理、基础信息管理、审核、基金管理、通讯管理、IC卡管理(包括制作、发放、挂失、补发、注销等)、查询检索和统计报表等。为了实现以上功能,并结合我国医疗保险的运作模式,医疗保险管理信息中心系统又可分成五个二级子系统:基金管理信息子系统、参保方管理信息子系统、医疗机构管理信息子系统、财务管理信息子系统和保险机构内部管理信息子系统(图10-3)。

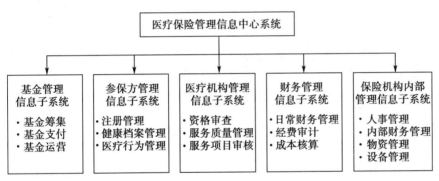

图 10-3　医疗保险管理信息中心系统的功能结构

(1)基金管理信息子系统:基金管理信息子系统的主要功能是为医疗保险基金管理者提供有关医疗保险基金的测算、筹集、分配、支付及投资等环节中的信息,以解决医疗保险基金的缴纳标准、如何筹集和如何运用等问题。这些功能主要是由基金筹集模块、基金支付模块和基金投资运营模块来完成。

(2)参保方管理信息子系统:该子系统的主要功能是收集及提供参保单位和参保个人的基本信息,通过对人口特征、人群健康状况及环境卫生情况的分析,预测人群健康发展趋势。另外,还对被保险人的就医项目及费用进行监控,从而全面掌握参保人的就医行为。这些功能这要由注册管理模块、健康档案管理模块及医疗行为管理模块来实现。

(3)医疗机构管理信息子系统:医疗机构管理信息子系统的主要功能是对提供医疗服务的各级医疗机构进行资格审查,对医疗服务机构提供的服务项目、服务质量及服务收费情况进行综合审核。这些功能主要是由资格审查模块、服务质量监控模块及服务项目审核模块来完成。

(4)财务管理信息子系统:财务管理信息子系统的主要功能是为医疗保险管

理机构提供有关财务管理信息,进行医疗保险成本及效益状况分析,对医疗保险管理活动中的各种经费收支情况进行综合监督和审查。这些功能主要由日常财务管理模块、经费审计模块及医疗保险成本核算模块来完成。

（5）保险机构内部管理子系统:保险机构内部管理子系统的主要功能是为医疗保险管理机构内部提供人、财、物等方面的信息管理。这些功能主要由人事管理模块、内部财务管理模块及物资设备管理模块来实现。

2. 定点医疗机构收费管理系统　定点医疗机构收费管理系统是医疗保险管理信息系统的前台,它与后台医疗保险管理信息中心系统相连接,担负采集医疗费用数据的工作。其主要功能包括门诊划价收费、住院结算、科室核算、信息查询、收费报表等,并及时将有关数据发往医疗保险机构集中处理。为实现上述功能,该系统通常由门诊收费、住院收费、查询统计、收费报表、数据交换五个子系统构成(图10-4)。

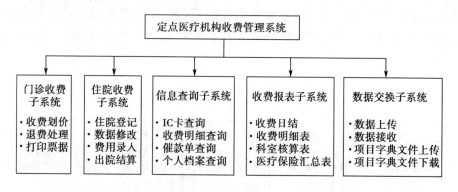

图 10-4　定点医疗机构收费管理系统的功能结构

（1）门诊收费子系统:门诊收费子系统的主要功能是:核对参保病人的身份;选择诊疗科室、主治医生及病种;门诊诊疗服务的划价处理、退费处理及清单打印等。这些功能通常由门诊收费划价模块、退费处理模块及打印票据模块来完成。

（2）住院收费子系统:住院收费子系统的主要功能是:对住院参保病人进行身份核实,并产生个人住院号码;录入住院预缴押金;对住院病人基本信息的修改;对病人在住院期间所用的药品或进行的检查、治疗等各项费用的录入,以及对出院或转院病人的费用结算等。这些功能主要由住院登记模块、数据修改模块、费用录入模块和出院结算划价模块来实现。

（3）信息查询子系统:信息查询子系统的主要功能是:查询IC卡中该人的基本信息以及在各定点医疗机构所发生的费用;查询参保人每次费用发生的明细情况及费用汇总全额等。这些功能主要由IC卡查询模块、收费明细查询模块、催款单查询模块和个人档案查询模块来完成。

（4）收费报表子系统:收费报表子系统的主要功能是:对当日的门诊和住院收费等基本情况进行总结,并产生日报表;根据定点医疗机构的收费情况,可以产生收费明细表、科室核算表、收费汇总表及医疗保险收费汇总表等。这些功能主要由收费日结(门诊日结、住院日结)模块、收费明细表模块、科室核算表模块及医疗保险汇总表模块来实现。

笔记

（5）数据交换子系统：数据交换子系统的主要功能是：对定点医疗机构收费系统所产生的与医疗保险业务有关的数据、报表和文件上传给医疗保险管理信息中心系统。另外，该子系统还可接收由医疗保险管理信息中心系统下传的文件和信息。这些功能主要由数据上传模块、数据接收模块、项目字典文件上传模块及项目字典文件下载模块来完成。

3. 定点药店收费管理系统　定点药店收费管理系统主要对参保人在定点药店取药的医保药品进行费用管理。其功能主要包括药品收费、药品信息管理、信息查询、与医保中心进行数据交换等。这些功能主要通过医保药品收费管理、药品信息管理、信息查询和通信管理四个子系统来实现（图10-5）。

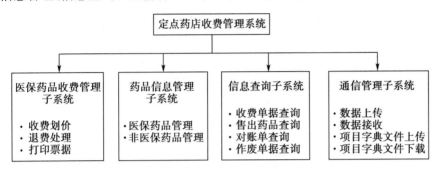

图10-5　定点药店收费管理系统的功能结构

（二）新农合管理信息系统的功能结构

在我国新型农村合作医疗实践运行中，新农合管理信息系统可划分为县级和省级二级系统，县级系统以业务处理为主要功能，省级系统以宏观管理为主要功能。下面以县级新农合管理信息系统为例，介绍其基本功能。

县级新农合管理信息系统的基本功能包括参合管理、补偿管理、基金管理、会计核算、查询统计、监测分析、业务公示和配置维护八个部分，各系统及子系统功能结构见表10-1。

表10-1　县级新农合管理信息系统的基本功能结构

系统	子系统	功能模块	功能
县级新型农村合作医疗管理信息系统	参合管理	参合登记	家庭和个人信息的采集或编辑，家庭账户及台账的建立等。
		账户管理	建立参合家庭账户，对建立的账户进行查询、冻结、解冻、注销、变更和注销等。
		证卡管理	医疗证卡的发行、变更、再注册等。
		变更管理	乡镇村组、家庭及个人基本情况变更、注销等。
	补偿管理	诊疗管理	门诊诊疗管理、住院诊疗管理、转诊管理等。
		补偿过程	补偿单管理、补偿审核、补偿兑付、补偿打印等。
		结算管理	结算单管理、结算审核、结算拨付、补偿公示及结算打印等。

续表

系统	子系统	功能模块	功能
县级新型农村合作医疗管理信息系统	基金管理	基金收入	对各种来源的收入进行综合管理。
		基金分配	对统筹基金、家庭账户基金的分配及日常管理等。
		基金支付	用于获取基金支付的各种医疗费用信息;提供查询、汇总、打印支付信息等。
		基金结余	用于获取和管理各项基金结余信息。
		基金结转	执行结转操作或实现自动定时结转,产生结转信息;支持结转信息的查询、汇总及打印等。
	会计核算	账套管理	支持根据会计年度、行政区域建立会计账套,设置账套基本参数及账套的启用、维护等。
		凭证管理	采集凭证信息,完成凭证审核、修改,提供凭证取消、分册、复制、导入、导出、过账、汇总、打印等。
		账簿管理	总账、明细账、日记账管理、银行对账、辅助账管理等。
		报表管理	资产负债表、收支表、净资产变动表等会计报表的生成、设置、查询、汇总、打印等。
	查询统计	分类查询	查询参合、诊疗、补偿等相关信息。
		综合查询	支持对相关业务数据的简单查询和高级查询;支持查询结果的打印、上报等。
		统计报表	生成参合、补偿、基金和基础资料的统计报表。
	监测分析	参合分析	对覆盖人口,包括对贫困群体的参合情况进行监测和查询。
		基金管理分析	对本年度基金的筹集情况、分配情况、使用情况、结余情况进行监测分析。
		医疗分析	对医疗服务利用情况、就医费用进行监测分析。
		补偿分析	对就医补偿水平、自付费用以及疾病经济负担进行测量。
	业务公示	参合人员公示	参加新农合的农民属性信息公示。
		家庭账户公示	参加新农合的农户家庭账户收支信息公示。
		费用补偿公示	参加新农合的农户住院减免补偿信息公示。
	配置维护	机构维护	对行政区划、医疗机构进行新增、撤并等维护。
		字典维护	对参合登记表、补偿兑付单等信息采集表进行维护。对新农合用药目录、医疗服务项目、疾病名称等进行维护。
		参数维护	对系统运行参数、补偿参数、统计汇总参数、统计查询参数、新农合用药目录、医疗服务项目等数据代码的维护。
		系统维护	用户管理、权限管理、日志管理、备份管理、有关系统运行环境等进行维护。

笔记

　　根据原卫生部制定的《新农合管理信息系统基本规范》(卫办农卫发〔2008〕127号)的规定,县级新农合管理信息系统的功能除上述基本功能之外,还有其他可选功能。基本功能是各地新型农村合作医疗信息系统中必须实现的功能,可选功能在新型农村合作医疗信息系统建设中可以有选择的逐步使用。

　　县级新农合管理信息系统的可选功能包括方案设计与测算、体检管理、参合群体分析、疾病信息分析、数据整合五个部分。方案设计与测算子系统用于对新农合补偿方案进行评价,包括医疗费用测算、补偿方案遴选等功能;体检管理子系统用于参合农民的体检管理,包括维护体检有关参数、筛选确认体检对象、采集体检信息、查询统计体检资料等功能;参合群体分析子系统用于分析农民参合资料,包括参合群体资料采集、参合群体分析等功能;疾病信息分析子系统用于分析参合农民患病情况,包括疾病信息采集、疾病信息分析等功能;数据整合子系统用于管理新农合有关联的数据,包括数据导入、数据查询等功能。

第二节　医疗保障管理信息系统的运行管理

　　医疗保障管理信息系统是否能得到成功应用,关键在于系统的运行管理。管理信息系统的成功因素中三分是技术,七分是管理,管理的关键是系统的运行管理。系统的运行管理主要涉及三个方面的重要内容:运行组织、运行制度和运行人员配备。

一、医疗保障管理信息系统的运行组织

　　系统运行组织是系统运行管理的保障,它直接影响着运行管理工作,主要涉及信息系统由哪个部门负责,由谁来负责,谁来承担系统运行管理工作。从信息系统在医疗保障管理机构中的地位看,我国的医疗保障管理信息系统运行组织可分成如下几种结构。

(一) 部门管理

　　部门管理运行组织方式属于信息系统应用过程中的初级阶段。计算机操作被少数员工所掌握,并且在各级管理部门仅起到简单的文字处理作用,只能辅助各个管理职能部门作简单的信息预加工。组织级别低,没有形成综合信息,因此信息的利用率低。我国早期的医疗保障管理信息系统运行组织基本属于这种结构(图10-6)。

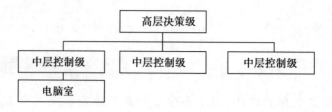

图 10-6　信息系统组织结构：部门管理

（二）计算中心

计算中心运行组织方式是信息系统建设过程中已经初具规模，从单机走向网络，把各个管理职能部门的信息孤岛通过计算机网络形成一体化的信息系统。计算机被更多的员工所掌握，信息综合处理程度提高，信息越来越受到各级管理部门的重视，信息已经成为一种资源，供组织内部各个部门分享。但是信息利用还受到一定的限制，局限于组织内部的加工处理，对计划、预测和决策还存在差距。这一运行组织是目前我国大部分医疗保障管理信息系统所采用的方式（图 10-7）。

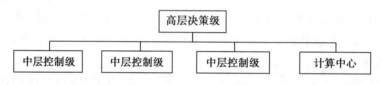

图 10-7　信息系统组织结构：计算中心

（三）信息中心

信息中心运行组织方式是信息系统中的最高阶段，信息系统成为组织管理必不可少的工具。信息系统中的信息直接提供给组织最高层领导。此时的信息系统不仅能够实测组织的运行状况，而且可以提供预测和决策的功能；不仅能够提供组织内部的实时信息，而且可以收集组织之外的相关信息，信息已成为关键资源。在这种运行组织方式下有一个较完整的运行机构，信息系统的运行不是某一部分的工作，而是涉及全体员工。这种方式也是我国医疗保障管理信息运行组织建设发展的方向（图 10-8）。

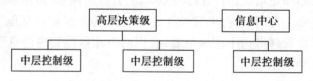

图 10-8　信息系统组织结构：信息中心

二、医疗保障管理信息系统的运行管理制度

医疗保障管理信息系统的运行管理制度是保证该系统正常运转的基础，主要包括以下几个方面。

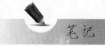

（一）系统日常运行管理制度

日常运行管理制度通常包括系统操作规程、系统安全保密制度，系统运行日记制度，日常运行状态记录等资料归档制度，内部文档管理制度等。

（二）基础数据管理制度

基础数据管理制度主要包括对数据收集方法、校对方法、数据流程、数值统计方法、数据收集渠道的管理制度，以及系统内部各种运行文件、历史文件等原始数据的管理制度。

（三）系统维护管理制度

信息系统在长期运行过程中由于管理体系、管理组织、管理制度等多方面因素的变化，都会引起管理信息系统的调整。因此，信息系统的维护工作是长期的，无法避免的。对于计算中心以上的运行组织方式，都必须配备有系统维护组织，具有相关的系统维护人员，同时需要建立相应的维护管理制度，如系统维护人员的职责和权限，维护的过程和方法，以及维护的文档管理等。

（四）人员管理制度

医疗保障管理信息系统运行过程中涉及的人员较为复杂，既有各级管理人员，也有普通业务人员，另外还包括维持系统正常运行的技术人员。为了确保系统的安全运行，需要建立各类人员管理制度，主要包括各类人员的岗位、职责和任务，确定不相容岗位的操作受权等管理制度。

三、医疗保障管理信息系统的运行人员配备

系统运行人员的配备通常依据信息系统的建设规模和运行组织结构而定。在系统建设的初期，计算机操作被少数员工所掌握，并且在各级管理部门仅起到简单的文字处理作用，此时的人员配备数量较少，且多为兼职人员。随着信息系统建设的深入和普及，信息处理需求增加，计算机操作人员增多，从各个职能部门将信息处理人员集中成计算机中心，统一协调。信息系统中的人员分工具体化，从总体上可以分成系统管理员、系统维护人员、系统开发人员和数据录入员等（图 10-9）。

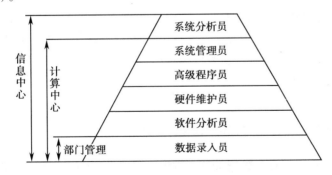

图 10-9　信息系统人员配备示意图

在以信息中心为运行组织结构的管理信息系统中，信息系统的工作人员并不是单纯的数据收集和加工人员，而是集数据收集、加工和利用为一身的管理人

员,此时的管理人员和信息分析人员没有实质上的区别。计划、预测和决策都是由各级管理领导亲自负责,在信息系统中的专职人员便是系统的开发、维护和运行管理人员。

第三节 医疗保障管理信息系统的衔接

一、医疗保障管理信息系统衔接的必要性

在我国医疗保障管理信息系统运行实践中,由于系统内部各系统以及系统内部各系统与外部相关系统的衔接还不够紧密,有的甚至还缺少接口,从而无法实现资源共享,导致信息重复录入、工作效率低下、重复参保、社会资源浪费等问题。因此,需要加强医疗保障管理信息系统的衔接,实现系统内、外接口的同步运行和资源共享,节约人力、物力和财力资源,提高医疗保障的管理效益和效率。

知识链接

重复报销 看病还能赚钱

2010 年,审计署上海特派办审计人员在对安徽省两县的新农合审计中发现,两个县共有超过 1.5 万人同时参加了新农合和城镇居民医疗保险。据审计人员介绍,经过身份证比对发现,重复参保的主要是学生。

审计人员分析,学生重复参保缘于制度不同,农村的学生既在农村以家庭为单位参加了新农合,又在学校参加了城镇居民医保。以一县 4000 余人重复参保计算,新农合各级财政对参合人的补助达 120 元,农民个人缴费 30 元;城镇居民医保财政补助水平和新农合相同,但个人缴费 40 元。重复参保使财政多补助了 40 多万元。

由于新农合管理信息系统和城镇居民医保管理信息系统不对接,出现了同一参保人分别在两个系统报销的情况。审计组对第一次生病报销的人的统计显示,有 100 人重复报销,其中 50 多人在两边重复报销后,报销金额竟然超过了看病本身的费用总额,"这等于看病还赚钱了。"以一名意外伤害患者报销为例,该患者在新农合和城镇居民医保共获得报销 4000 多元,超出其实际治疗费 1700 多元。

二、医疗保障管理信息系统内部各系统的衔接

医疗保障管理信息系统内部各系统的衔接主要包括以下几个方面。

(一)医疗保险管理信息系统与新农合管理信息系统的衔接

具体包括城镇职工基本医疗保险管理信息系统与新农合管理信息系统的衔接,以及城镇居民基本医疗保险管理信息系统与新农合管理信息系统的衔接。衔接内容主要包括参保信息和医疗费用信息等,以便防止重复参保以及重复报

笔记

销等行为的发生。

（二）医疗保险管理信息系统与医疗救助管理信息系统的衔接

在医疗保险管理信息系统与医疗救助管理信息系统之间应留有充分的接口，以便对于部分医疗费用按医保规定报销后个人负担仍然较重的城镇低保人员及其他贫困户能够及时获得医疗救助。衔接内容主要包括人员身份信息和医疗费用信息等。

（三）新农合管理信息系统与医疗救助管理信息系统的衔接

我国当前的新农合制度总体保障水平还不高，农民疾病经济负担还比较重，尤其是对于患有重大疾病的农村五保户、低保人员及其他贫困户来说，更是如此。因此，必须使新农合管理信息系统与医疗救助管理信息系统充分衔接，以便及时发挥医疗救助制度的救助作用，缓解他们的经济压力。衔接内容主要包括人员身份信息和医疗费用信息等。

三、医疗保障管理信息系统与外部其他相关系统的衔接

医疗保障管理信息系统除了与银行、税务等外部相关系统建立网络联结外，还应加强与社会保障管理信息系统、医院管理信息系统等外部其他相关系统的衔接。

（一）医疗保障管理信息系统与社会保障管理信息系统的衔接

自 2002 年开始统一建设的覆盖全国的劳动和社会保障电子政务工程，即"金保工程"已取得了明显的成效，目前全国许多地方的医疗保险管理信息系统已与其进行了无缝对接，达到了信息共享和业务协同，实现了医疗、养老、就业等社会保障一卡通。新农合管理信息系统以及医疗救助管理信息系统今后也应加强与社会保障管理信息的衔接，以实现各项业务领域之间、各地区之间的资源共享和业务协同，提高新农合以及医疗救助制度的管理效率和效益。衔接内容主要包括参保信息、同城及异地就医业务等。

知识拓展

2002 年 10 月，"金保工程"正式启动，它是利用先进的信息技术，以部、省、市三级网络为依托，涵盖县、乡等基层机构，支持劳动和社会保障业务经办、公共服务、基金监管和宏观决策等核心应用，覆盖全国的、统一的劳动和社会保障电子政务工程。

金保工程是政府电子政务工程建设的重要组织部分，其建设内涵可以用"一二三四"加以概括。"一"是一个工程，指在全国范围建设一个统一规划、统筹建设、网络共用、信息共享、覆盖各项劳动和社会保障业务的电子政务工程；"二"是两大系统，指建设社会保险子系统和劳动力市场子系统；"三"是三级结构，指由部、省、市三层数据分布和管理结构组成；"四"是四项功能，指具备业务经办、公共服务、基金监管和宏观决策四项功能。

2012 年 6 月，全国金保工程一期项目顺利竣工通过验收，金保工程统一

笔记

应用软件已在全国绝大部分统筹地区推广应用,有 235 个地市发放了超过 2 亿张的社会保障卡,初步实现了医疗、养老、就业等社会保障一卡通。"十二五"期间金保工程建设的总体目标是:构建统一、规范的人力资源社会保障信息资源库,推进部、省两级数据中心和业务经办、信息监测、监督管理、决策支持、公共服务五类应用系统建设,建成覆盖全国、联通城乡、运转高效、安全稳定的信息化体系,实现跨地区、跨部门的信息共享和业务协同,全面实现社会保障一卡通"。

(二)医疗保障管理信息系统与医院管理信息系统的衔接

医院管理信息系统(hospital information system, HIS),也称为"医院信息系统",是对医院内部的人员、物流及资金进行综合管理的信息系统,大部分医院建设较早,启用时间较长。而在定点医院建设的医疗保险以及新农合收费管理系统启用时间较晚。二者之间如果不能有效衔接,便会出现信息重复录入、费用不能即时结算,从而导致效率低下和资源浪费等问题,因此,必须加强两系统的衔接。通过衔接需要达到的目标主要包括:一是信息共享。医疗保障管理信息系统与 HIS 系统间通过接口实现数据共享,确保数据的唯一性;二是医疗费用实时结算。能够保证参保病人的医疗费用在医院进行实时结算;三是医疗监督管理。医疗保障部门能够对定点医院提供的服务项目和收费情况进行实时监督。两个系统的衔接内容主要包括医保收费标准、医保病人基本信息、医保病人就医费用信息以及医保最新政策规定及变化等。

知识链接

新农合信息管理系统何时才能不打架

2009 年年底,陕西省长武县某医院合作医疗科安装全县统一的新农合管理信息系统,从而一改过去算盘、印纸、计算器的传统工作模式,迎来自动结算打印,自动产生统计报表的时代。

可没想到这个结算系统至今依然没有顺畅运行,愈来愈成为一件闹心事。原来,该医院早在 2003 年就安装使用了医院信息管理系统(HIS),用于财务、物资、病员计费以及病案管理等范围。此次安装的新农合管理信息系统由另一家公司开发。按照规定,该医院在为参合病人结算补偿费用时需要将病员的明细费用传向新农合管理信息系统。由于两款软件由不同公司开发,程序编写、高级语言、接口预留等缺乏统一标准,中间的衔接工作成了一块名副其实的"撂荒地",两家公司你推我挡,玩起了太极推手。经三方多次协议后,两家公司同意对接,提供访问数据,但都开出了数万元的报价,令医院大为头痛。

笔者了解到,目前 HIS 开发商家较多,各自为战,软件开发商家出自利益

笔记

以及地盘考虑,壁垒意识较强,互不接轨,于是在实际工作中形成了诸多人为障碍。

因此,打破坚冰,在医院管理和新农合等软件开发设计上采用统一的标准,统一的模块接口,实现便捷简单的系统衔接,数据共享,从而提高工作效率,把好事真正办好。

本章小结

1. 关于医疗保障管理信息系统的概念,目前国内外学术界尚无统一的定论。一般是指以人为主导,利用计算机硬件、软件、网络通信设备以及其他办公设备,进行信息的收集、传输、加工、储存、更新和维护,以提高医疗保障管理效益和效率为目的,支持高层决策、中层控制、基层运作的集成化的人机系统。我国的医疗保障管理信息系统具体包括医疗保险管理信息系统、新农合管理信息系统、医疗救助管理信息系统等。

2. 从使用者的角度看,一个管理信息系统围绕组织目标,分解成多种功能,各种功能之间又有各种信息联系,形成功能结构。医疗保障管理信息系统的功能结构是保证医疗保障制度实现其各项功能的基础,也是医疗保障管理信息系统区别于其他管理信息系统的根本所在。

3. 为能使医疗保障管理信息系统充分发挥其数据处理和支持管理决策的功能,必须加强医疗保障管理信息系统的运行管理。着重从运行组织、运行制度、运行人员配备等方面加强系统的运行管理。

4. 为能实现信息资源共享、提高医疗保障的管理效益和效率,需要医疗保障管理信息系统内部各系统加强衔接,同时也需要系统内部各系统与外部相关系统的紧密衔接。

关键术语

管理信息系统　management information system

医疗保障管理信息系统　medical security management information system

功能结构　functional structure

医院管理信息系统　hospital information system

讨论题

讨论"对于一个医疗保障机构来说,可以没有计算机但不可以没有管理信息系统"这句话的正误及含义。

笔记

思考题

1. 什么是医疗保障管理信息系统？该系统是由哪些基本要素所构成？

2. 如何加强医疗保障管理信息系统的运行管理？

3. 试分析加强医疗保障管理信息系统内、外各系统相互衔接的必要性。

（詹长春,江苏大学管理学院）

国家医疗保险模式

通过本章的学习,你应该能够:

掌握:国家医疗保险模式的内涵、基本特征及其优缺点。

熟悉:国家医疗保险模式的管理模式和服务提供特点,以及国家医疗保险模式对供方和需方的偿付方式。

了解:国家医疗保险模式的绩效。

英国"医疗服务体系" 亮相奥运开幕式

2012 年 7 月 27 日第 30 届夏季奥林匹克运动会开幕式在伦敦举行。作为伦敦奥运会开幕式的核心部分,在女王出场、升国旗之际,1200 位医生和护士走上运动场,摆出流光溢彩的"NHS"字样和一家医院的名字(GOSH),令全场欢呼。

节目中,医护人员和患者展示了温情交融的情景,这虽是表演,但却是 NHS 现实的反映。NHS 即英国的"国家卫生服务制度",这个体系面向全体人民免费提供医疗卫生服务。"人人享有免费医疗",已成为英国普遍接受的社会理念。NHS 也是英国国家形象的代表,是国家软实力的象征。

NHS 体系由国家财政支持,每年英国国会通过预算,确定将 GDP 的一定比例拨给 NHS 体系(目前约为 10%),NHS 的硬件建设和人员费用由财政全额保障;医务人员根据绩效考核拿工资,因此,医护人员在工作时没有经济利益的考虑。患者享受基本医疗卫生服务全部免费,并且还有餐饮、交通方面的补贴。

但是,NHS 模式听起来像一种"计划经济模式",很多人难免会提出以下的疑问:①全民免费医疗会不会导致低效率? ②全民免费医疗是否会导致"供给不足"? ③全民免费医疗是否会导致"财政不堪重负"? ④全民免费医疗是否会导致医生没有积极性?

这些问题在 NHS 实际运行中是否真的存在? 通过本章的学习,希望同学们能够找到这些问题的答案。

笔记

第一节　国家医疗保险模式概述

国家医疗保险模式是世界上医疗保障的重要模式之一,兴起于第二次世界大战之后。其主要特点是国家(政府)通过财政预算和国民保险税等渠道筹集医疗保险基金,为全民提供综合、平等的医疗卫生服务,体现出鲜明的社会福利色彩。与社会医疗保险和商业性医疗保险最大不同的是,这种模式的运行和管理是一种国家宏观制度的安排,政府干预在其中发挥着重要的作用。

一、国家医疗保险模式的概念和特点

(一)国家医疗保险模式的概念

国家医疗保险模式又称为国家卫生服务制度(national health service,NHS)或政府医疗保险模式,是指国家或政府直接举办医疗保险事业,通过税收的形式筹集医疗保险资金,并通过财政预算将资金拨付给有关部门或直接拨给医疗机构,由这些医疗机构向居民提供免费或低收费的服务。因此,该模式又称免费医疗保险模式。国家医疗保险模式曾盛行于西方福利型国家,尤以英国和瑞典最为典型;另外,加拿大、澳大利亚、新西兰、爱尔兰、丹麦和大部分北欧国家实行的全民医疗保险制度以及我国在 20 世纪 50～90 年代末实行的传统的公费医疗制度都属于此类。本章以英国、瑞典和加拿大等几个国家的医疗保险模式为例,对国家医疗保险模式进行介绍。

(二)国家医疗保险模式的特点

与其他医疗保险模式相比较,国家医疗保险模式具有以下基本特点:

1. 医疗保险基金的筹资来源主要是税收,其筹资主体是政府,筹资渠道依赖财政预算拨款。国家医疗保险模式的资金流动可以表示为:

公民纳税→资金的再分配→医疗保险管理(经办)机构→卫生服务机构→向被保险人提供免费或低收费的卫生服务

2. 医疗服务一般具有国家垄断性,医疗保险基金通过国民收入再分配的预算拨款方式划给由政府举办的医疗机构,由这些医疗机构直接提供医疗服务,或政府通过合同购买民办或私人医生的医疗服务。

3. 医疗保险覆盖本国全体公民,公民享有保险范围内的免费或低收费的医疗服务。

4. 国家或政府实行计划管理体制,对医疗资源与医疗保险基金的配置进行调控,政府卫生部门直接参与医疗服务机构的建设与管理。

二、国家医疗保险模式的起源和历史沿革

(一)英国国家医疗保险模式

早在 19 世纪,工人们为了减轻疾病所造成的风险,自发地采取了诸如"共济会"、"友谊会"的形式,出现了地区性的"自愿健康保险",以解决工人的生、老、病、死等问题。参与者自己筹集资金、自己管理,团体成员生病时则给予一定数

量的医疗救济金。这种简单形式的医疗保险已经具有人们之间互助共济的社会自助特征。此后,这些地方性的自愿健康保险组织逐渐演变为全国性的组织,并有专人管理。

1910年英国政府正式提出一项全民义务健康保险法案,规定了因疾病、生育不能上班的现金补贴和医疗照顾实施办法。1911年,英国政府正式颁布并实施《国家健康保险法案》(The National Health Insurance Act)。该法案规定,所有有工资收入者都应参加义务健康保险。当时全英国约有1500万名在职职工和20000名通科医生中的15000名参与到这一体系中来。义务健康保险一直实施到20世纪30年代末。

第二次世界大战期间,英国政府估计德国会实施大规模空袭,造成人员大量死亡,开始按地区对医院进行规划和为慈善性医院的医生支付工资,并按地区同所有慈善医院、民间医院签订合同。"二战"结束前,英国的一些政客就已开始考虑如何建立战后新秩序的问题。作为设想之一,1944年他们提出了建立国家卫生服务制度的口号和建议,核心思想是:①应对每个人提供广泛的医疗服务;②卫生服务经费应该全部或大部分从国家税收中支出;③卫生服务体系应由初级服务、社区服务和专科服务三个部分组成。其中初级卫生服务由全科医生(或称通科医生)(general practitioner, GP)提供,社区服务由当地政府组织提供,专科服务由国立医院提供。经过战争的洗礼,主张实行国家统一的全面卫生服务的意见得到了发展,并逐渐为多数人所接受。

1942年12月17日贝弗里奇(W. H. Beverige,1879—1963)提出了著名的"贝弗里奇报告",系统地总结了以往的经验教训,提出了较为完备的社会福利制度的设想,将社会保障视为一种以国家为主体的公共福利计划,保证居民都能享受到最低的保障水平。1946年,英国政府采纳贝弗里奇的主张,颁布了《国家卫生服务法案》(National Health Service Act),规定全国医院实行国有化,所有公民都享有免费卫生服务,并可享受除了普通医疗之外的住院护理、公共卫生设施及预防等。1948年该法案付诸实施,英国宣布建立"福利国家"。这一制度的服务范围很广,从紧急事故救护、婴儿接生到残疾人护理,几乎无所不包。此后,英国的"福利国家"保障制度模式被其他工业化国家,尤其是北欧国家和英联邦国家争相效仿,这些国家都先后建立起"普遍保障"的社会福利制度。

知识链接

贝弗里奇报告

威廉·贝弗里奇是福利国家的理论建构者之一,他于1942年发表《社会保险及相关服务》(Social Insurance and Allied Service),也称《贝弗里奇报告》,提出建立"社会权利"新制度,包括失业及无生活能力之公民权、退休金、教育及健康保障等理念。他是自由主义者,主张市场经济,主张有国家及市场导向的私人企业来联合运作,对当代社会福利政策及健保制度深具影响。

笔记

贝弗里奇报告从英国现实出发,指出贫困、疾病、愚昧、肮脏和懒惰是影响英国社会进步、经济发展和人民生活的五大障碍,并据此提出政府要统一管理社会保障工作、通过社会保障实现国民收入再分配的建议。贝弗里奇报告提出了构建福利国家社会保险计划的六项原则:基本社会待遇标准统一、缴费率统一、行政管理职责统一、待遇标准适当、广泛保障、分门别类、适合不同人群。这六项原则集中表达了福利国家思想的社会保障政策主张。

贝弗里奇的报告设计了一整套"从摇篮到坟墓"的社会福利制度,提出国家将为每个公民提供9种社会保险待遇,还提供全方位的医疗和康复服务,并根据本人经济状况提供国民救助。其中有许多为新的福利项目,如为儿童提供的子女补贴在福利制度发展中是一个根本性的突破,有的学者甚至认为它是福利国家的核心,打破了传统的家庭赡养职能,由国家直接代替家庭向非劳动人口承担部分赡养责任。另一项重要突破是提出了建立全方位的医疗和康复服务。报告还要求建立完整的社会保险制度,每人每周缴费,无论人们原来的收入如何,无论个人的情况及风险程度怎样,都必须强制参加保险,缴费费率相同,失业保险金、残疾保险待遇以及退休养老金等各种待遇也都应当实行统一的待遇标准,强制性的基本保险项目由国家实施。这都突破了英国原来失业保险和医疗保险只限于某些群体的限制。

(二)瑞典国家医疗保险模式

从20世纪30年代以来,瑞典在执政的社会民主党倡导的"福利政策"口号下,实行高收入、高税率的税收制度,积极扩大福利照顾的范围,大力推行社会保险、失业救济、养老保险及贫困补助等一系列福利政策和措施。在卫生保健领域则推行"全民健康保险",扩大医疗照顾等医疗福利措施。

瑞典的健康保险制度的建立是由各种疾病保险互助团体逐渐演化而来。20世纪初,瑞典通过健康保险法,开始对各种健康保险团体提供国家资助。1931年,瑞典政府再次作出决定,所有健康保险互助团体必须接受国家资助,并按政府的规定进行运营。瑞典的健康保险制度逐步演变为一种国家资助的社会保障制度。瑞典的健康保险制度规定,在每一个经济部门中,国家仅仅资助一个被认可的健康保险团体,鼓励这些组织和团体将健康保险制度覆盖全国,并向15～40岁的人开放。

"二战"以后,瑞典经济获得了快速发展,政治生活也进一步发生变化,在劳资集体协议的基础上,瑞典逐渐形成以利益集团之间的合作为基本内容的"社团主义"政治模式。1947年瑞典国会通过一项法案,实行强制性医疗保险制度。规定凡本国公民,都必须参加医疗保险。1962年该国政府又通过和颁布了《国民保险法》,规定在全国实施法定的国家医疗保险制度。此外,瑞典还建立起医疗救助制度,并逐步完善了医疗保障管理机制,极大地推进了瑞典健康保险制度的发展。

（三）加拿大国家医疗保险模式

加拿大国家医疗保险模式是依据第二次世界大战后一系列立法逐步建立和不断完善的。早在第二次世界大战之前，加拿大国内很多有识之士就开始呼吁建立全民医疗服务，克服商业化医疗体系带来的一系列弊病。1947年，萨科喀彻温(Saskatchewan)省政府率先推出了国内第一个全省医院保险计划。从此，加拿大医疗体系经历了从局部到全国、从部分免费到整体免费、从覆盖部分人群到覆盖全国人口的演变过程。全国性医疗体系虽然在1966年就初步建立起来，但直到1984年，加拿大全民医疗保障体系在《加拿大卫生法》(Canada Health Act)出台，从指导思想到运行原则才得以全面规范和完善。

加拿大卫生和福利部1983年曾发布文件指出，一个文明富裕的国家不应该让病人承受医疗费用的负担，因为全社会每个人在一定时刻都会面临疾病问题，因此，为了解除或减轻这种人人必然面临的不幸，医疗服务成本应该让整个社会来承担；这种做法会让整个社会得到好处，因为每个人都能从预先支付的全民医疗保险中获得安全感，从而能够消除潜在的普遍焦虑和不确定心态，安心生活和工作。1984年出台的新的《加拿大卫生法》就是基于这种认识建立起来的，它在更广义的"健康"定义基础上，体现了整个社会的要求，也明确重申了政府对全民医疗服务基本原则的承诺。

《加拿大卫生法》合并了1957年和1966年两个联邦立法并加以更新，规定了国家医疗服务政策的基本目标，即"保护、促进和恢复加拿大居民的身体和精神健康，在没有经济或其他障碍的前提下合理享有医疗服务"。这个基本目标和其中的各项原则适用于全国各个省区。各地医疗体系可以具有各自的一些特点，但省区根据当地具体情况建立的医疗体系和采取的任何改革措施，都不能违背《卫生法》的基本精神和各项原则。因此，《加拿大卫生法》实际上成为指导全国医疗体系建设和发展的根本大法。

《加拿大卫生法》巩固了以前的立法，并使原先普遍存在的"额外收费"(extra-billing)和使用者付费(user fees)都变成了非法行为，对直接向病人收费的其他形式也进行了更多限制。该法强调，不管公民是否具有支付能力，享有医疗服务是他们的权利。这个立法使联邦政府在保护全体国民健康方面占据了道德优势，能够对各省区的偏离行为加以纠正，同时又限制了联邦政府本身的医疗支出，被认为是联邦体制一次成功的政治运作。

这个立法所建立的资金投入原则，使联邦政府能够利用对医疗的投入影响各地医疗计划的框架和政策，增强了全国医疗的平等性。医疗体系的全国性原则还加强了对国内流动人口的保护。该法规定的标准和基本原则形成了加拿大医疗体系的特征。

三、国家医疗保险模式下的医疗保障体系

实行国家医疗保险模式的国家医疗保障体系中，除了由国家或政府提供的全民免费或基本免费的医疗保健服务以外，居民一般还可以购买商业性医疗保险(私人医疗保险)，作为国家医疗保险的补充保险，以满足不同层次居民的医疗

笔记

服务需求。此外,各个国家针对老年人、残疾人以及低收入人群等弱势人群提供相应的医疗救助,以减轻这些弱势群体接受卫生服务时的经济负担。

为满足人们对医疗服务的不同需要和增加医疗服务供给,英国政府从 20 世纪 60 年代中期开始鼓励和帮助私人开展医疗保健业务。目前,英国有 30 多家提供私人医疗保险的公司,所提供的保险项目多达 200 余种,主要可以分为三类:一是普通私人医疗保险。保险公司负责支付投保人在私人医院诊断、手术和住院的费用。与社会保险不同的是,私人医疗保险公司只承保可治愈的疾病。二是危急病医疗保险,包括癌症、心脏病、卒中、大的器官移植手术或永久性残疾等。这种保险的赔偿往往采取一次性支付大笔赔偿金的方式。三是永久性或长期医疗保险。对于家庭财产价值在 1.6 万英镑以上的公民,国家不提供家庭护理补贴,一些需要家庭护理的病人通过购买保险公司推出的永久性或长期医疗保险,可获得部分或全部的家庭护理费用的赔付。目前,英国人口中参加私人医疗保险的比例在 20% 左右。

为了保障医疗服务的公平性,英国还对特定的人群实施医疗救助,主要是免除 NHS 一些需个人出资的费用,救助的原则是有能力承担费用者必须自己支付,没有能力承担费用的可以获得救助。判断人们的支付能力除了收入标准外,还考虑居民的健康状况,医疗救助的对象主要是老年人、身体欠佳者、享受任何一项政府津贴者、税收抵免者、低收入者。一般久居护理之家的病人可享受救助的资产上限最高,老年人其次,其他人最低。

在公共卫生保健制度的基础上,加拿大政府对 65 岁以上的老人和贫困人群建立了医疗救助性质的免费药品、家庭护理和长期护理保健制度。为鼓励私人医疗保险的发展,政府规定雇主为雇员购买私人医疗保险可以享受税款方面的优惠,即雇主为雇员购买私人保险的支出部分可以作为雇员的收入,但不缴纳税。因此,大多数雇主为雇员购买了附加医疗保险,作为雇员的一种福利。私人医疗保险逐步还被允许提供公共医疗保健制度覆盖的医疗服务项目,包括公立医院的单人病房或套间的床位费用、美容手术、牙科服务、门诊处方药、配眼镜或者角膜接触镜、特殊护理、在境外就医的医疗费用以及私立医疗机构提供的其他服务项目。

1984 年,瑞典允许实施私人健康保险制度;通过 20 世纪 90 年代瑞典医疗服务机构的一系列放宽私营医疗机构限制,瑞典私营医疗服务的发展也催生了私人医疗保险购买量的增加。但与其他欧盟国家相比,私人健康保险在瑞典覆盖范围和作用都十分有限,2003 年,有大约 20 万居民(总人口的 2.3%)参加了附加保险,这些人中的 62% 拥有个人保单;私人医疗保险只占到医疗保障系统筹资的 3% 左右。

因此,国家医疗保险模式下医疗保障体系的构成较为全面,在全民医疗保障的构架下,商业性医疗保险和医疗救助加大了对特殊人群的保障力度,使得医疗保障覆盖面和覆盖内容更为广泛,能够为国民提供全面而有力的保障,这也是国家医疗保障模式值得我们借鉴的地方。

笔记

第二节　国家医疗保险的卫生服务提供与管理体系

一、国家医疗保险模式下的卫生服务体系构成

实行国家医疗保险模式的国家,其服务体系一般分为初级卫生服务、二级和三级医疗服务。其中初级卫生服务是最为关键的一层,全科医生是病人就医路径上的第一步,也是关系到整个体系的"守门人",由全科医生为主要构成主体的初级基本卫生服务基本满足了人群 90% 的医疗需求;一般约定俗成的规则是:除了急诊外,病人在接受专科和住院治疗之前,必须经过全科医生的诊断和转诊。

二级和三级医疗服务即医院服务,包括社区医院、地区综合性医院、地域专科医院或跨地区专科医院三个层次。不同层级的服务提供组织通过双向转诊紧密衔接。双向转诊制度在国家医疗保险服务模式下运行顺畅的主要原因是:各层级之间不是竞争获得资源的关系,而是以病人需求为导向的协作关系,这种体制使不同层级医疗机构之间扭曲的营利动机没有生存的土壤。

此外,私人诊所和私人医院作为国家卫生服务体系的组成部分,在国家医疗保险模式下起着拾遗补漏的补充作用。

(一)英国的卫生服务体系

英国的医疗服务体系分为中央医疗服务、地区医疗服务和地段初级医疗服务三级组织。中央医疗服务机构主要负责疑难病的诊治和进行医疗科技研究,地区医院服务主要提供综合医疗服务和专科医疗服务,地段(社区)家庭医生负责提供初级医疗服务。英国的公立医院占全部医院总数的 95%,包括综合医院和专科医院。其主要职能是向需要住院的病人提供治疗服务,服务项目包括急诊、少量门诊服务、短期住院和长期住院。

初级医疗服务也叫家庭医生服务或全科(通科)医生服务,提供初级医疗服务的医生称为家庭医生、全科医生或通科医生。家庭医生通过家庭医生协会与地区卫生局签订医疗服务提供合同,由家庭医生个人或集体联合开设诊疗所,英国政府规定居民一律在所在地段的家庭医生诊疗所登记注册,患病时首先到家庭医生诊疗所去就医。如果病人需要转院的话,也必须通过家庭医生的介绍才能转到上一级医院(地区综合医院或专科医院)继续治疗。家庭医生根据登记注册的居民数领取政府发给的工资。全国每个家庭医生的平均注册居民数为 2200人。根据英国政府规定,家庭医生的注册居民数少于 1800 人时不得开业。此外,家庭医生还负责居民的疾病预防及保健服务。

在英国,私人医院主要是提供专科医疗服务,一般具有较好的医疗设施、技术和医疗环境。但是,与公立医院相比,私人医院的收费往往非常昂贵,如果不借助于私人医疗保险,个人是很难承担的。

(二)瑞典的卫生服务体系

瑞典的三级医疗体系包括 8 个区域医院 65 个郡医院,1000 个社区卫生服务中心。三级医疗机构有各自的定位。

笔记

瑞典的综合医院主要分为三个等级,即小型医院(50~70张床位)、县医院(250~300张床位)和大区医院(500~1000张床位)。小型医院一般为周边居民提供急诊服务,同时也提供少量的专科服务。县级医院一般要为7万~30万的本地居民提供住院医疗服务,内容包括急诊及大部分的专科服务。大区医院则为周边地区大约100万居民提供各类专科服务、急诊服务及住院医疗服务;这些医院一般都具备高度专业化的特点,设备齐全、医疗设施先进,可以提供多方位的医疗服务,同时还担任了教学工作。

初级卫生保健工作是该国各县议会卫生工作的基础。该国初级卫生保健服务一般以小区为基本服务单位,每个小区由一个或几个社区卫生保健中心来提供服务。初级卫生保健服务大约占瑞典卫生保健费用预算的17%,该国有90%的病人是在初级卫生保健中心或经由中心转到上一级医疗机构进行治疗的。

目前,瑞典约有800名私人开业医生,他们主要从事初级卫生保健服务。这些私人开业医生大多数都与国家保险机构签订合同,国家根据他们为病人提供的服务量和服务类型提供补偿和资助。

知识链接

瑞典不同层级医疗保健机构服务功能定位

与其他实行国家卫生服务体制的国家类似,瑞典不同层级卫生机构的功能定位不同,表现为:

(1)基础医疗保健服务机构(健康服务中心):它的目标是改善人们的健康状况,并向不需住院治疗的公民提供医疗服务。这个部门拥有一系列广泛的健康专家,包括各类专业医师、护士、助产士和理疗医师等。他们在健康服务中心组成团队进行工作。公民有权选择自己的私人家庭医生,一般都是一个全科医生。此外,还有社区护理诊所和妇幼诊所的私人医生、理疗医生提供医疗服务。基础医疗服务还包括向企业和学校提供健康检查和咨询服务。目前65岁以下瑞典人口中每320个居民有一个医生。

健康服务中心的另一项工作是通过技术辅助手段向病人提供护理住房或在病人家中提供医疗和护理服务,方便了老年人和残疾人接受全天候24小时的护理服务。

(2)县级和地方级医院:它们为患者提供需要住院治疗的医疗服务,包括为需要入院治疗的病人提供专科领域的住院或门诊医疗诊治服务。另外,县地级医疗机构也提供精神病方面的护理治疗,而且正以门诊病人护理的形式逐渐增多。

(3)较大的地区区域级医疗服务系统:相比县级医院,地区级医院有更广泛的专家队伍和诊疗系统,除一般的专科医疗服务项目,还提供包括精神病治疗,以及神经外科、胸外科、整形手术和专业实验室等专业领域的服务。

由于强调院外治疗的理念,住院治疗在人们的观念中已经发生了许多改变。现在,日间手术方式和家庭医疗诊治的引入,越来越多的患者在院外接

笔记

受诊疗,越来越多的疾病治疗和手术不再需要病人必须住院才能完成。

近几年来,省、市政府在医疗保健领域里引入的一个主要改革就是病人有选择医院和医生的自由。病人可以选择他们就医的健康服务中心(或家庭医生),选择他们希望就医的医院。如果病人希望到本辖区以外的医院就治,医院可以出具转诊证明。初级基础护理服务必须在病人与他们联系的当天提供服务,而医疗咨询则需要在 8 天内提供服务。

(三) 加拿大的卫生服务体系

加拿大也实行三级医疗卫生服务体系,医疗机构主要有大学医院和省综合医院、地区医院及社区医院三种类型。其中,大学医院和省级综合医院科类齐全、技术和设备先进,主要担负教学研究任务及处理各种复杂、疑难疾病;地区医院是各地区的医疗中心,规模较小且多为专科医院;社区医院负责提供基层医疗服务,一般设有 100 ~ 150 张病床。大部分患有普通疾病的病人可在这类医院进行治疗。

医疗服务机构包括初级保健部门和各级医院。负责初级保健的全科医生是该国卫生保健系统的"守门人",他们决定了病人接受治疗的种类及地点。病人只有经过初级保健部门医生转诊,才能进入医院接受诊治。由于初级卫生保健服务成本低、效率高,该国政府正在将卫生服务的重点从医疗服务向初级保健和健康促进服务转移。初级保健医生的收入来自省政府卫生部门,主要根据其服务内容按服务项目进行补偿。

二、国家医疗保险的卫生规划与卫生资源配置

(一) 卫生事业管理体制

实行国家医疗保险模式的国家中,政府对卫生事业调控力度较强。卫生管理部门一般可以分为中央、地方和基层三个层次,各级政府部门具有不同的职能分工,对医疗保障资金的筹集与分配、卫生资源的规划和配置以及服务提供等进行调控和管理,体现出较高的计划性。

在英国,卫生管理部门共有三级:卫生和社会劳动保障部是医疗制度的最高权力机构,下设地区和地段(或称社区)卫生局。卫生与社会保障部控制资源分配,地区的职能主要是制订计划,地段是提供卫生服务的执行机构。此外,还有其他管理机构,如家庭医生委员会,负责管理通科开业医生。在地段一级有地段卫生委员会参与管理,它由当地志愿组织推选。地段卫生委员会没有参与管理的职能,但可向当局提出地段卫生工作建议和社会调查,对地区卫生局的工作进行评价,具有一定的立法权。此外,各级卫生行政机构还设有医学咨询委员会,由聘请的各类医学专家组成,为卫生决策提供参谋咨询。

加拿大联邦政府对医疗卫生服务实行中央统一计划和管理,在卫生服务提供的过程中表现出许多国家垄断的特征,这一点与其他发达国家不同。加拿大主管医疗保险的最高机构是联邦卫生福利部。联邦政府下属 10 个省及两个地

笔记

区,均设有相应的卫生管理机构——各省或地区卫生署,以负责贯彻国家卫生法令和政策、管辖本省或地区的医疗服务、卫生保健及医疗保险计划等。省以下设卫生区域理事会,这是在自然区域的基础上建立的,其职能是制订和实施各地区基层医疗卫生发展计划、指导和监督基层医疗卫生工作、向上一级组织反映基层的医疗卫生服务情况及需求和建议等。

瑞典的医疗服务体制为三级管理,即中央政府、省级管理委员会和市级管理委员会。政府决定医疗服务的行政拨款分配和总体规划,同时拥有医院、健康中心和其他医疗卫生机构的所有权和经营权,私有医疗机构可以与政府签订提供医疗服务合同。其中,在中央政府一级,瑞典国家卫生和社会事务部与国家卫生与福利委员会负责卫生保健政策的制定与实施;在省级,各省议会负责为本省居民组织医疗机构,提供医疗服务,同时还要负担本地区医疗卫生服务、组织、管理及协调等工作;市级的机构工作则具体得多,包括有疾病控制与预防、改善和提高卫生状况、发展城市公共卫生及为居民提供医疗服务设施等。

（二）卫生规划和卫生资源配置的原则

由于重视公平和可及性,实行国家医疗保险模式的国家对资源横向配置的公平性和可及性重视程度比以市场机制调控医疗市场的国家更高。卫生资源的规划和配置可以分为横向和纵向两大类。纵向一般指资源在初级卫生服务和二、三级医疗服务之间的分配,而横向是指在不同地区、居民或卫生服务提供者之间的配置。在纵向资源规划和分配上,实行国家医疗保障模式的国家都比较重视预防服务和基础医疗服务,注重向初级卫生服务倾斜,对预防服务、健康教育和慢性病控制的重视程度较高,重视基础服务而非先进检测仪器和技术的投入,这既是出于控制费用的需要,也正是这种模式可持续发展的原因,使国家医疗保险模式以较低的卫生投入,获得了较好的健康结果。

从横向分配的角度看,人口经济差距和人口分散对资源公平分配提出了一个很大的挑战,所以,政府对弱势地区的人力、物力资源的分配具有一定的倾斜,对卫生从业人员的薪酬待遇有一定的优惠政策。在挪威,虽然各地区在收入和支出水平方面存在差距,但国家的整体目标是为全民提供均等化、同标准的卫生服务。因此,在进行各地区的分配时,财政收入的再分配力度较大。

（三）卫生资源规划和配置方式

在国家医疗保险模式下,立法机关和行政机构一般根据各地区的人口年龄结构、人口密度等人口统计数据,以及人群的健康需要和需求结构的经验数据,通过年度谈判和预算规划配置卫生资源。对卫生资源的规划和控制主要包括医务人员的准入和分配、资金筹集和利用等。

1. 谈判机制　谈判机制是规划和分配卫生资源的重要手段,参与部门主要是政府财政部门和卫生部门等行政机关,以及各种利益相关者的协会,例如工会、医师协会等,其中最主要的谈判内容是医疗卫生从业人员的薪酬问题。例如,在英国,全科医生的服务项目与工资是根据每年一度的谈判确定的,届时英国全科医生代表、英国医学协会下属的医疗服务委员会和政府卫生部门代表谈

笔记

判,按照其负责的居民数和花费的平均费用,由国务秘书和全科医师委员会最后确定。

在加拿大,每年省卫生管理部门与各省医生协会进行谈判制定出医疗服务的价格、固定资产支出水平及医院年度总额预算,医院和个体医生接受省政府的一次性付款。大部分个体医生是以"费用-项目"的形式付给酬金的,医生是根据其提供的服务项目的种类和数量收取酬金;个别的医生可能使用其他不同的收费方式(工资、合同等)。

2. 预算制度　为保证资金的合理分配和使用,实行国家医疗保险模式的国家都制定了严格的预算制度,国家医疗服务体系下的所有服务都必须在批准的年度预算内执行。预算制度是国家医疗保险模式的重要杠杆,是根据历史数据、谈判结果和包括补贴政策在内的一些非制度因素制定的,一旦获准预算,地方和机构本身都没有自由裁量的空间。对于医疗机构,一般是包括医院各种服务支出和人力支出的"一揽子"预算。每年在计算拨款数额时,中央政府根据人口结构的变化,即老龄化人口比例提高资源配给,这也是与卫生资源规划紧密相连的。每年的预算在得到议会批准后,就被分配到资金的持有单位。国家卫生行政部门对预算提出原则性指示并向各区域行政部门进行说明。预算会根据变化进行调整。

3. 卫生人力规划和配置　对于医生的准入,政府将与地区卫生资源规划相结合进行统筹安排,医院的建立和医生准入与卫生需求的测算紧密相连。例如,若地区全科服务的提供已经饱和,政府不会批准任何医生的申请。英国根据现有地区医生和病人的比例将全国分为四类区域,包括医生相对缺乏地区、开放区域、中间区域和限制区域。政府通过给予一定的优惠政策鼓励"相对缺乏地区"医生的进入,在开放区域允许自由进入,在中间区域一般需要批准方可进入,而在限制区域一般要申请合伙或助手才能被批准进入。

加拿大由于地域广阔,医生的分布很不均衡。为进一步改善这种状况,加拿大政府在医生的总量及分布上进行了调整。一是调整总量,即减少通科和专科医生的培养、控制医学院的招生人数、控制国外医生的流入等。二是通过经济激励机制和政策的强制引导调整卫生人力的分布。如魁北克省对在城市地区新开业的医生补偿为提供服务价格的70%;反之,对在某些农村地区新开业的医生,则给予120%的补偿;同时,该省还规定实习医生在完成实习后必须在指定地区工作4年,以控制医生单向流向城市。曼省采取给医学院学生贷款的办法,如接受贷款的学生毕业后在农村行医四年,则可免予偿还贷款。

三、国家医疗保险模式下医疗保健服务的提供范围

国家医疗保险模式保障的范围原则上适用于全国的居民。实行国家医疗保险模式的国家,卫生服务涵盖的内容较为广泛,不但包括医疗(门诊和住院)服务,还包括预防、保健和康复等服务内容。例如,凡长期居住在英国的居民,不需要取得保险资格一律可以享受到各种医疗卫生服务;病人拥有获得安全、有效卫生服务的权利和选择权;个人支付的成本费用与所享受的卫生服务之间几乎没

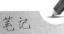

有联系;免费提供的卫生服务包括预防、诊断、治疗和部分药品在内的综合服务,并涵盖牙科、眼科的基础治疗。

在加拿大的全民医疗保险计划下,所有公民不论其经济状况如何,都可以在个人只需支付很少医疗费用的条件下,既能享有基本的住院医疗服务和门诊医疗服务,且不会因为医疗费用的支出而降低人们的生活水平。穷人或丧失经济能力的人和家庭,可以申请部分或全部减免保险费,所有 65 岁以上的老人均可自动成为免费医疗保险的享受者,终身享受医疗保健服务。

加拿大全民免费医疗的服务范围广泛,包括医生服务、医院服务、住院期间的牙科外科手术等,具体内容包括:①医院服务:主要指在医学上认为是必需的所有门诊服务和住院服务。包括标准病房和膳食,必要的护理服务,诊断、治疗及其他检查,实验室检查,放射检查,住院期间的药品、生物制品与相关制品,手术室、病房与麻醉设备,医疗及外科设备与药品,放射治疗与物理治疗。②医生服务:指所有由通科医生所提供的医学上认为是必需的服务。③牙科服务:主要指由医院中牙科医生所提供的所有医学或牙医学认为是必需的外科性牙科服务。医院外的药物治疗、牙疾治疗、眼科治疗、按摩、脊椎指压治疗等不属于公共医疗范围,则只能通过私人医疗保险获得报销;急救车的服务、美容方面的整形手术、私人要求的护理安排、非医疗所需的透视或其他服务、电视电话、变性手术、隆胸、针灸按摩、心理分析等也不在公共医疗保险范围内。

在瑞典,参加医疗保险的公民除得到规定的医疗保健、住院、牙科诊疗及产妇保健外,还可享受与此有关的车旅费补贴等有关照顾。该项津贴还包括其他治疗、康复治疗、理疗等,也包括残疾人试用和适应辅助康复器械、妊娠妇女的产前检查及咨询等。另外,陪同不满 10 周岁儿童在医院就诊的家长还可以享受到车旅费补贴。不满 10 周岁的儿童住院,其一位家属每周一次探访孩子的车旅费若超过 30 克朗,其超过部分亦可获得当地保险部门的补贴。病人生病期间或妇女生育前后的 6 个月里,病人还可享受到90%的工资津贴的照顾。

第三节　国家医疗保险的筹资、支付与偿付管理

一、国家医疗保险模式的筹资来源

实行国家医疗保险模式的国家,其国家医疗保险的主要资金来源于以税收为主要支柱的国家财政,其中又因各国体制不同,中央税和地方税所占的比例不同,一般仅有一小部分来源于国民保险税和私人自付。由于筹资主要基于强制性的税收体系,在国家医疗保险模式下,资金的筹集主要由国家的财政部门负责。

表 11-1 列出了一部分实行国家医疗保险模式的国家 2004—2010 年的公共卫生支出占卫生总费用的比例。可以看出,近些年来,这些国家的公共支出占卫生总费用的比例大部分在 70% 以上,英国、瑞典、挪威、新西兰和丹麦等国超过80%。

表11-1　实行国家医疗保险模式的国家公共支出占卫生总费用的比例（%）

国家名称	2004 年	2005 年	2006 年	2007 年	2008 年	2009 年	2010 年
澳大利亚	74.69	75.32	75.66	75.81	76.32	76.39	76.20
加拿大	70.22	70.21	69.77	70.23	70.53	70.93	71.05
丹麦	84.27	84.48	84.64	84.40	84.66	85.04	85.13
芬兰	74.97	75.39	74.84	74.38	74.49	75.20	74.51
爱尔兰	77.04	75.90	75.08	75.46	75.10	72.04	69.52
意大利	75.96	76.20	76.58	76.55	78.94	79.60	79.60
新西兰	79.63	79.68	80.07	82.39	82.84	83.02	83.22
挪威	83.56	83.54	83.78	84.10	84.40	84.57	85.52
瑞典	81.37	81.16	81.13	81.36	81.50	81.50	81.05
英国	81.18	81.69	81.27	81.20	82.50	83.42	83.22

（一）英国医疗保障基金的筹集

在英国，NHS 在医疗基金筹资来源上占有绝对的主导地位，承担了几乎全部的筹资和偿付责任。在过去 20 年内，80% 以上的筹资来源于国家财政预算，只有 10% 左右来自国民保险税，另外一小部分来自于私人自付，1% 左右来自于其他收入及慈善机构捐赠。

公民以纳税人身份向政府缴纳一般税，同时以雇主、雇员身份向政府缴纳类似工资税的国民保险税（如普通中低收入人群的国民保险税占其收入的 11%，同时雇主再为其支付同样的数额）。私人自付部分一般包括在私人医院发生的医疗服务费用，在公立医院享受特殊或豪华服务的费用，向药剂师支付处方费和非处方药的费用。与其他 OECD 国家相比，英国的自费偿付金额很小，如部分处方药品自付，只占到全民医疗体系收益的 2%～4%，而且，许多人群是不用自付的，如低收入者、失业者、儿童和 65 岁以上的老年人。

（二）瑞典医疗保障基金的筹集

根据瑞典法定医疗保险制度，该国凡年满 16 周岁以上、在本国长期合法居住的公民都必须参加此项医疗保险。医疗保险基金的模式采取现收现付制度。一般用人单位要按职工工资收入的 33% 缴纳社会保险税，这部分社会保险税的近 1/3 是用于支付医疗保健和病休补贴的费用；职工个人需要负担 4.95% 的社会保险税，这部分税的近 60% 是用来支付医疗保险税的；自谋职业者根据收入情况，要缴纳 17%～30% 的社会保险税。对医疗经费不足的部分，则由中央政府予以补贴。

2005 年瑞典的健康与医疗保健花费占 GDP 的 9.1%。省议会医疗服务所需费用的 70% 来源于税收，部分预算还来自省议会收取病人费用和服务销售所得，其余来自中央政府拨款。国家还提供部分目标导向性基金，用于提高医疗保健的可及性和药物的利润。省议会约 90% 的预算被用于医疗保健和牙科医疗。

（三）加拿大的医疗保障资金筹集

"国家立法、两级出资、省级管理"是加拿大医疗保险制度的一大特色。加拿大联邦政府负责国家医疗保险基本原则的制定及该国医疗保险制度的立法；各省医疗保险资金的主要来源是联邦政府的拨款和各省政府的财政预算。加拿大联邦政府在1984年的"加拿大卫生法"中即确定了"固定拨款法案"，即联邦政府根据GDP增长和上一年的支出水平，给予各省一笔固定的拨款额，资助费用的数量按全国人均医疗消费决定，与各省地区的实际开支无关。人均医疗费用每年按照国民生产总额予以适当调整。各省区必须严格按照《医疗保障法》的要求提供适宜的医疗服务；否则，联邦政府将对所资助的经费予以适当的惩扣。

在医疗保险费用的筹集方式上，加拿大各省都有各自的个人缴纳保险费的方法和比例，但医疗保险基金主要来自联邦所得税和省所得税，即各省医疗保险基金主要来自于各省和地区政府独立组织和运营的省内医疗保险计划。

加拿大医疗体系运作资金主要来源于个人及企业上缴给联邦和省区政府的税收；其次来源于事先设定好的用于医疗服务项目的销售税和彩票收入等。各省区的资金运作有一定的差距，个别省份（如阿尔伯塔和不列颠哥伦比亚省）设定了医疗保健服务费，即个人每月缴纳一定费用作为享受该系统的保险金，其目的是补充医疗保障的财政支出。

二、国家医疗保险模式的供方支付管理

对卫生服务供方的支付方式，大致可以分为预付制和后付制两种类型，前者主要为按服务项目付费，后者则包括按病种付费、按人头付费和总额预付制等形式。实行国家医疗保险模式的国家和地区，并非采取单一的支付方式，而是在不同的服务环节采用不同的、混合式的支付方式。一般地，国家财政通过预算拨款的形式将医疗保险资金分配给由政府主办的医疗机构，或通过合同方式购买民办医疗机构、私人医生的医疗服务，由这些医疗机构向国民提供免费或低收费的医疗服务，患病的被保险人与医院之间一般不发生直接的财务关系。

（一）初级卫生服务的偿付方式

一般来讲，全科医生工资基本上是稳定的，由人头费、开业津贴、服务项目收费组成。人头费是政府按照每个全科医生服务对象名册中的注册人数，由财政定额分配给全科医生，这部分费用约占对全科医生总付费的50%以上，开业津贴采取总额预算的机制；对于特殊费用开支再另外给予补偿。同时明确规定全科医生的个人收入与给病人开处方、检查等诊疗服务量无直接关系。这种方式给了全科医生很大的裁量权，可以控制病人的就医需求，但是主要弊端在于全科医生可能为了节约费用而减少必要的服务或降低服务质量。

（二）医院服务的偿付方式

总额预付制以及DRG付费方式是医院服务偿付的主要趋势。如英国在美国健康保健财务管理局（Health Care Finance Administration，HCFA）公布的DRGs编码的基础上，开发了卫生保健资源分类法（healthcare resource groups，HRGs），将病种按不同年龄、性别和诊断分为若干组，结合循证医学，通过临床路径测算

笔记

出各组医疗费用的支付标准,并预先支付给医疗机构。到 1997 年,HRGs 已经开发出第三代版本,不仅用于住院病人,也适用于急门诊病人的分类。DRG 有效地控制了医疗费用,但是其弊端是加剧了英国供需不平衡导致的"利用不足"(under-use),医院为了减少支出会拒绝接收重症病人,减少必要的检查治疗程序,降低服务质量等,从而影响了服务质量。英国已开始探索按效果付费(pay for performance),以期 NHS 体系将病人的利益置于第一位,平衡个人的需求和更广泛大众的需求,保证提供高效的护理和最好的产出。

加拿大各省政府在与医院协会商谈医院预算总额时,根据各医院的服务人口的构成和需求水平,决定各家医院的预算总额,同时对预算超支不予补偿,以便在医疗目的确定的前提下,以总量控制为中心,以供方控制为重点,合理安排及使用医疗经费,从而有助于控制医疗费用的支出。

三、国家医疗保险的需方偿付管理

国家医疗保险模式下,居民接受医疗保险范围内的医疗卫生服务时,一般为免费或者低收费,居民就医的经济负担较小。但是,对于药物、部分牙科服务和辅助治疗等服务,病人要自付一部分费用。

在英国,病人就医时,可以享受免费门诊医疗、住院医疗和药品,但要自付挂号费。对镶牙、配眼镜需收取少量费用,还要交一定数额的处方费。但对 16 岁以下儿童、妊娠妇女和有不满 1 周岁婴儿的母亲、60 岁以上妇女和 65 岁以上男子、津贴领取者以及领取家庭补助的低收入者,不收处方费。

英国实行"医药分家",NHS 体系覆盖全民卫生医疗支出,但只含小部分药费(住院和急诊用药)。一般门诊用药,病人需要持医生处方,到独立于医院的药店购买,药费由个人负担,但低收入者、未成年人(16 岁以下儿童和 19 岁以下全日制学生)、老人、残障人士或已经获得医药免费证明的孕产妇通过申请,NHS 批准后采取共付制,病人所付比例很低。在英国,法定药品费用补偿的基础是国家医药管理机构制定的"药品目录",又称为药品"蓝色处方列表"。

瑞典与同类型国家相比较,个人医疗保健需自费的部分很低,自费部分主要用于购买药物和牙科医疗。在一定的范围内,省议会有权决定病人治疗所付的费用比例。需自付的费用与所选的医疗层级有关。初级医疗机构的花费比大医院的急诊费用要低得多。在瑞典,首次去专科医生处看病则不用付费;病人去公立医院看病,只需支付 25 克朗,当地保险部门则要支付 127 克朗给当地县议会即可就诊;到开业医生处看病,病人直接付给医生 30 克朗,而当地保险部门须支付 0~540 克朗给医生。这些费用不仅包括就诊费,还包括 X 线诊断、化验检查、放射治疗及其他治疗等费用。病人及产妇的住院费用全部由当地县议会的有关机构支付给医院。一般每天为 30 克朗,病人不需支付任何费用。病人对辅助医疗(如精神疗法、职业疗法、理疗等)一次最多支付 10 克朗,当地保险部门支付 40 克朗。为了减轻居民的个人负担,瑞典规定了个人最高支付限额。从第一次就诊算起,累计支付就诊费用超过 900 克朗,之后的 12 个月内病人享受免费医疗服务。

笔记

根据医疗保险规定，牙科治疗(包括预防与治疗)的费用由病人支付一半，但一次不能超过 2500 克朗，另一半则由牙科医生直接向当地保险机构取得；16 岁以下儿童可免费得到牙科保健，部分县还把免费牙科治疗的年龄放宽到 18 周岁。

瑞典的医院和药房是完全分开的，所有医院都不设药房，门诊病人在医生诊断后所需服用的药物，需要凭医生的处方到药店去购买。病人及其一同享受医疗保险的家人可以持处方到药店购买到优惠药品，购买非处方药则要全部自费。在规定的时间内，病人购买药品费用达到一定数额以后，将有资格在这之后的一段时间内免费领取药品。2006 年，瑞典在药物治疗方面的费用为 310 亿克朗，其中病人自付的部分占 86 亿。为了避免病人在药物治疗过程中付费过高，瑞典制定了"医药利润控制方案"，在这一方案下，没有任何一位病人在 12 个月内自费超过 1800 克朗，余下的药费由药品利润填补。药品利润还为一次性药物和某些特定营养缺陷下食物的支付费用。

加拿大人在大多数情况下，都可以到自己选择的诊所或医生那里去就医，看病时只需出示医疗保险卡。凡属政府保险的公费医疗项目，就医时均不必直接向医院或医生交纳诊治费，各省不得滥收医疗服务费以及向病人额外收费。对上述医疗服务费用政府既不规定最高限额，也不要求病人及其单位支付部分费用。但保险项目之外的补充性医疗服务大多属于自费性质，或者由私营保险公司解决，也可以从省区政府申请到一定的经济补贴。

在加拿大，牙医服务属于自付范围；对在国外就诊的医疗费用，只有在急诊以及先行同意的情形下才予以支付，并且对急诊治疗的费用也分别予以限制。加拿大实行医药分开，对药物使用的控制很严格，尤其是抗生素的使用更加严格。对急诊和住院的药品费用，政府全部支付；门诊药品费用，除 65 岁以上的老年人和一些享受政府福利的穷人外(只需要支付象征性的费用)，政府不支付，因此，门诊药品费用或者由病人自付，或者由其参加的补充保险如药品保险等支付。就业人口一般都能得到雇主或就业单位提供的团体保险，这是一种补充医疗保险，药品保险通常是其中一项重要内容。此外，私人/商业保险也提供药品保险，个人可以自行选择投保。

第四节　国家医疗保险模式的评述

一、国家医疗保险模式的优点

1. 国家财力是医疗保险制度得以实施的坚强后盾，政府税收作为医疗保险基金的主要来源，医疗保险基金的来源稳定，社会共济能力强。由政府直接管理医疗保险事业，政府收税后拨款给公立医院，医院直接向居民提供免费(或低收费)服务，企业和个人基本没有经济负担。这在很大程度上保证了社会公平，同时也保证了弱势群体的基本医疗保障。同时，通过税收系统来为医疗保障筹资也是一种节省人力财力的有效办法，因为它不需要设立一套单独的医疗保障集

资体系。

2. 政府能集中使用、调配医疗资源与医疗保险基金,并能根据其投入量来控制医疗费用的总量,从而能够有效地控制医疗费用的过快增长。由于由政府预算决定总支出,政府对机器设备、新型技术开发和传播的投资严格控制和管理,使全社会的卫生总费用保持在较低水平。同时,呈金字塔形的三级医疗服务网络使全科医生成为进入 NHS 系统的第一道关卡,使得大部分健康问题在这个层面得以识别、分流,并通过预防手段得以控制,充分合理利用医疗资源。

3. 医疗保险的覆盖面广,公民通过免费或低收费的医疗服务所享有的医疗福利水平较高,能够较好地体现社会公平性原则。实施国家医疗保险模式国家居民良好的健康状况,充分体现了这种医疗保障制度的成效。

二、国家医疗保险模式的卫生投入与健康产出

以国家医疗保险模式为主体的医疗保障模式之所以引起世人的关注,在于它用较小的成本取得了较高的产出,用较低的卫生资源投入,获得了较大的健康产出。表 11-2 列出了 2010 年部分实行国家医疗保险模式国家(美国为商业医疗保险模式)的卫生总费用(total health expenditure,THE)水平、婴儿死亡率水平和平均期望寿命。与美国相比,这些国家的卫生总费用支出水平均较低(占 GDP 的比例为 8.9% ~ 11.4%),但婴儿死亡率均低于美国,而人均期望寿命均高于美国,这从一定程度上,说明国家医疗保险模式的优势所在。

以英国为例,1948 年 NHS 制度建立之初,英国新生儿的死亡率为34‰,出生时的预期寿命为男性66岁,女性71岁;到2010年,英国的新生儿死亡率降到了4.2‰,出生时的预期寿命提高到了80.6岁,其中男78.6岁,女82.6岁。按平价购买力(purchasing power parity,PPPs)计算,2010年英国的人均卫生总费用是3433.2美元,仅为美国的41.7%(美国为8232.9美元)。2010年英国卫生总支出占国内生产总值(THE/GDP)的比例为9.6%,美国却高达17.6%。无论用哪个指标来衡量,美国的卫生保健费用均高于英国,但是英国的婴儿死亡率低于美国,出生期望寿命则高于美国。

表11-2　2010年实行国家医疗保险模式国家的卫生支出和健康水平

国家名称	THE/GDP(%)	人均卫生总费用(美元,PPPs)	婴儿死亡率(‰)	平均期望寿命(岁)
澳大利亚	9.1*	3670.2*	4.1	81.8
加拿大	11.4	4444.9	5.1**	80.8**
丹麦	11.1	4463.9	3.4	79.3
芬兰	8.9	3250.9	2.3	80.2
爱尔兰	9.2	3718.2	3.8	81.0
意大利	9.3	2963.7	3.4	82.0*
新西兰	10.1	3022.1	5.2*	81.0

237

续表

国家名称	THE/GDP(%)	人均卫生总 费用(美元,PPPs)	婴儿死亡 率(‰)	平均期望 寿命(岁)
挪威	9.4	5387.6	2.8	81.2
瑞典	9.6	3757.7	2.5	81.5
英国	9.6	3433.2	4.2	80.6
美国	17.6	8232.9	6.1	78.7

(注:**为2008年数据,*为2009年数据)

按照世界卫生组织出版的《2000年世界卫生报告》,1997年英国的卫生系统总成就全球排名第九,而它的卫生保健费用却是工业化国家中最低的;而1997年美国的卫生系统总成就全球排名是第十五位,列于英国之后。这个排序,从某种程度上反映了两种卫生保健制度运行机制的优劣。NHS不仅覆盖全民,而且政府承担了大部分的医疗费用,2010年,英国的卫生总支出占国内生产总值的比重是9.6%,公共支出占THE的83.22%,在英国的卫生保健服务中占有绝对的主导地位,真正起到了保障人们公平就医的权利。

我国有学者根据效率、公平性、改革成效(适应性)、政府责任和基本框架条件这五项绩效指标对英国、德国、美国和新加坡四种代表性医疗保障制度进行了评价(表11-3),其中的"基本框架条件"是指对国民健康水平有较为深刻的、积极或消极影响的各种基本因素的总和,包括经济、教育、科研、环保、人口、医药卫生、社会发展程度等诸多方面。在这四个国家中,英国的总绩效得分比德国稍低,排在第二位,其效率指标在四种类型的保障模式中是最低的,但公平指标、适应性指标、政府责任指数均较高;除了效率指标低于美国之外,英国其他各项指标均高于美国。这个评价结果,定量地说明了国家医疗保险模式的优势和劣势所在。对不同医疗保障模式绩效评价的相关内容,见本书第十七章。

表11-3 英国等四个国家医疗保障制度的绩效比较

评价项目	英国	德国	新加坡	美国
效率	29.4	57.0	35.7	41.3
公平性	88.1	90.6	85.1	83.2
适应性	70.1	68.1	64.2	60.0
政府责任	66.0	54.9	27.5	42.5
基本框架条件	78.0	79.3	82.9	76.0
总体评价得分	71.4	72.6	67.2	65.1

笔记

三、国家医疗保险模式的缺陷

实行国家医疗保险模式的国家或地区,由于政府或国家直接建立和掌管医疗卫生事业,医生及其他医务人员享受国家统一规定的工资待遇,缺乏相应的激励措施。由于其卫生费用因预算约束上涨不快,又要满足广覆盖和高待遇,只能以低效率为代价。国家医疗保险模式存在的缺陷主要表现为:

1. 卫生服务效率不高,病人就诊、转诊等待时间长　例如,在加拿大,病人从家庭医生推荐到专科医生看病等待时间长,如要做 B 超、CT、MRI 等检查,则需要等待 1～2 个月的时间,选择非急诊手术的等待时间会更长。医生处理病人的效率低下,主要是分配制度的大锅饭造成的,医生接诊多少与报酬无直接关系,所以造成加拿大"看大病难"问题比较突出,不少病人为了得到及时的治疗只好选择私立医院。

根据 2004—2005 年度调查显示,英国 14% 的成年人和儿童要在预约后的 14 天才能通过全科医生进行诊疗服务。要想通过全科医生进行转诊服务到进行手术时,病人要等待至少 18 周,也就是说,如果病人要想在 NHS 医院进行手术至少要等待 20 周。如此长时间的等待,加重了病人受疾病折磨的痛苦,增加了死亡危险。

2. 国家的医疗费用负担重,国家为此要从税收中划拨相当数量的医疗保障经费　这是由于实行国家医疗保险模式的国家,全民一般为免费或低收费接受卫生服务,存在浪费现象;同时,由于缺乏有效的控制利用医疗资源的激励措施,供方、需方和第三方在医疗费用的控制方面尚未建立起完善的约束机制,三者在支付医疗费用之间没有相互制约的利益关系、供需双方缺乏成本意识,致使出现过度需求和过度供给的现象,也造成医疗卫生资源的浪费。例如在加拿大,对医生按服务项目支付方式刺激了一些医生提供过度的服务以获得补偿;而由于病人基本是免费获得医疗服务,一些人医疗保健服务需求不断提高,希望获得更多、更好的医疗保健服务,因而常常要求医生提供一些昂贵的、非必需的医疗检查与医疗服务、导致对医生服务的利用率不断上涨、医疗保健费用支出也持续增长。尤其是近几十年来,由于医疗保健费用支出越来越多、而经济增长滞缓和市场低落、社会失业人口增多,医疗保险资金长期入不敷出,加重了政府和国家的财政负担。

3. 国家或政府实行计划配置并调节医疗资源,直接参与医疗保险基金的管理,市场机制的调节作用有限　由于缺乏充分的市场信息,政府计划对环境变化不敏感,造成单一支付者系统缺乏灵活性。由于价格、供求、竞争等经济信息的缺乏,在卫生保健服务的提供过程中信息不足。因此,政府承担了管理卫生服务提供的角色,即政府作用代替了市场作用,市场机制的调节作用较小。但是,单纯依靠政府的计划体制,无法适应社会健康观念的转变和人口结构的变化导致卫生需求的不断增长的趋势,无法很好地解决卫生资金及卫生人力的短缺、医疗新技术的发展和更新问题,从而造成公立卫生机构效率低下、卫生服务有效供给不足等现象。

笔记

知识链接

瑞典卫生服务体制的弊端

瑞典的国家医疗保险体制看似完备,但经过多年的实践却证明,目前这套制度已经出现了四个"不适应":

首先是不适应卫生需求的不断增长。瑞典近年来老龄化现象严重,而老年人对卫生需求的增长也是显而易见的。据统计,近年来患者的就诊率、住院率较十几年前有大幅度上升,其中大部分是老年人。

其次是不适应卫生资金的短缺。瑞典在 20 世纪 60 年代末至 80 年代,曾经经历了相当长一段时期的市场不景气,国民经济增长趋缓,失业人口增加,这也使卫生资金产生较大缺口,近年来虽然经济状况有所好转,但还没等把旧日的"欠账"补足,"新债"又接踵而至了——瑞典加入欧盟后,不仅不能通过增加税收的办法来弥补开支,甚至还要设法降低税收,以增强该国产品在国际市场的竞争力。

第三,不适应医疗新技术的发展和更新。瑞典的医疗新技术研发能力位居世界前列,于是在瑞典的医院里就出现了这样一种情形——既有当今世界顶尖的药品和治疗器材,也有目前通常采用的医治手段,当然两者在价格上也有很大不同,可瑞典的医疗保险在这一点上并没有明确规定,于是患者可能因此会有不同的"待遇",政府为此的支出自然也就不同。

第四,不适应社会观念的变化。在瑞典人当中流传着一个笑话,说如果患者到医院看病,一定要把自己的病情描述得越严重越好,否则如果不是"火上房"的状态,就只能去排队,有时即使是阑尾炎这样的手术,医生也会告诉你要等几个月。还有资料显示,瑞典初级卫生保健服务只占瑞典卫生保健费用预算的 17%,但九成以上的患者是先到初级卫生保健小区医院就诊,然后再转到上一级医院治疗的。瑞典的医疗效率之低及在资金分配上的不公由此可见一斑。

为革除上述弊端,英国从 20 世纪 90 年代开始进行医疗卫生改革,主要内容包括:①开源节流,减少不必要的医疗费用支出。②加强对医疗机构的监督检查。由政府卫生部门或企业委托有资格的卫生经济学家对医院支付的医疗费用进行审核,以确定医疗费用是否合理,研究某种病例合理开支数额,促使医院提高技术和节省开支。③吸引民间资金介入,减轻财政负担。政府号召有实力的社会力量和个人成为 NHS 的合作伙伴,将长期作为 NHS 补充力量的私营医院融入国家的医疗保障工程。④加强经营意识、引入竞争机制。这是 NHS 的重要改革内容之一。主要是采用引入内部市场或公共合同的方式,在对比价格和服务质量的基础上,卫生部门从身兼提供者和购买者的双重身份向购买者和行业监管者的身份转变,从公立或私立医疗机构购买服务。其积极意义在于对医院形成了硬性的外部约束,增强了医院之间相互竞争的内在动力。

笔记

瑞典政府进一步完善现行医疗保险制度,强化对医疗保险的监督与管理。从需方的角度,严格控制保险的范围和内容,适度降低医疗保障标准,提高个人支付医疗费用的比例,在有效控制医疗保险费用和医疗成本的基础上提高医疗服务体制的运行效率;从供方角度,通过有效的宏观调控、严格管理和控制费用支出,增强医疗部门成本效益,提高卫生资源配置和卫生服务供给的效率。该国政府设立有关审议机构和组织,对某些新医疗技术、药品、设备进行审核、评价,对那些效果不佳、费用昂贵的新技术、新设备等明确医疗保险不予支付的意见,严格限制各种新医疗设备、仪器的添置和使用。政府还通过制定药品使用规范,以控制医疗部门过度的医疗行为及药品费用的大幅上涨。

加拿大卫生改革目标主要是在保持该国医疗卫生事业正常运行的前提下,进一步有效控制卫生投入总量。该国的主要改革措施包括:①在保证医疗服务质量前提下,提高医疗保险体制的运行效率和宏观效益;进一步完善医疗保险政策,加大国家对医疗卫生服务的宏观调控力度。②实行总额预算控制,强化卫生资源的合理配置与使用,根据各医院的服务人口的构成和需求水平,决定各家医院的预算总额,同时对预算超支不予补偿。③政府加强对医疗费用支出的监督管理、改革不合理的支付管理制度。例如,设立相关审议机构,对医院处方进行审核,对诊疗合理性进行必要的审议,对不合理的处方予以处罚;对各种医疗新技术进行评价和审核,对费用昂贵、效果不佳甚至无效的新医疗技术予以否决,明确医疗保险不予支付。④在对供方的支付制度改革上,主要是改革医务人员工资支付办法,把对医生酬金的支付由原来的"开放式、无限制"按服务收费方式,逐步改变为按服务人头支付,并实行费用封顶,限定医生年收入的增长率。⑤在需方补偿方面,适度提高病人医疗费用的自付比例,同时,提高药品费用自付金额,规定不同药品的不同自付比例,减少医疗保险覆盖的服务项目,减少或取消部分特殊服务的免费照顾等措施,加强病人的费用意识和卫生经济观念,使病人正确对待医疗服务,加强自我保健,进一步控制医疗需求。

本 章 小 结

国家(政府)医疗保险模式是国际上重要的医疗保障模式之一。国家医疗保险模式以税收作为主要筹资来源,能够筹集到大量的稳定的资金,政府卫生投入力度大,社会保障力度强;实行国家医疗保险模式的国家,政府统筹卫生资源的配置,有较强的计划性和法律强制性;医疗保障的覆盖范围一般为本国全体居民,政府提供免费或者低收费的卫生服务,体现了较高的社会福利水平,卫生服务的公平程度较高。一般的,国家医疗保险模式的整体绩效较高。

实行国家医疗保险模式的国家,卫生服务体系层级较为明确,协作密切,且重视初级卫生服务的提供,全科医生在整个卫生服务体系中发挥着"守门人"的重要作用。但是,国家医疗保险模式也存在一些问题:首先,由于缺乏有效的控制利用医疗资源的激励措施,供需双方在费用支出方面缺乏完善的

笔记

约束机制,医疗卫生服务出现过度需求和过度供给现象;再者,政府计划配置的背景下,公共医疗机构的完全垄断和缺乏竞争,导致医疗机构效率低下,医务人员积极性不高,医疗服务质量下降;同时,医疗服务体系缺乏竞争和约束,卫生资源分配不当。目前,实行国家医疗保险模式的国家,正在积极进行不同形式的改革,以不断完善全民覆盖的医疗保障体系。

关键术语

国家卫生服务制度 national health service

全科医生/通科医生 general practi-

tioner,GP

使用者付费 user fees

按效果付费 pay for performance

思考题

1. 国家医疗保险模式的概念及基本特点。
2. 国家医疗保险模式的优点和缺陷有哪些?

（郑文贵,山东大学公共卫生学院）

笔记

▶ 第十二章

社会医疗保险

学习目标

通过本章的学习,你应该能够:

掌握:社会医疗保险目标与功能。

熟悉:社会医疗保险制度框架。

了解:社会医疗保险制度的发展与改革趋势。

章前案例

德国是世界上社会医疗保险(SHI)历史最悠久的国家。1883 年俾斯麦时期德国国会通过《疾病保险法》,建立起全球第一个法定的社会医疗保险制度。此后,经过不断发展完善,形成了以法定疾病保险为主干的社会医疗保险体制,成为全球许多国家和地区仿效的对象。

由于德国医疗保险制度悠久的历史与目前新的发展要求已不相适应,近年来,对法定医疗保险的批评不绝于耳,尤其是医疗保险现代化呼声较高,终于在 2003 年通过《法定医疗保险现代化法》。尽管德国政府内阁几经更迭,但医疗保险改革一直是政府和社会关注的焦点。德国是否应进行医疗保险改革以及改革目标的争论,从一开始局部的费用控制举措到后来宏观和微观并举的方案始终争论不休;执政党和在野党对改革思路也各执一词。最终,全国上下终于达成了共识:认为这一改革不仅关乎医疗保障自身,而且涉及就业岗位和经济发展;在全球化竞争压力下,不遏止医疗费用上涨速度、稳定缴费率,压缩劳动力成本,就会造成失业加剧、经济衰退。医疗保险改革势在必行。

尽管医改已成为德国的全民共识,但各党派、利益集团在改革的方案思路和具体举措上存在着严重的分歧和激烈的争论。围绕着 2005 年的大选,各党派均就公众普遍关注的医疗保险制度改革问题发表了各自的构想和草案。德国联邦议院 2007 年 2 月 2 日以多数票通过了医疗改革法案。经过近 1 年的争论和协商,德国大联合政府于 1 月 12 日就医疗改革的最后细节达成一致,确定了医疗保险改革的要点。

你是否想了解社会医疗保险制度具有哪些特征? 你是否想知道为什么具有最悠久社会医疗保险历史的德国要对这一制度进行改革? 通过第十二章社会医疗保险制度的基本制度框架与内容的学习,你将会找到答案和得到启示。

笔记

243

第一节　社会医疗保险概述

社会医疗保险是指通过国家立法,按照强制性社会保险的原则和方法筹集、运用医疗保险资金,保证人们公平地获得适宜的医疗卫生服务的一种医疗保障制度。社会医疗保险保障公民的身体健康,与其他的社会保险既有联系又有区别;与养老、失业、工伤、生育等其他保险制度一起,共同对被保险人的生、老、病、死、残起着保障作用。

世界上第一个立法并建立医疗保险制度的德国是社会医疗保险体制的代表性国家,我国的城镇职工基本医疗保险制度和城镇居民基本医疗保险制度也属于社会医疗保险。具有社会医疗保险制度的国家还包括西欧各国、日本、韩国、泰国等。

一、社会医疗保险的建立

(一)社会医疗保险建立背景

社会医疗保险(social health insurance)的发展起源于欧洲。早在古希腊、古罗马时代,欧洲就有专为贫民和军人治病的国家公职医务人员。中世纪晚期,欧洲的基督教会为贫困病人建立了慈善医院,手工业者则自发成立了"行会",要求会员定期缴纳会费,并筹资帮助生病的会员渡过难关。公元6世纪的罗马城邦社会,统治者用捐款和公款购买谷物,接济丧失劳动能力者及阵亡将士的遗属。1601年英国政府颁布"济贫法"(poor law),其中规定了济贫的对象、内容和措施,提出对病弱者的诊治、康复和生活照顾,被认为是社会医疗保险产生的萌芽。

社会医疗保险发源于18世纪的欧洲,由于西欧产业革命和资产阶级革命的推进,在物质生产上获得空前发展,大机器的运用使手工作坊迅速被大工业所取代。由于当时的工作环境恶劣,疾病的传染和流行滋生,加之机器的普遍使用和生产节奏的加快,产业工人中工伤事故不断发生,疾病丛生,使一些伤病者沦为失业者。在失业、疾病、工伤的诸多风险的打击下,工人们面临着个人和家庭难以承受的苦痛;尤其是多数工人收入微薄,在患病急需更多的医疗服务时却因经济拮据难以支付医药费用。因此在许多地方工人自发地共同筹集一些资金,用于参加者的医疗费开支;但是这种形式筹集的资金多在小范围内,数量十分有限,抗风险能力低下。

18世纪末、19世纪初民间保险逐渐在欧洲各国发展起来。开始是在某种行业或社区的基础上,由工人们自愿组织各种基金会、互助救济组织共同筹集资金,为会员偿付医疗费,并对贫困工人提供生活补助费,但保险基金主要工人自己出,企业主和国家并不参与。这些早期的自愿性互助互济团体是现代医疗保险制度的雏形,如英国的"友谊社"(friendly societies)和法国的"互助社"(mutual societies)。后来演变为德国的社会医疗保险体系中的法定疾病基金(statutory sickness funds)的中世纪协会中团结互助为基础的救济基金(relief funds)。但这些互助互济团体远不能解脱疾病、工伤、失业等风险所带来的苦痛。到了19世纪末这种自愿的民间保险形式逐渐转向社会医疗保险。

（二）社会医疗保险的建立

作为现代社会保障体系中最早出现的保险制度之一，社会医疗保险不同于欧洲中世纪的慈善、济贫、互济等医疗保护形式，是资本主义制度建立较早的西欧各国经济、政治发展到一定阶段的产物，是现代意义上的社会保障形式。

社会医疗保险起源于19世纪80年代俾斯麦执政时期的德国。当时代表统治阶级利益的首相俾斯麦不满足德国领土的统一，期望实现政治的统一；为此他采取了"胡萝卜加大棒"的做法，试图通过立法笼络工人，以期赢得工人阶级对国家政权的忠实。在这一背景下，德意志帝国议会相继通过了几项法令。1854年德国在国家层次上出台了针对矿工强制性参加医疗保险的法律，其基本内容是从事经济活动的工人应强制性参加疾病保险，保险费由雇主和工人分担。1871年，德皇颁布了被誉为德国社会保险大宪章的《皇帝诏书》（Empero's Message），向国会宣布要积极促进劳工福利，实行社会保险政策以保护劳工利益，确保劳工患病、工伤、致残和年老时获得帮助。1881年德国签署工人伤残、疾病、养老社会保险纲领的法令。1883年，德国首相俾斯麦首次颁布了《疾病社会保险法》，这一法案于1884年生效。这一世界上第一部医疗保险法案出台标志社会医疗保险制度的诞生。

（三）社会医疗保险的传播与发展

俾斯麦模式问世之后，社会医疗保险的立法也惠及了欧洲以及世界其他国家，医疗保险在欧洲国家迅速传播。继德国之后，许多欧洲国家先后举办了社会医疗保险。如奥地利在1887年、卢森堡1901年对制造业工人实施强制性医疗保险；具有悠久社会保险制度历史的匈牙利1891年在产业工人中建立了社会医疗保险制度；挪威在1902年，荷兰1913年颁布《疾病津贴法》之后，1964年颁布了《医疗保险法》，英国在1919年、法国在1921年也相继实施了医疗保险制度。

在19世纪30年代以后，尤其是第二次世界大战后，发达国家社会保险的发展达到了空前高度，不仅构建了社会保险制度体系，也逐步形成了相应的理论体系。其中英国社会保险制度的鼻祖威廉·贝弗里奇（William Beveridge）对社会保险制度和理论体系的构建功不可没，尤其是倡导的国家主办和强制投保社会保险设计的指导思想对社会医疗保险制度的建立产生了重要的影响。1911年，在他主持下制定了世界上第一部失业保险法。1942年，他起草了著名的贝弗里奇报告，提出了社会保险的强制性原则和必须由国家出面强制推行的重要论断。

"二战"结束后，在世界其他地区，越来越多的国家开始引入社会医疗保险制度，在一些亚非拉等发展中国家也得到了发展。1922年，日本在亚洲率先通过了《健康保险法案》，在部分工人中实行强制性雇员健康保险（employee health insurance），并于1938年颁布《国民医疗保险法》，启动了日本国民健康保险制度；1961年日本修改了《国民医疗保险法》，强制所有居民参加全民健康保险。印度（1948）、阿尔及利亚（1949）、突尼斯（1960）、菲律宾（1969）、古巴（1979）、利比亚（1980）、尼加拉瓜（1982）等许多发展中国家先后颁布立法，开始逐步建立医疗社会保险制度。如菲律宾1995年颁布了国家健康保险法案。

随着东欧社会主义国家的转型,除了土耳其外,多数东欧国家在20世纪90年代陆续建立了社会医疗保险制度,如立陶宛(1991)、捷克(1992)、爱沙尼亚(1992)、克罗地亚(1993)、阿尔巴尼亚(1995)分别建立了社会医疗保险制度,波兰和罗马尼亚则于1999年建立。

在世界范围内,社会医疗保险体制的发展历程漫长而又错综复杂,各国由于其政治、经济、文化以及社会发展进程的差异呈现出了各自不同的演进路径,现今仍然处于不断发展和改革完善的进程中。

二、社会医疗保险的功能与目标

(一)社会医疗保险的功能

1. 作为社会保险的主要险种之一,社会医疗保险具有社会保险的基本功能:

(1)提供补偿和保障功能:社会保险的第一项基本功能是提供收入补偿,保障被保险人在暂时或永久失去劳动能力以及暂时失去工作岗位后,仍能继续享有基本生活。社会医疗保险可为被保险人补偿疾病损失,使社会生活得以稳定,人口再生产得以顺利进行,促进社会安定。

(2)再分配和社会公正功能:再分配(redistribution)和社会公正(social fairness)功能称为社会保险的社会功能,是社会医疗保险的基本功能。社会医疗保险作为综合性的收入分配手段,在一定程度上具有收入再分配的功能,进而促进社会公正和社会公平的实现。

(3)保障劳动力和扩大再生产功能:劳动力是社会生产的基础,社会医疗保险通过保障劳动者的身心健康,保障劳动力扩大再生产的正常运行,进而促进社会生产的持续发展,这一功能属于社会保险的经济功能。

2. 社会医疗保险还具有以下特殊功能:

(1)资金筹集(fund raising):社会医疗保险筹资主要是指由企业和个人按各自的一定比例以税金形式缴纳保费的筹资方式。社会医疗保险的本质是基金的筹集并用以分摊疾病风险,因此医疗保险基金的筹集是医疗保险制度的一个基本功能。

(2)共担风险(risk pooling):社会医疗保险既能分担其成员的医疗风险,又能吸收来自企业、家庭和政府的保险费。一方面,通过其成员的健康风险分担进行筹资;另一方面,通过企业、家庭和政府筹资,即社会医疗保险筹集的资金来自于雇员、雇主和政府,筹资风险和不良健康状况风险由所有筹资者承担。

(3)筹资保护(financing protection):社会医疗保险具有较好的筹资保护功能,由于其通过广覆盖、个人和企业以及国家共同筹集资金的良好、稳定的筹资机制,具有较强的抵御疾病风险的能力,进而能够有效地发挥对大病的筹资保护作用。

(4)实现全民健康覆盖的优选筹资机制:社会医疗保险是卫生筹资的主要方式之一,是目前大多数国家采取的一种医疗保障筹资模式,也是世界卫生组织倡导的实现全民覆盖的优选的筹资机制。以保险筹资的方式筹集医疗保险基金,无论是在公平性和互济性上,还是在管理效率和法律约束性上,都具有较好的作用,因此许多国家将其作为主要的卫生筹资机制。

（二）社会医疗保险的目标

社会医疗保险的首要目标是满足国民的健康基本权利,作为医疗保障制度安排,其目的是满足被保险人群体健康需要(health needs)而不是个体卫生保健需求(health care demands)。社会医疗保险的基本目标是促进医疗卫生保健的可及性和社会公平性,确保人人享有基本医疗卫生保健。1987 年,第 40 届世界卫生大会强调,建立强制性医疗社会保险制度是实现人人享有卫生保健目标最重要的手段之一。实现社会公平是社会医疗保险的重要目标之一,尤其是通过筹资保护,确保卫生筹资的公平性。社会医疗保险作为一种收入分配政策和制度安排,本质上具有再分配的性质;促使收入和消费更加公平化。许多发达国家的社会医疗保险税费是累进的,支付是累退的,其目的也是为了缩小贫富差别、促进社会公平。

三、社会医疗保险的特征

社会医疗保险有三个主要特征:成员参保的强制性、依据社区风险费率筹资、权利与义务对等。

1. 强制性　强制性(mandatory)这一特征避免了将某些人群(如最贫穷的和最易受冲击的人群)排斥在医疗保险之外。在自愿保险计划中,最贫困的群体由于没有能力(或愿望)去支付应缴的医疗保险费,可能会选择放弃;或者富人和健康人可能会选择不参加。正是由于社会医疗保险具有强制性这一特征,才能够汇集和统筹足够的基金,并覆盖全民或全覆盖某一符合条件的人群。强制性在本质上也抑制了保险的"逆向选择"(adverse selection)。当身体健康的人认为医疗保险费过高时,如果不采取强制的方式,他们可能选择不予参保。

2. 依据社区风险费率筹资　社会医疗保险与商业医疗保险不同,参保者保险费的缴纳多依据社区风险费率(flat rate),或按照支付能力缴纳保险金,而不是根据个人、家庭或就业特征的健康风险。

3. 社会互助共济　通过社会互助共济达到一系列的社会目标,是国家建立社会医疗保险体制这一制度的一个目标,也是这一制度的一个重要特征。社会医疗保险不仅在健康者和非健康者之间互济,也是富裕者与贫穷者、年老者与年轻者、个人与家庭间的互济。充分体现了社会医疗保险并不强调个人利益,而要求每一位成员通过经济上的再分配达到社会人群利益的最优化的特点。

 案例

一个泰国临时工的故事

Narin Pintalakarn 是泰国的一个临时工,一天的收入只有 5 美元。他 2006 年 10 月 7 日突然遭遇了一起事故。他在骑摩托车转弯的时候摔了下来,撞到了一棵树上。由于没戴安全帽,他的头部承受了剧烈的冲击。事故发生后,一位路过的司机发现了他,将他送到了附近的一家医院。医生诊断他

 笔记

的头部严重受伤,将他转院到 65 公里以外的外伤中心。检查结果显示他出现了硬膜下血肿,并伴随大脑镰下疝和钩回疝症状,颅骨多处骨折。医生决定手术。他被推进了急诊室,5 个时后送入重症监护室。他在重症监护室待了 21 天。住院 39 天后痊愈出院。

为 Pintalakarn 做开颅手术的外科医生 Chadbunchachai 博士说:"无论治疗费用多么昂贵,医务人员都不用考虑谁来支付手术费用,因为泰国的医疗保障体系覆盖到每个人"。

第二节　社会医疗保险系统

一、社会医疗保险的医疗保健供给

(一)社会医疗保险医疗保健供给的范围

1. 社会医疗保险国家医疗保健供给范围　社会医疗保险医疗保健供给的范围是指,保险人按照社会医疗保险合同的规定,在被保险人患病就医而造成被保险人疾病经济损失或约定的风险事件到来时,对被保险人所承担经济责任的范围与内容。

社会医疗保险医疗保健供给的范围是保险人应当对被保险人所承担责任的范围,通常是对被保险人提供规定范畴内的医疗保健服务,或者是对被保险人医疗保健服务提供全额或部分补偿的项目。

通常,社会医疗保险与商业医疗保险一样,在医疗保险合同中,根据疾病经济风险的可能性来确定医疗保险的责任范围,以此作为医疗保险中对被保险方偿付的依据。由于社会和经济发展水平和卫生资源的有限性,任何医疗保险制度都不可能保障所有人的所有疾病风险,只能优先解决最需要迫切医疗保健供给需求;因此,在界定社会医疗保险医疗保健供给的范围时,在保险责任范围以外还规定了免除责任(excluded liability),免除责任是指保险人不承担偿付的责任范围。

各国的社会医疗保险医疗保健服务项目,主要包括各种治疗性服务、保健服务和基本药物等;一些特殊需求的医疗服务、美容性质的医疗服务、滋补药品等不在社会医疗保险覆盖范围内。

从已建立社会医疗保险的国家来看,社会医疗保险所提供的医疗保健服务的内容各不相同,主要取决于各国或地区的医疗保险筹资水平、经济发展水平、医疗服务提供能力等。医疗保健服务项目一般包括:

(1)医疗服务:包括住院医疗服务、通科医生服务、专科医生服务、辅助性服务(如 X 线、超声、化验等)、视力检查和配镜、救护车服务等。

(2)预防保健:包括计划免疫,特定疾病筛查、健康体检等。

(3)妇幼保健:包括妇女产前、产中、产后保健。

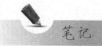

（4）牙科保健,包括牙科检查,牙齿修复术等。

（5）精神卫生保健:包括心理咨询、精神保健的治疗和监护等。

（6）药品:包括药品和医生处方费。

（7）护理服务:包括一些护理保健服务,特别是对老年人提供的护理服务。

（8）康复服务:包括疾病转归时期提供的康复医疗保健服务。

某些社会医疗保险筹资与补偿水平较高的国家还包括病人就医时的交通费、住院伙食费和家庭护理服务,妇女生育期及哺乳期间待遇、妊娠妇女产前四周和产后六周津贴、病假补贴等。以德国为例,德国社会医疗保险覆盖的医疗保健服务包括:①疾病预防;②疾病的早期发现;③疾病治疗;④医疗性康复;⑤支付医疗津贴;⑥支付丧葬补贴。

在许多实行社会医疗保险制度的国家中,通常对成员采取实现确定的基本医疗卫生服务包的方式,如德国、日本和泰国采取综合服务包。各个国家基本医疗卫生服务包的内容各有所异,在医疗保险制度发展的不同阶段每个国家服务包的内容也有所不同。这种标准化服务包多采取用医疗保险资金购买医疗保健服务的方式由公立和私立提供者提供服务。

2. 中国基本医疗保险医疗保健范围　中国城镇基本医疗保险医疗保健给付的范围反映了中国社会医疗保险供给的范畴。中国城镇职工基本医疗保险医疗保健供给的范围是指符合以下三个条件的各种医疗技术劳务项目和采用医疗仪器、设备与医用材料进行的诊断、治疗项目:一是临床诊疗必需、安全有效、费用适宜的诊疗项目;二是由物价部门制定了收费标准的诊疗项目;三是由定点医疗机构为参保人员提供的定点医疗服务范围内的诊疗项目。

中国城镇职工基本医疗保险覆盖的医疗保健服务的给付,分为医疗保险给付部分费用的诊疗项目、城镇职工基本医疗保险不予支付费用的诊疗项目。中国社会医疗保险给予部分费用补偿的诊疗项目,主要是一些临床诊疗必需、效果确定但容易滥用或费用昂贵的诊疗项目或服务。中国城镇职工基本医疗保险不予支付费用的诊疗项目,主要是一些非临床诊疗必需、效果不确定的诊疗项目以及属于特需医疗服务的诊疗项目,以及一些与医疗保健服务不直接相关的生活服务和服务设施利用项目。具体内容见光盘中参考资料。

（二）社会医疗保险医疗保健供给项目的确定

社会医疗保险医疗保健供给项目的确定原则主要有三个方面。

1. 公平可及原则　医疗保险医疗保健供给的范围应当在卫生服务资源允许和可得的情况下,规定尽可能多的医疗保健服务项目,以使更多的被保险人获得医疗保险供给的福利,最大限度地提高参保人群健康水平,充分体现医疗保健供给的可及性和公平性。此部分原则通常是指一些维护人群健康的必需医疗卫生保健服务的提供。

2. 效率和成本效果原则　这是指医疗保险服务的提供应遵循成本效果和效率的原则,即应将一些高投入、低效用或者可以延缓解决的医疗保健供给项目列为除外责任,尽力杜绝选择高成本、低成本效果的医疗保健供给项目,最大限度地节省卫生资源和医疗保险基金,避免卫生资源浪费和医疗保险基金的过度消耗,更好地实现提高全民健康水平的目的。

3."与时俱进"的逐步调整原则 即根据医疗保险基金收支和医疗保险供求逐步调整原则。例如德国服务包采取循序渐进和逐步扩充的策略,在经历了长达愈百年的历程中逐步完善,从早期 1883 年最低限服务包一直到 20 世纪的 90 年代中期,服务包的内涵不断扩大。

通常,医疗保健服务项目是否覆盖为社会医疗保险取决于以下因素:筹资水平与支付能力、医疗保健供给优先次序的评估、费用分担的水平和种类、卫生服务的成本、保险人群的疾病类型及其对各类服务的利用率、卫生资源的可得性以及目前医疗服务基础设施和服务质量等。

德国社会保障法律限定了德国卫生保健的特征(知识链接),由此反映出在德国医疗保障体系中既要满足覆盖人群的基本需要和促进基本医疗保健的公平可及,又要充分考虑卫生保健提供的适宜性、效果和控制减少不必要服务的提供。

知识链接

德国卫生保健的六个特征

1. 集中在病人需要上
2. 对所有人的公平可及
3. 与目前医学科学状况相适应
4. 提供适宜的服务
5. 适宜的,有效果的,仁爱的
6. 未超越必需医疗卫生保健

中国城镇职工基本医疗保险医疗保健服务项目通过制定基本医疗保险诊疗项目范围和目录来规范。由劳动和社会保障部负责组织制定国家基本医疗保险诊疗项目范围,采用排除法分别规定基本医疗保险不予支付费用的诊疗项目范围和基本医疗保险支付部分费用的诊疗项目范围。在确定基本医疗保险诊疗项目范围和目录时,既考虑临床诊断、治疗的基本医疗需要,同时也兼顾不同地区经济状况和医疗技术水平的差异;体现科学性、适宜性,并方便管理。中国国家基本医疗保险诊疗项目范围根据基本医疗保险基金的支付能力和医学技术的发展进行适时调整。各省的基本医疗保险诊疗项目目录要在国家基本医疗保险诊疗项目范围调整的基础上作相应调整。

(三)国外社会医疗保险医疗保健供给特点

从国际上看,社会医疗保险医疗保健供给的发展趋势具有以下特点:

第一,医疗保健服务从过去单纯的治疗性服务逐步转向包括预防、保健、康复在内的综合性医疗卫生保健服务,已由医疗服务的保险逐步过渡为广义的健康保险。无论我国还是其他实行社会医疗保险国家,随着社会医疗保险制度的发展和成熟,医学科学技术的进步与发展,社会医疗保险医疗保健供给的范围更

笔记

加广泛和全面。建立初期的疾病治疗和单纯性医疗费用的补偿已不能适应疾病风险的变化和满足被保险人的健康需要。因此,医疗保健供给日益扩大到预防、保健、康复、护理以及慢性病管理等领域。

第二,应对慢性病患病及其危险因素的挑战,日益重视将基本卫生保健、慢性病预防保健扩展到社会医疗保险医疗保健供给项目中。由于人口老龄化、慢性病患病人数日趋增加,许多实行社会医疗保险的国家保险费用的支出增幅加快。因此,许多实行社会医疗保险的国家日益重视慢性病预防保健和基本卫生保健的作用,而将其纳入到基本医疗保险覆盖范围中。

第三,限制医疗服务的供给范围和保障程度。由于医学新技术使用范围的逐步扩大和更新速度加快,一些国家的医疗保险费用出现收不抵支状况。如德国,从控制费用的角度出发,对某些医疗服务和保障程度加以限制,如对一些社会医疗保险覆盖的特殊治疗费用,包括避孕和人工流产以及妇女产假津贴等医疗费用采取自付的方式。同时,加强限制社会医疗保险对药物的覆盖范围,许多国家的只覆盖处方药目,有些国家则只包括世界卫生组织规定的基本药物。

第四,为了确保医疗保险医疗保健服务供给的公平可及性,采用基本医疗卫生服务包方式成为许多中、低收入国家的策略选择。如泰国实行基本卫生服务包。

总之,许多社会医疗保险制度构架医疗保健服务提供的趋势主要体现在:覆盖更加全面的医疗保健服务,加强成本效果好的基本医疗保健供给项目,限制费用昂贵又非基本的各种医疗保健项目。

二、社会医疗保险的医疗服务管理

(一) 社会医疗保险医疗服务管理及特征

从国际上实行社会医疗保险体制的国家来看,随着社会医疗保险制度的逐步发展和保障范围的扩充,社会医疗保险机构更多的介入医疗服务管理。从医疗服务的技术管理层面,以重视医疗服务品质提升、强化激励约束为导向的总额预付制和 DRG 医疗费用补偿机制已得到多数社会医疗保险国家的认可并日益广泛应用。奥地利 1997 年在医院了实行以绩效为基础的类似 DRG 的费用补偿制度。德国于 2000 年开始实施总额预付制,于 2002 年开始采用 DRG 医疗费用补偿机制。此外,还试点了一系列旨在促进医疗服务管理的创新办法,各国医疗保险机构也开始尝试直接提供医疗服务,推行一体化医疗保健服务等。

在西欧社会医疗保险体制国家,首先,费用支付方与医疗服务提供方分离是其体制的一个关键性结构特征。其次,通过实行医疗服务指南作为规范医疗服务提供者的一种有力措施也是这一体制的特征之一。如法国 1993 年实行强制性医疗指南政策,医生必须在医疗服务实践中实施医疗服务指南,对此政策医生和健康基金均表示赞同。第三,合同制也是一些社会医疗保险体制实施医疗服务管理的一个特征。合同在疾病基金和医疗服务提供者之间建立起一种固定的和一种稳定的联系,作为医疗服务管理的有效手段和方式被广泛应用。通常社会医疗保险基金管理会与所有的有意向的医疗服务提供者之间签订合同,合同中特定保险范围由政府规定,服务的数量和价格由签约的合同双方决定。

此外,在多数实行社会医疗保险体制国家中,医疗服务的提供多由公立、私立非营利性和私立营利性机构的混合体系构成,如主要的和次要的门诊服务均由私人开业医生提供。如德国的门诊医疗服务主要由私人开业的全科医生和专科医生提供,通常在参保者需要住院时,先要通过门诊医生治疗,门诊医生认为需要住院,才可到医院住院治疗。这些私人医生起到了医疗卫生服务"守门人"的作用。

(二)社会医疗保险医疗服务管理方式与内容

1. 医疗服务管理内容 社会医疗保险体制国家中医疗服务管理内容各不相同,但通常包括医疗服务提供和医疗费用支出的合理性、医疗服务的数量和质量等;如治疗措施是否合理,所开的药方是否是治疗所必需的,所提供的医疗服务是否存在过度医疗的现象等。

医疗服务管理也包括对医疗服务提供者的资质的审查。如德国法律规定,医疗服务只能通过合同医生提供,法定医疗保险的投保人只能接受合同医生提供的医疗服务,或由授权医生主持的医疗机构进行。投保人原则上可自由选择任一经批准授权可提供合同医生医疗服务的医生就诊。对于不能参与提供合同医疗服务的医生,投保人不得选择就诊。

近年来,为了有效控制迅速上涨的医疗费用,对医疗服务投入管理也得到日益重视,将其纳入医疗服务管理中。医疗服务投入的管理,包括对卫生人力资源投入的调控、资本投入、新技术以及新药品和医疗仪器设备的投入等。对卫生人力资源投入的调控是最为普遍的。德国、西班牙、丹麦、意大利等国均采取这一管理措施,以实现既要确保医疗服务的质量又要控制医疗保险的总支出的目的。如西班牙规定除非新建医院,否则不再提供新的医生职位。德国则采取控制进入高等医药院校的学生数量和专业的方式。对于医疗技术投入的调控进而控制医疗费用则是许多社会医疗保险国家所采取的方式。通常采取总额预算等支付方式,医疗审查、成本分担等激励机制。

2. 社会医疗保险医疗服务管理方式 实施社会医疗保险体制的国家采取不同的医疗服务管理方式与内容。各国对医疗服务和质量的管理调控方式包括医务人员自律或形成自律组织,政府制定标准或方法、同行审查、检查和评估医疗服务结果,鼓励病人参与质量评估等。如政府组织制定行医指南,要求医疗服务提供方遵循指南,约束其行为。为了有效控制医疗服务质量,政府和医疗保险管理机构还通过定期公布医疗服务质量、价格和疾病转归结果等信息的方式。总体上看,社会医疗保险医疗服务管理方式的特征是广泛的参与性和实际的可操作性。

许多 SHI 体制国家构建了多元化管理体制,鼓励多方共同参与对医疗服务的管理。以德国为例,其医疗服务管理采取的是与多元社会制度相适应的多元化管理模式,即由多方参与共同制定相关的制度和进行管理;国家只负责制定医疗服务管理和政策的制度性框架,其实施主要由医疗保险经办机构及其与之订立合同的各方完成。医疗卫生服务管理参与各方(包括医生、医院、药店、医疗保

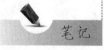

险经办机构)的关系以共识和合作原则为基础,医疗服务及其费用的管理通过医疗保险经办机构与医疗服务提供者签订合同的方式;如果达不成一致意见,通常由双方共同组成的仲裁机构裁决。

此外,行业自治也是 SHI 体制中医疗服务管理方式的一个突出特征,一些专业协会(如医疗协会)、医院协会以及其他一些专家组织也参与对医疗服务管理的决策。

(三)医疗服务管理的手段

合同是许多实行社会医疗保险制度国家所采取的医疗服务管理的有效手段。医疗保险经办机构和医疗服务提供方之间的关系由集体合同来调整,通常双方就提供医疗服务的具体事宜签订合同,包括所采取的支付方式、对提供医疗服务的数量、质量和价格的要求等。合同签订过程中,疾病基金与医疗服务提供者通过谈判的方式进行协商。与疾病基金签订合同的医疗服务提供者(包括私人非营利、公立营利和公立机构)向被保险人提供医疗卫生服务。如多数西欧国家的疾病基金与医疗服务提供者直接对支付方式、服务质量、病人数量以及其他合同进行谈判。

德国医疗保险所是直接对医疗服务进行管理的机构,但德国的医疗保险所通常并不直接与医生等医疗服务提供者签订合同,而是由专门成立的医疗保险所联合会与之签订。医疗保险所联合会与医生、牙医、药店和其他提供医疗服务者的代表进行签订合同的谈判。根据治疗的类型,难易程度和时间长短,协商确定医疗服务提供者的报酬类型、标准和预算限额。

由医疗保险所和合同医生共同组成的审查委员会来审查合同医生的工作是否经济。对医院和合同医生所提供医疗服务的管理监督因具体的服务领域各有所不同,但关键要监督和检查是否所有的服务提供者的行为符合要求。如需监督检查所提供的医疗服务是否必要、所提供的医疗服务是否达到了治疗或诊断的目的、所提供的医疗服务是否符合公认的标准、医疗服务所产生的费用是否与治疗目的相符等。

三、社会医疗保险监管

社会医疗保险监管,是指按照有关的法律法规、协议、合同,通过一定的方式、程序和方法,对社会医疗保险系统中各方的行为进行规范、监督和管理的过程。社会医疗保险监管是社会医疗保险管理过程中的重要环节。我国社会医疗保险监管的具体内容参加相关章节。本节主要以德国为例,介绍国外社会医疗保险监管模式与机制。

(一)社会医疗保险监管模式

实行社会医疗保险制度的国家多采用社会保险筹资、各类医院或医生提供服务、非营利保险机构管理基金的市场与计划相结合的体制。其主要特征是资金社会统筹,服务由市场调节,公共筹资向私人机构购买服务,由市场需求来调节服务供给。这种方式的优点在于公共筹资能保证社会公平,私人医疗机构根据市场调节提供服务能提高效率。与全民健康保险制度相比,社会医疗保险国

笔记

家的管理监督体制更侧重于市场调节。但这种方式也带来了一些问题。因此，这些国家开始注意加强计划调节的力度，矫正市场调节机制带来的消极影响。如法国在卫生改革中颁布了加强医疗费支出的监督管理、稳定保险费支出、加强价格的调控机制、控制医院基本建设和设备购置、压缩服务范围等措施。

在社会医疗保险制度发展的历史长河中，经过一百余年的实践，德国已形成了以医疗保险机构自我管理，自我监督为主，国家监督为辅的监督机制。

德国社会医疗保险机构具有独立的法人地位，是一个自我管理，自我经营，自我监督的法人主体。作为保障全国90%公民健康的机构，以及收缴及分转其他各类社会保险费的枢纽，其监督机制构建比较完善。

德国全国的医疗保险管理与监督体系，分工明确，各负其责，主要采取国家立法和社会自治管理相结合的方式，由独立的医疗保险组织疾病基金会管理业务，逐步发展形成了独树一帜的监管模式。社会保险制度建立在国家强制性立法的基础上，由国家立法确定总的运作模式，由政府联邦劳动及社会事务部立法和监督；根据德国社会保障法律制度，在管理上采取社会自治的原则，由自治性社会组织社会保险机构负责社会保险事务，各种管理机构为独立的法人机构。

德国社会医疗保险制度管理的一项重要原则是，政府尽力把权力下放给疾病基金会、医师协会和其他团体，为其行使自我管理创造条件。德国约有1300个不同地区、不同行业、不同企业建立的疾病基金会，独立管理医疗保险业务。自建立以来的发展进程中，这种共同承担责任、分担风险、政事分开、独立运作的管理方式，为德国社会医疗保险的运行与发展发挥了重要作用。

（二）社会医疗保险监管机制

德国社会医疗保险监督机制包括两个层次，即内部监管机制和国家辅助监管机制。

1. 德国社会医疗保险内部监管机制　德国社会医疗保险机构内部监管机制主要是指其公司内部的自我监督和管理机制，这种机制是通过被选举出的雇主代表和被保险者代表组成的管理委员会来实现的。德国的雇主和被保险者都是医疗保险的当事人或利益主体，各雇主和被保险者通过选举推选出自己信任的代表，组成管理委员会。德国管理委员会有较强的监管权限和监管的力度，各项医疗保险机构的内部章程、准则及费用标准等社会医疗保险重要管理事项须经管理委员会审议和通过才能生效。

2. 国家辅助监管机制　在医疗保险运行的过程中，德国国家机构主要采取"辅助"监管的原则。政府除了立法和提供法律咨询外，还负责制定实施改革措施和履行对医疗保险机构运行的监管职责。在国家层面上由联邦卫生部负责监管职责。作为联邦直属社会医疗保险公司监督的联邦社会保险局，具有对社会医疗保险的风险结构平衡金进行客观调控和管理的职能，对社会医疗保险机构人员进行考核和培训的权力。对医疗保险公司的管理章程、准则和日常业务的运行管理进行监察，要求公司的年度预算报国家监督部门备案并对其进行审查等。医疗保险公司如变更保险费率和章程，也必须报国家监督部门批准。

笔记

第三节 社会医疗保险基金运营与控制

一、社会医疗保险基金的筹集

（一）社会医疗保险基金的概念和特征

1. 社会医疗保险基金的概念 社会医疗保险基金（funds of social medical insurance）是指保障被保险人的社会医疗保险待遇，按照国家法律、法规，由参加医疗保险的企事业单位、机关团体和个人分别按缴费基数的一定比例缴纳以及通过其他合法方式筹集的为被保险人提供基本医疗保障的专项资金。

中国社会医疗保险基金是社会保险基金的组成部分之一。社会医疗保险基金是整个社会医疗保险制度运行的物质基础。社会医疗保险基金是社会保障基金中最重要的组成部分，在整个社会保险制度中占有重要地位。社会医疗保险基金由医疗保险机构组织经营和管理，用于偿付保险合同规定范围内的参保人因疾病所发生的全部或部分医疗费用。

2. 社会医疗保险基金的特征

（1）强制性：强制性是社会医疗保险最突出的特征，也是社会医疗保险基金的主要特征之一。社会医疗保险基金体现在一般通过法律或法规的形式，规定医疗保险基金筹集的范围、对象、费率和周期。中国《社会保险法》规定，缴费单位、缴费个人应当按时足额缴纳社会保险费；用人单位应当自行申报、按时足额缴纳社会保险费，非因不可抗力等法定事由不得缓缴、减免。职工应当缴纳的社会保险费由用人单位代扣代缴。

（2）互助共济性（mutual aid）：社会医疗保险基金互助共济性用于补偿参保对象中少数人因病就医时所发生的医疗费用。互助共济性体现在多个方面，对于参保单位，体现在企、事业之间，企业与行政事业单位之间的互助共济性；对于参保人群整体而言，通常是多数参保人共济少数参保人，年轻人共济老年人，无病者共济有病者；从参保者个人而言，年轻时、健康时共济其他参保者，到年老时、有病时则接受其他参保者的帮助。

（3）公益福利性（public welfare）：社会医疗保险与商业医疗保险的最大区别在于后者以营利为目的，社会医疗保险制度通过社会医疗保险基金的筹集和给付体现其公益福利性。社会医疗保险基金的筹集采取国家、集体和个人合理分担的方式，旨在增强消费者的费用意识，减少浪费；并通过对被保险人在因重大疾病带来的风险时的给付，体现医疗保险基金的公益性。中国城镇基本医疗保险基金中，国家、集体缴纳大部分，个人缴纳小部分，即是社会医疗保险基金公益福利性的体现。并且，医疗保险机构按事业单位管理，免交税利；向银行贷款时可给予利息优惠待遇；企业在税前形成医疗保险基金，国家预算可以根据需要和可能向医疗保险机构提供补助，委托代办有关的保险业务等，这些均体现了社会医疗保险基金的公益福利性。

笔记

255

（4）给付对象特定性：给付对象的特定性是指社会医疗保险基金只能在社会医疗保险参加者之间使用，即"谁参保、谁受益"。社会医疗保险基金来源于所有参加医疗保险的单位和个人缴纳的医疗保险费，为全体被保险人所共有，即参加或购买社会医疗保险，是享受社会医疗保险待遇的前提条件。社会医疗保险与一般的商品有所不同，只有被保险人或参保职工事先参与缴纳保险费才有资格享受其医疗保险待遇。

（5）储蓄性和增值性：为了充分发挥社会医疗保险基金的功能，维护和提高社会医疗保险的偿付能力，确保社会医疗保险基金安全和长期持续的运转，社会医疗保险机构须采取有效手段防止社会医疗保险基金贬值或损失；医疗保险机构可以利用基金支付的时间差、空间差和数量差，将部分沉淀的医疗保险基金进行安全有效的投资，如存入银行或购买政府债券等，以实现使医疗保险基金保值增值的目的。

（二）社会医疗保险基金筹集渠道

在实行社会医疗保险的国家中，社会医疗保险基金主要由雇主和雇员共同缴纳，但具体的筹资渠道各不相同；即使都是采取社会医疗保险制度的国家，其筹集渠道和各自雇主和雇员筹资比例也不相同（表 12-1）。

表 12-1　部分欧洲国家社会医疗保险（SHI）组织和筹资特征

	人口覆盖率 （%）	雇主/雇员比例 （%）	缴费率[*] （%）	缴费率是否统一
奥地利	98	变化	6.4 ~ 9.1	根据职业变化
比利时	99 ~ 100	52/48	7.4	统一
法国	100	94/6	13.6	统一
德国	88	50/50	14.1	根据基金变化
以色列	100	0/100	4.8	统一
荷兰	97 ~ 99	50/50	5.1	统一
卢森堡	100	不同	4.6 ~ 10.3	统一
瑞士	100	0/100	无	-

[*] 占工资的百分比

索特曼，布赛，菲盖拉斯著.社会医疗保险体制国际比较.张晓，译.北京:中国劳动与社会保障出版社,2009

其中,德国、荷兰和比利时雇主和雇员筹资比例基本接近；以色列和瑞士则主要采取雇员筹资方式；法国医疗保险基金的筹集以雇主为主；中欧、东欧国家和前苏联国家雇员出资比例为13%。

德国社会保险资金来源于投保人、雇主及第三人缴纳的社会保险费、国家的补贴及其他收入,社会保险费的高低取决于保险费率和缴费基数,医疗保

笔记

的费率由各医疗保险规章予以规定。社会保险费用由投保的雇员和雇主自行承担,原则上由雇主和雇员各承担一半;国家补贴则发挥资金收支平衡的作用。

我国城镇职工基本医疗保险基金的筹集渠道主要有四个方面:用人单位投入、个人缴纳、政府补贴和其他收入。具体详见相关章节。

(三) 社会医疗保险基金构成

通常,社会医疗保险基金由5个部分组成:

1. 社会统筹基金(social risk pooling fund) 是指由社会医疗保险机构统一支配,用于偿付被保险人生病就医费用的基金。我国城镇职工基本医疗保险制度目前实行的"社会统筹基金与医疗账户相结合"的医疗保障模中的社会统筹基金主要用于住院服务,也可以用于门诊。

基本医疗保险统筹基金收入包括按规定应计入统筹账户的缴费单位缴纳的基本医疗保险费收入、统筹账户基金利息收入、财政补贴收入、上级补助收入、下级上解收入、其他收入。

2. 医疗储蓄账户或个人账户基金(individual medical saving account) 个人账户医疗保险待遇支出是指按国家规定由个人账户医疗基金开支的医疗费支出。我国目前实行的城镇职工基本医疗保险中的个人账户,主要用于参保职工门诊就诊购药的医疗费用以及住院医疗费用中的个人支付部分。

中国个人账户基金的主要来源:包括按规定应计入个人账户的缴费单位缴纳的基本医疗保险费收入、缴费个人缴纳的基本医疗保险费收入、个人账户利息收入、转移收入等。我国城镇职工基本医疗保险中的个人账户筹资比例为:个人缴纳本人工资总额的2%,用人单位缴纳本人工资总额的6%中的30%划归个人账户;即个人账户中的资金为3.8%。

3. 风险储备金(reserve fund) 主要指用于偶然突发性的传染病、流行病等超常风险以及社会医疗保险基金出现赤字时用于调节的基金。储备金的提取比例可以根据社会医疗保险的参保规模来确定。风险储备金一般不超过保险费的10%。

4. 预防保健费(prevention care fund) 指用于被保险人维护健康提供预防保健服务所需要的费用。我国目前城镇基本医疗保险基金中的统筹基金尚未包括预防保健费用。但从国际上和社会医疗保险基金发展趋势来看,以及从社会医疗保险基金使用的成本效果的角度,应逐步加大用于慢性病预防保健和管理的部分。德国法定医疗保险包括了疾病预防、疾病的早期发现以及医疗康复。

5. 管理费(administration fund) 是指用于社会医疗保险机构业务管理和维持正常运行的费用。包括初期的保险项目开发费用,日常经营管理费用。

具体包括:①社会医疗保险管理机构人员的薪水、奖金、福利开支等;②医疗卫生服务监管费用;③人员培训、会务、资料报表等公务支出费用;④社会医疗保险机构资产折旧以及维护费用;⑤其他费用,如调研费用等。

国际上,许多国家社会医疗保险的管理费用占的比例相对高,如德国为13%。我国的管理费提取一般为保险费2%~5%左右。

二、社会医疗保险基金的运营

（一）社会医疗保险基金运营的必要性

社会医疗保险基金运营,也可称为社会医疗保险基金的投资运营,是指社会医疗保险基金管理机构或受其委托的机构,用社会医疗保险基金购买规划政策和法律许可的金融资产或实际资产,使社会医疗保险机构在一定时期获得适当的预期收益的基金运营行为。

社会医疗保险基金的运营是医疗保险基金管理的重要环节,其必要性主要体现在三个方面:

1. 抵御疾病风险增强的影响　社会医疗保险具有社会公益性和保障广大劳动者的基本医疗需求的特征,必须以其具有抵御疾病风险的能力为前提。国际经验表明,由于人口老龄化、患病率上升以及疾病模式变迁等因素导致疾病风险加大,加之新药开发及医疗新技术的利用等众多因素的影响,使医疗保险基金出现入不敷出的局面;如果不投资运营必然会陷入基金收不抵支、政府财力不堪重负的境地。因此许多国家为了增强医疗保险基金的偿付能力,以缓解疾病风险增强和基金支出增长的压力,均采取对医疗保险基金进行投资运营的策略。

2. 减轻通货膨胀的影响　从许多国家的经验来看,在社会医疗保险制度发展的过程中,通货膨胀是医疗费用飞速上涨的重要原因之一。为了保证实现医疗保险的经济补偿职能,避免因通货膨胀所导致的医疗保险基金贬值而导致偿付能力的下降,将医疗保险基金中的闲置部分用来进行投资运营,增加其收益以增强医疗保险基金的实力是十分必要的。

3. 补充社会医疗保险基金的不足　社会医疗保险基金运营过程中,许多因素会导致基金的支付额大于征收额的状况,如随着生活条件的改善和生活水平的提高以及医药技术发展,参保人群的期望寿命不断延长;随着医学进步和医疗保健水平的提高,基本医疗保障水平不断提升,使社会医疗保险基金面临巨大的支付压力。

（二）社会医疗保险基金运营的特点

医疗保险基金的投资运营虽然与一般投资行为的目的一样,也是为了获得投资收益,实行资金的保值增值,但由于社会保险基金的特殊性,决定了包括医疗保险基金在内的社会保险基金的投资行为具有自己的特点:

1. 国家对社会保险基金投资政策规定的特殊性　一般投资活动在遵循国家有关投资政策的前提下,为了实现收益最大化,投资方向以及投资的结构、区域、数额等可以由投资者自由选择和决定。但对于包括医疗保险基金在内的社会保险基金的投资运作,国家往往通过政策法规作出特殊限制性规定,确保基金投资"没有风险",且投资收益要高于物价上涨幅度。

2. 社会保险基金的投资运营,要兼顾经济效益和社会效益　一般投资活动,只讲经济效益,以实现收益最大化为目标。医疗保险基金的投资,既要追求经济效益,更要追求社会效益,这样,医疗保险基金的投资才有生命力。

3. 社会保险基金的投资收益免征所得税　社会保险积极投资的收益与一般的投资收益用途不同,不直接用于分配,而是再转并到基金中去,以增强社会保

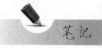

险基金的实力,也减轻国家在社会保险方面的费用负担。因此,允许社会保险基金投资的国家,都规定对其投资收益不征所得税。实际上,这也是国家对社会保险的一种资助形式。

根据社会保险基金的性质和投资原则,医疗保险基金的投资运营主要有如下几种方式:储蓄存款、有价证券(主要是债券和股票)、投资基金、不动产投资等。

(三)社会医疗保险基金运营的监管

无论选择和采取何种运营社会医疗保险基金方式,为了维护公众的利益,都需要有相应的法律和政策规范来约束,需要有严密的投资监管制度进行规制。

社会医疗保险基金运营的监管可以通过内部和外部的监管体系来实施。内部监管体系主要是由社会医疗保险基金的经办机构内部根据相应的政策和制度建立的监管措施和机制。外部监管体系包括财政部门、审计部门组成的行政监管体系,以及社会监管体系。

从国际上看,在社会医疗保险基金运营过程中,许多国家政府充分发挥了其监管和规制作用。政府对社会医疗保险基金运营的规制主要有两个方面:第一是根据社会医疗保险法律、保障基金投资法律等,制定完善的基金运作规制;第二是通过财务审查和投资审计等制度来审定基金运营中的失范行为。

实行社会医疗保险国家社会医疗保险基金疾病基金的运作原则多由国家立法直接规定,如法国、匈牙利、德国、卢森堡、荷兰等国家均有相应的立法;也有的由国家进行强制管理。疾病基金由私人非营利性组织运营,由成员选举董事会管理(法国、瑞士除外),通常要有法定认证并且有法定责任。

三、社会医疗保险基金的控制

(一)社会医疗保险基金控制策略

20 世纪 60 年代后期至 70 年代中期是发达国家医疗保险费用的高速增长时期,医疗卫生经费的增长速度高于国民生产总值的增长。20 世纪 80 年代后期,尽管采取了严格的征收、管理和节省开支的办法,但是,随着人口老龄化进程的加快,公民的医疗保健要求日益增高,加之医疗技术进步和成本提升,医疗保险支出迅速增加、入不敷出的矛盾日益突出,致使许多欧洲国家由此陷入医疗保险困境不得不被迫削减医疗保险开支。为此,一些欧洲国家竞相采取各种调整医疗保险费用的开支策略以控制费用增长,包括对提供方和需求方支付方式的改革等。控制医疗保险费用的总体原则是在适应国民经济发展水平的基础上,力求减少不合理开支,使医疗保险费用的增长趋于合理。采取由按项目支付改为按病种支付和总额预算等支付机制的变革已成为世界各国控制医疗费用支出的有效措施。以德国为例。为了遏制增长过快的医疗费用,德国在全国 750 家医院进行总量控制的付费政策试点。医院的平均医疗费用降低 35%,平均住院时间减少 30%。在此基础上,从2004 年起德国对 824 种疾病强制实施按病种分类付费制度(DRG)改革。

德国控制医疗保险费用开支的具体措施包括:①取消一些保险受益项目,尤其是非处方药;②重新规定被保险人的共付费用:如引入新的共付费用机制,取消了穷人普遍豁免缴费义务的规定(知识链接);③增加参保者分摊费用比例。

笔记

知识链接

德国医疗服务的共付（2004—2005，欧元）

服务项目	共付
处方药	10% 起付线 5 欧元,封顶线 10 欧元
非住院医疗服务	非治疗的医师咨询每次 10 欧元(15 分钟)
住院服务和住院病人出院后康复服务	每天 10 欧元
住院病人康复服务	每天 10 欧元
牙科保守治疗	非治疗的医师咨询每次 10 欧元(15 分钟)
运送服务,如救护车	

日本则采取了规范支付结算标准和费用审查策略的方式进行医疗保险费用的控制,获得了有效的结果。日本规定医疗保险结算标准,对各种诊疗项目、药品范围、检查项目均有非常详尽的规定。日本通过构建专业的、独立的医疗费用审查机构审理医疗费用的支出,成立了社会保险诊疗报酬支付基金会和国民健康保险团体联合会。审理成员由保险机构代表、医生代表、病人代表、公益代表四方组成,确保其公正性。对医疗费用的审理民主、透明,所有处方数据全部按程序做记录,并且采取信息公开的措施,对外公开各地区、各病种的费用情况。如发现有不合理的高价医药费等违纪行为,审查机构报告给各个保险机构,并对违纪的医疗机构予以取消医保定点资格的处罚。

（二）社会医疗保险基金控制机制

如何有效控制医疗费用的增长,是世界各国医疗保险管理的难题,也是医疗保险改革的核心。从国外社会医疗保险基金控制的机制来看,主要是从需方和提供方分别建立相应的机制。

1. 提供方费用控制机制　主要是通过支付方式的变革来构建提供方的费用控制机制。医疗服务提供方包括 GP,专科医生、医院管理者等。提供方支付机制从原来的按项目付费逐步转变为按人头付费、按病种支付以及总额预付等。如近十余年来,德国始终坚持以提供方为主的支付制度改革作为费用控制的主要机制加以实施,支付方式从原总额预算下的项目付费到按平均床日付费,直至目前的按病种付费;不仅医疗费用的上涨得到有效的控制,医疗资源的利用也向更合理的方向发展。德国还采取控制提供方提供的服务数量和类型的方式,包括限制治疗以及药品和康复等方面的费用支出、减少住院治疗等。

2. 需方费用控制机制　主要通过病人或使用者付费、费用分担和共付的方式影响病人的行为,即增加需方自付费用或减少费用报销比例,以抑制其医疗需求和医疗费用的支出,使消费行为更趋合理。2000 年以来德国法定医疗保险着重强化医疗保险个人责任意识,提高个人费用负担比例;如德国实施了牙科医疗费用共付机制。作为需方费用控制的措施,德国取消了一些低价药品的补偿,以缩小增加法定医疗保险覆盖医疗服务和药品范围。此外,许多国家日益注重加强预防保健、初级保健和健康促进服务的提供。如为被保险人提供慢性病健康教育和健康促进活动,旨在提高健康水平,减少疾病发生,进而在源头上实现控制医疗保险费用支出的目的。

(三) 社会医疗保险基金控制发展趋势

从国际上看,社会医疗保险基金费用控制机制的发展趋势主要有如下的特点:

1. 从以需方为主的控制转向以供方控制为主和兼顾供需双方发展　医疗保险发展初期,认为医疗保险费用的过快上涨主要是由于参保者过多消费所致,因此采取的多为以需方为主的控制措施。随着医疗保险制度发展和对医疗服务市场供需特殊性的把握,对医疗市场存在信息不对称、消费代理、技术与地域垄断等特征使其成为供方主导的不完全竞争市场认识的深化,医疗费用控制的方向逐步转向以供方为主,并兼顾供需双方。

2. 从医疗保健服务的数量性控制转向结构性调整机制　主要反映在四个方面:一是在卫生资源结构上加强对人力资源投入的控制,如德国明确提出要控制执业医师人数;二是从专业结构上,注重结构调整,主要是调整通科医生与专科医生人数的比例,并采取适当提高通科医生的收入的方式鼓励其提高服务提供的份额;三是从医疗服务结构上逐步增加初级保健、预防保健和非住院治疗服务比例;四是从价格结构上,逐步调整不同服务项目的相对价格。

3. 从限制性控制转向激励机制的引导　采取将奖惩机制引进费用控制的方式,对需方和提供方建立更为有效的激励机制。1986 年德国实行"弹性预算",对超预算的医院进行惩罚,节余的医院得到奖励。1989 年德国根据卫生改革法,对没有就诊的参保人返还相当于一个月保险费的"红利"。

本 章 小 结

本章首先通过社会医疗保险历史最悠久的国家德国为什么要进行社会医疗保险制度改革的章前案例为导引,主要介绍了社会医疗保险概述、社会医疗保险系统和社会医疗保险基金运营与控制三节内容。

社会医疗保险概述:主要介绍了社会医疗保险的建立:社会医疗保险建立背景、社会医疗保险的建立以及社会医疗保险的传播与发展;社会医疗保险的功能与目标;社会医疗保险的特征。

社会医疗保险系统:主要介绍我国社会医疗保险的医疗保健供给、社会医疗保险医疗保健供给项目的确定、国外社会医疗保险医疗保健供给范围与特点;社会医疗保险的医疗服务管理,包括我国基本医疗保险医疗服务项目管理方式、管理内容与要求、国外社会医疗保险医疗服务管理;社会医疗保险监管模式和机制。

社会医疗保险基金运营与控制:社会医疗保险基金的筹集:包括社会医疗保险基金的筹集渠道和构成;社会医疗保险基金的运营:社会医疗保险基金运营特点;社会医疗保险基金运营的监管;社会医疗保险基金的控制:社会医疗保险基金控制策略和机制,社会医疗保险基金控制发展趋势。

笔记

关键术语

社会医疗保险 social health insurance

法定疾病基金 statutory sickness funds

再分配 redistribution

社会公正 social fairness

共担风险 risk pooling

筹资保护 financing protection

强制性 mandatory

逆向选择 adverse selection

社会医疗保险基金 funds of social medical insurance

互助共济性 mutual aid

讨论题

各国社会医疗保险基金控制机制与特点及其启示。

思考题

1. 社会医疗保险制度的主要功能是什么?
2. 社会医疗保险医疗保健供给项目的确定原则主要有哪些?

填空题

社会医疗保险的特殊功能包括_____、_____、_____和_____。

（任苒,大连医科大学公共卫生学院）

笔记

第十三章

商业医疗保险

学习目标

通过本章的学习,你应该能够:

掌握:商业医疗保险的基本概念,商业医疗保险与社会医疗保险的区别和联系;商业医疗保险承保、核保、理赔的概念。

熟悉:商业医疗保险合同的三大要素;商业医疗保险承保、核保、理赔的过程。

第一节 商业医疗保险概述

一、商业医疗保险的基本概念与作用

(一) 商业医疗保险的基本概念

商业医疗保险(commercial medical insurance)是商业保险(commercial insurance)中人身保险的一个组成部分,它是指商业保险组织根据医疗保险合同约定,以人的身体为保障对象,向投保人收取保险费,建立保险基金,对于合同约定的医疗事故因其发生所造成的医药费损失承担给付保险金责任的一种合同行为。

商业医疗保险是相对于社会医疗保险(我国也称基本医疗保险)而言的,具有自愿性、营利性和选择性的特征,它是我国多层次的医疗保障体系的组成部分,是社会医疗保险的有力补充。

知识拓展

商业医疗保险与商业健康保险

商业医疗保险与商业健康保险都是商业保险中人身保险的组成部分。人身保险按标的的不同可分为人寿保险、意外伤害保险和健康保险。

商业健康保险是指以被保险人的身体为保险标的,对被保险人因遭受疾病或意外伤害事故所发生的医疗费用损失或导致工作能力丧失所引起的收入损失,以及因为年老、疾病或意外伤害事故导致需要长期护理的损失提供经济补偿的人身保险。具体包括疾病保险、医疗(费用)保险、失能收入损失保险和长期护理保险。其中,医疗(费用)保险是指以保险合同约定的医疗行

为的发生为给付保险金条件,为被保险人接受诊疗期间的医疗费用支出提供保障的保险。

　　健康保险是一种广义的概念,凡不属于人寿保险和意外伤害保险的人身保险,都可以归为健康保险,有时因其主要针对疾病或医疗费用支出提供保障,又被称为医疗保险或疾病保险。一般来说,我们所指的商业医疗保险是指商业健康保险中的不能由社会医疗保险承担的医疗费用保险。

(二)商业医疗保险的作用

　　随着我国社会经济的持续发展,商业医疗保险不仅承担着满足人们对不同层次医疗服务的需求,也承担着医疗费用风险分担与控制的作用。商业医疗保险有着巨大的市场潜力,是社会医疗保险(基本医疗保险)的重要补充。

　　1. 对于已经受基本医疗保险保障的个人,商业医疗保险是其有益补充,可以弥补大病医疗费用的不足,获得住院补贴等。只有将两者有效结合,才能为单位职工和个人建立起全面充分的医疗保险。

　　2. 可以让商业医疗保险来覆盖基本医疗保险尚未覆盖的人群,如城镇职工的直系亲属以及经济较发达的农村地区的居民。商业保险公司在自己的经营范围内将不同地区的社会医疗保险基金纳入同一风险池,与属地原则下由地方政府管理的社会医疗保险基金对比存在优势。

　　3. 商业医疗保险也可以在基本医疗保险领域发挥积极作用,政府可以委托商业保险参与对城镇职工、城镇居民、新农合医疗保险基金的管理,从而把更多的精力放在对医疗服务质量的监督和对消费者利益的保护上。

二、商业医疗保险与社会医疗保险的区别和联系

(一)商业医疗保险与社会医疗保险的区别

　　1. 性质不同　社会医疗保险是国家通过立法强制实施的一种社会保险,其作用是通过《社会保险法》保障公民在疾病的情况下依法从国家和社会获得物质帮助的权利,它坚持低水平、广覆盖、保基本、可持续的方针,具有强制性、互助共济性和基本保障性的特点。而商业医疗保险则完全体现商品等价交换的原则,运用经济补偿手段,为投保人提供与保费规模相适应的医疗待遇,具有自愿性、营利性和选择性的特点。

　　2. 实施方式不同　社会医疗保险主要采取强制方式实施,属于强制保险。凡属于社会医疗保险范围覆盖的保险对象,无论其是否愿意,都必须参加,并缴纳保费,当被保险人遇到疾病风险时,政府必须按法定标准给付,这种强制性保证了社会保险的大规模,有效减少逆向选择。而商业医疗保险一般采取自愿原则,属于自愿保险,投保人是否投保、投保什么险种、选择什么保险公司、投保多少保费,由投保人自行决定,双方在自愿的基础上签订保险合同,履行各自的义务并享受相应的权利。

笔记

3. 经办主体和管理特征不同　社会医疗保险的经办主体是政府或政府指定的专门职能部门,它除了管理社会医疗保险基金的筹资与偿付外,还要管理与之相关的其他活动,如负责某些服务工作等,由于社会保险的政策性和"人、财、物"的统一管理,决定了国家财政对其负有最后保证责任。而商业医疗保险经营主体是以营利为目的的商业保险公司,商业保险业务的开展,在法律规定的范围内,可以由保险双方自行订立条款,保险公司自主经营、自负盈亏,国家财政不以任何形式负担其保险金的赔偿与给付。

4. 给付标准依据和保障水平不同　社会医疗保险的给付标准主要取决于能提供满足基本医疗需要的保障水平,保障水平一般比较低,过高则会带来政府财政压力和医疗费用的难以遏制。社会医疗保险的低水平、广覆盖、保基本的特点,有利于低收入阶层、不幸者及退休者。商业医疗保险给付标准与所缴保费之间有密切联系,实行"多买多保、少买少保"的原则,保障水平高低悬殊,低收入、年老、疾病人群往往因"风险选择"被拒之门外,明显有利于高收入阶层。

5. 保障对象不同　社会医疗保险的对象是符合《社会保险法》的劳动者,有的国家甚至扩展到全体公民,社会化程度高。商业医疗保险的保险对象灵活,不论是劳动者还非劳动者,都可以由个人依据需要投保。

6. 权利与义务关系不同　社会医疗保险是建立在劳动关系基础之上的,只要劳动者履行了法定的社会劳动义务,就获得了享有社会保险待遇的权利。社会医疗保险的权利与义务并不对等,职工缴纳保险费的多少不取决于将来偿付的多少或疾病危险程度的高低,而取决于当时的收入水平。商业医疗保险的权利义务是基于商业保险合同关系而产生的,公民或法人只要与保险公司自愿订立医疗保险合同,并按合同约定缴纳了保费,就可以按照合同约定享受赔偿与给付的权利,获得相应的保障。

7. 法律基础不同　社会医疗保险涉及国家各种社会政策、经济政策和劳动政策,它反映国家、企业和劳动者之间的物质利益关系,社会医疗保险法律基础包括《宪法》、《劳动合同法》和《社会保险法》等。而在商业医疗保险中,保险合同是在平等、自愿、互利、等价的基础上签订的,保险合同的双方当事人享有的权利和义务也在合同中具体约定,以合同为依据。从涉及的法律来看,商业医疗保险的法律基础包括《合同法》、《民法》和《保险法》等。

8. 资金来源不同　社会医疗保险是三方筹资,资金来源于政府财政拨款、企业缴纳的保险费、劳动者个人缴纳的保险费三个渠道,资金最后汇总于社会医疗保险经办机构,经办机构的管理费用由国家支付,不从社保基金中提取。商业医疗保险的资金全部来源于投保人缴纳的保费,虽然通过对保险基金的运用可以获得一定的融资收益,但保险公司的管理费用却需要投保人承担。

（二）商业医疗保险与社会医疗保险的联系

1. 实施方式的互补　社会医疗保险强制实施,商业医疗保险自愿参加,社会医疗保险和商业医疗保险实施方式的互补,既保证满足社会稳定的要求,又充分尊重社会成员的保险意愿。

2. 服务对象的互补　社会医疗保险覆盖面窄,占人口大多数的农民、乡镇企业及其他非国有经济组织的职工基本上被排除在社会医疗保险之外。商业医疗保险没有严格的对象限制,以全体社会成员为覆盖对象,是一种自愿选择的商业活动。商业医疗保险的经营扩大了保险的覆盖面,社会成员可以通过自由选择商业医疗保险来规避自己的疾病风险。

3. 资金来源的互补　社会医疗保险基金由国家、企业和个人三方共同负担,但主要来源于国家和企业。商业保险公司是一种自主经营、自负盈亏的经济实体,保险费主要来自投保人的自愿缴纳的保费,商业医疗保险的筹资方式有效地减轻了政府的财政负担,同时还可以为经济建设提供后备资金。

4. 医疗保障层次的互补　社会医疗保险通过国民收入再分配为社会成员提供基本的医疗保障,商业医疗保险则承担着满足人们对不同层次医疗服务的需求,是社会医疗保险的重要补充。

第二节　国内商业医疗保险的起源与发展

一、萌芽阶段(1994 年以前)

我国商业医疗保险的发展同整个保险业的发展基本一致,即随着 1949 年中国人民保险公司的成立而开始办理,随着 1959 年国内保险业务停办而停止。

自 20 世纪 80 年代初国内保险复业时期,商业医疗保险才真正意义上开始出现。

1982 年中国人民保险公司(以下简称"人保")开始经营人身险,险种主要是简易人身保险、养老年金保险和团体人身意外伤害保险,同年 8 月,经上海市人民政府批准,人保上海分公司经办了"上海市合作社职工医疗保险",并经 1982 年的试点后于 1983 年 1 月实施,这是恢复人身保险业务后国内开办的第一个商业医疗保险业务。1985 年人保开始在部分地区试办附加医疗保险和母婴安康保险,1987 年人保上海分公司与上海市卫生局共同制定了《上海市郊区农民医疗保险》。1988 年 5 月,根据《中华人民共和国中外合资经营企业劳动管理规定》和《上海市中外合资经营企业劳动人事管理条例》的规定,人保上海分公司开办了合资企业中国职工健康保险,保险责任包括门诊和住院医疗。1990 年为配合计划生育基本国策,人保上海分公司又推出人工流产安康保险,与之前的分娩节育保险、母婴安康保险共同形成了计划生育系列保险。

1991 年 10 月,中国人民保险公司在国内率先开办中小学生和幼儿园儿童住院医疗保险,年底有近 200 万中小学生、幼儿参加保险,到 1992 年底累计医疗保险基金达到 2369 万元。随后,太平洋保险公司开办了大学生平安附加住院医疗保险,平安保险公司也于 1993 年推出 24 个团体医疗保险产品,于 1994 年推出 5 个个人医疗保险产品。

这一时期,居民对商业医疗保险的需求不大,保险市场是以财产保险为主,产寿险混业经营,医疗保险只是作为一种附属品来经营。商业医疗保险大多是费用型医疗保险产品,保险人根据被保险人实际发生的医疗费用进行一定补偿,责任比较简单,保障水平有限。1993年11月14日,中共十四届三中全会通过的《中共中央关于建立社会主义市场经济体制若干问题的决定》提出建立医疗保险制度,商业医疗保险在社会医疗保险改革的推动下才发展迅速,到1994年底,全国共有各种商业医疗保险品种70余种,保费收入达到311 638万元。

二、初步发展阶段(1994—1997年)

这一阶段,国家开始逐步推行社会主义市场经济改革,人民生活水平提高,收入大幅度增加,居民越来越关注身体健康。同时传统的公费、劳保医疗制度被打破,新的社会医疗保险制度正在探索之中,这为商业医疗保险的发展提供了广阔的发展空间。保险市场的竞争主体增多,"人保"一统天下的格局不复存在。产寿险分业经营被提上议事日程并逐步实施,平安人寿、太平洋人寿快速发展,泰康人寿、新华人寿相继成立,外资公司友邦人寿也在部分地区开展业务并引入个人营销员制度。

这一阶段的特点是重大疾病保险成为商业健康保险市场的第一大险种。1995年,市场首次推出个人附加定期重大疾病保险,承保包括癌症、脑卒中、心肌梗死、冠状动脉绕道手术、尿毒症、瘫痪和重要器官移植在内的7种重大疾病。此后,各寿险公司相继推出多款重大疾病保险产品。同时随着个人营销模式的推广,购买商业医疗保险的客户不再局限于机关、企事业单位、团体,重大疾病保险的出现使得更多的个人能够获得医疗保险所提供的保障。

1996年,平安保险公司在我国商业保险公司中率先成立了医疗保险部,后改为健康保险部,并于1997年推出住院安心保险,该险种因其保费低廉、保障程度高和理赔手续简便而备受投保人的欢迎,现已成为一个著名的商业医疗保险品牌。

三、快速发展阶段(1998—2003年)

1998年12月,国务院颁发了《国务院关于建立城镇职工基本医疗保险制度的决定》,全面推行社会基本医疗保险制度的改革,这标志着在中国实行了40多年的公费、劳保医疗保障制度被新的社会医疗保险制度所取代。

由于参加社会医疗保险的员工若生病住院需要自负相当高的比例,因此一些经营效益较好的单位开始考虑建立职工补充医疗保险。同时,国家在政策上也鼓励企业和个人在参加基本医疗保险的基础上投保商业医疗保险,《国务院关于建立城镇职工基本医疗保险制度的决定》中提出,"……超出最高支付限额的医疗费用,可以通过商业医疗保险等途径解决"。财政部也下发了关于企业建立职工补充医疗保险的文件。这些都为商业医疗保险的快速发展提供了契机。

随着商业医疗保险需求的增加,医疗保险产品也呈现多样化的发展趋势。除先前的重大疾病保险外,定额给付型医疗保险、住院费用型医疗保险、与社会基本医疗保险制度衔接的高额医疗保险以及包括住院和门诊医疗的保障综合型医疗保险等产品纷纷推出。

2000年后,商业医疗保险需求急剧增加,"保证续保"、非传统门诊医疗保产品开始出现,有的寿险公司开始推出分红型重大疾病保险,有的通过银行兼业代理渠道销售医疗保险产品,有的寿险公司还开始与社会医疗保险进行衔接,开展补充医疗保险业务,并开拓农村医疗保险市场。这一阶段商业医疗保险业务得以快速发展,2001 年以后承保人次首次突破 1 亿人次,此后健康险保费在人身险业务中的比重逐步上升。

四、专业化经营阶段(2004 年至今)

2003 年初中国保监会下发《关于加快健康保险发展的指导意见的通知》,明确提出健康保险要建立适合中国国情的发展模式,走专业化发展道路。2004 年以来,健康保险专业化经营理念被业界广泛认同,专业化经营进入实质推进的时期。

2004 年中国保监会批准人保健康、平安健康、昆仑健康、阳光健康和正华健康 5 家专业健康保险公司筹建,新公司不以经营寿险业务和财险业务为主,而专注于健康保险业务,在市场竞争中专注于探索健康保险专业化经营模式,推进中国特色的健康保险专业化经营道路。

2005 年人保健康、平安健康、瑞福德健康(由阳光健康更名而来)、昆仑健康等四家专业健康保险公司顺利开业,中国健康保险专业化经营迈出实质性步伐,除了专业健康险公司,42 家寿险公司和 35 家财险公司同样也可以经营健康险业务。

2006 年 6 月,国务院下发的《国务院关于保险业改革的若干意见》中明确指出:商业保险是社会保障体系的重要组成部分,并要求加强对专业健康保险公司等专业公司的扶持力度,促进商业健康保险的发展。

2006 年 8 月,《健康保险管理办法》出台,这是健康保险第一部专业化监管规章。该办法统一了财险公司、寿险公司、专业健康保险公司在健康保险业务经营上的监管标准,为多种主体的公平竞争提供制度保障;明确了健康保险在经营、产品、销售、负债管理方面的基本监管要求,这有助于规范健康保险市场,维护投保人的合法权益,促进健康保险可持续发展。

知识链接

国内商业医疗保险的种类

市场上的商业医疗保险产品琳琅满目,主要为以下 5 种类型:

1. **普通医疗保险**　普通医疗保险是为被保险人提供治疗疾病的一般医疗费用,是医疗保险中保险责任最广泛的一种,主要包括门诊医疗费、医药费、检查费。普通医疗保险一般采用团体方式承保,或者作为个人长期寿险的附加责任承保,采用补偿方式给付医疗保险金,并规定每次最高限额。

2. **意外伤害医疗保险**　意外伤害医疗保险负责被保险人因遭受意外伤害支出的医疗费,作为意外伤害保险的附加责任。保险金额可以与基本险相同,也可以另外约定。一般采用补偿方式给付医疗保险金,不但要规定保险

笔记

金额即给付限额,还要规定治疗期限。

3. 住院医疗保险　住院医疗保险负责被保险人因疾病或意外伤害需要住院治疗时支出的医疗费,不负责被保险人的门诊医疗费,既可以采用补偿给付方式,也可以采用定额给付方式。

4. 手术医疗保险　属于单项医疗保险,只负责被保险人因施行手术而支出的医疗费,不论是门诊手术治疗还是住院手术治疗。手术医疗保险可以单独承保,也可以作为意外保险或人寿保险的附加险承保。

5. 特种疾病保险　特种疾病保险以被保险人患特定疾病为保险事故。当被保险人被确诊为患某种特定疾病时,保险人按约定的金额给付保险金,以满足被保险人的经济需要。一份特种疾病保险的保单可以仅承保某一种特定疾病,也可以承保若干种特定疾病。

第三节　商业医疗保险承保核保与理赔

一、商业医疗保险的承保与核保

(一) 商业医疗保险承保与核保的概念和意义

承保(underwriting)是指保险人对投保人提出的保险申请审核后同意接受的行为。投保人的要约一经保险人承诺,保险合同即告成立,对双方均有约束力,投保人履行缴纳保险费义务后,如果保险标的因遭受保险事故而受到损失或伤害时,保险人即应按照保险合同的规定履行赔偿或给付义务。

核保是指保险人对申请保险保障的准被保险人的风险程度进行选择或评估,决定是否承保和确定承保条件的过程,即由保险公司决定对可保风险是否接受要约,对风险进行评判与分类,进而决定以什么样的条件接受风险的过程。因此,核保也称风险选择或风险评估,是保险公司经营管理的重要环节之一。

商业医疗保险的承保与核保是医疗保险核保人对投保的保险标的的疾病风险程度进行评估与分类,并作出相应承保决定的过程,即是否承保、如何承保的过程。

商业医疗保险的承保与核保,尤其核保是保险公司经营管理中极为重要的一个环节,其结果的好坏直接影响保险经营其他环节的运作,也直接关系到保险经营的盈亏,其意义在于维护保险制度的公平性、加强风险的预防性和保险经营的安全性。

(二) 商业医疗保险承保与核保的原则

1. 最大安全原则　在实务经营中,保险公司事先向投保人收取一笔保险费,同时对被保险人提供承担危险的承诺,即事后的理赔。因此,在保险期间所收取的保险费成为一笔数额庞大的资金归保险人运用,如不能妥善运用,将影响保险

笔记

人自身的清偿能力及经营上的安全风险。资金安全要求保险人在承保与核保时遵循"大量、相似的"保险标的,以达到危险的均一、同质化;同时要求保险人加强融资收益的能力。

2. 最低成本原则 由于投保人的健康状况不同,有些投保人风险高于平均损失,有些投保人风险低于平均损失,因此,承保人需要通过核保将不同风险程度的投保人进行分类,按照不同标准收取费率,而且保险费率不能定得过高或过低,过高则不利于市场竞争,得不到客户的认可,过低则加大保险公司的风险,因此,为求合理的保费构架,必须经过数理精算方可使保险人的收支保持平衡。

3. 最佳服务原则 服务好、信誉佳的保险公司对潜在投保人吸引力大,能够产生良性循环。医疗保险险种由于其特殊性,最能体现保险公司服务的质量。

(三)商业医疗保险核保的过程

核保基本流程是从填写投保单到送达保险单正本的整个过程。根据投保人不同的风险程度各自赋予适当的承保条件,使风险达到均一、同质化,以维护保险计划的公平合理性。

核保流程由风险选择过程与核保部门工作程序两部分组成。

1. 风险选择过程 风险选择是个多次过程。第一次为业务员的选择(也称外勤选择),即业务员在新契约拓展过程中慎重地收集投保人的有关信息,并作出正确的报告;第二次为体检医师的选择(也称医务核保),即体检医师依据医学观点及自身专业对被保险人的健康状况进行风险选择;第三次为核保人员的选择,即保险公司的专职核保人员依据投保申请书、业务员报告书、体检报告书等决定是否承保及确立承保条件的过程;第四次选择为契约调查(也称生存调查),即保险合同成立前后,由保险公司调查人员收集投保人的各项资料,为核保提供依据的风险调查过程。

2. 核保部门工作过程

(1)核保资料收集:保险人在核保前必须获得准被保险人的资料和信息,以作为核保的依据。核保资料主要包括:投保单、业务员报告书、体检报告、财务问卷、补充问卷、生存调查报告、已有的有关投保人和被保险人的资料。

(2)初步审核:指对投保人的基本资料进行初步的审查核对,以确定资料是否齐全,是否符合保险公司的投保规则,客户的投保需求是否超出保险公司的投保能力,客户有无不良投保记录。初步审核为保障核保工作的顺利进行奠定了基础。

(3)进一步收集投保者详细完备的资料:投保金额较高、健康告知有异常或不全面、核保人员在初步审核过程中感觉有疑点时,则需要对投保人的有关资料进行再次收集。

(4)综合分析,查定核保手册:在核保所需的投保资料收集齐备后,依据核保手册,运用数理查定方法,确定被保险人所处的风险等级,决定承保的条件。

(5)确定承保条件,作出承保决定:投保人的投保申请经核保人员评估风险程度后,将被保险人划分为标准体、次标准体、非标准体。标准体以标准保险费率加以承保,次标准体作出加收特别保费、附加承保条件等决定,非标准体则发

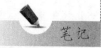
笔记

出不予承保通知。

二、商业医疗保险的理赔

（一）商业医疗保险理赔的概念和意义

医疗保险理赔（settlement）是指被保险人发生医疗保险事故后，向保险公司报案并提出索赔申请，保险公司根据医疗保险合同约定及相关法律规定，进行审核认定后决定是否给付保险金及给付金额的行为。

医疗保险理赔由索赔（clain）过程与保险金给付过程两部分组成。被保险人发生了医疗事故，向保险公司报案，并提供相应的损失证据，这就是索赔过程。保险公司理赔人员以保险合同和相关法律为依据，对被保险人或受益人的索赔请求进行审核，决定是否给付保险金，如给付保险金，应给付多少，这就是保险金的给付过程。

保险理赔是保险业务能否顺利发展的首要前提，也是保险业务经营的重要环节，其意义在于实现保险合同所作的承诺、服务社会、保护诚实投保人的利益、规范管理和创立品牌。

（二）商业医疗保险理赔的特点

医疗保险理赔是保险公司在被保险人因保险合同约定范围内的医疗保险事故造成经济损失时，为被保险人提供经济补偿。实际上除特种疾病保险可以事先约定给付金额外，对医疗费用的补偿不是一个固定的金额，无法事先约定，而是按照实际发生的医疗费用来确定。但医疗费用水平又受到许多主客观因素的影响，如客观上高新技术的发展和新药的临床应用等，带来医疗费用的不断上涨；主观上由于投保人、被保险人和医疗服务提供者的心理期望值与行为的不同，都会导致医疗费用水平发生多种变化，导致更多的不确定性，加之医疗保险保费较低（保费较其他险种保费为高，但较自身高发的频率又为低），理赔发生的频率较高，因此，医疗保险理赔具有道德风险高、管理难度大、理赔成本控制难的特点。

在医疗保险理赔过程中进行责任审核和计算保险金额时需要考虑的因素有：

1. **除外责任**　不同医疗保险合同可能有不同的免责条款，理赔过程中要仔细加以审核，明确哪些是在除外责任内的损失，这比一般保险理赔要复杂得多。

2. **等待期**　等待期是保险公司在保险合同生效后预先确定的不必给付的一段时间。医疗保险理赔人员首先要确定保险事故发生时被保险人的等待期是否已经结束。在实践中，医疗保险的一般疾病等待期为 30～90 天，重大疾病的等待期为 180 天。

3. **既往症**　既往症是被保险人在医疗保险合同生效前就已经存在的疾病。对于既往症，医疗保险合同中一般都有一个附加除外条款来规定，理赔人员能够很好地运用既往症这一条款，就可以避免由于被保险人已经知道自己的健康问题而没有向保险公司如实告知带来的逆选择风险。

4. **免赔额**　大多数医疗保险合同中都有免赔额的规定，即被保险人在获得保险公司给付保险金之前必须自己先承担一部分医疗费用,这样可以增强被保险人的费用意识。在理赔过程中,理赔员必须审查有无免赔额以及免赔额的确定方式。

5. 比例共付　比例共付也称比例自付,要求被保险人和保险公司双方都必须支付整个医疗费用的一定比例,通常保险公司支付75% ~ 80%,被保险人支付20% ~ 25%。医疗保险中还有一个常见条款,叫损失停止条款,即当被保险人的自付总额达到一定程度时,保险公司就要支付医疗费用的100%,这些都是要在理赔时应注意的因素。

(三) 商业医疗保险理赔的过程

医疗保险理赔由索赔过程与保险金给付过程两部分组成。

1. 医疗保险的索赔过程　索赔过程是保险金申请人向保险公司报告医疗保险事故发生并提供相应证据的陈述过程。它包括:

(1)报案:索赔工作的第一步是报案。报案时由保险金申请人或者卫生服务机构通知保险公司,接到报案后,保险公司可以开始进行理赔的前期工作,如确定保险合同状态,向被保险人寄送索赔申请书等。医疗保险合同的报案时间一般要求在保险事故发生后3 ~ 10天内,以便保险公司可以较早了解被保险人的治疗过程,这对医疗保险的风险控制是非常有利的。

(2)提供损失证明:被保险人向保险公司报案后,要填写索赔申请书,被保险人通过填写索赔申请书,回答与保险事故发生相关的问题,并附上诊断证明、住院证明和医疗费用收据等相关证明,一般来说,保险公司可以接受多种形式的资料作为损失的证明,但为了提高理赔工作效率,保险公司鼓励被保险人使用标准化的索赔申请书。

2. 保险金给付过程(保险公司的理赔处理)　索赔工作完成后,理赔人员即开始赔案处理工作。有以下几个基本过程:

(1)审核保险合同状态:第一步就是要确定保险合同的状态,即在保险事故发生时保险合同是否有效,保险事故是否发生在保险责任期限内。审核保险合同状态时要确定几个时间:①确定事故发生时间;②确定保险责任开始时间;③确定保险责任终止时间和保险合同失效时间。

(2)责任审核:一旦确定事故发生在保险合同有效期内,理赔人员就开始进行责任审核工作,这项工作包括以下内容:①索赔申请书和证明材料的有效性审核;②责任范围的审核;③费用审核;④理赔调查,在费用审核过程中发现某一医疗服务或费用存在不合理可能,但据现有资料无法明确,就要到医疗机构展开理赔调查。

(3)理赔处理决定:通过对索赔资料和保险合同责任的认真审核,理赔人员就可以作出理赔处理的决定了,医疗保险一般采用补偿方式给付保险金,理赔常见的处理决定有全额给付、部分给付和拒付三种。

(4)给付保险金:通过理赔审核决定索赔在保险责任范围内,并计算出保险金给付额,最后一步即为给付保险金。医疗保险理赔中,保险金的给付对象一般为保险金请求人,多数情况就是被保险人。

第四节　商业医疗保险客户服务

一、商业医疗保险客户服务的概念和意义

商业医疗保险客户服务是指保险公司针对商业医疗保险投保人、被保险人、受益人、准投保人等外部客户所开展的各种活动和采取的各种措施的总称，不仅体现在医疗保险的售后服务中，也体现在保险经营管理的各个环节中，是保险人围绕客户需求提供的售前、售中和售后的各项服务的总称。

商业医疗保险客户服务主要包括以下几层含义：

1. 基础性服务　基础性服务是体现商业医疗保险合同价值的服务，是保险人为保护投保人和被保险人的相关利益，维护保单价值所作出的一系列保单保全项目以及与保单相关的附加服务，如营销部门提供的保险计划建议书、保险合同项目变更、长期医疗保险收费服务以及理赔上的种种便利措施等。

2. 管理性服务　管理性服务是指保险公司建立适应市场的营销系统和高效的经营管理体制，培养高素质的展业队伍，拥有方便客户、保证客户和公司利益的、健全完善的业务管理(承保、核保、理赔)制度体系，以及培养实现上述服务功能的高效的员工队伍等。

3. 延伸服务　延伸服务是指保险公司利用自己的技术资源优势为保户提供保险责任以外的服务。它是普通保险服务的延伸，作为附加值服务提供，如：免费体检、附加康复护理、免费健康咨询、医疗保险教育、家庭理财等服务。

良好的客户服务将赢得客户对保险公司的信赖，其意义在于提高市场竞争力、创造差异化竞争优势、提高客户满意度、形成品牌优势、提高保险公司风险管理和资产管理水平。

二、商业医疗保险客户服务途径

1. 柜台服务中心　保险公司为了提高自己的服务质量，往往会设立柜台客户服务中心，为客户提供"一站式"服务，柜台客户服务是现代保险公司最重要的服务途径。柜台服务中心提供的服务主要包括合同管理和保单的续保，有的保险公司也同时提供保费缴纳的服务。

2. 保费收缴服务中心　商业医疗保险的保费包括首期保费、续期保费以及续保保费。保费的收缴工作主要由保费收缴服务中心负责，保费收缴包括发送保费通知单和保险费收缴等工作。通知投保人缴纳续期保费、续保保费以及保费缴纳的日期，其主要目的是防止投保人非故意原因造成保险单失效。

3. 电话服务中心　保险公司通过电话服务，可以解决相关保险问题，提供个性化的医疗保险计划，并通过完善的附加值服务来提高保险公司在客户心中的形象和地位，为客户提供全方位、交互式、个性化、智能化的服务。目前，保险公司电话服务中心提供的服务大致相同，如：医疗保险产品介绍、保险单内容答疑、索赔帮助、医疗援助服务等。

4. 网站服务　保险公司依托现代网络技术建立公司网站,以提供更加便捷的服务。网站可以向客户介绍医疗保险产品、提供在线服务和宣传企业文化,随着网络的发展,这种服务途径发展势头强劲。

知识链接

网 络 保 险

网络保险是指实现保险信息咨询、保险计划书设计、投保、缴费、核保、承保、保单信息查询、保权变更、续期缴费、理赔和给付等保险全过程的网络化。网络保险无论从概念、市场还是到经营范围,都有广阔的发展空间。

2000 年 8 月,国内两家知名保险公司太保和平安几乎同时开通了自己的全国性网站。太保的网站成为我国保险业界第一个贯通全国、联接全球的保险网络系统。平安保险开通的全国性网站 PA18,以网上开展保险、证券、银行、个人理财等业务被称为"品种齐全的金融超市"。同年 9 月,泰康人寿保险公司也在北京宣布:泰康在线开通,在该网上可以实现从保单设计、投保、核保、交费到后续服务全过程的网络化。与此同时,由网络公司、代理人和从业人员建立的保险网站也不断涌现,如保险界等。

目前,网络保险出现许多新的变化:出现市场细分,比如针对车险市场;出现较多的新保险网站,如中民保险网、114 保险网站、专门销售个人人寿保险网站等;有些网站还获得了风险投资,在风险投资的推动下,网络保险将取得更大更快的发展,竞争也必然加剧。

三、商业医疗保险客户服务的内容

商业医疗保险客户服务通常包括投保服务、续保服务、保费收缴服务、合同管理服务和其他保单附加值服务。

1. 投保服务　投保服务是指商业保险公司销售人员在展业过程中为投保人或准投保人提供的一系列服务。在此过程中,销售人员对客户的健康和财务状况进行分析,为客户量身定做投保方案,同时协助客户完成投保单填写、首期保费缴纳、核保体检以及保险单递送等一系列投保事宜。

2. 续保服务　大部分商业医疗保险保险期限较短,保险期满后需要频繁续保。商业医疗保险的续保服务是指保险公司在保险单到期后,由客户服务人员提醒客户及时办理续保手续。

3. 保费收缴服务　商业医疗保险的首期保费一般都由保险代理人在招揽业务过程中代收,后期保费依照保险合同缴费办法向保险公司缴付,保险公司提供相关服务。

4. 合同管理服务　合同管理服务包括:回访服务、咨询服务、保全服务、投诉服务、理赔服务和给付服务。回访服务是指保险公司对新契约客户进行回访,以便使客户确认自己的权益及应履行的义务;咨询服务是指设置电话服务中心或开设公司网站,接受客户咨询;保全服务是保险公司围绕契约变更、期满给付、质押贷款、保单迁移等项目开展的一系列后续服务,以维持保险单的持续有效;投诉服务是保险公司接受客户的投诉,解决公司在服务中的不足,提高客户满意度。

5. 保单附加值服务 附加值服务是商业保险公司为客户提供的有形或无形的服务,如提供健康生活信息、免费健康体检、急难医疗救助服务等。

本 章 小 结

商业医疗保险是指商业保险组织根据医疗保险合同约定,以人的身体为保障对象,向投保人收取保险费,建立保险基金,对于合同约定的医疗事故因其发生所造成的医药费损失承担给付保险金责任的一种合同行为。

国内商业医疗保险的起源与发展可以划分为萌芽阶段、初步发展阶段、快速发展阶段和专业化经营阶段。

商业医疗保险与社会医疗保险的区别主要体现在性质、实施方式、经办主体和管理特征、给付标准依据和保障水平、保障对象、权利与义务关系、法律基础、资金来源不同。

商业医疗保险的承保、核保与理赔,尤其核保是保险公司经营管理中极为重要的一个环节。

关键术语

商业医疗保险 commercial health insurance

承保 underwriting

索赔 claim

理赔 settlement

讨论题

"随着我国社会经济的持续发展,商业医疗保险不仅承担着满足人们对不同层次医疗服务的需求,也承担着医疗费用风险分担与控制的作用。商业医疗保险有着巨大的市场潜力,是社会医疗保险的重要补充"。请你结合已学过的知识,分析这句话的含义。

(李小芡,安徽医科大学卫生管理学院)

笔记

第十四章

储蓄医疗保险

学习目标

通过本章的学习,你应该能够:

掌握:储蓄医疗保险的概念、特点、筹资渠道及费用控制方式。

熟悉:储蓄医疗保险的运营管理方式。

了解:储蓄医疗保险产生的历史背景。

章前案例

2006年11月在一起交通事故中,颈骨受伤的高女士,在新加坡公立的国大医院(National University Hospital)接受治疗,尽管住院费很昂贵,而且高女士自己没有工作,可她一点也不犯愁,因为她可以使用丈夫的保健储蓄账户里的钱来支付医疗费。高女士丈夫的工资每月会扣除一部分,存入他的保健储蓄账户里,这些钱会积累起来用于支付他和他家人的医疗费用。

新加坡的医保制度被称为是世界上最为完善的医保制度之一,但也并非十全十美,但由于只有在公立医院看病,才能享受政府津贴,因此公立医院总是人满为患,病人从挂号到见到医生,等上三四个小时也不足为奇。

第一节 储蓄医疗保险概述

储蓄医疗保险制度是依据法律规定,强制性地以家庭为单位储蓄医疗基金,通过纵向逐步积累,以解决患病就医所需要的医疗保险基金。储蓄医疗保险模式发源于东南亚的新加坡,并以新加坡为典型代表。国际上采用储蓄医疗保险的国家不多,有马来西亚、印度、印度尼西亚等。我国的城镇职工基本医疗保障的个人账户形式就是借鉴了新加坡的储蓄医疗保险制度而建立的,美国最近几年也开始流行的一种新的医疗保险形式——健康储蓄账户(health saving account,HSA)。

知识拓展

新加坡提供多层次的医疗保障:第一层是由政府提供的,政府补助金占公立医院病房账单的80%,所有新加坡人都可以申请政府补助。第二层是医

笔记

疗储蓄(medisave),即全国性的、强制性的以帮助个人储蓄和支付医疗保险费用为目的的保健储蓄计划。第三层是健保双全(medishield),即非强制性的、对大病进行保险的低成本健保双全计划;用于严重残疾保险的乐龄保健计划(eldershield),在私营部门治疗的综合个人保险计划(integrated shield plans),以及提高基本乐龄保健计划补偿力度的补充乐龄保健计划(eldershield supplements)。最后一层是保健基金(medifund),即由政府设立的救济基金,用以帮助那些无力支付医疗费用的低收入者。其中,医疗储蓄(medisave)、健保双全(medishield)和保健基金(medifund)又称为"3M"制度。健保双全(medishield),是非强制性的、对大病进行保险的低成本健保双全计划。健保双全基金由中央公积金局运作。它的设立是为了帮助那些需要长期治疗慢性病或大重病的人支付高额医疗费用,以弥补医疗储蓄计划对昂贵医疗费用保障不足的缺陷。这一计划以医疗储蓄计划为基础,在强调个人责任的同时,又发挥社会供给、风险分担的作用,保健储蓄和大、重病保险相互配合,两全其美,故称"双全"计划。保健基金运作是由政府设立捐赠基金,医疗救济基金会管理使用,其利息收入分配给国立医院,每个国立医院都有一个由政府任命的医院保健基金委员会,无力支付医疗费的穷人可以向委员会申请帮助,经审批可发放基金。医疗保障的属性来看,新加坡的医疗保障包含了医疗储蓄(个人账户)、社会医疗保险和社会医疗救助三个并列的制度。政府补贴、保健储蓄、健保双全、保健基金共同构筑了新加坡的医疗保障网,保证每一个国民都能获得基本医疗服务。

一、储蓄医疗保险的起源和发展

(一) 新加坡中央公积金制的形成

储蓄医疗保险由储蓄账户积累型的中央公积金制发展而来。新加坡于1955年开始实施中央公积金制度,并成立了中央公积金局,负责整个公积金的管理运行。新加坡公积金制度具有强制性,筹资模式是完全积累式的,雇主和雇员按比例缴纳社会保险费。几十年来,随着社会经济的发展和人民生活水平的提高,中央公积金制度逐渐由简单的养老储蓄制度发展演变为综合性的包括养老、住房、医疗的制度,根据各个时期的具体情况制定了一些规定或补充办法完善扩大了公积金的使用范围,以适应当时社会和个人的需要。

(二) 储蓄医疗保险的形成与发展

新加坡从20世纪80年代开始实行全民医疗储蓄计划,经历了研究讨论—发表蓝皮书反馈意见—宣传—干预实验—实施过程。1981年6月,新加坡卫生部与公立、私营部门及国立新加坡大学医学专家共同探讨,进一步发展其卫生服务体系,并开展对其他国家卫生服务体系的评价,同时开始研究与收集医疗储蓄计划的数据等。1982年3月卫生部向国会提出了医疗储蓄计划议案,对此也开展了各方面代表人士的对话。1983年2月发表了国家卫生计划蓝皮书,传播媒介积极征求公众的反馈意见,国会于1983年8月开始对国家卫生计划开展讨论,其内容有:①是否原则上批准医疗储蓄计划,是否要求公民储蓄以备支付将来的住院费用;②是否建议在该计划实施过程中,进行阶段性评价及进行必要性调整。医疗储蓄计划最终于1984年4月1日开始在所有政府医院实施。1985年6月这项计划首先在国立大学医院进行干预实验,到1986年1月1日获准的私立医院也开始实施医疗储蓄计划。该计划对医疗储蓄支付设定了每床日最高标准,及每种手术的最高支付标准。私立医院也执行这一标准。随后,根据医疗储蓄计划实施以来取得的经验,又对该计划作了修改:①只允许账户拥有者用医疗储蓄支付标准病房的全部费用,或最高档病房的部分费用;②医疗储蓄账户用于支付最高档病房的部分费用时不得透支。虽然由卫生部执行和协调医疗储蓄计划,但其实施要求众多方面的配合与积极参与,包括医技人员、专家学者、政治家、社区与基层领导、雇主雇员、大众媒介等。新加坡用了两年时间既对该计划进行全面讨论,又负责主要信息的散发以及收集社区等多方面的反馈意见。这是一个自上而下的计划和社区参与的过程,最终被广泛接受并成功实施的一项创新性的医疗保障计划。

(三)中国医保个人账户的形成

中国原卫生部于1992年5月21日成立了公费医疗制度改革领导小组,下设全国公费医疗管理与改革办公室,同时下发《关于加强公费医疗制度改革试点工作的通知》。有关人员与部门在研究新加坡医疗保障模式时找到了应对人口老龄化的办法,即实行医保个人账户。1993年11月十四届三中全会在决定中指出,城镇职工医疗保险要实行社会统筹医疗基金与个人医疗账户相结合的新制度。1998年颁布的《国务院关于建立城镇职工基本医疗保险制度的决定》建立了"统账结合"的基本医疗保险制度,标志着我国医疗保险制度改革进入了一个崭新的阶段。我国城镇职工基本医疗保险按统筹管理,分成2个账户,即统筹账户和个人账户(医保个人账户)。医保个人账户的全称为基本医疗保险个人账户(individual medical savings account),简称个人账户。个人账户主要用于记录、存储个人账户资金,并按规定用于个人医疗消费。个人账户基金的主要来源包括:个人缴纳的医疗保险费;用人单位缴纳的社会医疗保险费的一定比例;有的包括用人单位为个人缴纳的个人账户启动资金;还有随着保险年限的增加而产生的个人账户资金的利息收入。个人账户支付范围:通常被用来支付参保人的特定医疗费用,包括定点医疗机构发生的门诊费用;定点零售药店的购药支出;定点医院住院、门诊特定项目基本医疗费用中,统筹基金起付标准以下的费用;超过起付标准以上应由个人负担的费用。参保人使用个人账户资金支付医疗费用,应当符合基本医疗用药范围、诊疗项目范围、医疗服务设施范围和支付标准的规定。

知识链接

　　2003 年 10 月 14 日开始,新加坡前总理、内阁资政李光耀携夫人柯玉芝前往德国、法国和英国访问,10 月 26 日 82 岁高龄的柯玉芝在伦敦"四季酒店"突患中风,病情危急。李光耀赶忙打电话叫救护车。但救护车在 45 分钟后才抵达酒店,将柯玉芝送到酒店附近的皇家伦敦医院,路上行程仅 10 分钟。随行的医生说病人中风了,必须马上接受 CT 检查。但医院护士告诉李光耀夫妇,他们必须先行急救 3 名心跳停止的病人,而柯玉芝由于呼吸没问题,需要排队等待治疗。此外,由于伦敦没有私人医院可以在深夜提供 CT 扫描,若非特殊安排,李夫人只能等 7 个多小时,到早上 8 时才能接受脑部检查。情急之下,李光耀只好求助英国首相府帮忙。在柯玉芝入院一个半小时后的凌晨两点,新加坡驻英国最高专员张荣清致电唐宁街 10 号,希望英国政府出面与医院协调。在唐宁街 10 号的帮助下,柯玉芝的 CT 扫描时间提前到凌晨 3 时 30 分。经过急救,柯玉芝暂时脱离生命危险,皇家伦敦医院建议让其留院观察几个星期。但对这家医院缺乏信心的李光耀则坚持让夫人回国治疗。新加坡航空公司把 SQ321 号飞机改装成"空中医院"。10 月 31 日,李夫人经过长达 12 小时的飞行从伦敦希思罗机场飞回新加坡。李光耀对英国医疗制度不免有微辞。他说,这件事情表明,相对于新加坡的半自费医疗制度而言,英国的免费医疗制度弊病不小。李光耀认为,如果柯玉芝当初在新加坡的医院接受急救,她应该能在半小时内就进入医院的加护病房接受急救,不消一个半小时,就能检查出病因何在。在新加坡,实行半自费医疗制度更能有效促进医生为病人提供一流和快速的服务。而在英国,病人得不到关注,只能排队。

二、储蓄医疗保险的特点

(一)储蓄医疗保险的基本特点

1. 筹资方式——采用法律强制"储蓄"　从医疗保险基金的筹集方式看,既没有采用众多发达国家普遍的强制性纳税筹资方式,也没有采用强制性的向医疗保险机构缴纳保费,或自愿购买某项医保险种的方式,而是根据法律规定,强制性地把个人工资的一部分,以公积金的方式储蓄转化为医疗保健基金。

2. 筹资责任——个人责任为基础　储蓄保险以个人责任为基础,政府分担部分费用,强调病人应自付部分医疗费,付费越多,享受的医疗服务的水平也越高。

3. 基金积累——纵向积累资金　医疗保险基金筹集强调纵向积累,以"自保为主"。

4. 补充保险——自愿参加　在强制性储蓄基础上,社会成员可以自愿参加"横向"共济性补充医疗保险。

（二）储蓄医疗保险的优点

1. 保障对象广覆盖 储蓄医疗保险以国家法律为依据,强制性地规定每个有收入的公民都必须为其终生医疗需求而储蓄,医疗储蓄可以用于支付本人及家庭成员医疗费用开支。

2. 筹资机制有创新 储蓄医疗保险的筹资机制以个人责任为基础,是医疗费由个人、雇主、政府共同分担模式的一种创新。

3. 基金利用效率高 医疗保险基金来源以家庭储蓄为基础,要求病人用自己的钱支付各自的医疗费用,利于增强个人的费用责任感。而且政府采取了起付线、共付比例和封顶线等费用控制措施,激励人们审慎地利用医疗服务,尽可能地减少过度利用医疗服务行为的发生,避免陷入"免费医疗"的泥潭,能有效控制需方的道德风险而造成的需求膨胀和医药资源的浪费。

4. 代际矛盾可缓解 能有效地解决"横向积累"带来的代际矛盾,特别能较好地解决老龄人口医疗保健需求的筹资问题。这一模式要求每个有收入的居民都要为其终生医疗保健需要而储蓄,每一代人都要解决自身的医疗保健需要,避免上一代人的医疗保健费用转移到下一代身上。

5. 选择自由有保证 个人仍可享有自行选择医院及病房类别的自由。储蓄医疗保险使很多人可以较容易负担住院费用,包括公立医院的 B2 及 C 级病床的收费,以及私营医院的收费。

（三）储蓄医疗保险的缺点

1. 横向公平性较低,互助共济不足 储蓄医疗保险强调个人责任为基础,个人应自付相当部分医疗费。付费越多,享受医疗服务的水平越高。它更强调"自保为主"的纵向积累,社会互助共济、共同分担疾病风险的实现程度较社会医疗保险模式低,使低收入人群难以得到更好的医疗保障,公平程度较低。

2. 个人选择为前提,科学使用困难 要求个人自行决定如何将储蓄用于医疗护理。然而,由于医疗卫生服务的信息不对称,病人或未必能获得有关医疗费用及医疗成效的足够资料,亦未能对有关资料作出评估,因此医疗储蓄的款项或未能用得其所。

第二节 储蓄医疗保险资金筹集

一、储蓄医疗保险资金筹集渠道

储蓄医疗保险资金主要由雇主(个人)、雇员和政府三方共同负担(图 14-1)。雇主(个人/政府)和雇员按比例为医疗储蓄账户供款。政府不仅以雇主的身份为公务员缴纳医疗储蓄基金,还为那些无法负担医疗费用的人提供资助。至 2010 年,新加坡的储蓄医疗账户已达 300 万个,账户总余额达 502 亿新元(表 14-1)。

笔记

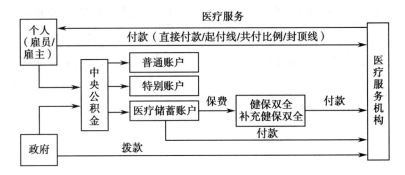

图 14-1　储蓄医疗保险基金筹集图

表 14-1　新加坡医疗储蓄账户基金情况

年份	2008	2009	2010
医疗储蓄账户数(万)	290	290	300
账户总余额(亿新元)	424	458	502
平均每账户余额(万新元)	1.49	1.57	1.69
直接用于医疗支出的提取总额(亿新元)	5.88	6.61	7.32

二、储蓄医疗保险筹资项目和工具

(一) 中央公积金(central provident fund, CPF)

储蓄医疗保险的历史演进及医疗保险资金筹集均离不开中央公积金这一依托。1955 年 7 月 1 日,新加坡开始实行中央公积金制,其目的是解决雇员的养老保障问题。经过多年的发展,中央公积金成为一个综合社会保障储蓄计划,为众多的有工作的新加坡人晚年提供安全感和信心。公积金账户分为三大账户:普通账户(ordinary account)、特别账户(special account)和医疗储蓄账户(medisave account)。普通账户上的资金,可以用于购房、缴纳保险、投资和教育。特别账户用于老年和退休投资理财产品。医疗储蓄账户可用于住院费用和批准的医疗保险。

新加坡中央公积金的缴纳率及在三个账户间的分配比例,随着年份不同,按账户持有人的年龄和工作性质而变化,2012 年 9 月 1 日起开始执行的最新规定如下。私营部门雇员、无退休金的雇员(statutory bodies &aided schools)以及有退休金的雇员(ministries)这三类人群,一般来说其最高工资为 5000 新元,其月缴费率和分配率如下表(表 14-2)。表 14-2 的适用条件为:①新加坡公民,或取得新加坡永久公民 3 年及以上,或取得新加坡永久公民身份 1 年或 2 年且雇主与雇员已完全按照缴费率联合缴费;②工资 ≥1500 新元。工资不足 1500 新元,或取得新加坡永久身份 1 年或 2 年的缴费率和分配率需要乘以一定的比率。

笔记

表14-2 适用于私营部门和无退休金雇员的中央公积金缴费率和分配率

年龄（岁）	缴费率（占工资百分比）			分配比例（占工资百分比）		
	雇主缴费率（%）	雇员缴费率（%）	总缴费率（%）	普通账户（%）	特别账户（%）	医疗储蓄账户（%）
35 及以下	16	20	36	23	6	7
35 ~ 45	16	20	36	21	7	8
45 ~ 50	16	20	36	19	8	9
50 ~ 55	14	18.5	32.5	13.5	9.5	9.5
55 ~ 60	10.5	13	23.5	12	2	9.5
60 ~ 65	7	7.5	14.5	3.5	1.5	9.5
65 以上	6.5	5	11.5	1	1	9.5

　　无退休金的雇员（Statutory Bodies &Aided Schools）以及有退休金的雇员（Ministries）这二类人群，一般来说其最高工资为6666.67新元,其月缴费率和分配率如下表（表14-3）。表14-3 的适用条件为新加坡公民，或取得新加坡永久公民3年及以上,或取得新加坡永久公民身份1年或2年且雇主与雇员已完全按照缴费率联合缴费。取得新加坡永久身份1年或2年的缴费率和分配率需要乘以一定的比率。

表14-3 适用于有退休金雇员的中央公积金缴费率和分配率

年龄（岁）	缴费率（占工资百分比）			分配比例（占工资百分比）		
	雇主缴费率（%）	雇员缴费率（%）	总缴费率（%）	普通账户（%）	特别账户（%）	医疗储蓄账户（%）
35 及以下	12	15	27	17.25	4.5	5.25
35 ~ 45	12	15	27	15.75	5.25	6
45 ~ 50	12	15	27	14.25	6	6.75
50 ~ 55	10.5	13.875	24.375	10.125	7.125	7.125
55 ~ 60	7.875	9.75	17.625	9	1.5	7.125
60 ~ 65	5.25	5.625	10.875	3	1.125	6.75
65 以上	4.875	3.75	8.625	0.75	0.75	7.125

（二）医疗储蓄（medisave）

　　始于1984年的医疗储蓄制度是一个全国性的医疗储蓄计划,目标是帮助个

笔记

人在其医疗储蓄账户中储存部分收入,以满足其个人及其家庭成员未来可能的住院费用、手术和部分门诊费用。医疗储蓄项目是新加坡医疗保险的主要筹资工具。在医疗储蓄计划下,雇员需要缴纳医疗储蓄基金,一般来说医疗储蓄基金占其薪金的7%~9.5%,交纳比例视年龄而定,而且有封顶线(表14-4)。新加坡自2011年7月1日起将医疗储蓄基金的封顶线(medisave contribution ceiling, MCC)定为41000新元。

表14-4 新加坡自2011年7月1日起执行的医疗保险储蓄基金缴费率

年龄	缴费占薪金的比例(%)
35岁及以下	7%
35~45岁	8%
45~60岁	9%
60岁以上	9.5%

55岁以下者,医疗储蓄基金中超过医疗储蓄基金封顶线的部分,将转移到中央公积金的特殊账户上。对于55岁及以上者,医疗储蓄基金中超过医疗储蓄基金封顶线的部分,将被转移到他们的退休账户,以补足任何账户最低余额的不足。一旦满足了所有账户的最低余额,医疗储蓄账户的多余资金将会转移到普通账户上。

医疗储蓄账户持有人年满55岁以后或提取医疗储蓄时,其账户要保留医疗储蓄最低余额(minimum medisave sum, MMS)。根据新加坡2011年7月1日的规定,最低余额为36 000新元。

年净贸易收入超过6000新元的个体经营者需要缴纳医疗储蓄基金,缴费比例取决于前一年的净贸易收入。

医疗储蓄账户持有人去世后,医疗储蓄基金可由亲属继承,且不缴纳遗产税。

第三节 储蓄医疗保险费用偿付方式与费用控制

一、储蓄医疗保险费用偿付方式

储蓄医疗保险采用了供方支付与需方支付相结合的费用偿付方式。

(一)需方医疗费用偿付方式

储蓄医疗保险对一些医疗费用设置了一定的起付线、共付比例和封顶线。储蓄医疗保险规定了医疗保险费用支付的最低标准,每次门诊账单设置30新元的起付线。储蓄医疗保险成员在接受门诊服务时,需要自己支付30新元的医疗费用;起付线以下的医疗费用由个人负担,超过部分由储蓄医疗保险与个人共同支付。储蓄医疗保险规定每次门诊账单超出起付线的金额,病人需要现金支付

15%。而且储蓄医疗保险对被保险人每日、每次治疗、保险年度和一生期间设置保险最高支付限额(封顶线)。

(二)供方医疗费用偿付方式

新加坡政府对公立医院进行财政补贴,并向病人提供医疗补贴。2010年政府卫生支出约占当年GDP的1.3%,占政府总支出的8.5%(表14-5)。

表14-5 新加坡政府卫生支出的相关数值

年份	2008	2009	2010
经常性卫生支出(亿新元)	23.79	29.20	34.58
发展卫生支出(亿新元)	3.37	7.11	6.44
政府卫生支出占GDP比(%)	1.0	1.3	1.3
政府卫生支出占政府总支出比(%)	7.1	7.9	8.5
政府人均卫生支出(新元)	745	972	1087

二、储蓄医疗保险的承保范围及取款限额

储蓄医疗保险设置了一定的取款限额,这对于保证储蓄医疗保险成员应付未来的医疗需求,尤其是老年时的医疗需求是必要的。取款限额通常足以应付大部分在B2级和C级病房的费用。然而,在私立医院发生的费用,以及在政府医院和重组医院的A级和B1级病房的费用,病人通常要通过现金支付超过医疗储蓄取款限额的费用。

医疗储蓄账户持有人可以使用自己的保健储蓄来支付在新加坡任何一家医院发生的住院及特定门诊费用。本人和其直系亲属都可以使用其储蓄医疗保险。

(一)住院治疗的承保范围及取款限额

只有病人在医院停留至少8小时,才可以使用储蓄医疗保险(病人行日间手术也可使用)。

医疗储蓄保险的取款限额如下(表14-6):

表14-6 医疗储蓄保险住院治疗取款限额

承保范围	取款限额
1. 内科/外科住院病例	2007年5月1日后入院的病人住院费用为450新元/日。这包括医生每日最高为50新元的巡(出)诊费
2. 经批准的日间手术	2007年5月1日后完成的手术每日住院费用300新元/日。这包括医生每日最高为30新元的巡(出)诊费

笔记

续表

承保范围	取款限额
3. 外科手术（住院及日间手术）	根据手术的复杂性，医疗储蓄的取款有固定限额：
1A/1B/1C	250/350/450
2A/2B/2C	600/750/950
3A/3B/3C	1250/1550/1850
4A/4B/4C	2150/2600/2850
5A/5B/5C	3150/3550/3950
6A/6B/6C	4650/5150/5650
7A/7B/7C	6200/6900/7550
4. 医疗储蓄分娩套餐	住院每天 450 新元，以及额外的 450 新元及手术取款限额（取决于分娩类型）
5. 居家姑息治疗	每名病人终身的取款限额为 1500 新元
6. 精神治疗	2007 年 1 月 1 日或之后接受治疗的病人，每日住院费用 150 新元，包括医生每日最高为 50 新元的巡（出）诊费，每年最多提取 5000 新元
7. 批准的社区医院	2010 年 6 月 1 日前入院的病人，每日住院费用 150 新元，其中包括医生每日最高为 30 新元的巡（出）诊费，每年最多提取 3500 新元
	2010 年 6 月 1 日或之后入院的病人，每日住院费用 150 新元，其中包括医生每日最高为 30 新元的巡（出）诊费，每年最多提取 5000 新元
8. 批准的康复医院	每日住院费用 50 新元，其中包括医生每日最高为 30 新元的巡（出）诊费，每年最多提取 3000 新元
9. 批准的临终关怀医院	每日住院费用 160 新元，其中包括医生每日最高为 30 新元的巡（出）诊费
10. 在经批准的日间康复中心的日间康复	2010 年 6 月 1 日前入院的病人，每日住院费用 20 新元，每年最多提取 1500 新元
	2010 年 6 月 1 日或其后入院的病人，每日住院费用 25 新元，每年最多提取 1500 新元
11. 在批准的日间医院的治疗	每日住院费用 150 新元，其中包括医生每日最高为 30 新元的巡（出）诊费，每年最多提取 3000 新元

（二）门诊治疗的承保范围及取款限额

储蓄医疗保险可用于下列门诊治疗（表 14-7）：

表 14-7　医疗储蓄保险门诊治疗承保范围及取款限额

承保范围	取款限额
经批准的慢性疾病的门诊治疗	2012 年 1 月 1 日前每个医疗储蓄账户每年最多 300 新元
糖尿病	
高血压	2012 年 1 月 1 日起每个医疗储蓄账户每年最多 400 新元
血脂紊乱	

续表

承保范围	取款限额
卒中 哮喘 慢性阻塞性肺疾病（COPD） 精神分裂症 严重抑郁症 双相情感障碍 痴呆	起付线为 30 新元,共付比例为 15%
许可的疫苗接种 　（1）5 岁以下儿童接种肺炎球菌疫苗（2009 年 11 月 1 日或之后接种的）;6 岁以下儿童接种肺炎球菌疫苗（2012 年 1 月 1 日或之后接种的） 　（2）接种乙型肝炎疫苗（2009 年 11 月 1 日或之后接种的） 　（3）9 至 26 岁女性接种人类乳突病毒疫苗（2010 年 11 月 1 日或之后接种的）	2012 年 1 月 1 日前每个医疗储蓄账户每年最多 300 新元 2012 年 1 月 1 日后每个医疗储蓄账户每年最多 400 新元
门诊 MRI、CT 和 PET（仅限癌症病人且必须由医生开具）-2008 年 4 月 1 日起生效	每年最多 600 新元
辅助受孕（仅限女性） 只可使用病人本人及其配偶的医疗储蓄保险基金 2004 年 8 月 1 日起实施的辅助生殖	每名病人最多可在 3 个治疗周期使用医疗储蓄保险（住院或门诊均可）,报销限额如下： 第一次报销 6000 新元,第二次报销 5000 新元,第三次报销 4000 新元
肾透析治疗 病人只可使用本人的医疗储蓄保险基金。18 岁及以下的病人可以使用其父母的医疗储蓄保险基金。	每月最多 450 新元
放射治疗 　体外放射 　近距离放射疗法加体外放射 　无体外放射的近距离放射疗法 　浅层 X 线 　立体定向放射治疗	每次治疗 80 新元 每次治疗 300 新元 每次治疗 360 新元 每次治疗 30 新元 每次 2800 新元
癌症病人的放射外科治疗（即 Novalis 放射外科治疗,伽马刀治疗）	每次治疗 7500 新元,每天住院费 300 新元
癌症病人的化疗 包括镇痛药和抑制治疗,如神经内分泌和核医学治疗	7 天的治疗周期 300 新元,或 21/28 天的治疗周期 1200 新元

承保范围	取款限额
批准的用于治疗艾滋病/艾滋病毒的药物 病人仅可使用自己的医疗储蓄保险;18 岁或 未满 18 岁的病人可使用父母的医疗储蓄 保险	每名病人每月 550 新元
地中海贫血症的药物治疗和输血	每月 350 新元
高压氧治疗	每个治疗周期 100 新元
门诊静脉抗生素治疗	每周 600 新元,每年最多 2400 新元
长期氧气治疗和婴儿持续气道正压通气 治疗	每月 75 新元
医疗储蓄保险基金可用于租赁能提供高浓 度氧气或高压氧的设备	
器官移植后病人的免疫抑制剂	每月 300 新元
许可的健康普查 　乳腺 X 线检查(50 岁及以上的女性)	2012 年 1 月 1 日前每个医疗储蓄账户每年 最多 300 新元 2012 年 1 月 1 日后每个医疗储蓄账户每年 最多 400 新元
筛选结肠镜检查(50 岁及以上的人)	50 岁及以上的人可以使用他们自己或他们 的直系家庭成员的保健储蓄在批准的结肠 镜检查中心做结肠镜检查

下面以经批准的慢性疾病的门诊治疗为例,详细介绍储蓄医疗保险的费用偿付方式。

慢性疾病是发达国家疾病和死亡的一个重要原因,新加坡也不例外。如果对慢性疾病不加以妥善管理,往往会导致更严重的并发症。许多病人出现严重的并发症后才开始治疗。他们不仅遭受重大痛苦,而且还会支付高额的医疗费用。然而早期发现和良好管理这些慢性疾病,可以避免并发症或大大推迟并发症发生的时间。鉴于此,新加坡于 2006 年 10 月推出保健储蓄的慢性疾病管理计划。糖尿病是首个被纳入计划的慢性疾病。2007 年 1 月 1 日,高血压、血脂紊乱和卒中纳入该方案。从 2008 年 4 月 1 日,该方案进一步扩展到哮喘和慢性阻塞性肺疾病(COPD)。2009 年 10 月 1 日,精神分裂症和严重抑郁症也纳入该方案。2011 年 11 月 1 日,该方案进一步纳入双相情感障碍和老年痴呆症。目前该方案共涵盖 10 种慢性疾病。

患有以上 10 种慢性疾病的病人想要使用医疗储蓄账户来支付医疗费用,需要病人的医生(医生的诊所需要参与这项计划)签署储蓄医疗保险授权书以证明病人患有在上面的列表中的 10 例慢性疾病之一。每次门诊账单,病人只需要支付账单中的 30 新元(起付线),以及超出起付线金额的 15%。医疗储蓄可用来支付剩余的金额。2012 年 1 月 1 日起,医疗储蓄账户的年门诊取款限额为 400 新元。病人还

笔记

可用使用其直系家庭成员的储蓄医疗保险来支付他们的医疗费用,每个医疗储蓄账户的年门诊取款限额为 400 新元。最多可使用的账户多达 10 个。

> **案例 14-1**
>
> 100 新元的门诊费,病人自付 40.50 新元,储蓄医疗保险报销 59.50 新元,具体计算过程如下:
>
> 病人自付:起付线 30 新元;共付比例(100 − 30)×15% = 10.50 新元。
>
> 储蓄医疗保险报销:100 − 30 − 10.50 = 59.50 新元。

第四节　储蓄医疗保险运行管理与卫生服务体系

一、新加坡卫生服务与监管体系

(一)卫生服务体系

新加坡的卫生服务体系包括初级卫生保健、医院服务、牙科服务、中长期护理、辅助服务、中医等。初级卫生保健服务通常由社区内的全科医生提供。新加坡共有 7 所公立医院,其中包括 5 所综合性急诊医院〔Singapore General Hospital(SGH)、National University Hospital(NUH)、Changi General Hospital(CGH)、Tan Tock Seng Hospital(TTSH)和 Alexandra Hospital(AH)〕,一所妇幼保健医院(Women's and Children's Hospital, KKH),和一所精神病医院(Institute of Mental Health, IMH)。此外,还有 6 个分别针对癌症、心脏、眼科、皮肤、神经科学和牙科的国家级医疗专科中心。政府已将这 13 家公立医院和专科中心重组为国家全权拥有的、按照私营公司模式自主运营管理、具有高度经营灵活性、能适时反映公众需求的重组医院。

在公立医院,病人可以选择不同等级的病房。公立医院 80% 的床位(B2 级和 C 级)大部分由政府补贴,其余 20% 的床位中 B1 级只能得到 20% 的补贴而 A 级床位得不到补贴。国家牙科中心及一些诊所和医院可提供牙科服务。中长期护理机构针对那些不再需要医院服务但需要长期护理的病人。辅助服务包括法医病理学,药学服务及输血服务。

(二)监管体系

新加坡的监管体系包括监管机构(卫生部及其法定机构)(图 14-2)和被监管方(包括公立和私立)。

二、储蓄医疗保险基金的管理机构

储蓄医疗保险基金是中央公积金的三个账户之一(医疗储蓄账户),因此其储蓄医疗保险基金也是由管理公积金的法定机构-中央公积金局(Central Provident Fund Board, CPFB)来管理。中央公积金局是由人力部主管的执行机构,共有 15 名成员:主席 1 人,副主席 1 人,政府代表 2 人,雇主代表 2 人,雇员代表 2

笔记

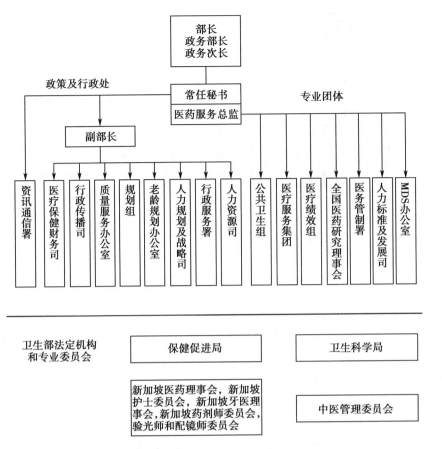

图 14-2 新加坡卫生部组织架构图

人,其他 7 人(包括新加坡政府投资公司资产管理公司、金融管理局、新加坡国立大学等机构人员)。该局设执行主管、审计委员会及服务部门、信息技术服务部门与政策和企业发展部门三大部门,分别管理退休投资、购屋医疗、款项收缴、客户关系、服务和流程计划、信息、财务、政策规划、人力资本管理及投资管理等事项(图 14-3)。公积金局的职责是管理全体会员的存款,保证存款增值,指导会员投资。公积金局全体工作人员的工资和办公行政开支,既不是政府财政拨款,也不是会员的存款,而是自给的。开支的主要来源是,公积金贷款或投资各类产业产生的收益减去会员存款利息的盈余,以及公积金局空闲楼房出租的租金。

三、储蓄医疗保险基金的运营

(一)储蓄医疗保险基金的投资盈利

储蓄医疗保险基金主要以持有政府债券的形式进行投资活动。其中大部分为记账证券,安全性很高;在保证安全的前提下,1978 年起,政府允许和鼓励公积金账户持有者将其账户资金用于购买政府批准的上市公司的股票,以及投资于住宅、商业与工业房地产、公司信托和黄金等。新加坡已有数百万公积金会员在一级市场上购买了大量的优质债券和股票。此外,新加坡较低的通货膨胀率也是公积金能保持盈余和稳定的主要原因。

笔记

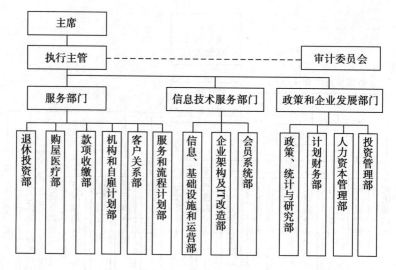

图 14-3　中央公积金局组织机构图

（二）储蓄医疗保险基金会员利息支出

个人公积金账户上的存款可以获取利息。中央公积金普通账户的具体利率依据当地主要银行 12 个月的定期储蓄利率和月底利率确定,且保证存款者可以获得最低为 2.5% 的年利率。目前特别账户和医疗储蓄账户的最低年利率为 4%,或根据 10 年期新加坡政府证券［10-year Singapore government securities（10YSGS）］的 12 个月平均收益加 1%,年利率取二者的最高值。如果成员的综合账户结余超过 60 000 新元,普通账户超过 20 000 新元,可以获得 1% 的额外利率。普通账户的 1% 额外利率将会进入其特别账户或退休金账户用于其退休后的储蓄。如果成员超过 55 岁且参加了终身计划 LIFE scheme,那么额外的 1% 利率可用于支付其养老金保险。终身养老金的额外利率将进入其养老金账户。

案例 14-2

2011 年 9 月 1 日到 2012 年 8 月 31 日期间,10 年期新加坡政府证券加 1% 的利率为 2.55%。而医疗储蓄账户的最低年利率为 4%,相应地,该期间内医疗储蓄保险的利率取 2.55% 和 4% 这两个利率的最高值,为 4%。

四、储蓄医疗保险基金的给付规定

（一）入院手续

入院时需告知医院的工作人员要使用医疗储蓄账户支付医院账单。工作人员会询问身份证/护照或公积金会员卡。如果是使用自己的医疗储蓄账户为家庭成员付款,还必须如实声明病人和账户所有者的关系。

需要签署一份医疗授权书允许中央公积金局使用医疗储蓄账户支付医院账单。

如果由雇主或保险公司支付账单,需要带上住院身份证的信用保证书。

（二）入院治疗

住院前需询问医生或医院的工作人员在不同的医院和不同级别病房的住院总费用。检查医疗储蓄账户余额;医疗储蓄覆盖的医疗;需要现金支付的差额。选择自身财政状况允许的医院和病房等级。医疗储蓄账户可用于支付配偶、子女、父母或祖父母的医疗费用(祖父母必须为新加坡公民或永久居民)。允许使用医疗储蓄账户的医疗机构名单可在中央公积金网站上查询。

（三）付款

病人出院时,医院工作人员将账单提交给中央公积金局。中央公积金局从医疗储蓄账户中扣除相应的金额,并提供一份账户报表显示下列信息:从医疗储蓄账户中扣除的金额,使用医疗储蓄账户支付费用的病人名字,病人入院的医院名,以及最新的医疗储蓄账户余额。同时,医院寄给病人的账单将显示:医院产生的账单,从医疗储蓄账户中扣除的金额,医疗储蓄账户持有者的名字,未解决的(如果有的话)账单。

本 章 小 结

储蓄医疗保险制度是依据法律规定,强制性地以家庭为单位储蓄医疗基金,通过纵向逐步积累,以解决患病就医所需要的医疗保险基金。储蓄医疗保险采用法律强制储蓄的筹资方式,筹资机制强调以个人责任为基础,具有资金纵向积累的特点,基金利用效率较高,能有效解决横向积累带来的代际矛盾。储蓄医疗保险起源于新加坡的中央公积金,属于公积金制度的一部分。公积金账户分为三大账户:普通账户、特别账户和医疗储蓄账户。在医疗储蓄计划下,雇员和雇主按比例缴纳医疗储蓄基金,一般来说医疗储蓄基金占其薪金的7%~9.5%,缴纳比例视年龄而定,而且有封顶线。医疗储蓄基金由中央公积金局管理,主要以持有政府债券的形式进行投资活动。医疗储蓄基金可以获得平均利息率,最低年利率为4%。医疗储蓄基金可用于支付本人及其家庭成员的住院和部分昂贵的门诊费用,如日间手术、放疗、化疗、肾透析等。在医疗储蓄账户持有人年满55岁以后或提取医疗储蓄时,其账户要保留医疗储蓄最低余额。医疗储蓄账户持有人去世后,医疗储蓄基金可由亲属继承,且不缴纳遗产税。

关键术语

医疗储蓄　medisave

中央公积金　central provident fund,CPF

中央公积金局　central provident fund board,CPFB

健保双全　medishield

乐龄保健计划　eldershield

综合个人保险计划　integrated shield plans

保健基金　medifund

封顶线　medisave contribution ceiling, MCC

医疗储蓄最低余额　minimum medis-

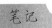
笔记

ave sum,MMS   Singapore government securities
10 年期新加坡政府证券   10-year

讨论题

1. 我国的"个人医疗账户"与新加坡的储蓄医疗账户有哪些异同点?
2. 适用储蓄医疗保险的国家具有哪些特点?
3. 你认为储蓄医疗保险未来的发展趋势如何?

思考题

1. 新加坡储蓄医疗保险的特点有哪些?
2. 简述新加坡储蓄医疗保险的承包范围。
3. 简述新加坡医疗储蓄基金的管理机构及运营方式。

（栗美娜,第二军医大学卫勤系）

笔记

第十五章

医疗救助与社会慈善

学习目标

通过本章的学习,你应该能够:

掌握:医疗救助概念、基金筹集方式、医疗救助对象确定依据、救助内容。

熟悉:医疗救助标准确定和费用测算办法。

了解:社会慈善参与医疗保障方式。

章前案例

上海红梅社区的低保户顾某,31 岁,罹患急性胰腺炎、糖尿病,病情十分严重,在重症监护病房治疗,花去医疗费 19 万元,尽管政府已经资助其参加了城镇居民医疗保险,但由于大医院报销比例较低,同时部分费用属于补偿服务包外,顾某仍需自付费用 10 万元,家庭陷入极度贫困中。当其出院后,民政部门通过医疗救助给予其 5 万元救助金,大重病项目帮扶给予 2 万元帮扶金,慈善自费医疗费用补助 0.22 万元。医疗救助应如何在基本医疗保险基础上进一步减轻居民疾病经济负担,发挥兜底保障制度的作用,慈善又如何发挥保障作用,这些问题将在本章找到答案。

第一节　医疗救助概述

一、医疗救助概念和性质

医疗救助体系既是医疗保障体系重要组成部分,又是社会救助体系的重要内容。医疗救助与社会救助的其他方面、医疗救助与医疗保险之间都不可相互取代,只有共同发展,才能保障"人人享有基本医疗卫生服务"目标的实现。

(一) 社会救助概念与内容

社会救助是当公民难以维持最低生活水平时,由国家和社会按照法定程序和标准向其提供保证最低生活需求的物质援助的社会保障制度。社会救助与社会保险、社会福利共同构成了现代意义上的社会保障体系,社会救助制度是当前绝大多数国家保障公民生存与发展的基本权利的政府公共管理行为。

笔记

社会救助内容十分广泛,国外的社会救助涵盖了生活救助、医疗救助、住房救助、教育救助、儿童营养补助、食品券补助法律援助等,中国的社会救助除了最低生活保障外,还包括城乡医疗救助、灾民的救助、五保户供养,城市的流浪、乞讨人员的救助以及教育救助、司法援助、住房救助等专项救助,只针对特定条件下的人和家庭实施。

最低生活保障制度保障人最基本的生存权。医疗救助制度保障贫困人群和贫困边缘人群在发生疾病经济风险时,能够不因支付能力限制而使医疗服务可及性受阻,另一方面要阻断因病致贫返贫的恶性循环链,保障贫困人群的生存权和健康权。医疗救助的这些作用是生活救助和其他专项、临时救助制度无法发挥和取代的,医疗救助的长期性、复杂性、与其他制度密切相关性,导致医疗救助没有社会救助范畴内其他救助相对容易实现,全面、完善的医疗救助制度对于健全社会救助体系具有划时代的历史意义。

知识拓展

社会救助本质

首先,获得社会救助是公民一项基本权利。公民由于各种原因导致的生存和基本生活发生困难时,国家和社会有责任、有义务为贫困群体和社会弱势群体提供社会救助,公民个人对社会救助的诉求和获得实际补助是其基本权利。其次,社会救助的目标是帮助公民在由于社会、个人的生理、心理等原因使生活陷入困境时提供帮助和扶持,从而使救助对象的基本生计得以维持。社会救助不可能完全克服和消除贫困,只能对贫困起到一定的缓解作用。再者,社会救助只是满足最低程度的基本生活需求,发挥的是社会最后一道安全网的作用,保证公民在生活发生困难时不会处于无助的状态,维护社会的稳定,维护社会劳动力的数量与质量,但不能滋长受助者的懒惰和不劳而获的心理。

(二)医疗救助概念

医疗救助(medical financial assistance)指政府通过提供财务、政策和技术上的支持,对贫困人群或妇女儿童、老年人、残疾人等脆弱人群中因病而无经济能力进行治疗的人群,或者因支付数额庞大的医疗费用而陷入困境的人群,实施专项帮助和经济支持,使他们获得必要的卫生服务,以维持其基本生存能力,改善目标人群健康状况的一种医疗保障制度。医疗救助制度特点在于它是以政府主导,社会力量广泛参与的,为贫困群体中因疾病致使生活陷入困境的人群提供救助,旨在帮助恢复健康,缓解疾病对家庭生计造成的负担,体现了公民健康权的保护。

医疗救助超出了单纯生活救济的范围,使狭义的救济拓展了空间,使贫困人群不仅得到物质生活方面的救济,而且还得到医疗服务方面的帮助,使社会救济由生活保障向疾病医治方面延伸,解决贫困人群的就医问题。

笔记

医疗救助还与医疗保险一起构成医疗保障体系的重要组成部分。医疗保险讲求权利与义务的对等,必须要先缴费才能受益。另一方面,医疗保险为了防范道德风险和基金风险,设置了补偿的起付线、共付比和封顶线,受保障水平限制,造成一部分贫困人群和贫困边缘群体即使被医疗保险制度覆盖,也无法承受自付费用,致使他们无法获得必要的医疗卫生服务,或者因病致贫。医疗救助是社会医疗保险的补充,它解决了医疗保险由于制度性质和基金能力限制无法解决的问题。

二、医疗救助的功能与意义

医疗救助是医疗保障制度的重要组成部分,医疗救助不仅具有社会功能,还有经济功能。

(一)促进社会公平

在公平和效率两个方面,社会救助更多从公平角度考虑,医疗救助具有稳定的社会功能,具体反映在以下几个方面。

1. 有利于医疗卫生服务的机会公平　机会公平就是要使医疗卫生服务产品在各个地区各个人群中得到合理的分配,每个需要基本医疗服务的人都能够得到满足。一个健全的医疗救助体系,使虽然有医疗保险覆盖但仍无力支付自付或其他相关费用的弱势群体能及时得到医疗卫生服务,保证基本医疗服务的可及性。

2. 有利于医疗卫生服务的结果公平　医疗卫生服务中结果公平包括健康和收入分配两个方面。医疗救助部分解决了贫困人群医疗费用负担,由于贫困导致的无钱就医情况得到了缓解,促进了健康公平。同时,对贫困人员给予的援助,保障了他们能够得到一定质量的卫生服务,有利于居民健康水平改善,从而间接地改善了居民收入分配公平。

(二)提高社会效率

医疗救助不仅符合公平原则,而且符合效率原则,具体表现在:

1. 维持劳动力再生产　医疗救助对劳动者特别是对贫困人群的身体健康、家庭经济生活稳定以及恢复和保护劳动力方面都起着重要作用,从而维持劳动力的社会再生产。

2. 合理分配卫生资源　对贫困人群实施医疗救助,不仅可以缓解他们的收入压力,也能给全社会带来更高的健康状况的边际效用,所以有效的医疗救助不仅可以保证卫生服务的可及性,促进健康公平,还能在一定程度上提高有限卫生资源的配置效率。

(三)维护社会稳定的重要条件

政府和社会对贫困人群实施专项帮助和支持,使经济贫困、遭遇不幸的居民能维持基本生活水平、享有基本卫生服务、满足基本健康需求,可以消除社会成员的不安全感,减少社会发展的不和谐因素,维护社会的稳定。

(四)是人权保护的重要内容

健康是公民生活幸福的基本保障,获得医疗救助是公民的基本权利。世界

笔记

各国政府十分注重人权保障,把公民的生存权、民主政治和社会生活权利纳入法律和政府职责中。对贫困人群进行医疗救助是各国政府人道和人权的充分体现。

三、医疗救助与基本医疗保险制度衔接

尽管各国因政治、经济和文化差异,选择了不同的医疗保障模式,但都针对贫困人群制定了医疗救助政策,同时十分重视医疗救助制度与其他医疗保险制度的衔接,包括保障内容、方式和服务管理等各方面,期望通过发挥不同类型医疗保障制度的合力,保障全体居民获得公平可及的基本医疗卫生服务。

（一）衔接的最低层次——资助救助对象参加基本医疗保险

这是确保救助对象从制度中受益的基础条件和必要条件。如果这一层次衔接不充分,会影响救助对象从基本医疗保险制度中获益的程度。所以,世界上很多国家在医疗救助制度设计和资金分配时,尽量保证贫困人群能够参加基本医疗保险制度。

（二）住院服务衔接

世界上许多国家对应基本医疗保险制度的起付线、共付比,从两个层次实现医疗救助制度与住院服务衔接。①降低或取消起付线。医疗保险制度为了防止参保的居民过度利用医疗服务,设置了起付线。但起付线往往阻碍了贫困人群利用住院服务,从而使高收入人群从制度中获得更多地收益。所以,为了提高救助对象对住院服务的可及性,医疗救助通过制度衔接降低或取消基本医保的起付线。②医疗保险补偿后,医疗救助针对医疗保险补偿后的个人自付费用进行救助。

（三）门诊服务衔接

世界上许多国家除了住院服务衔接外,还对救助对象的门诊慢性病和门诊大病费用在医疗保险补偿的基础上再给予救助,提高救助对象抗风险能力。

第二节 医疗救助基金筹集

狭义的医疗救助筹资(the financing of medical financial assistance)指医疗救助资金从哪些渠道筹集资金,筹集多少资金,广义的筹资还包括资金的分配和使用。医疗救助筹资的合理有效是医疗救助顺利开展的基础和保证。

一、医疗救助筹资原则

医疗救助特性决定了其资金筹集不同于医疗保险,应坚持政府在医疗救助筹资中的主体地位。医疗卫生领域单纯依靠市场机制,会造成贫困人群无法接受必要的基本医疗卫生服务,必须加强政府作用。政府有责任保障公民的基本人权,健康权、生存权属于基本人权。对病人进行救治,对贫困人群进行医疗救助,是人道和保障人权的充分体现。从保障公民基本人权与维护社会稳定方面来说,政府对医疗救助基金筹集具有不可推卸的责任。世界各国的经验也表明,

医疗救助基金以政府筹集为主,辅以多种途径、多种方式吸纳社会各界资金投入医疗救助事业。

二、国际医疗救助筹资经验

根据医疗救助性质,世界各国医疗救助筹资以政府筹资为主,不同层级政府财政在不同国家负担的比例有所不同。

英国以财政预算安排国民健康保险支出,包括医疗救助。德国医疗救助采用的形式是由政府资助其享受医疗保险待遇,如失业者的医疗保险费由劳动局支付,养老金领取者的医疗保险费由养老保险机构承担。美国医疗救助制度的所有费用都由联邦政府和州政府共同承担。资金来源主要是政府的财政预算,其次也包括社会募捐和特别捐税补助,但政府的财政支持是社会医疗救助资金的最主要来源。

知识拓展

美国医疗救助采取两级供款模式,按照公式计算联邦政府和州政府承担的费用。此计算公式以各州人均收入为基础,根据各州的经济实力确定不同的分担比例,实行差别对待,保证公平。

美国联邦政府承担每个州医疗救助项目的一部分医疗救助费用,担负比例称作联邦医疗救助百分比。每年由州人均收入水平与整个国家人均收入水平相比较而决定,联邦对人均收入水平较高的州偿付比例较小。依据的公式是:$P = 100 - 45 \times S^2/N^2$。其中:P是联邦政府的资助率;N和S分别是全国与各州的人均收入。如果一个州的人均收入等于全国的平均水平,联邦政府的配套率就是55%。对大多数人均收入高于全国人均收入水平的州,50%是最小的配套率,对人均收入低于全国人均收入水平的州,83%是最大的配套率。此外,联邦政府还负担各州50%的管理费。2003年通过的就业和成长税收减免修正法案,对各州联邦医疗救助百分比作了调整,将所有州的联邦医疗救助百分比均值从56.6%提高到约70%。

医疗基金是新加坡政府为帮助贫困人群支付医疗费用而特别建立的一种捐赠基金,为那些尽管有医疗储蓄和医疗保护仍不能支付医疗费用的人提供最后的帮助。新加坡政府为医疗基金筹资,只有这些捐赠基金的利息收入才可用于支付贫困人群的卫生保健费用并分配到各家公立医院,那些不能支付住院费用的病人可以申请医疗基金的帮助,每家公立医院都设有由政府任命的医院医疗基金委员会,负责审批申请并发放基金。

对于贫困人群,菲律宾中央政府与地方政府共同为其支付保险费用。但根据地方经济状况不同,中央政府与地方政府共享的保费率有所不同。目前大城市和经济状况好的小城市地方和中央各承担50%,经济状况较差的小城市刚开始实施时地方仅承担10%,随着医疗救助的不断深入,地方财政逐渐增加投入责任,每年增加 5% ,至第十年地方和中央各承担 50% 。

国际援助是发展中国家和相对落后国家医疗救助重要的筹资来源之一。随着全球经济一体化进程的不断推进,贫困问题已经成为全世界关注的焦点之一,许多国家政府和社会团体采取了不同的形式对贫困地区及贫困人群予以援助,国际医疗援助是其中一种形式。

三、中国医疗救助筹资渠道

中国医疗救助基金来源:①地方各级财政每年根据本地区开展医疗救助工作的实际需要和财力状况,在年初财政预算中合理安排用于医疗救助的资金;②地方各级民政部门每年从留归民政部门使用的彩票公益金中按照一定比例或一定数额提取用于医疗救助的资金;③鼓励社会各界自愿捐赠用于医疗救助的资金;④医疗救助基金形成的利息收入;⑤按规定可用于医疗救助的其他资金。中央财政对困难试点地区给予适当支持,具体补助金额由财政部、民政部根据各地医疗救助人数、财政状况和工作成效等因素确定。

(一)政府筹资

1. 中央筹资　中央财政根据各省财政能力情况,确定补助数额,分别下拨。通过专项转移支付方式保证了医疗救助资金数量和可持续性。

2. 地方省、市、区(县)各级筹资　地方财政筹资方式可分为以下三种模式。

(1)各区县财政部门根据上年度末享受低保待遇的人数,按照每人每月城市最低生活保障标准一定比例安排医疗救助资金,这种按比例投入的方式,能够保障医疗救助资金随经济发展后最低生活保障资金的增长而同步增长,相对于其他定额投入方式更适应医疗救助发展。

(2)各级地方政府按总人口或按每医疗救助对象每人若干元的标准列支医疗救助预算资金。这种模式把筹资标准机械地界定为按人头投入,缺乏必要的自然增长机制,不能满足随经济发展而扩展救助对象或提高救助水平的需要,医疗救助资金供需矛盾将日益尖锐,势必影响医疗救助发展。

(3)按照贫困人群疾病需求安排救助资金。按照每人救助水平和救助人数推算资金需求,这种从救助需求角度出发确定筹资额度的模式能够在事先保证医疗救助水平情况下进行预测,不仅能有效提高资金使用效率,降低救助基金风险,同时还能保证医疗救助资金随经济水平和医疗费用的增长、医疗救助对象的扩大、医疗救助水平的提高同步增长,是最为科学的方式。

3. 各级财政投入比例根据各地社会经济情况不同有所差异　部分省在省内遵循同样的省、市、县筹资比例,由于中国省内各地、县经济水平和财政能力差异很大,这种统一的筹资比例加大了财政能力相对低下的市、县的财政负担,不能有效保证基层政府医疗救助筹资的及时到位,影响了医疗救助的可持续发展。

而部分地区根据基层政府财政能力不同,上级财政实行不同的补助标准。对享受一般转移支付的县(市)和实际人均财力相当于一般转移支付县水平的县(市),省级财政补助资金通过专项转移支付形式补助给有关县(市、区),补助水平高于其他县(市)。这种模式通过专项转移支付提高了基层财政的医疗救助筹

笔记

资能力,能够保证医疗救助的可持续发展。

(二)彩票公益金

由于政府财政能力限制,从目前相对稳定的彩票公益金中拿出一定比例的资金投入到医疗救助中,能够扩展医疗救助筹资渠道,提高医疗救助基金规模,弥补政府财政能力的不足,在有稳定彩票公益金的地区是政府筹资渠道外一个相对稳定的渠道。

(三)社会各界捐助金

相对前两种渠道,缺乏稳定性,但在前两者相对不足的情况下能够起到一定弥补作用。比如部分地区医疗机构自愿减免医疗费用,设立贫民医院、爱心医院,发动社会力量资助、媒体义务宣传;部分地区协调市慈善总会和区县慈善机构,从募集资金中安排一定比例用于慈善医疗救助;部分试点县(市、区)还积极引导和支持红十字会和慈善协会等社会团体以各种形式参与医疗救助工作。

四、建立稳定和制度化的财政资金渠道

(一)中央政府要在医疗救助中发挥投资主体的作用

只有中央政府在社会福利领域中发挥积极的资源配置作用,才能保证医疗救助制度的建立和健全,如果单纯依靠地方政府的财政和经济能力,则不仅不能最终建立起一个有效的可持续发展的医疗救助制度,势必还会导致更大程度的区域发展差异,对中国的协调发展形成障碍。

(二)中央的转移支付要以政策激励为导向

中央的财政转移要从补贴转向政策激励的方式,即通过中央转移支付激励地方政府提供配套资金。在确保贫困地区能够建立起医疗救助制度基础上,鼓励经济发达地区建立更高水平的各种社会保障制度。

(三)加大各级财政投入力度,进一步提高医疗救助水平

中央要加大医疗救助的支出,特别要加大对中西部地区的救助资金补助。地方各级政府也要克服全部依赖上级政府的等靠要思想,应按照医疗救助的实际需求,调整财政支出结构,加大医疗救助资金的投入,特别是省级财政应安排医疗救助资金,确定各区(市、县)财政支出中多大的比例投入医疗救助基金,确定其下限,然后根据当地救助对象需求确定救助资金需求,不足部分由上级财政转移支付解决,上级财政能力有限的由中央转移支付解决。

(四)多方筹措资金,实现资金增值、保值

在筹资机制上,以政府投资为主,同时充分利用民间力量多方筹集医疗救助资金。包括社会筹集、国际援助、发行福利彩票等。应发动全社会的力量,将非政府组织(如慈善机构)参与和社会捐赠、发行福利彩票等手段制度化与规范化,要实行宽松的支持性政策,减少不必要的行政干预。另一方面还要在税收方面予以支持,如可以实行纳税人收入中愿意捐赠医疗救助金的实行税前征收并免征个人所得税等优惠政策,必要时也可以发行医疗救助彩票等扩大医疗救助资金来源。

笔记

第三节　医疗救助对象确定及管理

一、医疗救助对象确定方法

医疗救助制度是医疗保障制度和社会救助制度的重要组成部分,所以医疗救助对象(medical financial assistance object)也应具备两种制度的特点,定位于医疗弱势人群。

医疗弱势人群指由于经济原因无法获得基本医疗服务的一类人群。鉴于医疗救助对象具有经济性和疾病性的双重特性,在界定时,国际上通常采取贫困线外推法和医疗需求定位法来确定医疗救助对象。

(一)贫困线外推法

贫困线外推法主要从经济角度来界定医疗救助对象。贫困可分为绝对贫困和相对贫困,绝对贫困是指收入无法维持生存所需基本生活资料的人群,通常包括衣、食、住几个方面,界定时一般采取的是生物学方法;相对贫困引用的是一种不平等概念,即缺乏大多数人所消费的物品的人是贫困者,通常通过收入比例法界定,也可以被称为低收入人群。

国际上确定贫困线外推比例有两种方法,一是基本医疗服务测算法;二是低收入人群估算法。基本医疗服务测算法运用卫生经济学方法,将某种基本医疗服务的发病率×平均费用×报销比例,得到某种基本医疗服务的个人承担费用,然后将各种基本医疗服务的个人承担费用相加,得到整个基本医疗卫生服务的个人承担费用,最后加上贫困线标准,就是医疗救助标准,该方法较复杂。

低收入人群估算法则相对简便,可以参考国家统计年鉴中将人群按收入排序,把最低的20%作为低收入人群。低收入人群由于受到家庭预算约束,生活开支必然只能满足各项基本需要,医疗支出也如此。该方法利用低收入人群的平均医疗支出直接作为基本医疗服务的个人承担费用,加上贫困线标准,就是医疗救助标准。

贫困线外推法是以经济条件来界定医疗救助对象,是医疗救助对象界定的基础方法,但有可能将那些收入高于救助标准、但因患重大疾病而暂时性返贫的人群,以及一些特殊医疗需求的人群遗漏。所以贫困外推法应该与以疾病需求为基础的救助对象的方法比如医疗需求定位法联合采用。

(二)医疗需求定位法

医疗需求定位法从目标定位原则中衍生而来,可以被理解为从医疗需求的角度确定受益者资格的方法。医疗需求定位法的本质是指把有限的福利资源分配给最需要的人群,即选择"最需要"的人群的过程。

医疗需求定位法主要包括以下三类方法:

1. 类别定位　类别定位是指根据年龄标准、收入水平、就业状况、家庭类型、子女年龄、健康状况等来定义不同的类别,如老年人、低收入者、失业者、单亲、未成年子女、残疾人等。在此基础上有针对性地分配福利资源。类别定位通常不单独使用,而是与其他定位方法联合使用。

2. "需要"定位　"需要"定位通常与类别定位结合使用来确定目标人群(例如需要抚养孩子的寡妇,身有残疾的失业者)。

3. "社区提名法"　即由社区以当地民众认为是公正、公平的方式鉴别出适当的医疗救助受益者。

在医疗救助对象界定中,常运用这三种方法,从医疗需求角度,在人口学或年龄标准或家庭规模等方面进行分类,将经济因素无法界定出来的对基本医疗卫生服务有需求的人群定位出来。

事实上,在操作中,贫困线外推法和医疗需求定位法往往联合使用,如首先确定申请人属于哪个类别,然后依据其所在类别进行家庭收入支出调查;或者对申请人的特殊需要(因身有残疾而产生的额外开支),另外进行更为详细的调查;或者在家庭经济情况调查基础上,通过社区居委会和居民代表讨论选出某些特殊困难人群。因此,在医疗救助对象的界定中,这两类方法通常混合使用以更准确地将医疗弱势人群界定出来。

二、国际医疗救助对象界定方法及界定情况

1. 美国　美国医疗救助对象由联邦政府和州政府共同确定,遵循强制性和选择性原则,即由联邦政府规定强制覆盖的人群,各州在此基础上可以根据情况灵活控制受益人群范围。美国医疗救助对象主要包括五类人:①AFDC 和 SSI 的救助对象。AFDC 救助有抚养孩子负担的家庭计划,主要救助贫困的单亲家庭和有一方失业的双亲家庭,SSI 是补充保障收入计划,旨在救助穷人、盲人和残疾人。这两个救助计划的救助对象是医疗援助的主要对象。②低收入家庭的小孩和妊娠妇女。③低收入的医疗照顾对象。包括低收入的老年人和残疾人。④有较大医疗开支的人,尽管这些人的收入远远高于医疗救助的标准。⑤接受机构护理的人。医疗救助法规定,各州可以将收入超过 SSI 标准 300%,正在接受机构护理的人纳入医疗救助范围。按照美国联邦法律,前面三类人各州必须予以救助。后面两类人各州可以有选择地进行救助。

2. 韩国　救助对象为 3 类:无家可归者;无职业靠家庭提供生活来源者;因病需支付高额医疗费或个人收入低于国民人均收入 25% 的人。

3. 英国　英国医疗救助总原则是:有能力承担费用者必须自己支付,没能力承担费用的可以获得救助。判断人们的支付能力除了收入标准外,还考虑居民的健康状况,一般久居护理之家的病人可享受救助的资产上限最高,老年人其次,其他人最低。英国医疗救助的对象主要是:老年人、身体欠佳者、享受任何一项政府津贴者、税收抵免者、低收入者。

4. 德国　德国社会医疗保险的宗旨是"高收入帮助低收入,富人帮助穷人,团结互助、社会共济、体现公平"。在这种互助共济的体系下,德国的医疗救助主要保障加入社会医疗保险有困难的人群,包括一般低收入家庭和贫困家庭,对于贫困人群以及高龄、残疾、生育等特殊需求者,政府的医疗救助标准比普通人群高 50%,甚至能够免除个人自付的医疗费用。投保人的收入一旦超过一定水平,就将其从原来的救助名单中排除。

5. 澳大利亚 澳大利亚政府对低收入人群有特殊政策,一是低收入人群可免缴医疗照顾税,二是在药品津贴计划中,低收入人群自付的数额少于一般人群。澳大利亚对医疗救助对象的界定虽然主要是根据收入,但划分方法与其他国家不同,采取的是"阶梯式"的界定方法。大多数国家的做法是确定医疗救助标准后,规定平均收入在标准之下的人群为医疗救助对象,可以享受该福利待遇;标准之上人群则无法获得医疗救助。但实际上那部分生活状态接近但刚好高于标准的人群,面临的疾病风险程度与低于标准的人群相差不大,但由此却丧失获得医疗保障的机会。"阶梯式"的界定方法一改这种截面方式,采取过渡式,即将分界线改为一段区间,在这段范围内,根据平均收入的由低到高,给予不同的医疗救助补偿水平,使医疗救助标准附近(高于)的人群不至于标准的划分受到有欠公平的对待。

6. 泰国 泰国医疗保障制度中对公务员、国有企业职工、僧侣、60 岁以上老人、12 岁以下儿童、残疾人和穷人,实行免费医疗。对贫困线以下的农民(单身月收入 200 铢以下,或家庭月收入 2800 铢以下者)实行免费医疗制度,由政府发放免费医疗许可证,受益者占农村人口的 14% 。

7. 智利 对贫困人口的医疗救助采用政府和社会其他人群联合补贴方法,体现了互助共济。政府按收入将人口从低到高分成五个人群。最高收入人群,一般参加私人保险,其余四个人群一般参加公立保险。最低收入人群不交保险费,所享受的卫生服务费用全部来源于公共资金。次低收入人群交一定比例的保险费,不足部分由中收入和次高收入两个人群在公立卫生系统中的支付补足。

8. 菲律宾 菲律宾从法律角度确保了贫困医疗救助的地位。根据菲律宾法律,国家应该优先保证病人、老年人、伤残人士以及妇女与儿童的需要。国家政策将确保向穷人提供免费医疗。

国际医疗救助对象的界定大部分是定位于医疗弱势人群,既考虑人群的经济性,又都注重人群的医疗需求,这些国家除了考虑了贫困人群及贫困线的拓展外,还十分关注一些特殊人群的医疗需求。绝大多数国家将老人、残疾人和妇女儿童作为独立的类别,纳入医疗救助对象;部分国家将有大额医疗费用开支的人群纳入救助范围,如美国、韩国等;个别国家根据本国的情况,纳入一些比较特别的人群,如韩国纳入无家可归者、泰国纳入僧侣等。详见表 15-1 。

表 15-1 各国医疗救助对象界定一览表

国家名称		医疗救助对象	界定原则	
			经济原则	医疗需求原则
发达国家	美国	①SSI 援助对象:穷人、盲人和残疾人;②AFDC 援助对象:贫困的单亲家庭和有一方失业的双亲家庭;低收入家庭的小孩和妊娠妇女及医疗照顾对象;③有较大医疗开支的人;④收入超过 SSI 标准300% ,正在接受机构护理的人	是	是

笔记

续表

国家名称		医疗救助对象	界定原则	
			经济原则	医疗需求原则
发达国家	韩国	①无家可归者;②无职业靠家庭提供生活来源者;③因病需支付高额医疗费;④个人收入低于国民人均收入25%的人	是	是
	英国	①老年人、身体欠佳者;②享受任何一项政府津贴者、税收抵免者;③低收入者	是	是
	德国	①加入医疗保险有困难的人群;②一般低收入家庭和特殊困难家庭;③高龄、残疾、生育等特殊需求者	是	是
	澳大利亚	低收入人群	是	否
发展中国家	泰国	①僧侣;②60岁以上老人、12岁以下儿童、残疾人;③穷人(贫困线以下的农民)	是	是
	智利	收入最低的20%人群	是	否
	菲律宾	①病人、老年人、伤残人士;②妇女与儿童;③穷人	是	是

上表表明除了澳大利亚和智利外,其他国家在界定医疗救助对象时兼顾了经济原则和医疗需求原则。

国外许多国家往往需要由希望获得救助的公民提出申请,经过批准后成为医疗救助对象。如新加坡医疗救助对象由政府在医院设立的由社会工作志愿者和社区工作人员组成的医疗救助基金委员会确定,希望获得救助的病人需首先向该委员会提出申请,委员会则根据援助准则和申请者的经济状况进行调查,以决定是否进行援助及援助的金额。受中国经济和文化环境制约,中国公民自助申请意识较薄弱,这种模式不完全适合中国。

三、中国医疗救助对象界定

(一)确定适宜的常规医疗救助对象

中国将低保对象列入医疗救助对象,既充分考虑了中国的国情,也考虑了地区之间发展不平衡和差异,同时也考虑了低保对象在医疗救助方面的特殊需要。低保对象人员的组成主要是"三无对象"、五保户、失业人员以及特困职工及其家属。

(二)适度纳入低保边缘人群

从经济水平测量,低保对象确属"贫困人群中最困难的人员",由于中国低保制度本身存在标准偏低、未考虑家庭结构与规模、低保户额外享受各种非货币补贴等制度上的不足,使人均收入在低保标准之上,但收入较低的家庭处于双重弱

笔记

势地位,成为医疗救助的边缘户。因此,可以运用贫困线外推法扩大中国医疗救助对象,低收入家庭和低保户可以实行分类救助,避免"悬崖效应",降低制度内外不公平。

国内学者经过恩格尔法和马丁法的科学验证,在中国现阶段的社会经济水平下,低收入家庭的界定标准可以用各地区低保标准的 150% ~ 200% 来确定。从人口学角度考虑还应优先低收入家庭 60 岁以上的老年人、儿童和丧失劳动能力的残疾人。这些人群由于自身生理上的弱势,对医疗服务的需求大于一般人群。

(三)重大疾病医疗救助(medical financial assistance of serious diseases)**对象应把经济贫困和健康贫困有机结合起来**

在目前中国基本医疗保障制度和基本医疗救助水平较低的情况下,无论属于日常医疗救助对象还是非日常医疗救助对象,在患特重大疾病,可能发生灾害性医疗支出,将影响到病人医疗服务可及性和生活质量时,均应该对其进行重大疾病医疗救助。重大疾病医疗救助是适应中国国情的必要的医疗保障制度的补充形式。由于运用医疗需求定位法确定特重大疾病救助对象不仅要考虑人群的疾病特征,还要考虑对象的收入特征,因此需要大量的基线调查数据,操作起来成本较高,对地区的人口学信息系统有较高的要求。虽然医疗需求定位法实施难度较大,但从理论上讲应该是目标定位的最好方法。

(四)医疗救助对象动态性原则

根据贫困人口的贫困状况,每年或定期对贫困救助对象资格进行审核,把脱贫人口和低保边缘家庭及时取消或纳入救助对象,定期重新界定贫困人群,实现对救助对象的动态、科学管理。同时随着医疗救助资金的不断增加,可以逐步扩大医疗救助对象覆盖范围。

第四节 医疗救助内容

医疗救助内容不仅包括对救助对象医疗费用进行费用救助,而且还包括政府直接举办特定医疗机构,对特定人群提供免费或低价格的医疗服务。如中国部分城市建立"惠民医院",对救助对象在惠民医院或当地所指定的医院就诊或住院给予一定的优惠或减免,以低于服务成本的价格为贫困人群提供低费用的医疗服务。

在医疗救助运行过程中,基金筹集和费用救助是两大主要环节。医疗费用救助指医疗救助管理机构作为主要付费方,对贫困人群就医时所发生的医疗费用,根据既定的救助方案给予部分或全部的补助,以减小贫困人群的疾病经济负担,促进其卫生服务的可及性。医疗费用救助直接影响医疗救助过程中各方利益,因此需要对医疗救助内容、救助标准及救助方式等进行探讨。

一、确定医疗救助内容基本原则

(一)量入为出原则

即医疗救助水平要与当地社会经济发展水平和财政能力相适应,认真做好

笔记

医疗救助资金的测算和分析,以确保医疗救助平稳、持续进行。

(二)救助基本医疗服务包原则

满足救助对象最基本的医疗服务需求,基本医疗服务包确定应遵循三个原则。首先,应保证救助对象实现基本健康;其次,基本医疗服务应事实上已为社会绝大多数成员享有,少数社会成员仅因为贫困未能获得;第三,基本医疗服务应是政府有能力承诺提供的服务。

(三)救助有效性原则

有效保障救助对象享有基本医疗服务的权利。通过对贫弱人群的医疗救助,有效提高救助对象医疗服务利用的可及性,改善救助对象的健康状况。医疗救助是保障人群健康权与生存发展权的最后一道防线,是帮助救助对象摆脱贫困或者生活极度困难的重要手段,是社会基本医疗保险制度最有效的补充。应充分考虑救助人群的特殊性,救助标准应适宜,能够促进救助对象真正获得救助。

(四)动态调整原则

救助内容和标准应随着救助对象医疗服务需求、经济发展和基本医疗保险服务包的变化而进行相应调整。

二、国际典型国家医疗救助内容与标准

医疗救助是由国家负责筹资为主,对特定低收入人群提供帮助和支持的项目,是多层次医疗保障体系中的最后一道屏障。功能定位的不同决定了医疗救助内容和标准应不同于基本医疗保险,但必须和基本医疗保险有效衔接。

(一)典型国家医疗救助内容分析

1. 资助救助对象参保　单纯依靠医疗救助制度解决贫困人群因病致贫的问题是不可能的。医疗救助在医疗保障体系中起兜底作用,即救助对象在获得医疗救助之前必须还有其他渠道或制度为其分担费用,否则很难保证其获得充足和公平的救助。因此有限的医疗救助基金应首先资助居民参加其他形式的医疗保障制度,保障救助对象能够和其他居民一样享受到社会医疗保障制度的照顾,保障健康公平。

2. 医疗费用救助　为了提高救助对象对住院服务的可及性,医疗救助应针对居民医保报销后的个人自付费用进行救助。不仅救助住院服务,还应救助门诊服务。不救助门诊不利于鼓励贫困人群预防和早期治疗的行为,因而不利于政策目标的实现。救助对象经济承受能力低下,对于门诊服务特别是医疗费用水平较高的慢性病和门诊大病服务也难以承受,对于这些门诊能够解决的疾病诊疗过程,通过减轻救助对象的医疗费用负担,提高门诊服务可及性,可以防止或延缓疾病进展,在一定程度上控制病人住院费用,减轻病人负担、基本医疗保障基金和医疗救助基金负担,因此医疗救助服务包不应该仅限于住院救助,而且有必要覆盖基本的门诊服务。

(二)典型国家医疗救助标准分析

合理的救助水平是关系医疗救助效果和持续性的核心。由于救助资源的有

限性导致救助水平不能过高,但如果救助水平过低,则起不到提高贫困人群医疗服务可及性的目的。国际上医疗救助往往不设起付线和封顶线(ceiling),调节和控制救助水平往往通过救助比例或者固定的救助额度来实现。很多国家还开展了分类施救,即对不同类型的医疗救助对象给予不同的救助标准,支付能力越低下的医疗救助对象,救助标准越高。

一些国家或地区实行固定救助比例,即只要在救助范围内,就给予固定比例的救助额度;部分国家或地区实行分段分类不同救助比例,即根据救助对象个人自付医疗费用给予不同的救助比例,或者根据救助对象贫困程度给予不同的救助比例。这些国家或地区为了减少灾难性卫生支出,往往遵循居民自付费用段越高,救助比例越高的做法,以真正减轻高费用段病人的经济负担。作为基本医疗保障制度的有效补充,在确定救助比例时,这些国家地区往往在基本医疗保障制度共付比例基础上确定,保证救助对象最终能够承受自付医疗费用,能够对基本医疗卫生服务可及。

(三)典型国家医疗救助内容和标准介绍

1. 国家医疗保险体系国家　英国、加拿大等国家及地区特定的老年人、低收入者、残疾人、失业者等贫困人群,除了能享受一般人群的免费医疗服务外,还能免除一些需个人自付的处方费、牙医费、视力检查费、配镜及修理费、接受治疗的路费、部分麻醉和手术材料费等。

澳大利亚社会保障体系以社会救助制度为核心,医疗保障网覆盖全体国民,病人不需要通过财力审查即可享受医疗保障。病人在公立医院就诊免费,在私立医院就诊时个人只需负担门诊费用的15%和住院费的25%,而且个人实际负担的医疗费用超过一定的金额后,就可以享受免费待遇。

2. 社会保险体系国家　社会保险体系下的医疗救助主要是通过对贫困人口实行公共补贴,使得贫困人口能够纳入社会保险,与社会其他人群实现互助共济。这种模式较为普遍,发达国家中德国和法国是典型的代表,发展中国家则以智利和哥伦比亚为代表。

德国医疗救助实行政府资助参加社会医疗保险和在其就医时减免自付费用相结合的方式进行,并实行分类救助。德国医疗费用自付多少与个人的收入相关,政府要求疾病基金为需救助对象免除自付费用或设立自付费用的最高限额。法国特殊疾病病人医疗费用的共付资金能够减免。年税收入低于6600法郎(7775美元)的人不需支付参保费用,但需承担共付金额,但贫困人群的自付部分通常由政府财政预算补偿,自愿医疗保险也为低收入人群提供一定经济补偿。智利的贫困人群可以不必向医疗保险机构缴纳保险费,向贫困人群提供医疗服务的全部费用都由公共资金承担。

3. 商业医疗保险体系国家　美国政府担负老年人和贫困人群医疗服务的责任,目前美国政府有两大公共健康项目 Medicare 和 Medicaid。Medicare 是老年人健康保险项目。Medicaid 是贫困人群医疗救助项目,联邦政府规定 Medicaid 必须提供住院医疗服务、门诊服务、护理服务,向 21 岁以下人群提供的早期和定期扫描、诊断和治疗服务等。不同州还提供一些诊所服务、护理服务以及牙科保健等方面的服务。在费用补助方面美国政府对贫困者取消起付线和共付费用。

4. 储蓄医疗保险体系国家　为了对那些尽管有医疗储蓄仍不能支付医疗费用的人提供最后的帮助,新加坡先后推出了医疗基金、老年保护和老年残疾资助,救助的方式主要是通过资助其参保或对其难以自付的费用给予补助,政府对低收入者到特定医疗机构和特定等级病房就医予以补贴。

5. 其他国家　韩国通过颁布《医疗保护法》,规定对无劳动能力的贫困人群的医疗救助,从门诊到住院服务的全部医疗费用均由医疗保险基金支付;对有劳动能力的救助对象,医疗保护基金支付全部的门诊医药费用以及一部分住院费用,其余的住院费用可无息贷给;医疗救助对象须在指定的医疗机构就诊和住院。

菲律宾优先保障老年人、伤残人士、妇女和儿童的医疗需要,并确保向贫困人群提供免费的医疗卫生服务,包括免费的门诊医疗服务。由中央政府与地方政府共同为贫困人群支付参加医疗保险的费用以及医疗费用。

巴西实行全民免费医疗制度和私人健康保险制度。居民包括贫困人群到任何一家公立医疗机构就诊、体检或申请其他预防性服务均免费。医院的所有开支由政府承担,政府根据医院的工作量,按病种成本核定所需的运营费用,按期拨付。此外,政府还规定私立医疗机构每年必须向中低收入者提供一定数量的免费服务。

三、救助形式

(一) 医前救助、医中救助和医后救助

救助形式根据救助时间的不同分为医前救助、医中救助和医后救助。

1. 医前救助　医前救助指对救助对象在利用医疗服务之前便给予一定救助,以促进救助对象医疗服务利用,具体救助形式有资助参加医疗保险或其他保障制度、定期定额门诊医疗补助、发放住院周转资金等。相对其他类型,医前救助程序较为简单、易于操作、救助范围较广,有助于提高救助对象卫生服务需求和利用。

2. 医中救助　医中救助是指在救助对象疾病诊断和利用医疗服务过程中根据病人疾病负担予以一定额度或比例的救助,医疗机构根据救助方案要求予以一定额度的先期垫付,对救助对象实行当时减免,及时满足了贫困居民的救助需求。事后救助部门对医疗机构按实际服务项目或特定支付方式进行补偿。

3. 医后救助　医后救助是指救助对象必须在接受医疗服务时先支付全额医疗费,然后再向医疗救助管理机构寻求部分报销。相对医前救助和医中救助,医后救助通过严格的程序控制,有力保障了救助资金的合理使用,但医后救助的方式却又以贫困对象实际医疗消费的发生为前提,限制了真正贫困人群对医疗救助的利用。

4. 复合型救助　复合型救助是指医疗救助部门在救助对象整个医疗卫生服务全过程,从多个角度对救助对象予以资金支持和帮助。救助对象支付能力低

笔记

的问题存在于医疗服务的全过程,任何一项超出其支付能力的负担都将导致医疗行为的终止,这也决定了医疗救助应该全过程、多层次的发展趋势。

（二）分类救助

对一般救助对象和经济水平更为低下的特定救助对象实行不同救助标准。特定救助对象如果没有任何收入来源,可以全额救助。这种分类救助更能有效减轻经济负担,体现救助公平性。

（三）临时救助（temporary medical financial assistance）

由于受到救助水平限制,极个别费用极高的特例病人仍然会存在较大经济风险,可以通过临时救助提高医疗救助效率。WHO 指出当家庭自付医疗费用达到或超过家庭可支配收入的 40% ~ 60%（最低限为 40%）,可视为发生了灾难性卫生。临时救助可以在此界定标准基础上确定标准。

四、科学合理地制订医疗救助方案

为了保证医疗救助资金的正常运作,应该依据当地居民经济收入状况和对疾病风险的经济承受能力、医疗服务需求量、政府财政支付能力的调查,结合住院（及门诊）费用救助比例进行科学测算。

案例:如何以费用测算为基础,科学合理地制订医疗救助方案（以中国为例）

按照中国医疗救助内容,医疗救助资金应由以下几部分构成。

$$医疗救助资金 = 补助参合或参加城镇居民医疗保险费 + 门诊救助费$$
$$（含慢性病救助费）+ 住院医疗救助费（含风险储备金）+$$
$$重大疾病医疗救助费 + 临时救助费$$

1. 补助参合或参加城镇居民医疗保险费

$$参合费 = 目标人口数 \times 人均参合费$$

2. 门诊医疗救助费

$$门诊医疗救助费 = 目标人口 \times 年门诊就诊次数 \times 次均门诊费用 \times 救助$$
$$比 1 + 目标人口 \times 慢性病患病率 \times 慢性病年门诊就诊$$
$$次数 \times 次均门诊费用 \times 救助比 2$$

所以门诊医疗救助费测算必须有以下数据:

(1) 目标人口:当地规定的医疗救助对象数目,抽样或普查获得数据。

(2) 年门诊就诊次数和慢性病就诊次数。

(3) 次均费用:医疗救助对象用每次就诊平均费用。

(4) 救助比:拟对门诊或慢性病费用救助的比例。

如果门诊救助或慢性病救助实行定额补助或限额补助,因此在实行定额补助时公式变为:门诊医疗救助费 = 目标人口 × 人均门诊补助定额 + 目标人口 × 慢性病患病率 × 人均慢性病门诊补助定额。

如果实行限额补助,则考虑有多少比例对象会超过限额,则门诊医疗救助费 = 目标人口 × 人均补助限额 1 × 比例 1 + 目标人口 × 年门诊就诊次数 × 限额下人群次均门诊费用 × 比例 1 + 目标人口 × 人均补助限额 2 × 比例 2 + 目标人口 × 慢性病患病率 × 慢性病年门诊就诊次数 × 限额下慢性病次均门诊费用 × 比例 2。

考虑到保险因子和增长系数,可以分别在公式中加以考虑,根据可用的门诊救助费带入公式,可以计算得到门诊救助比。

3. 住院医疗救助费

(1)住院医疗救助费测算的基本要素:住院医疗救助费测算的基本要素包括:医疗救助的目标人口数、目标人口在不同机构的住院率、不同机构住院费用水平、保险因子、增长系数、救助比等。

(2)测算的基本步骤

1)开展基线调查,了解救助对象服务利用率和费用水平:采用入户调查的方式对居民的健康状况、患病情况、就诊情况、住院情况及意愿进行调查;通过对医疗服务机构住院病例的抽样调查,了解费用水平。在没有开展基线调查的地区,也可以借鉴其他地区的调查结果。

2)测算服务利用率:根据入户调查的资料测算救助对象住院服务利用率

$$年住院率 = 年住院人次数/调查人口数 \times 100\%$$

3)测算费用水平:采用机构病例调查获取不同机构次均住院费用(或床日费用)的数据,次均住院费用是指在不同卫生机构住院时平均每次医药费,即调查病例医药费用总额/调查的住院人次

4)预期住院费用救助比:住院费用救助比即为救助机构对救助对象发生在救助范围内的住院费用的救助比例。

5)估计保险因子:当医疗服务由零补偿变为有补偿,由低补偿变为高补偿时,"补偿"这一因素会对医疗服务的供需双方的提供或接受医疗服务的行为带来影响,导致医疗费用增加,保险因子则用来测量该增加幅度。美国兰德公司的研究,对于住院服务而言,若补偿比由 0% 增加到 10% 或 80% 时,保险因子在 1.01 ~ 1.93 之间,许多学者选择 1.2 ~ 1.4 的保险因子用于住院医疗救助费的测算,因医疗救助对象的医疗需求受经济因素制约更加严重,故应选择 1.4。

6)估计增加系数:增加系数主要用来反映医药价格的上涨、人们对卫生服务需求的自然增长,以及由于医疗卫生服务技术条件的改善所引起的服务费用的增加,在此我们建议用过去两年的次均住院费用之比或平均床日费用之比作为增加系数。贫困地区医药费的增加系数在 1.30 ~ 1.35 之间。

7)测算救助费:根据保险原理,医疗救助作为社会保障的一部分,应该体现公平原则。对不同费用水平采用"分段补偿比",一般分为 2 ~ 3 段,费用越高,救助比越高。可与新农合或城镇居民医疗保险同步"分段"。见表 15-2。

用于测算医疗救助费用的住院救助比,应是各个费用段的平均住院救助比。

$$住院救助比 = \sum(1 - 新农合或城镇居民医疗保险某费用段住院补偿比) \times$$
$$医疗救助某费用段住院救助比 \times 某费用段构成比$$

$$某费用段构成比 = 调查人群中住院费用进入某数值范围的人次数/调查人群全部住院人次数$$

测算公式:次均救助费 = 次均费用 × 增加系数 × 保险因子 × 救助比

人均救助费用 = 次均救助费用 × 住院率

笔记

$$总救助费＝人均救助费×救助对象总数$$

表15-2 医疗救助费用测算表

项目	次均费用(1)	保险因子(2)	增加系数(3)	救助比例(4)	次均救助费(5)=(1)×(2)×(3)×(4)	住院率(6)	人均救助费(7)=(5)×(6)

8）风险储备金测算：任何社会保障性质的基金,必须具备一定的抗风险能力,遇有突发事件,使总基金发生透支时,仍能保障正常运转。这个抗风险能力来自风险储备金。风险储备金一般为总额的4~10%。医疗救助的群体较小,风险储备金定为住院医疗救助费的10%,风险储备系数可适当高取为1.1。

$$风险储备费＝10\%住院医疗救助费$$
$$住院医疗救助金＝住院医疗救助费×1.10$$

4. 重大疾病医疗救助费和临时救助费可以参照住院救助费和门诊救助费测算方法进行估算。

第五节 社会慈善与医疗保障

慈善是社会保障制度的组成部分,被称为社会"第三次分配"。实践证明,妥善解决各种社会救助的矛盾和问题,不仅要依靠各级政府发挥公共服务职能,还必须大力发展慈善事业。

一、社会慈善事业在医疗保障中的地位和作用

社会慈善(social charity)是建立在社会捐献基础之上的民营社会性救助事业,它以社会成员的善爱之心为道德基础,以贫富差别的存在为社会基础,以社会捐献为经济基础,以民营机构为组织基础,以捐献者的意愿为实施基础,以社会成员的普遍参与为发展基础。慈善事业作为一种补充保障形式,是社会保障体系的重要组成部分,在其中发挥着重要的作用。

（一）弥补社会保障制度覆盖面不足,促进社会公平

社会保障的四大主体为社会保险、社会救助、社会福利、社会优抚。慈善事业兼具社会救助和社会福利的功能,是社会保障的重要组成部分。

在部分国家,受到政府财政能力的限制,可能只能照顾部分人的利益,而一小部分人的需要则得不到满足。帮助这些特殊群体,缓解和解决各种社会问题,仅靠现有的制度安排和政府力量不一定能够解决所有问题,慈善事业可以弥补该不足,其援助对象的受益范围较小,一般仅包括社会弱者与不幸者,可以针对性的帮助这些弱势群体。

（二）完善医疗保障制度体系

慈善事业是民间社会团体所组织的社会行动,是志愿性的公益性事业。社

笔记

会保障(第二次分配)和慈善事业(第三次分配)作为收入分配的手段,都是对社会资源的一种合理、有效的配置。

目前,中国医疗保障体系面临双重压力,一方面要扩大医疗保障覆盖面,提高保障水平,另一方面又面临筹资压力。在社会各阶层间收入差距较大的情况下,医疗救助负担很重,慈善事业正好解决这一问题,一方面使更多的人得到最低限度的医疗需要,另一方面实现阶层之间良性互助,拓展中国医疗保障体系的空间范围。

(三) 整体上提高资源利用效率

慈善事业通过慈善组织将民间的人力、物力、财力等资源聚集起来,重新组合分配到最需要的地方,用来救弱济贫,通过社会福利资源重新分配实现了资源的高效利用,从而在整体上提高了医疗保障体系的效率。另一方面,慈善组织独立于政府系统之外,摆脱了官僚体系的束缚,运作效率有提高的空间。慈善机构内部管理体制的健全也为慈善资源的有效分配创造了条件。

二、国际慈善事业参与医疗保障情况

各国政府积极鼓励非政府慈善组织参与贫困人口医疗保障。如德国医生的传教士医院、华裔青年联谊会以及马尼拉唐人街慈善基金等,他们或是向贫困人口直接提供免费医疗,或是筹措资金为贫困人口购买必要的药品,在一定程度上减缓政府贫困医疗救助的财政压力。

(一) 基金的来源和募集渠道较为畅通

美国等国家通过高额的遗产税引导富人通过设立基金会开展慈善活动,英国政府规定个人和公司给慈善机构的捐款可以免交所得税,仅此一项鼓励措施让慈善事业增收 15 亿英镑。美国 70% 以上的家庭曾对慈善事业捐赠,平均每年每个家庭捐赠 900 美元,占家庭总收入的 2.2%。

(二) 慈善事业参与医疗保障的形式多样

慈善机构既可以自己举办慈善医疗机构,对贫困人群提供免费或低价格的医疗服务,也可以对贫困人群的医疗费用进行补助。由于美国社会慈善事业的发达,医疗慈善的服务内容广泛的涉及四个方面,分别是常规的医疗康复救助服务、疾病心理健康干预及服务、特殊病种治疗及药品服务、疾病研究等,这些救治内容已经超越了单纯的疾病救治,其中医疗看护和康复救助体现出慈善组织的人性关怀和温情,充分体现了慈善组织医疗救助内容多样性特点。

三、医疗救助与社会慈善的共性和差异

医疗救助具有较强的约束力,受法律保护,救助对象的权益受到侵犯,可寻求法律帮助。而社会慈善则约束力较低,救助对象的确定和救助金发放比较灵活,具有较大的弹性;医疗救助由于其救助资金来源于财政收入,属于社会财富的第二次分配,具有稳定性,而社会慈善的救助金来源主要依靠社会捐助,属于社会财富的第三次分配,是志愿行为,不稳定;医疗救助以面为

笔记

主,以弱势群体的经济收入为救助标准,管理模式是层级制,而社会慈善救助则多以项目为主,它更关注效率、减少中间环节,实行直接救助,更具有灵活性、机动性和多元化;医疗救助的实施主体主要是政府与相关的辅助机构,而社会慈善的实施主体是慈善公益组织,社会团体和社区居民,慈善组织的工作人员基本上都是志愿者,其非官方的色彩容易得到社会认同和弱势群体的情感共鸣;扶贫济困、宣传普及和提高全民慈善理念,是慈善事业的目标,而消灭贫困、提供医疗救助是政府义不容辞的责任所在,这是任何慈善组织和慈善事业所不能替代的。

医疗救助和社会慈善的共性和差异使得两者具有了衔接的可能性和可行性。多方面的共性使两者具备在方向上的一致性和宏观层面上的对等性,而两者差异的存在则使它们具有了微观层次上的互补性,如在救助对象上,医疗救助关注绝对贫困人群,而社会慈善更关注相对贫困人群;在资金筹集上,医疗救助的统一集中与社会慈善的分散灵活互补;在救助内容上,医疗救助救济用途相对单一,主要用于医疗服务,而社会慈善可提供康复、心理援助等多样性服务,具有解决突发事件、个例事件以及医疗救助制度外异常情况的功能补充作用;在救助标准上,医疗救助实现保障最低医疗需求,而社会慈善提供的救助标准更灵活。

四、中国慈善事业参与医疗保障现状

(一)政府主导医疗救助,慈善组织参与

吉林省通过民政等政府部门联合红十字会、省慈善总会开展困难家庭白血病患儿专项救助。通过医疗救助资金、三级慈善会、三级红十字会共同筹资,联合医疗机构专家共同组成评审会,确定救助对象和救助标准。此外,各级慈善会还相继开展"生命之光"、"微笑列车"、"关爱生命"等救助项目,帮助解决特重大疾病病人实际困难。

(二)慈善组织在政府医疗救助基础上后续跟进,主导慈善医疗救助

重庆市慈善总会和区县慈善会设立医疗救助专项基金,每年从慈善募集资金中安排一定数额,对于医疗救助对象当年经政府医疗救助后,再援助一定资金即可治愈的,慈善医疗向其提供一次性援助。对于不符合政府医疗救助标准无法享受政府医疗救助的边缘群体,由慈善会对这些相对贫困人口提供医疗救助。

黑龙江哈尔滨市市、区慈善总会(分会)按照6:4的比例设立慈善医疗援助专项资金,对患严重传染性肝炎、先天性心脏病等重大疾病,经医疗救助后,再给予一次性援助,最高可达5000元。

这两种情况都能拓展医疗救助筹资渠道,弥补医疗救助资金的不足,但由慈善机构主导的医疗救助容易出现随意性强,可持续性差等不足,而第一种政府主导,慈善组织参与形式下,救助对象和救助标准明确,是政府医疗救助的有效补充。

笔记

知识链接

2012年10月24日受国务院委托,民政部部长李立国向全国人大常委会作《关于社会救助工作情况的报告》时通报,中国将推动建立重特大疾病医疗救助制度,制定针对艾滋病机会性感染者、重性精神病患者等特殊人群的医疗救助政策。全国人大已经将《社会救助法》列入立法工作计划。

本章小结

本章主要介绍了医疗救助相关理论,结合实践分析了医疗救助实施各环节。

1. 医疗救助概念:指政府通过提供财务、政策和技术上的支持,对贫困人群或妇女儿童、老年人、残疾人等脆弱人群中因病而无经济能力进行治疗的人群,或者因支付数额庞大的医疗费用而陷入困境的人群,实施专项帮助和经济支持,使他们获得必要的卫生服务,以维持其基本生存能力,改善目标人群健康状况的一种医疗保障制度。

2. 医疗救助筹资渠道:政府筹资,彩票公益金,社会各界捐助金。

3. 国际上采取贫困线外推法和医疗需求定位法确定医疗救助对象。确定适宜的常规对象,适度纳入低保边缘人群,把经济贫困和健康贫困有机结合起来,救助对象动态性原则。

4. 确定医疗救助内容基本原则:量入为出、救助基本医疗服务包、救助有效性、动态调整。医疗救助内容包括举办医疗机构实现费用减免、资助救助对象参保、医疗费用救助。

5. 合理的救助水平可以通过设定合理的救助比例来实现。救助形式根据救助时间分为医前救助、医中救助和医后救助。可以通过分类救助和临时救助提高医疗救助效率。

6. 慈善组织参与医疗保障方式:政府主导,慈善组织参与;慈善组织主导慈善医疗救助。

关键术语

医疗救助 medical financial assistance

医疗救助筹资 The financing of medical financial assistance

医疗救助对象 medical financial assistance object

重大疾病医疗救助 medical financial assistance of serious diseases

临时救助 temporary medical financial assistance

社会慈善 social charity

笔记

讨论题

讨论如何设计医疗救助模式，以适合中国国情、适合中国基本医疗保障制度？

思考题

1. 医疗救助对象为什么不仅需要考虑经济因素，还要考虑健康因素？
2. 医疗救助方案设计时应考虑哪些因素？如何确定适宜的救助标准？
3. 医疗救助多渠道筹资渠道有哪些？

（项莉，华中科技大学医药卫生管理学院）

笔记

第十六章

补充医疗保险

学习目标

通过本章的学习,你应该能够:

掌握:补充医疗保险的概念;补充医疗保险的种类。

熟悉:补充医疗保险的原则;补充医疗保险与其他医疗保险的区别。

了解:中国补充医疗保险的发展状况;了解补充医疗保险的商业化运作。

补充医疗保险(supplementary medical insurance)是相对于一个国家的基本医疗保险(the basic medical insurance)而言的一个概念。基本医疗保险满足参保人的基本医疗需求,超出基本医疗保险范围(scope of the basic medical insurance)的医疗需求,还需要采取其他形式的医疗保险予以补充。因此,在基本医疗保险的基础上发展多种形式的补充医疗保险,既是满足不同收入人群的不同医疗需求的要求,也是建设与完善多层次医疗保障体系的实际需要和重要内容。

章前案例

某市补充医疗保险的实施方案如下:意外伤害部分的保额为 10 万元,被保险人死亡或伤残等级为规定的一级伤残时 10 万元全额支付,二至七级按照伤残表的规定百分比支付。住院费用保险保额为 3000 元,门急诊保险保额为 1300 元,住院起付线 1300 元,门诊起付线 2000 元,被保险人在发生门诊和住院医疗费用时有 100 元的免赔额,剩余部分按照 90% 比例报销。下面举出几个实际例子:

1. 门诊费用未达到社保起付线 2000 元的案例

王先生在社保定点医院门诊共花费 1900 元,按照补充医疗保险合同约定,保险公司将支付(1900 − 100)× 90% = 1620 元,个人承担部分为 280 元,假如王先生未参加补充医疗保险,则 1900 元是完全由个人来承担的。

2. 门诊费用超出社保起付线 2000 元的案例

王先生在社保定点医院门诊共花费 3900 元,保险公司支付费用为两方面,第一是补充医疗保险支付的,由社会保险规定的 2000 元起付线内的支付(2000 − 100)× 90% = 1710 元,按照社会保险规定超过 2000 元的部分报销比例为 50%，社保支付 $(3900-1900)\times50\%=950$ 元，余下 950 元由补充医疗保险公司按照 90% 的比例支付即 $950\times90\%=855$ 元，在这次费用为 3900 元的医疗中保险公司共向王先生报销了 2565 元，社保支付了 950 元，王先生个人承担 385 元，如果王先生未参加补充医疗保险个人承担费用为 2950 元。

3. 住院费用未达到社保起付线 1300 元的案例

王先生在社保定点医院住院共花费 1200 元，按照补充医疗保险合同约定，保险公司将支付 $(1200-100)\times90\%=990$ 元，个人承担费用为 210 元，假如王先生未参加补充医疗保险 1200 元是完全由个人来承担的。

4. 住院费用超过 1300 元的案例

王先生在二级社保定点医院住院共花费 15 000 元（该市住院报销比例为 87%），社保报销为 $(15\,000-1300)\times87\%=11\,919$ 元，个人承担部分为 3081 元，王先生的保额为 3000 元，那么王先生的报销比例为 $(3000-100)\times90\%=2610$ 元，王先生在这里住院中只需承担 $3000-2610+81=471$ 元，假如王先生未参加补充医疗保险则个人承担费用为 3081 元。

第一节 概　　述

一、补充医疗保险的概念和特征

（一）补充医疗保险的概念

补充医疗保险的概念有广义和狭义之分，广义的补充医疗保险，其"补充"是相对于"基本"而言，是指在国家和社会建立的基本医疗保险制度以外，对某一部分社会成员起补充作用的各种医疗保险措施的综合。它包括：个人在参加基本医疗保险之后，再交费投保其他性质的医疗保险；企业或行业在参加基本医疗保险之外又为本部门员工建立的其他形式的医疗保险；儿童、流动人口等未被基本医疗保险涵盖的特殊群体所实行的医疗保险形式等多种形式。

狭义的补充医疗保险指特定人群根据自己的经济收入水平和疾病的严重程度，自愿参加的一种辅助医疗保险，是对社会医疗保险的一个有益的补充。实质上是一种用人单位的优惠照顾性政策，它为部门员工谋取基本医疗保险之外的各种医疗条件和医疗待遇，其资金主要来源于职工福利基金或税后利润。

（二）补充医疗保险的特征

1. 自愿性　这是区别于基本医疗保险的重要特征，根据参保人与保险机构双方按自愿原则签订保险合同而产生保险关系。自愿保险形式具有三方面的特点：①参保与否，完全根据参保人的意愿来决定，而不是按照法律和条例强行规定和强制执行；②保险责任有明确的限期，是按照合同规定产生，如果合同规定期已满，参保人未办理续保手续，保险责任宣告终止；③参保人可以自动退保，保险机构按照规定退还部分保险费。但是，这种自愿性也是相对的。

笔记

2. 补充性　这是补充医疗保险的最基本的特征。在整个医疗保险体系中，基本医疗保险永远是主体，补充医疗保险是重要的组成部分，且随基本医疗保险的变化而改变。对基本医疗保险而言，补充医疗保险是分流风险的渠道；对部门而言，是鼓励员工、提高效率的激励措施。现行的补充医疗保险只能对现有的基本医疗保险起到补充的作用，绝不能替代基本医疗保险。

3. 客观性　补充医疗保险要根据当地的经济发展水平、居民的收入分配特点、人口的年龄结构特点、疾病谱、居民对医疗保险的需求层次、基本医疗保险的开展情况等来综合制订实施方案，特别是要与当地的基本医疗保险制度衔接好。基本医疗保险制度的建立和完善是发展补充医疗保障体系的前提，补充医疗保险的发展不能脱离当地的实际情况。

4. 针对性　补充医疗保险的发展要针对基本医疗保险的空白点、难点，例如：针对重症慢性病人的门诊费用过多，实施重症慢性病的门诊医疗补助；针对超过封顶线的高额医疗费用的病人，建立大病医疗补助；对于政府工作人员可以实行公务员医疗补助，经营单位则可实行企业补充医疗保险等，其保险对象与保险险种都有很强的针对性。

5. 动态性　随着经济水平的提高，人们生活质量的改善，基本医疗保险制度中"基本医疗"的界定会发生改变，与其相衔接的补充医疗保险制度的范围和内容也要随之发生改变。这样才能更好地为参保人和参保单位提供多层次的医疗保障。

6. 多样性　参保者对补充医疗保险作用期望的多样性，决定了需要多样化的补充医疗保险来实现其补充功能。尤其在医疗保障体系的发展阶段，为满足不同层次的医疗消费需求，需要建立功能不同、相互衔接的多层次医疗保险体系，鼓励多种模式的补充医疗保险并存，而不要急于肯定或否定某一种模式。

二、补充医疗保险的意义

（一）补充医疗保险的意义

1. 补充医疗保险是基本医疗保险的重要补充　在基本医疗保险制度实施的初期，由于筹资水平、覆盖人群以及医疗服务支付范围的限制等原因，医疗保险制度只能覆盖部分人群的基本医疗服务。因此，针对不同参保人群和参保单位，根据不同承受能力和不同层次医疗消费需求，实施补充医疗保险成为基本医疗保险的一种有效辅助措施。因此，在建立基本医疗保险制度的过程中需要同步发展补充医疗保险，这是基本医疗保险制度平稳实施的重要配套措施。

2. 补充医疗保险是政府发挥财政政策调节收入分配功能的一个有效措施　任何一种社会保险资金的投入，都意味着社会资金的转移和分配方向的改变。对个人而言，保险的投入意味着个人收入支配量和个人名义财富使用方向的变化。这都将最终影响到收入的差距与公平、消费需求与经济增长。因此，政府可以借助市场经济条件下利益机制的作用，利用财政税收政策，影响补充医疗保险的规模和基金营运。运用税收减免手段，鼓励单位和个人增加补充医疗保险的投入，减少个人可支配收入和社会群体间的收入差距，增加社会共济和公平。同时又可以减少直接的一般商品的消费需求,增加能够促进全民保障和社会稳定的社会服务类消费需求,从而起到调节社会消费结构和产品结构的作用。

3. 补充医疗保险是满足更大范围不同人群的需要　各国经济的发展都形成了多种经济成分、多种劳动用工制度并存的格局,劳动者所享受的待遇也相差甚大。这些劳动者当中有的享受多种医疗保险,而有的劳动者没有任何形式的医疗保险。由于他们的经济水平不同,对医疗需求的层次、认识和要求也不一样。只根据不同情况,因地制宜,建立具体的医疗保险制度,切实保障劳动者的需求,满足不同人群的需要,从而促进经济更好的发展。

(二)补充医疗保险的重要性

补充医疗保险的产生和发展,源于特殊的需要和满足这一需要所赖以实现的承受能力及保险方式。补充医疗保险是基本医疗保险的必要补充,体现了医疗保障水平的差异性、权利与义务在更大程度上的统一性和保障方式的多样性,由此也决定了不同补充医疗保险方式的相对独立性。对于整个医疗保障体系建设而言,补充医疗保险是医疗保障体系的重要组成部分。

1. 减轻国家或政府社会责任　在社会保障对象人数不断扩大的情况下,国家或政府承担的社会保障责任必然日益加重,社会保障支出所具有的刚性增长的客观规律,会导致政府财政危机。这已经被工业化国家尤其是西方福利国家的实践所证实。建立补充医疗保险制度,可以逐步实现国家或政府的医疗保障责任部分向社会转移,从而减轻政府的压力。

2. 减轻个人医疗负担　基本医疗保险的主要作用是通过互助共济保障员工基本权益,维护社会的稳定。而补充医疗保险很好地解决了少数参保人自付费用负担过重的问题,保障了各国医疗保险改革的顺利进行。

3. 有利于增强企业凝聚力　企业能够参加补充医疗保险,取决于用人单位的经济状况。根据自身情况购买补充医疗保险,可以进一步提升员工医疗保障水平,改善福利待遇。这种内在的机制,能够调动和激励员工的劳动积极性和创造性,增进职工对单位和企业凝聚力和向心力。

4. 有利于鼓励健康储蓄　市场竞争的必然结果是优胜劣汰,建立补充医疗保险,使企业在其效益佳时,注重健康投资,个人也积极进行健康储蓄,做到防患于未然。同时也有利于控制消费基金的膨胀,使部分消费基金推迟消费,转化为医疗基金作为健康投资积累下来。

5. 有利于调整医患关系　基本医疗保险本身带有一定的福利性,缺乏直接的投保人利益约束。但补充医疗保险,不仅具有直接的投保人利益约束,更具有内在的机构利益约束,因而更有利于控制不良医疗消费和不合理的医疗费用支出。

三、补充医疗保险与其他医疗保险的关系

补充医疗保险介于基本医疗保险和其他医疗保险之间,是针对医疗保险制度所存在的问题而建立起来的一种医疗保险的补充形式。因此,它与基本医疗保险既有区别又有联系。

笔记

（一）补充医疗保险与基本医疗保险的区别

补充医疗保险与基本医疗保险不同。基本医疗保险具有政府承办、普遍保障、公平、政府承担最终责任等特征，且只能满足参保人的基本医疗需求。而补充医疗保险不是通过国家立法强制实施的，而是由用人单位和个人自愿参加的，依据需要设立、根据权益享受相应待遇、依法独立承办、自负经营风险。显然，补充医疗保险是基本医疗保险的一种补充形式，也是建立多层次医疗保障的重要组成部分之一。

1. 性质不同　基本医疗保险是国家根据法律规定，为保护和增进人民身体健康，通过国家或地方立法强制执行的，它不取决于参保人的意愿。补充医疗保险则是社会保险部门或保险公司运用经济杠杆补偿手段经营的，是社会经济生活的一个方面，属自愿参加，双方通过签订保险合同来实现。

2. 作用不同　基本医疗保险是为了保障基本医疗需求，在医疗保险面前人人平等，用来调节收入差别和社会关系，维护社会公平。补充医疗保险则是在保障基本医疗需求的同时，根据经济收入情况，来满足劳动者较高层次的医疗需求或者其他方面的特殊医疗需求，"多交保险费多受益"，体现效率原则。

3. 关系不同　基本医疗保险的权利与义务对等关系建立在劳动关系上，只要劳动者履行了为社会劳动的义务，就能获得享受基本医疗需求的权利。在某种程度上，他们所缴纳的医疗保险费与享受的医疗保险服务并不成正比例关系，即医疗保险的权利与义务关系并不对等。补充医疗保险的权利与义务则建立在合同关系上，只要有经济承受能力，自愿签订补充医疗保险合同，并按合同规定缴纳保险费，就能获得相应的权利。享受补充医疗保险待遇的多少取决于所缴保费的多少，即社会保险部门或保险公司与参保人之间的权利与义务关系是一种等价交换的对等关系。其表现是多投多保，少投少保，不投不保。

4. 待遇水平不同　基本医疗保险从保障基本医疗需求和社会安定出发，所缴纳的保险费与劳动者享有的医疗保险待遇，要随国家财政状况或用人单位的经济承受能力、物价上涨幅度、社会生产力水平的变化而有所变化，并作相应的调整。补充医疗保险给付水平的确定，一般只考虑参保人缴费的多少，而不考虑其他因素。

5. 立法范畴不同　基本医疗保险属于国家立法范畴，反映国家、用人单位和劳动者三者之间的利益关系，受法律的保护，也是国家对劳动者应尽的义务。补充医疗保险双方当事人享受的权利和义务以合同为依据，保险契约的签订以平等、自愿、互利、等价为前提，其权利义务关系由民事法律调整。

（二）补充医疗保险与基本医疗保险的联系

补充医疗保险是在基本医疗保险的基础上发展起来的，是对基本医疗保险的补充和完善，二者有许多相同之处。

1. 保险目标相同　都是旨在保护参保人群的健康，促进社会的稳定和发展，解除参保者的后顾之忧。

2. 保障原理相同　都是运用大数法则原理来分散疾病风险所造成的经济损失。

笔记

3. 筹资原则相同　都采用单位和参保人共同缴费的原则。

四、补充医疗保险费的筹集和保障范围

（一）补充医疗保险费用的筹集

补充医疗保险在基金的筹资方面采用多方筹资的原则,由用人单位和参保人共同缴纳。随着经济的发展,个人收入的增加,缴费额度随之做相应的调整。在资金的使用上,为了保持资金的平衡,采用"以收定支,收支平衡,略有节余"的原则,以保证补充医疗保险的正常运行。

补充医疗保险费是按固定金额收缴或是以个人工资总额的一定比例收缴,包括个人购买的保险。缴费办法与补充医疗保险的承办主体密切相关。补充医疗保险的缴费比例较低。为了简化操作和降低补充医疗保险因覆盖面小而带来的风险,比较理想的缴费办法是补充医疗保险与基本医疗保险同时收费。针对补充医疗保险筹资范围目前没有统一的规定,各地经济发展情况以及医疗保险费用的实际支出具体确定补充医疗保险的筹资水平和补偿范围。

补充医疗保险是随着基本医疗保险改革而出现的新事物。它不同于基本医疗保险制度,可以通过筹资可能性与基本保障范围之间的权衡来实现既定的政策目标;而市场导向型的补充医疗保险,主要取决于参保意愿及其支付能力。所以,加强对于补充医疗保险研究,对多层次医疗保险体系发展的循环决策极具参考价值。

（二）补充医疗保险的保障范围

1. 按人群分类的保障范围　补充医疗保险的参保对象主要包括两大类:一类是单位工作人员,这些人员在享受基本医疗保险的基础上,参加补充医疗保险,即在更高层次上满足其自身的医疗保障需求;另一类是针对没有被纳入基本医疗保险实施范围的人群,制定医疗保险政策,即在更大范围内满足不同人群的医疗保障需求。

参加补充医疗保险遵从自愿原则,但要具备两个条件:一是以集体为主体参加补充医疗保险,这样可以保证最需要补充医疗保险的老年(退休)人员享受补充医疗保险待遇,解决老年人的困难;二是要按顺序参加,即按照实施基本医疗保险的要求,如果参加个人账户补充保险,必须先参加基本医疗保险,其次参加大病医疗保险,最后参加其他形式的补充医疗保险。

补充医疗保险参保对象的前提条件是已参加基本医疗保险,即参加了基本医疗保险的人员都有资格成为补充医疗保险的参保对象。然而,最终能否成为补充医疗保险的参保对象,还受到诸多因素的影响。第一,部门的经济状况,只有经营状况较好或经济效益较高的单位,才有经济承受能力;第二,人群的客观需要,有些城市尤其是较发达城市,流动劳动力较多,其年龄绝大多数在 20～35 岁之间,发病率较低,基本医疗保险基本可以满足医疗需求,所以参加补充医疗保险的可能性较小;第三,管理者的主观愿望。部门管理者的认识水平不同,参加基本医疗保险相当困难,再加上补充医疗保险参保属于自愿性质,所以难以参加补充医疗保险。

笔记

2. 按保障水平分类的保障范围　补充医疗保险是基本医疗保险的延伸和补充。根据目前的社会经济状况,补充医疗保险的保障范围不宜定得太宽,应采取"分步实施"的办法:首先将补充医疗保险的保障范围定位于解决超"封顶线"以上的基本检查、治疗、用药和服务等费用;其次再考虑其他特殊病种的医疗服务费用。政府对企业补充医疗保险可以提出指导性意见。补充医疗保险不能脱离基本医疗保险制度而存在。

目前就中国的基本医疗保险制度分析来看,补充医疗保险的保障范围包括:

(1)对于门诊补充医疗保险,主要针对超出个人账户自己支付额度的部分,包括门诊特殊疾病的"门槛费"以上的医疗费用。

资料展示

江苏省无锡市实施补充医疗保险费用规定是:对于糖尿病、高血压(Ⅱ、Ⅲ期)、慢性肝炎(甲肝除外)、恶性肿瘤、冠心病、帕金森氏病等六类慢性病人的门诊医疗费用,在个人医疗账户用完并自付补充医疗保险"门槛费"后,超出部分由补充医疗保险基金支付70%,最高支付限额为2500元;70岁以上退休人员的自付标准为600元,超出部分由补充医疗保险基金支付80%,最高支付限额为3000元;享受省级以上劳动模范待遇人员和享受国务院政府特殊津贴人员参照70岁以上退休人员待遇执行。

(2)对于住院补充医疗保险,主要包括统筹"起付线"以上至"封顶线"以下的医疗费用;超基本诊疗项目"封顶线"以上至一定数额以下的诊治费用等。

资料展示

江苏省镇江市政府规定,每个参保职工和退休职工,每人每年由个人交纳30元作为大额医疗费用的统筹基金。医疗费用超过最高支付限额3万元以上、10万元以下的部分,个人不再支付,由参保单位支付20%,统筹基金支付80%;10万元以上部分,个人支付10%,参保单位支付90%。

值得指出的是,补充保险不支付自费部分,包括超药品目录、超诊疗项目目录以及超医疗服务设施项目目录的服务费用。同时也不能支付起付线以下的费用,否则会影响现有的基本医疗保险制度,这是建立补充医疗保险的一个重要原则。

知识拓展

2009年8月19日,云南省卫生厅召开了由昆明市、楚雄州、宜良县、个旧市卫生局和中国人民保险健康云南分公司参加的座谈会,初步确定楚雄州、宜良县、个旧市分别按照州级统筹和县级统筹模式进行新农合大病补充医疗保险试点,委托云南人民保险健康公司具体经办。

笔记

统计数据显示,2010 年楚雄州新农合大病补充保险的参保率达到 50.11%,2011 年达到 68.32%,2012 年达到了近 80%。从 2010 年到 2012 年 2 月底,楚雄人保健康赔付案件总数超过 2 万起,赔付金额超过 4000 万元。

截至 2011 年年底,云南人民保险健康公司在 4 个州(市、县)承办了新农合大病补充医疗保险业务,服务参保群众达 280 万人,处理赔案 2.3 万余件,支付赔款 4800 万余元,为 2 万多个农民家庭解决了因病致贫的问题。

第二节　补充医疗保险的种类

由于各国、各地与各单位之间社会经济差异大,加之补充医疗保险处于发展阶段。因此,实施的补充医疗保险种类繁多,形式多样。从不同的角度,补充医疗保险有不同的分类标准。一般可从以下几个方面进行划分:

1. 按服务管理　分为住院补充医疗保险、门诊补充医疗保险、门诊特殊疾病补充医疗保险。

2. 按经营目的　分为营利性和非营利性补充医疗保险。一般而言,社会医疗保险经办机构举办的大额医疗费用补助属于非营利性的补充医疗保险;而商业保险公司举办的不同病种的医疗保险属于营利性的补充医疗保险。

3. 按保障范围　分为对超封顶线以上费用进行补充的保险、对封顶线以下的门诊特种疾病费用补充的保险和综合性的补充医疗保险等类别。例如,大额医疗保险补助就是对封顶线以上的医疗费用实施的一种补充保险。

4. 按参保范围　可分为公务员医疗补助、企业补充医疗保险等。这是目前补充医疗保险的主要类型。各个统筹地区在实施基本医疗保险的同时,基本上都对公务员制定了特殊的医疗补助方法。

5. 按照不同承办机构　可分为社会医疗保险机构(medical insurance institutions)单独承办、社会医疗保险机构和商业保险公司联合承办、企业和单位承办,以及商业保险公司单独承办的补充医疗保险。以下主要介绍按不同承办机构分类的补充医疗保险。

一、社会医疗保险机构单独承办的补充医疗保险

(一) 大额医疗费用补助(large medical allowance)

大额医疗费用补助是指基本医疗保险参保人员在一年中使用基本医疗保险统筹基金,超过最高支付限额至一定数额以下的医疗费用,通过统一筹资、调剂、支付和管理所实行的一种对基本医疗保险补充的医疗保险办法。

中国大多城市采用"大额医疗费用补助模式"是基本医疗保险内的补充,由用人单位和参保人按规定缴纳大额医疗保险补助资金,保险项目主要是对基本医疗保险"最高支付限额以上"至"一定数额"的部分医疗费用给予一定补偿。大额医疗保险费用补助资金单独设账,单独管理,专款专用,与基本医疗保险分

笔记

开核算,不得相互挤占、挪用。

(二) 公务员补充医疗补助(medical allowance of state servant)

公务员补充医疗补助是针对国家行政机关工作人员和退休人员、党群机关、人大及其他国家公务员实行的一种医疗补助制度。根据国家公务员的工作性质和特点:基本统一工资、福利制度和财政预算等,在参加基本医疗保险的基础上,解决国家公务员超过基本医疗保险待遇之外的医疗费用。

公务员医疗补助的水平要与当地经济发展水平和财政负担能力相适应,保证国家公务员原有医疗待遇水平不降低,并随经济发展有所提高。其医疗补助经费由同级财政列入当年的财政预算,具体筹资标准应根据医疗实际支出、基本医疗保险的筹资水平和财政承受能力等情况合理确定。医疗补助经费要专款专用、单独建账、单独管理,与基本医疗保险基金分开核算。

中国公务员医疗补助的范围包括:符合《国家公务员暂行条例》和《国家公务员制度实施方案》规定的国家行政机关工作人员和退休人员;经人事部或省、自治区、直辖市人民政府批准列入参照国家公务员制度管理的事业单位的工作人员和退休人员;经中共中央组织部或省、自治区、直辖市党委批准列入参照国家公务员制度管理的党群机关,人大、政协机关,各民主党派和工商联机关以及其他单位机关工作人员和退休人员;审判机关、检察机关的工作人员和退休人员。

知识拓展

河北省秦皇岛市从 2001 年初开始实施公务员医疗补助。实行公务员医疗补助的事业单位,每年年初由单位按规定的补助标准一次性向医疗保险经办机构缴纳,社会医疗保险机构再根据个人账户支付范围、年龄构成、各年龄段医疗费用支出和工资总额等情况,按基本医疗保险划分的年龄段,以上年度本人工资和退休金为基数,将公务员基本医疗保险个人自付医疗费补助部分划入基本医疗保险的个人账户(具体划入比例见下表),其使用范围、支付方式与基本医疗保险个人账户的使用相同。公务员基本医疗保险统筹基金最高支付限额以上的医疗费补助,由医疗保险经办机构统一向保险公司投保,建立大病医疗保险,每人每年解决基本医疗保险最高支付限额以上不超过 15 万元(包括 15 万元)的医疗费补助。保险公司按 90% 补助,参保职工个人支付 10%。

秦皇岛市公务员医疗补助资金划入个人账户比例

年龄分段	划入比例
小于 35 岁	4.6%
36~45 岁	5.1%
46 岁至法定退休年龄	5.7%
退休人员	6.1%

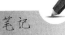
笔记

对中国公务员实行医疗补助,在增加政府机关的凝聚力的同时提高其医疗待遇,保持国家公务员队伍稳定、廉洁、高效、充满活力。在实施过程中要符合当地的实际情况,既要保障国家公务员合理的医疗消费需求,又要考虑各方面的承受能力,加强对国家公务员医疗补助经费的管理,建立完善的规章制度。

二、社会医疗保险机构和商业保险公司联合承办的保险

社会医疗保险机构和商业保险公司的商业化模式是较为合理的选择,其主要优点:

(一)有利于提高补充医疗保险的管理水平

商业化模式使得保险公司专门从事医疗保险险种设计、赔偿服务、统计分析和费率厘定和基金管理,充分发挥自身的专业经营优势和管理特长,提高补充医疗保险的管理水平,改善目前险种开发和业务管理上的缺陷。

(二)有利于控制医疗费用,保障经营安全

保险人作为独立于医患双方之外的第三方付款人,缺乏对医患双方的利益约束机制,医疗机构存在诱导服务的内在冲动,致使医疗费用支出大大超过实际需要。社保机构、保险公司合作经营的商业化模式可以避免以上弊端,社保机构作为政府管理部门,运用法律、行政、经济管理的各项手段,对医疗机构和医疗服务人员进行有效的监督管理,防范医疗费用和服务的不合理支出。

社会医疗保险机构和商业保险公司联合,为建立新型医疗保障体系进行探索和努力。企业通过购买商业保险公司的医疗保险险种与商业保险机构合作,也可以保险公司的某一险种为基础,根据实际情况设计补充医疗保险方案,由商业保险机构根据制定的方案确定费用,同时还要考虑到商业保险公司的规模和业务范围、医疗保障程度、经营管理水平、保险价格以及服务质量等。以防范举办补充医疗保险的经济风险。

商业保险机构作为社会医疗保障体系的一个组成部分,与财政部门、医疗改革部门和医保部门等密切配合,指派专业人员严格审核医疗机构提供的费用清单及相应的收费标准,及时沟通、解决复杂疑难案例,反馈医疗机构的违规行为和不合理收费。社会保险和商业保险为参保人织起了双重"安全网",使患大病的参保人群得到更多保障。

> **知识拓展**
>
> 广东省汕头市在实施职工基本医疗保险制度时,首开广东省社保机构与商业保险机构合作的先河,建立了高额补充医疗保险。汕头市社保局与中国平安保险公司汕头分公司签订有关保险协议,以市社保局为投保人,参加基本医疗保险的职工向中国平安保险股份有限公司(保险人)投保"职工高额补充医疗保险",由保险人负责赔偿医疗保险。汕头市社保局以每人每月2.5元的标准,以月缴形式向平安保险缴纳保险费。在保险期内,对于参保职工一次住院的基本医疗费在3万~15万元的部分,由保险人赔付90%,参保职

工个人自付 10% ;一年内参保职工发生多次住院的基本医疗费每次在 3 万 ~ 15 万元的部分,由保险人分次赔付,赔付比例与上述相同,但每人每年累计最高保险金额为 25 万元。职工发生保险责任时,可凭有效凭证,委托市社保局代为办理理赔手续。

三、商业保险公司单独承办的补充医疗保险

商业保险公司承办的商业医疗保险,是基本医疗保险基础上的附加保险。商业医疗保险在程度和范围上要与基本医疗保险进行衔接。所谓"程度上的衔接",是指对已经参加基本医疗保险的人员提供内容上、费用上的补充。所谓"范围上的衔接",是指为没有参加基本医疗保险的人员,提供包括基本医疗保险在内的医疗保险。商业医疗保险提供的形式可以是津贴型或费用型保险。所谓津贴型保险是以被保险人在医疗诊治过程中发生的医疗费用为依据,按照保险合同的约定,补偿其全部或部分医疗费。费用型保险是指不考虑被保险人的实际费用支出,而是以保险公司约定的保险金额支付保险金的保险。目前商业保险公司开展的健康保险主要针对重大疾病、住院医疗和门诊报销。如平安保险推出的住院安心保险和个人住院费用保险;新华人寿保险的"个人高额医疗保险"等。随着经济发展和个人收入的提高,人们对健康的投入逐步增加。另外,商业医疗保险在风险控制和管理机制方面具有优势,因而市场潜力巨大。

总之,在基本医疗保险之外,建立适合不同对象、不同目的的补充保险体系,满足人们的多元化需求,不仅是推进医疗保险事业健康发展的现实需要,而且是建立完善社会保障体系的发展趋势。

(一)商业补充医疗保险的主要险种

1. 普通医疗保险 该险种是医疗保险中保险责任最广泛的一种,负责被保险人因疾病和意外伤害支出的门诊医疗费和住院医疗费。普通医疗保险一般采用团体方式承保,或者作为个人长期寿险的附加责任承保,一般采用补偿方式给付医疗保险金,并规定每次最高限额。

2. 意外伤害医疗保险 该险种支付被保险人因遭受意外伤害支出的医疗费,作为意外伤害保险的附加责任。保险金额可以与基本险相同,也可以另外约定。一般采用补偿方式给付医疗保险金,不但要规定保险金额即给付限额,还要规定治疗期限。

3. 住院医疗保险 该险种负责被保险人因疾病或意外伤害需要住院治疗时支出的医疗费,不负责被保险人的门诊医疗费,既可以采用补偿给付方式,也可以采用定额给付方式。

4. 手术医疗保险 该险种属于单项医疗保险,只负责被保险人因施行手术而支出的医疗费,不论是门诊手术治疗还是住院手术治疗。手术医疗保险可以单独承保,也可以作为意外保险或人寿保险的附加险承保。采用补偿方式给付的手术医疗保险,只规定作为累计最高给付限额的保险金额,定额给付的手术医

疗保险,保险公司只按被保险人施行手术的种类定额给付医疗保险费。

5. 特种疾病保险　该险种以被保险人患特定疾病为保险事故。当被保险人被确诊为患某种特定疾病时,保险人按约定的金额给付保险金,以满足被保险人的经济需要。一份特种疾病保险的保单可以仅承保某一种特定疾病,也可以承保若干种特定疾病。可以单独投保,也可以作为人寿保险的附加险投保,一般采用定额给付方式,保险人按照保险金额一次性给付保险金,保险责任即终止。

(二)商业补充医疗保险存在的问题及原因

目前的商业医疗保险最突出的问题是价格高,保障程度低。主要由两种现象导致:

1. 逆选择风险　即投保者在得知自己得病时才去投保,并以各种手段瞒过保险公司的检查,投保后保险公司不得不依照条款支付其医疗费用。

2. 道德风险　参保人对医疗服务的过度利用以及医疗机构过度提供,采用小病大治、开空头医药费等方式,使保险公司支付高额费用。在一些地区甚至出现了人不住院,只在医院虚开床位的骗取保险费的方式。

四、企业和单位承办的补充医疗保险

(一)单位举办的团体补充医疗保险

根据规定,用人单位在缴纳基本医疗保险费以后,可以提取不超过员工工资总额4%的费用,作为补充医疗保险基金;团体补充医疗保险由团体单位统一投保,作为基本医疗保险的补充保险。

凡已参加基本医疗保险的机关、事业单位均可作为投保人,单位年满16周岁以上的全体在职、退休职工(不包括离休人员、革命残疾军人)均须作为被保险人,由投保人统一投保。补充医疗保险费支付职工和退休人员在定点医疗机构和定点零售药店发生的下列费用:个人账户不足支付时的医疗费用;基本医疗保险统筹基金支付之余应由个人支付的医疗费用;地方附加医疗保险资金支付之余应由个人支付的医疗费用。补充保险基金应由单位、工会、职工代表共同管理,制定公开、公平、公正的使用制度,设立专户,专款专用,并由单位内部审计部门和职工代表大会进行监督。

(二)由工会组织承办的互助医疗保险

这是由总工会的"职工保险(保障)互助会"组织的一种职工群众内部互助共济性质的保险形式。一般是企事业单位工会会员以团体形式加入互助保险会。互助保险的资金以个人自筹为主,行政补助和工会资助等为辅,职工互助会不是一个金融机构,不以营利为目的。

1. 互助医疗保险的对象范围　互助医疗保险主要为中小企业职工及实行基本医疗保险制度后,取消了原享受公费医疗待遇的职工家属。在保障对象上要求以单位团队的形式参加保险,部分地区还要求参加者的数量要占到单位职工总数的80%。参加互助医疗保险的职工及家属在患大病、重病、享受国家基本医疗保险待遇后,个人负担医疗费较高的情况时,可按规定享受相应的互助医疗保险待遇。

2. 互助医疗保险的资金来源　互助医疗保险的资金主要来源于职工自愿为

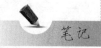

本人和家属缴纳互助医疗保险费,各级行政部门给予的补助,工会的资助,以及资金的利息等。企业为职工所缴纳的费用按国家有关规定渠道列支。例如,企业未参加企业补充医疗保险,其为职工缴纳互助医疗保险的费用,可经主管财政部门审核同意,允许将工资总额4%以内部分列入成本。

3. 医疗互助基金的管理和使用　医疗保险经办机构加强互助医疗保险基金管理,建立健全各项规章制度,接受政府、社会和投保企业、职工的监督,保证基金安全。互助医疗保险经办机构原则上不以营利为目的。经批准运行一定时期后,确有基金投资营运能力的,必须经当地社会保障行政管理部门和金融保险行政管理部门审核,报经国家金融保险行政管理部门审批,并严格规定投资营运范围,才能进行基金的投资营运。

中国许多地方的企业或行业,在基本医疗保险改革中都自发建立了内部职工互助保障基金,实施职工互助医疗保险,作为当地基本医疗保险的补充保险形式。例如:上海市职工保障互助会发起举办的"特种重病团体互助医疗保障计划"、"在职职工住院补充医疗互助保障计划"和"退休职工住院补充医疗互助保障计划";南京市职工互济会发起举办了"职工康宁医疗互助保险计划"等,都是由当地工会发起举办、职工自愿参加、以互助共济为宗旨的职工互助医疗保险。职工互助医疗保险不仅是基本医疗保险的有益补充,更是提高了职工互助共济水平与抗风险能力,同时也保障了不同行业职工医疗保障待遇的公平性。

(三) 企业举办的补充医疗保险

由于不同地区、行业、经济类型的企业经济效益存在较大差距,即使是同一类型的不同企业之间也存在显著差异,因此收入差距很大,这种差距还有进一步扩大的趋向。这就使得不同类型、不同企业之间客观上存在不同的医疗保险需求和不同的医疗消费支付能力。因此,基本医疗保险制度允许企业举办补充医疗保险,既能实现企业医疗保障向社会保险制度顺利转轨,又能切实保障一部分有支付能力的企业的医疗消费需求得到满足。

企业补充医疗保险不强求统一费率、统一保障项目和统一待遇标准,可根据单位、职工的需要和承受能力,企业经营效益和行业特点,灵活地选择和确定。其他行业和中小企业及职工可以自愿参加。经国家社会保障行政管理部门批准设立,其费用由企业和职工按国家和补充保险的有关规定共同缴纳。企业补充医疗保险基金用于解决企业职工基本医疗保险待遇以外医疗费用负担的补充性医疗保险。也可根据职工疾病风险中最迫切需要解决的问题,选择某些病种和项目进行补充。经批准设立的企业补充医疗保险,同等享受国家有关政策和该补充保险规定的待遇。在医疗改革的初期,根据我国实际情况,对于企业建立补充医疗保险应注意以下几个问题:

1. 企业补充医疗保险建立的条件及审批程序　具有一定资产规模,符合条件且有能力建立和参加企业补充医疗保险的行业和公司。申请设立企业补充医疗保险时,须提出补充医疗保险的规划方案、具体缴费水平和给付政策、补充医疗保险基金管理与经办,以及具体经办机构的筹备计划等申请,报国家社会保障

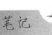
笔记

行政管理部门审批。其中企业补充医疗保险的筹资水平及费用核算应报经财务部门审核同意。企业补充医疗保险基金投资营运,须在该项业务批准运行一定期限后,由管理机构提出申请,经国家社会保障行政管理部门审核同意,报国家金融保险行政管理部门审批。该项补充医疗保险业务运行中如需调整有关政策,须报经国家社会保障部门等有关部门批准。

2. 企业补充医疗保险的缴费和待遇　鼓励企业在参加基本医疗保险的前提下,自愿参加企业补充医疗保险,国家给予一定政策扶持。企业补充医疗保险费在工资总额4%以内的部分,从职工福利费中列支,福利费不足列支的部分,经同级财政部门核准后列入成本。

3. 企业补充医疗保险的基金管理与营运　企业补充医疗保险应设立一个基金管理委员会,由企业资产管理方、参保企业方和职工代表参加。基金管理委员会的职责在于制定合法、有效、完善的企业补充医疗保险条例,建立健全完善的基金管理制度,加强基金管理与监督。企业补充医疗保险基金管理组织和经办机构,在社会保险行政管理部门政策指导和业务监督下,依据国家法律和有关政策进行。企业补充医疗保险的管理必须与该行业或公司的资产管理和行政管理分开,独立经办,专款专用或按国家有关规定营运,实行自负盈亏。接受国家社会保障行政管理部门和金融保险行政管理部门的监督和业务指导。企业补充医疗保险经办机构应根据国家金融保险和补充性医疗保险的有关规定有序运作,保证基金的安全收支平衡与足额给付,维护投保人权益。企业补充医疗保险基金可以在全行业或公司进行统筹调剂。

2005年根据《国务院关于建立城镇职工基本医疗保险制度的决定》(国发〔1998〕44号)和《国务院关于印发完善城镇社会保障体系试点方案的通知》(国发〔2000〕42号)的有关规定,对企事业单位建立补充医疗保险的有关问题进行进一步的说明:

1. 建立补充医疗保险的范围　已经参加基本医疗保险的企业,凡具备条件的可以为本单位职工建立补充医疗保险;暂不具备条件的可逐步创造条件建立补充医疗保险。未执行当地公务员医疗补助办法的事业单位,也可以为职工建立补充医疗保险制度。

2. 建立补充医疗保险的形式　企事业单位建立补充医疗保险,可以行业为单位,统一筹集资金,统一制定补充医疗保险办法;也可以本企事业为单位筹集资金,制定本单位的补充医疗保险办法。

3. 补充医疗保险资金的筹集　补充医疗保险资金可由单位、职工个人或有关部门共同承担,多渠道筹措。企事业单位提取的职工补充医疗保险费在本企业职工工资总额4%以内的,从成本中列支;提取的费用在超过工资总额4%以上的部分,从企业自有资金中列支。

4. 补充医疗保险的支付范围　补充医疗保险主要用于补助本单位职工(含退休人员)的下列费用:

(1)基本医疗保险政策规定范围内,个人负担过重的部分。特别要照顾老职工、退休人员、患大病和特殊病人员。

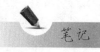

（2）基本医疗保险统筹基金最高支付限额以上，个人负担的部分。

（3）企业特困人员患危、重病发生的医疗费，自付部分超过家庭年收入50％的。

（4）弥补本单位参加基本医疗保险后待遇降低的差额部分。

（5）其他经职工代表大会决定列入支付范围的。具体支付标准，由单位根据实际情况，经职代会通过后确定。

第三节　中国补充社会医疗保险的探索与发展

一、补充医疗保险的发展概况

中国补充医疗保险是伴随医疗制度改革而产生的，1993年《中共中央关于社会主义市场经济体制若干问题的决定》中明确指出"在我国建立市场经济体制时，要建立多层次的社会保障体系"。1994年，《关于职工医疗制度改革的试点意见》规定"发展职工医疗互助基金和商业性医疗保险，作为社会医疗保险的补充，满足国家规定的基本医疗保障之外的医疗需求，但要坚持自愿参加、自由选择的原则"。

在国家宏观政策的指导下，各地对各种补充医疗保险进行了积极的探讨。许多地区和城市，在建立城镇职工基本医疗保险的同时，纷纷积极筹建和制定多种形式的补充医疗保险，并制定有关政策和具体实施办法。

案例分析

2009年，新疆乌鲁木齐市劳动和社会保障局下发了《关于中国人寿保险公司新疆分公司、中华联合财产保险公司在乌鲁木齐地区城镇居民基本医疗保险之外试办城镇居民住院补充医疗保险有关问题的通知》。这次出台的城镇居民住院补充医疗保险是在参加城镇居民基本医疗保险的基础上实施的，按照完全自愿的原则，学龄前儿童、中小学生以及长期随父母在本市上学生活的农民工子女、享受城市最低生活保障人员及持有《中华人民共和国残疾人证》的残疾人每人每年交纳保险费18元；男年满60周岁、女年满55周岁以上的老年人每人每年交纳保险费96元；低保家庭中持有《中华人民共和国残疾人证》的学龄前儿童及中小学生每人每年交纳保险费5元。患病住院时在基本医疗保险最高支付限额25 000元以下由个人负担（不含先行自付与自费部分，下同）的医疗费用，由中国人寿保险公司新疆分公司、中华联合财产保险公司根据医院等级实行一级医院、二级医院、三级医院分别按60％、50％、40％的比例赔付给个人，赔付限额为10 000元。同时还有大额住院补充医疗保险，患病住院超过基本医疗保险最高支付限额25 000元以上的医疗费用，按60％的比例赔付给个人，赔付限额为50 000元。

笔记

二、中国补充医疗保险的发展空间

（一）经济的发展以及众多的人口，为保险市场提供了巨大的潜力需求

国外研究表明，人均国民收入与人均医疗保健支出呈现正相关关系，即人均国民收入水平越高，人均医疗保健支出越多。改革开放 30 多年来，我国平均经济增长率达到 7% 左右，是世界上经济发展速度最快的国家之一，我国第六次人口普查资料表明，2011 年中国人口 13.71 亿，占世界人口的 1/5。据预测，2030 年中国人口将得到 16 亿左右。如此众多的人口，为医疗保险市场发展提供了巨大的需求潜力。

（二）人口老龄化推动医疗费用的增长，为补充医疗保险的存在和发展提供了空间

补充医疗保险对完善老年人群的医疗保险尤为重要。我国已经步入老龄化社会，随着人口老龄化速度加快，中国老年人口数量及在人口中所占的比重将居世界首位，这将大大增加老年人的医疗费用。目前实施的基本医疗保险制度难以满足老年人的医疗需求；因此，客观存在的现状都为补充医疗保险的实施创造了必要的条件。

（三）随着生活水平的提高，人们的健康意识增强，对医疗保健需求增加

随着我国经济的快速发展，人们的生活水平得到了极大的提高。据《中国统计年鉴》报道，城镇居民家庭人均可支配收入由 2000 年的 6280 元增加到 2010 年的 17 174.7 元，10 年间增长了 2.73 倍。其中，人均医疗消费支出由 2000 年的 318.10 元增加到 2010 年的 856.41 元，10 年间增长了 2.70 倍。消费水平的提高也使人们的消费观念发生了巨大变化。人们的消费已经从满足基本生存需要的生活消费转变为满足更高层次的安全和自我保健的消费层面上来。人们的自我保健意识增加，对医疗保健需求也增加。2010 年农村居民医疗卫生支出 2355.8元，医疗保险服务费用支出 283.5 元，城镇居民医疗卫生支出 8867.4 元，医疗保险服务费用支出 1582.0 元。因此，随着生活水平的提高，医疗保险需求的增加，以及客观存在的医疗保险项目的限制，都为补充医疗保险的发展提供了广阔的空间。

三、补充医疗保险的商业化运作

目前中国补充医疗保险的管理方式主要是捆绑式经营和商业化运作两类。捆绑式经营是指政府社保部门仍以基本医疗保险的方式来经营补充医疗保险。其特点首先是管理困难，运作过程难以操作；其次，财政负担和企业负担都较为沉重。商业化运作是指社保部门借助商业保险公司实现补充医疗保险的经营管理。这种方式减轻财政压力，节约人力资源，优化医疗资源的配置，加强对医疗机构的管理，进而促进基本医疗保险管理的规范化和科学化。补充医疗保险受到了广泛的关注，而我国的商业医疗保险常作为补充医疗保险来运作，所以补充医疗保险能否实现商业化运作，将成为完善医疗保险体系的重要方面。

（一）补充医疗保险商业化运作的发展空间

商业保险公司自身的优势是占据医疗保险市场的潜力之一，利用其先进的管理手段和灵活的经营策略，还可以接受社会保险机构和其他补充性医疗保险机构的特定项目的委托管理。

总体来看，中国近年来的医疗保险增长迅速，2012年，人身险业务原保险保费收入为15 487.92亿元，较上年同期增加1148.68亿元，同比增长7.41%。其中，寿险业务实现保险保费收入为8908.05亿元，较上年同期增加212.47亿元，同比增长2.38%，占人身险业务原保险保费收入的87.70%；健康险业务实现保险保费收入862.76亿元，较上年同期增加171.03亿元，同比增长19.82%，占人身险业务保险保费收入的8.49%；人身意外险业务实现保险保费收入386.18亿元，较上年同期增加52.07亿元，同比增长13.48%，占人身险业务保险保费收入的3.80%。由于商业医疗保险具有保健和投资的双重功能，从而使各保险公司的个人商业医疗保险不断增多。

（二）商业化过程中应注意的问题

1. 合理界定补充医疗保险的性质　政府应只解决"基本"医疗问题，剩下的基本医疗以外的问题要留给市场解决，充分调动保险公司的积极性。

2. 社保机构和保险公司加强对医疗服务供需双方的管理　要建立医院之间的竞争原则，以提高医疗效率。同时，要通过信息化的管理和不定期抽查等形式防止医疗浪费或医患合谋欺诈等行为的产生。

3. 要不断扩大医疗保险产品的开发力度，满足不同层次的医疗保险需求。

4. 提高补充医疗保险承办机构的专业化水平　我国目前还没有专业商业医疗保险公司，专业医疗保险人才匮乏，极大地影响医疗保险的经营战略决策和业务推广，因此提高商业保险机构在医疗保险方面的专业化程度，加强医疗保险专业人才的培养对加快我国补充医疗保险的商业化进程具有重要意义。

四、完善补充医疗保险体系的构想

（一）补充医疗保险的发展必须由政府推动，而不能等待自发形成

这主要基于三个原因：①由于历史原因，职工和企业普遍缺乏保险意识；②政府推动以费用分担机制为特征的福利削减改革必须有补充医疗保险作为配套；③政府拥有推动补充医疗保险发展的政策资源和信息资源。

（二）补充性医疗保险的初期发展需要以半强制方式推行

由于医疗保险的建立迫切需要补充医疗保险弥补其不足，加之国内外的实践证明，自愿实施的补充保险客观上很难得到较快的发展。因此，中国的补充医疗保险需要采用半强制方式推行。在参保方面，可以考虑运用行政性手段；在资金方面，可以给予各种优惠政策或直接予以资金支持；在技术和信息方面，政府部门可以给予大力支持。

（三）借鉴国外先进经验，不断创新保险险种

探索引进管理保健方式或分红保险方式开展门诊保险；结合人口老龄化特点，开发适合老年人的长期护理保险；逐渐将个人医疗账户从社会医疗保险中分离出来，走医险合一的社区互助保障或职工互助保障的道路。

发展多层次医疗保障是完善社会医疗保障体系的重要方面,涉及广大职工的切身利益,关系到国民经济的持续发展和社会稳定。各级政府、各部门和各单位要高度重视,加强领导,做好宣传和政治思想工作,在积极发展社会医疗保险的同时,稳妥地开展多渠道、多形式的补充医疗保险,加大社会救助力度,推进建立有中国特色的社会医疗保障体系。

知识拓展

老年补充医疗保险

中国将于2010—2015年间跨入老龄化国家的行列,由于老年人的患病率较高,这必然导致社会医疗需求总量的激增,但同时老年人已失去固定收入,属社会弱势人群,故如何保障老年人医疗需求的实现是对国家医疗政策的极大挑战。结合世界各国的经验,国家对老年人的医疗制度一般可分为建立特别制度和实施以老年人为重点的医疗制度。如德国设"年金受给者疾病保险",日本设有"老年人医疗费支给制度",以70岁以上的和60~69岁的痴呆、瘫痪老人为对象,在一些没有设立特别制度的国家则采用老年人医疗供给制度,在疾病预防、疾病治疗、护理、疗养康复等各个方面向老年人提供特殊服务,并且有对高龄老人实施减免医疗费的政策规定,另外他们还与各社区组织联手开发健康指导、医疗咨询、家庭护理等援助老人的项目。

本 章 小 结

基本医疗保险制度只能满足较低水平的基本医疗需求,在建立基本医疗保险制度同时,应同步发展补充医疗保险。补充医疗保险是指在国家和社会建立的基本医疗保险制度以外,对某一部分社会成员起补充作用的各种医疗保险措施的综合。其目的都是为了提供医疗保障,起到稳定社会、促进发展的作用。按服务管理、经营目的、经办机构、保障范围、参保范围等五个不同纬度将补充医疗保险分为不同类型。中国补充医疗保险伴随医疗制度改革而产生的,不断发展职工医疗互助基金和商业性医疗保险,作为社会医疗保险的补充,满足国家规定的基本医疗保障之外的医疗需求。经济发展、人口老龄化、生活水平提高、健康意识增强,为补充医疗保险的存在和发展提供了巨大的潜力和需求空间。

关键术语

补充医疗保险 supplementary medical insurance

医疗保险范围 scope of the supplementary medical insurance

笔记

医疗保险机构　medical insurance institutions

基本医疗保险　the basic medical insurance

思考题

1. 什么是补充医疗保险?

2. 补充医疗保险的重要性是什么?

3. 中国补充医疗保险的制约因素有哪些?

（欧阳静,新疆医科大学）

笔记

第十七章

国际医疗保障模式

学习目标

通过本章的学习,你应该能够:

掌握:国外医疗保障的主要模式。

熟悉:国外医疗保障制度绩效评估与存在的问题。

了解:国际医疗保障制度改革与发展趋势。

章前案例

高支出、低效率、欠公平是美国医疗体系的三大积弊。2009 年 9 月 10 日,美国总统奥巴马在国会两院联席会议上就医保改革发表了 45 分钟的演讲。他认为美国医保的"现状不可接受",提出了要实现全民医保计划。该计划的三大目标是给需要的人提供医疗保险,给已有医疗保险的人提供安全感。给美国家庭、企业和政府减慢医疗成本上涨的速度。

然而 9 月 12 日,华盛顿爆发了大规模的抗议示威活动,有数万名示威者聚集在国会山前抗议奥巴马政府的医疗改革政策、新的税收政策、政府挽救银行的计划及失控的政府财政支出等。在现场,示威者举着美国总统奥巴马和美国众议院议长佩洛西的肖像以及写满"不要更多的开支,不要更多的税收,不要更多的谎言"、"我不是你的提款机"、"支持奥巴马的医疗改革方案等于自杀"等各种各样的标语,还有人高喊"奥巴马撒谎"、"我们受够了"等口号。

2010 年 3 月 21 日,美国众议院以 219 票赞成,212 票反对的投票结果通过了医保改革法案。美国历史上史无前例最大一项医疗保健法案在国会众议院通过,美国正式步入了全民医保的时代。然而美国国会众议院 2012 年 11 日投票通过议案,取消总统奥巴马在 2010 年签署的医疗保险改革法案,但由于参议院由民主党控制,这一议案几乎不可能在参议院通过。

美国的医疗保险制度改革为什么阻力重重?为什么一部分美国人民反对实行全民医疗保险制度?

第一节　国外医疗保障模式比较与评价

一、国外医疗保障模式比较

（一）医疗保障模式分类

医疗保障制度是一个国家或社会给予居民患病或受到伤害后的一种物质帮助，即提供医疗服务或经济补偿的一种社会保障制度。是各类国家卫生服务制度，医疗免费制度，医疗救助制度，医疗保险制度的总称，也是健康保障制度的狭义称谓，它的发展与形成与各国的历史、经济、政治、文化、价值理念以及宗教、风土习俗等密切相关。

医疗保障制度的内涵包括三个问题：①谁支付，享受什么？②谁得到，得到什么和何时得到？③谁得到支付的费用，以及得到多少？根据对以上三个问题的不同理解，各个国家制定有不同的医疗保障模式。目前发达国家的医疗保障制度主要有四种模式。①国家医疗保障模式，如英国、加拿大、澳大利亚等。医疗保障作为社会福利向全民提供，通过税收方式筹资。②社会保险模式，如德国、日本等。由雇主和雇员双方缴费，政府适当补贴，全社会共同分担风险，比较灵活。③私人医疗保险模式，也称为商业保险模式，以美国为代表。④以上三种模式的综合应用。此外，一些教材还列举了新加坡的储蓄医疗保险制度，由于仅有少数国家采用，尚不具有代表性，因此本节不予介绍，相关知识可参考本书第十四章。

（二）医疗保障模式比较

1. 国家医疗保障模式　国家医疗保障模式的特点是政府通过各种形式的税收筹集资金来支付医疗保障费用。大多数国家有不同层次的政府，每个层次政府的责任和权力由各国政府制定，筹资的水平根据不同水平政府的投入量而不同。这种模式把医疗保障的利用和支付能力分割开来，保障所有人有医疗服务需求的人得到服务的权利。这种医疗服务需求必须是满足中等收入筹资人的需求。富有阶层人士的特殊医疗需求可以通过私人购买形式提供自费医疗服务。

医疗服务可以完全由国家公立医疗机构提供，也可以由公立机构和私人机构共同提供。例如英国的医疗保障模式就是将卫生保健服务看做是一种社会福利，无论居民的收入高低，均能按需获取医疗保健服务。筹资来源于国家税收（76%，含一般税和社会保险税赋），国家健康保险费（19%）以及病人自付费用（5%）。医疗服务由政府直接举办的公立医疗机构或购买私人医疗服务的形式提供。政府作为医疗服务和药物的购买者，运用政府预算资金向卫生服务和药品的供给者直接采购、支付。相对于第三方付费形式来说，英国的偿付方式属于单方支付（single-payer）。国家对医院偿付采用总额预算制，对住院医师实行工资形式支付。对全科医生按签约的人头数来支付费用。全科医生通常为自主经营者。病人按照需要可以基本免费获得国家采购的卫生服务和药品,与医疗提供者之间一般没有直接的现金关系,但病人择医权较小,选择医生受限制。

此外加拿大也实行国家医疗保障模式。但是多数情况下加拿大的医生是私人开业并且拥有入院批准权。医院是私有的非营利性机构。同时加拿大具有社会筹资,全民覆盖的国家健康保险制度,病人可以自由选择不同的卫生保健提供者。

2. 社会医疗保险为主的医疗保障模式　社会医疗保险模式的特点是,由大部分或完全脱离商业市场的社会保险机构通过对全部或大多数人强制性征收医疗保险费来支付医疗费用。是一种收入分配政策,希望通过社会互济达到社会目标,通过经济上的再分配达到社会人群利益最大化。其理念源自于对公民社会这种组织结构的认同,是建立在社会互助这种价值观的基础上,而不是商业保险的费用精算。社会保险模式由于实行行业自治,因此财务方面具有平稳性的特点。

该模式的主要特征有以下几个方面:①风险独立性与筹资透明;②成立疾病基金,用于支付或购买医疗服务;③人群覆盖率各不相同,最高瑞士为100%,最低荷兰为63%,未覆盖人群多数为高收入人群,被要求参加商业保险;④组织结构具有多元化特征;⑤社团谈判组织,通过谈判制定保险机构与医疗服务提供者之间的合同,实现产出一体化,进一步控制成本;⑥行业自治管理模式;⑦参保者可以自由选择或更换保险机构。

主要代表国家有德国、法国、奥地利、比利时、卢森堡、荷兰、瑞士等。

德国法定医疗保险制度(SHI)的筹资主要来源于雇主和雇员交纳的社会保险费(占74.6%),政府一般税收津贴为辅(7.8%)。医保基金由非营利性法定疾病保险机构负责管理。

医疗服务由公立和私立医疗机构双方提供。初级医疗服务主要由开业医生提供,医院提供住院医疗服务,公共机构提供公共卫生服务。医院的基建和设备来源于各州财政固定付费,医院的运营经费来自疾病基金和自付费用。对医生的偿付通常按服务点数协议付费。强制保险待遇覆盖预防、门诊服务、住院服务、医师服务、精神科服务、牙科服务、处方药物、康复服务和病假报销服务的开支。长期服务由护理保险覆盖。病人对医生的选择基本没有限制。病人分摊费用的比例不高,一般小于15%。

日本的医疗保障制度由社会医疗保险制度,后期高龄者医疗制度以及国家公费医疗制度组成。社会医疗保险制度包括国民健康保险和健康保险。健康保险的参保对象是劳动者,医保基金的筹集来源于雇员以及雇主强制性缴纳的社会保险费。国民健康保险的参保对象是社区居民,以老年人和退休人以及个体营业者为主。基金筹集来源于居民缴纳的保险费和政府的税收补贴以及病人自付部分。医疗机构以私人医疗法人机构为主,占70%左右,30%为公立医疗机构。所有的医疗机构均为非营利性,要交纳课税。

后期高龄者医疗制度主要是针对75岁以上老年人实行的社会医疗保险制

度,由于该制度施行以来社会问题较多,日本政府拟定于 2013 年取消该制度。公费医疗制度主要是国家通过一般财政税收针对公共卫生和社会福祉领域的各种卫生服务支付给医疗机构的一种补偿制度。主要包括:社会救济,残疾人福利,战争或核放射疾病,公共卫生服务(传染病预防,医疗法律以及精神卫生保健法律以及残疾人福利法所规定的范围),特定的慢性疾病,疑难杂症疾病的治疗与研究(图 17-1)。

3. 商业医疗保险模式　商业医疗保险模式强调医疗服务是一种商品,由市场提供调节。其理论基础是健康自我责任论。目前商业保险模式通常作为一种补充保险形式存在于各国医疗保障系统中。根据商业医疗保险在医疗保障体系中发挥的作用,通常可以分为三种类型:主要型、双重型、补充型和追加型。

主要型商业医疗保险(primary commercial health insurance)是指商业医疗保险模式在医疗保障制度中起重要作用。进一步可以分为主导型(principal)和代替型(substitutive)。主导型主要是指商业医疗保险在国家医疗保障体系中起主导作用,如美国劳动者参加的商业医疗保险。德国与荷兰的商业医疗保险被称为替代型商业医疗保险,其特点是社会医疗保险模式是国家医疗保障制度的主体,但一部分人群,主要是富裕阶层人士被排除在社会医疗保险服务对象之外,因而通过参加商业医疗保险的方式保障健康。

双重型商业医疗保险(duplicate commercial health insurance)模式是指参保人既可以享受国家医疗保险制度提供的服务,也可以接受商业医疗保险提供的医疗服务。澳大利亚、英国以及南欧等国的商业保险就属于这种模式。

补充型商业医疗保险(complementary commercial health insurance)模式是对社会保险制度的一种补充,主要用来保障社会医疗保险制度中个人自费部分。法国、韩国等国家的商业保险就属于这种类型。

追加型商业医疗保险(supplementary commercial health insurance)模式,也称为奢侈型商业医疗保险模式是指商业医疗保险制度在国家医疗保障体系中所起的作用较小,仅对一些高端自费医疗进行保障的保险模式。

4. 混合型医疗保障模式　是以上三种模式的综合应用。目前很多国家都采用混合型医疗保障模式。例如美国的医疗保障模式就是商业医疗保险和公共医疗保障制度共同组成的混合模式。其中商业医疗保险的参保人主要是以工作雇员和中等收入的中产阶级人群为主,覆盖人群达 68.1%。公共医疗保障体系包括:面向老年人的医疗照顾制度(medicare),面向贫困、失业、伤残者的医疗救助制度(medicaid),军人医疗保障(military medical care),退伍军人管理(veterans administration;VA),现役、退役军人和家属(遗属),公共卫生部门、国家海洋和原子能等领域人员的医疗保健(the civilian health and medical program of the uniformed services,CAHMPUS)以及印第安人医疗服务(Indian health service;IHS)构成,覆盖 27.2% 的人群,另有 15.7% 的人口没有医疗保险。

笔记

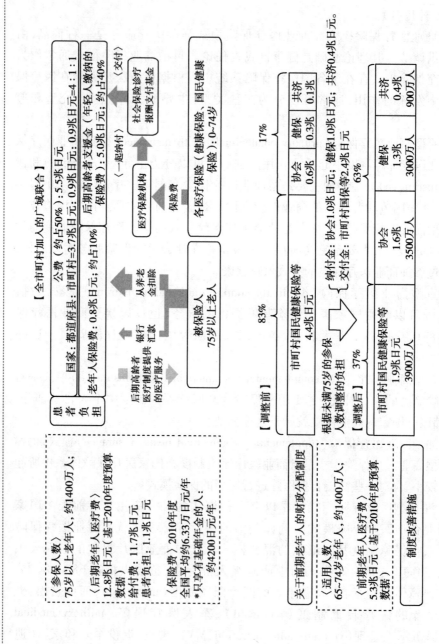

图 17-1 日本后期高龄者医疗制度框架图

表 17-1　主要国家医疗保障制度

国家	英国(2011)	德国(2011)	日本(2012)	法国(2011)	美国(2011)
主要模式	国家医疗保障模式	社会医疗保险模式	社会医疗保险模式	社会医疗保险模式	商业医疗保险+社会医疗救助模式
制度	全民医疗服务体系(NHS)	法定医疗保险(SHI);私人健康保险;政府免费卫生保健体系	健康保险、国民健康保险	利用者保险制度(CNAMTS)、自营者保险制度、特别制度、农业一般制度	商业保险、医疗照顾(medicare)与医疗资助(medicaid)
覆盖率	100%	88%法定医疗保险;9%私人健康保险;2%政府免费卫生保健体系。0.2%没有保险	100%	全国民(99%)。其中利用者保险制度占80%	85%;其中商业保险68.1%,公共医疗保障体系覆盖人群约为27.2%
国库负担	一般税和社会保险税赋	法定保险(74.6%)和一般税(7.8%)规定2012年投入上限为140亿欧元	医疗费用的16.4%	工资所得的7.5%用于医疗和养老,其中医疗占5.29%	商业保险:自愿保费;医疗照顾(medicare)与医疗资助(medicaid)来源于税收。住院:社会保障税收;门诊:费用的75%;药品:费用的75%
保险费	无	工资的15.5%(个人8.2%+雇主7.3%)	工资的10%(雇主、个人各付50%)	工资总额的13.85%(个人0.75%+雇主13.1%)	住院(Part A):工资的2.9%(雇主、员工各半);个人企业全额负担;门诊(Part B):每月115.4美元(个人全额负担);药品(Part D):平均每月约40.72美元(个人全额负担)

续表

国家	英国(2011)	德国(2011)	日本(2012)	法国(2011)	美国(2011)
个人自付	原则上免费。门诊药品处方、牙科治疗等要自付少量定额费用	门诊:转诊病人免费;其他病人10欧元诊查费。住院:每日10欧元(每年最高限28天);药品:10%(上线10欧元,下线5欧元)	30%。(儿童20%;70~74岁未工作老人20%,但有工作者为30%;75岁以上10%,但有工作者30%)	门诊:30%;住院:20%;药品:35%	住院(Part A):住院60日以内,1156美元以内个人自付;61~90日:每日自付289美元;91~150日,每日自付578美元;151~,全额自付。门诊(Part B):年155美元+医疗费用的20%;药品(Part D):310美元以内,全额自付;310~2830美元:25%自付;2830~4550美元:全额自付;4550美元~:5%负担
就医自由	全科医院	登录选择制	自由	自由	自由	PPO保险组织:自由 HMO保险组织:指定家庭医生
		全科医生决定	全科医生介绍	自由	自由	家庭医生介绍

二、国外医疗保障模式绩效评价

医疗保障模式绩效评价包括医疗保险模式评价和绩效评价两个方面。医疗保险模式评价采用WHO推荐的三个维度指标:①覆盖率:是否全民覆盖;②财务风险分担:特别强调个人自付比例,原则上不超过总费用的30%;③卫生服务的可及性。绩效评价指标采用国际上常用的医疗制度总体绩效评价指标,包括卫生服务的公平与可及性,健康状况,对费用的控制,效率和自主性与反应性(表17-2)。

(一)医疗保险模式评价

表17-1中显示,医疗保险覆盖率方面,国家医疗保障模式为全民覆盖,社会医疗保险制度国家覆盖率较广,其中日本覆盖率达100%,法国99%,德国为88%。商业保险模式为主的美国医疗保险覆盖率最低,为85%。

个人自付比例来看,国家医疗保障模式为免费医疗,社会保险模式个人自付比例在20%~30%之间,美国医疗保险模式规定病人就医时设置有起付线,住院60日以内,1156美元以内个人自付,门诊医疗自付比例为年155美元+医疗费用的20%。

卫生服务的可得性方面,日本与法国均表现为就医行为自由,英国则设有全科医生,具有"守门人"制度,病人就医行为受限。美国的全科医疗服务行为根据保险组织不同而不同,其中优先提供组织(PPO)制定自选式保险计划,规定病人可自由选择家庭医生,但收费较高。健康维持组织(HMO)是一种管理是保险计划,规定病人必须在指定的家庭医生处就医,其费用较低,为 PPO 费用的 1/3 ~ 1/2。

(二)医疗制度总体绩效评价

1. 卫生服务的公平性及可及性　实行国家医疗保障模式的英国和加拿大,将卫生保健服务看做是一种社会福利,较好地体现了社会公平性的原则。但是病床数以及 CT 和 MRI 的配置低于其他几个国家,卫生服务提供可及性方面不尽如人意。据统计,2007 年"居民等待手术时间超过 6 个月"英国和加拿大的比例分别是15%和14%,明显高于德国的3%,美国的4%。"等待手术时间小于1个月"的比例德国和美国分别为72%和62%,英国和加拿大仅为40%和32%。这种看似公正的国家医疗保障模式,实际上是一种效率和公正之间的转换。OECD最新研究也表明,按项目付费的医疗机构中,医疗资源的配置水平(医生数量、床位数量)与候诊时间呈负相关,因此提高医疗效率也就意味着要增加医疗投入。美国的医疗保障模式尚未全民覆盖,在医疗保障筹资与健康需求满足的公平性方面不及其他四国,但是医疗设备资源配置优于英国和加拿大和德国,低于日本,卫生服务可及性较好。

日本的医疗保障制度在筹资和覆盖率方面较好地体现了社会公平性与可及性,但是医生人数配置低于其他国家,年人均就诊人次,平均住院日远高于其他国家,可见日本医疗卫生服务提供的公平性较好的同时,日本医生劳动强度负荷也位于世界先列。

2. 健康状况　日本是世界上国民健康水平最好的国家,2000 年世界卫生组织卫生保健绩效排名中,日本以其较低的卫生投入,高质量的健康水准取得了世界综合排名第一位。2010 年 OECD 统计的数据也显示,日本的卫生投入和人均医疗费用在五个国家中最低,平均预期寿命,婴幼儿死亡率的健康指标远远优于其他国家。这除了与日本病人自由选择医生,大型医疗设备配置充足,充分供给的卫生保健服务有关以外,还与日本传统的生活方式以及饮食行为有关。

此外德国的健康水平也优于英国、加拿大和美国。混合型医疗保障模式的美国,其婴儿死亡率,平均预期寿命等健康指标明显落后于其他国家,卫生系统绩效评估在发达国家中处于较低的水平。

3. 费用的控制　英国的卫生服务保障模式在费用控制方面明显优于其他几个国家,卫生总投入与人均医疗费用除略高于日本以外明显低于其他几个国家。这种保障模式以国家投入为主,覆盖范围广,限制病人选择,妨碍了医生之间的竞争,这有助于医疗费用的控制,并且能很好地监测疾病,促进医疗提供者之间的合作。

社会医疗保险模式的德国在卫生费用指标方面与加拿大相近,卫生投入和

笔记

人均医疗费用略高于英国和日本,远低于美国。日本的卫生投入较少,人均医疗费用较低,考虑和日本长期实行的医疗费用控制政策有关。但是增长率明显高于其他几个国家。人口老龄化日益严重的日本,如何在不降低医疗质量的前提下合理控制医疗费用的增长,是日本政府今后工作中必须解决的一道难题。

美国的卫生投入位居世界之最,17.6% GDP 比例的卫生投入,人均 8233 美元的医疗费用支出并没有取得较好的健康效果。2007 年的实证调查中有 37% 的美国人因为经济原因使他们在获得医疗服务的可及性上有一定困难,因此与其他国家病人相比,美国病人的医疗服务可及性与经济负担相关,英国和加拿大则是因为等待时间过长导致了卫生服务可及性下降。卫生费用的差异并不能解释健康水平的差异,据此我们可以看出自由性和反应性的代价。

4. 效率指标　以市场行为主导的美国医疗保障模式重视的是技术效率,较低的平均住院日,急性心肌梗死病人平均住院日均体现出美国医疗模式的效率。以社会医疗保险为主的医疗保障模式的德国和日本,平均住院日和急性心肌梗死病人平均住院日均高于英国、加拿大和美国。因此效率指标方面,美国模式较好,其次是国家保障模式,然后是社会医疗保险为主的保障模式。

5. 自主性和反应性　据调查显示,日本国民对本国的医疗制度与医疗服务满意度明显低于其他先进国家。二木立教授认为,这是因为日本的医疗政策是以抑制医疗费用过度膨胀为主,卫生总费用投入过低,人均医疗费用过少导致日本人民生活满意度下降,进而导致医疗满意度下降所致。同为社会医疗保险保障模式的德国,卫生体系的满意度也不尽如人意,据调查显示,78% 的德国人和82% 的美国人对国家卫生系统持强烈的否定态度,认为需要进行根本的改变,而英国和加拿大的该项比例均为 72%。2000 年世界卫生组织的报告中也显示税收筹资国家在自主权、沟通性、对人尊重以及保密性方面做得较好。

可见,在健康状况方面社会医疗保险为主的保障模式体现出了优越性,但是在自主权、沟通性、对人尊重以及保密性方面不及国家医疗保障模式。

表 17-2　英国、德国、美国、日本、加拿大五国主要医疗指标比较 (2010)

		英国	德国	美国	日本	加拿大
费用	总医疗费/GDP(%)	9.6	11.6	17.6	9.5(2009)	11.4
	增长率	0.2	2.6	2.7	4.2(2009)	3
	卫生公共支出/卫生总支出(%)	83.2	76.8	48.1	80.5	71.1
	人均医疗费用(美元)	3433	4338	8233	3035	4445
健康状况	婴幼儿死亡率(‰)	4.2	3.4	6.1	2.2	5.1(2008)
	平均预期寿命　男	78.6	78	76.2	79.6	78.5(2008)
	女	82.6	83	81.1	86.4	83.1(2008)

续表

		英国	德国	美国	日本	加拿大
服务能力公平性	医生人数/千人口	2.7	3.7	2.4	2.2	2.4
	护师人数/千人口	9.6	11.3	11	10.1	9.3
	病床数/千人口	3	8.3	3.1(2009)	13.6	3.2
	CT台数/百万人口	8.2	17.7	34.3(2007)	97.3(2008)	14.2
	MRI台数/百万人口	5.9	10.3	31.6	43.1(2008)	8.2
效率	平均住院日	7.7	9.5	4.9(2009)	18.2	7.7
	急性心肌梗死住院日	7.8	10.6	5.0(2009)	–	6.0(2009)
	每人每年就诊次数	5(2009)	8.9	3.9(2008)	13.1(2009)	5.5(2009)

根据 OECD HEALTH DATA 2012 数据作成

第二节　国外医疗保障制度的改革与发展

一个国家医疗保障制度的产生和发展,主要取决于这个国家的经济发展水平,政治意愿和社会价值取向。借鉴发达国家的经验,探索和完善本国的卫生保健体系,是目前许多发展中国家热衷研究的问题。

一、欧洲各国医疗制度改革

(一)欧洲各国医疗制度改革的背景与历程

从近年来欧洲各国医疗制度改革的过程来看,医疗制度改革主要经历了三个时期:

1. 20世纪70年代后半至20世纪80年代　20世纪70年代,经济危机席卷欧洲导致国家经济增长力持续低下,同时人口老龄化的进展导致医疗费用的上涨,给国家财政带来了巨大的压力。在这种背景下欧洲国家纷纷进行医疗体制改革,改革目标是从国家宏观层面制定医疗费用抑制政策。具体政策包括:制定了医院支付总额预算制;对医院的建设和高额医疗器械的使用有所限制;控制医生的收入水平;重新构建医疗教育体制,包括限制医学生招生人数和建立全科医生培养制度。

2. 20世纪80年代后半至20世纪90年代　80年代后半期,消费者权益保护意识高涨,于是很多国家调整战略,制定一系列提高医疗服务效率的措施。主要表现为制定了医疗服务指导手册,规定医生必须向病人行告知义务,并导入市场竞争手法改善医疗效率,管理体制改革,进行预算管理。

3. 20世纪90年代后期　市场竞争改革措施并没有明显提高医疗服务效率,针对医疗服务提供体制进行了一系列的改革,改革目标是规范医疗服务行为,提供合理的医疗服务,设定医疗服务的优先顺序。具体政策包括:大力开展公共卫生和健康促进活动,加强初级卫生保健,实行管理医疗,开展医疗技术评

笔记

价,开展循证医学。

(二)欧洲各国医疗制度改革概要

1. 英国医疗制度改革概要 英国实行的是国家医疗保障模式,主要问题是医疗服务效率低下。针对这一问题,英国政府对医疗体系进行审核,并试图通过引入市场机制,在医疗卫生行业中增强竞争和激励职能。具体做法是:将医疗服务的购买者和提供者进行分离,根据疾病诊断相关分组(DRG)提供的标准信息,保险机构与医疗服务提供方建立契约,建立一个卫生服务的"内部市场"(interal market)。1990年,通过了《国民医疗服务和社区医疗法案》,为内部市场改革奠定了法律基础。整个改革始于1991年,1993年4月开始在社区医疗中进行。改革的主要内容如下:

(1)将医疗服务体系分为供方(提供者)和需方(购买者)。

(2)GPFH制度:扩大全科医生的权利,将医疗费的预算使用权交给全科医生,地区卫生局将大部分资金按照注册的人数分配给全科医生,使其成为资金持有者,并决定费用的使用,全科医生作为医疗服务的"守门员"引导卫生资源的合理流向。

(3)病人可以自由选择全科医生,地方卫生局以合同的形式向医院或全科医生购买各种类型的卫生保健服务。

(4)医院收入不再来源于政府预算拨款,而是取决于提供的医疗服务。因此可以独立核算,扩大自主经营权。

知识链接

英国卡梅伦政府新医改方案推进艰难

卡梅伦政府为在2015年前节省下200亿英镑(约合2000亿人民币)医疗支出,在2011年6月推出了新的医改方案,具体改革要点包括:倡导竞争提高效率;给全科医生更大的管理与资金权力;保留等待时间18周的上限;政府承诺增加财政拨款等,并为医改设立了最后期限。

卡梅伦首相2月20日在唐宁街10号召开医学界专家领导峰会讨论医疗改革大计,但首相的这次峰会本身就引发极大争议,反对党工党及反对政府医改方案的机构与医学界人士称,政府在搞"分而治之"的歧视政策,将反对派排除在医改峰会之外。反对派还在征集民众签名,要求政府取消医改方案。

---

2. 社会医疗保险模式国家医疗制度改革概要 德国、法国、荷兰等国家实行社会医疗保险模式为主而医疗保障模式。医疗服务的支付是由保险方和提供方通过建立保险契约的方式来完成。近年来医疗体制改革的共同特点是导入疾病诊断相关分组(DRG)支付方式。

(1)欧洲各国DRG导入动向:对于美国的DRG分类是否适用于欧洲,欧洲各个国家经过了长达5~10年的社会验证,对其有效性,适合性进行了详细的考察。

由于当时一些国家,如比利时、葡萄牙等并没有完全实行 ICD 疾病诊断标准,因此在导入 DRG 时首先要建立完善 ICD 疾病分类标准。英国和荷兰等国,因为与美国医疗制度存在差异没有导入美国的 DRG,而是参考 DRG 制定了独自研发疾病诊断分类标准。瑞典和挪威则是对 DRG 进行了修改,制定出本国的 Nord-DRG。

DRG 导入初期,仅仅在私人医院采用 DRG/PPS 支付制度,公立医院依然采用预算制。随着制度的成熟,英国、法国等国家逐渐的由预算制向 DRG/PPS 制过渡。

(2)DRG 导入的特点:成功地导入了 DRG 的欧洲各国,如英国(HRG),法国(GHM),比利时(AP-DRG),葡萄牙(HCFA-DRG),奥地利(LDF)等,都有以下共同点:①HCFA-DRG 是在各国既存的医疗系统上试行;②渐进性地导入;③普及 ICD 疾病分类标准;④初期作为医疗信息管理导入,不牵涉医疗费用支付;⑤医疗费支付方式先不采用 PPS 制,DRG 用于预算分配,作为广义的医院管理指标;⑥医生参与 DRG 导入全程计划;⑦医疗机构功能分工明确;⑧急性医疗服务主要由公立医院提供;⑨保险机构(或政府)的强大管理能力;⑩建立专门 DRG 管理组织。

二、日本医疗保障模式改革与发展

(一)日本医疗体制特征

日本是一个监管型国家治理模式的国家,实行全民医疗保障制度。医疗机构全部为非营利机构,以医疗法人机构为主(65.5%),公立医疗机构占 17.98%。病人就医行为自由,不受地理位置限制,也没有"守门人"制度。医疗机构具有明确的功能划分,根据各自的功能,各机构间进行有效的转诊、合作,提供整合性的医疗服务。同时日本医疗法规定,医疗机构只能提供医疗保险予以支付的医疗服务,禁止混合型医疗服务。医疗服务支付方面,急性期采用 DPC/PPS 方式,慢性期医疗支付方式以按项目付费为主。

药品监管流通方面,日本医药企业规模较大,在国际上具有较高的影响。医药物流集约化程度高,政府制定统一零售价,医药半分家,医药市场成熟;信息系统强大。国家对药品进行垂直管理,配置药事监管员,设立有日本消费者联盟监督药管部门。医疗服务技术评估采用 RBRVS 标准制定不同的医疗服务收费标准。

(二)日本医疗保障制度改革与发展

1922 年日本参考德国的疾病保险法制定了以被雇佣劳动者为对象的医疗保险法,并于 1927 年予以全面实施。当时的卫生行政任务并不是由国家卫生部门来实施,而是交给警察部门来管理,重点监视、隔离、管理病人。当时保险机构拥有强大的保险功能。医生可以和保险机构缔结契约,由保险机构向医生支付费用。契约规定,同一种疾病中途不可以更换医生,如果需要更换医生,则需要保险机构的事先批准。医疗费用的支付方式也是由政府保险机构一次性交给医师会,然后再由医师会进行医生间的个人分配。

1938 年,日本成立了国民健康保险法,保障被雇用者以外所有人群的健康。1947 年成立了保健所法,加强了国家对公共卫生领域投入的力度。

"二战"后,全新的美国公共卫生思想观念流入日本,强调了国家在社会保障中的责任及作用。1948 年日本成立了医疗法、医师法、齿科医师法。规定了

笔记

医疗机构的性质、功能与标准,制定了医师资格制度。1956 年设置了医疗保障协会,1961 年又成立了社会保险厅,正式向国民提出健康政治保证,根据此条约所有国民均加入了医疗保险,完成了全民保险制度。1984 年成立了退休职工医疗保险制度,一般人群的医疗费自付比例由 20% 上升到 30% ;75 岁以下老年人自付比例也由 1973 年的免费医疗先后调整为一部分负担到 10% 负担。1985 年日本对医疗法第一次进行修改,制定了医疗计划制度、医疗法人制度及规定了医疗机构的各项标准。1992 年日本第二次修改了医疗法,进一步明确了医疗服务的理念是"尊重生命,维护病人尊严,建立良好的医患信赖关系"。同时将医疗圈内各医疗机构的功能进行详细分工体系化。1997 年第三次修改医疗法,制定了地域医疗支援病院制度,运用对医疗机构补偿方式来协调区域内医疗机构整合与合作。2000 年制定了介护保险制度,将老年长期护理服务费用从医疗保险费用中分离了出来。同年又进行了第四次医疗改革,将原来的"一般病床"划分为"一般病床"与"疗养病床",针对不同的床位类型,制定了不同的住院日数与收费标准。并参考美国的医疗费支付方式 DRG/PPS(diagnosis related group/prospective payment system),结合日本的实际情况将急性期住院医疗费的支付方式进行改进,改为 DPC/PPS (siagnosis procedure combination/prospective payment system)制。

　　筹资方面,75 岁以下老年人医疗费自付比例由 10% 上调为 30% ;支付方面,保险机构进行再编统合,减少了国家的投入,诊疗报酬点数下调了 3.16% 。在医疗提供体制方面,建立了新的医疗计划方案,进一步完善医疗机构的分工与协作,加强了医疗信息服务。2008 年 4 月进一步制定了特定健康检查-特定保健指导制度。规定 40 岁以上的居民每年参加一次特定健康检查,接受保健指导。从医疗保险、医疗提供、预防及老年照护康复四个方面对国家医疗保障制度进行了大幅度的改革,达到全民控制医疗费用的目的。

　　日本医疗保障制度所面临的问题是,医学技术的快速进步与老年人口的急剧增加,势必会进一步增加国家医疗和照护服务的总费用。如何解决巨额的医疗护理负担与国家财政之间的矛盾? 如何合理利用医疗资源保证医疗质量? 如何维持医疗的公平与效率性等,这些都是日本政府不可回避的问题。

第三节　国外医疗保障制度的主要问题与改革趋势

一、国外医疗保障制度运行中存在的主要问题

(一) 医疗费用上涨过快,难以实现有效的控制

　　医学科技及的发展,疾病的检查、治疗技术和药品的日益先进,改善了病人生活质量,延长了平均预期寿命,同时也带来了医疗费用的高昂。人口老龄化的加速,疾病模式的转变以及社会伦理观念的转变和人们对医疗保障所寄予期望值的增高,进一步促使政府对卫生投入增加和改善医疗质量。据 OECD 数据显

示(2010年),先进国家卫生投入自1970年以来逐年增加,其中美国医疗卫生的投入由1970年的7.1% GDP增长为2010年的17.6%,增长幅度达2.5倍,日本、英国、德国、加拿大的卫生投入与1970年相比翻了一番。医疗费用年增长率除英国以外,日本、德国、加拿大的增长率均在2.6%以上,其中日本医疗费用上涨幅度达4.2%。医疗费用的急剧上升以使得各国政府不堪负重。大量医疗费的支出必定要靠大量的投入来维持,20世纪90年代以来西方国家的失业率居高不降,处于10%左右,使得以工资作为缴费基数的医疗保险费用减少,作为筹资者的各方已经到了筹资的极限。

美国医疗保障模式中由于医师协会等利益集团利益势力强大,学医人数增长出现医学人才相对过剩,专科医生人数过多,形成严重的诱导需求,导致医疗费用的上涨。同时过频的医疗法律诉讼,过高的赔偿费用导致医生在提供医疗服务时尽可能采取保护性医疗服务,助长了医疗资源的浪费。

(二)医疗服务效率低下,医疗服务质量欠佳

英国的国家医疗保障模式在覆盖的广泛性和服务提供的公平性方面较好,但在效率方面却不尽如人意。2000年以来英国保障模式主要问题是医护人员配置较少,床位数量不足,由于缺乏市场竞争机制以及管理层次太多,缺乏激励机制的低效调节,容易产生官僚主义和决策失误。主要表现在:候诊时间长,服务态度差,等待住院和等待手术的时间长,等待的人数也非常多。由于病人获得医疗服务的时间及可及性和公正性的下降,病人病情有可能被延误,甚至有的病人因为等待时间过长而放弃了治疗。

一些国家初级医疗(开业医生)服务和医院服务间存在分离,导致一些不必要的重复检查,导致医疗资源浪费和效率低下。

(三)医疗保险的市场化,降低了社会公平性

市场化的医疗保障模式允许美国公民自由选择医疗保险提供者。由于美国贫富差距悬殊,这种市场化的保障模式刺激了医疗服务提供机构以富裕人群为服务对象,大力发展高精尖医学科学技术,大量资源投入到高水平医疗服务之中。同时大量医学资源集中在大城市,城市拥有的医生数量是非城市地区的3倍。医疗设备的配置也是极度不均衡,一些大城市大型医疗设备CT、MRI的配置严重过剩,而有些地区根本没有。高涨的医疗费用和投保费用,却导致一些低收入人群(不一定是赤贫或最低,否则可以享受医疗资助或其他社会保障福利项目)得不到基本的医疗服务。对于这些低收入人群来说,急性生病时可以去公立医院享受签单免费医疗,所以他们作出不参加医疗保险的理想选择,一旦有风险则去公立医院,将费用转嫁到其他纳税人身上,这是一种典型的道德风险和理性选择。另外由于工作环境的变动,也会导致部分人群丧失医保,例如在1996年,就有近10万美国居民因为变动工作而丧失了医保。

二、改革趋势

(一)医疗保险全民覆盖

医疗保险的覆盖面是衡量国家医疗保障成效的重要指标之一。目前在社会经济收入高发达国家,如英国、加拿大、日本、澳大利亚、法国和北欧发达国家等早已经实现了医疗保险全民覆盖。德国于 2007 年制定了《法定医疗保险竞争强化法》(GKV-WSG),规定实行由政府制定统一的保险费率,于 2009 年 1 月实现了医疗保险全覆盖。

美国是发达国家中少有的没有医疗保障全民覆盖的国家。美国总统奥巴马在 2009 年的改革中提出了要实现全民医保计划。该计划的三大目标是给需要的人提供医疗保险,给已有医疗保险的人提供安全感。给美国家庭、企业和政府减慢医疗成本上涨的速度。尽管受到共和党的强烈反对,2010 年 3 月 21 日,美国众议院以 219 票赞成,212 票反对的投票结果通过了医保改革法案。美国历史上史无前例最大一项医疗保健法案在国会众议院通过,美国正式步入了全民医保的时代。然而政权的转换,执政理念的不同导致美国全民医疗保险制度能否得到有效实施成为悬念。

(二)建立费用控制和补偿机制

社会经济的发展、人口老龄化的加速以及医学科学技术的日益进步,导致了医疗费用的急速上涨。如何建立医疗费用控制机制,制定合理的补偿机制是很多国家所面临的共性问题。德国通过采用预算制对急速增长的药品费用进行了较好的控制。但是因为废除了各省药品的上限,2001 年卫生总费用又开始上涨。从德国的卫生体系改革过程可以发现,卫生系统改革中对自由选择权,服务的可及性,服务资源的配置(人力资源与设备)等方面给予了高度的重视,但是对成本效果或者对费用控制的力度还显然不足。未来发展中如何建立费用补偿与控制机制,建立疾病基金支出和收入之间的差距以及消耗多少和支付多少的原则成为政府关注的问题。同时卫生保健体系如何做到既能保持中立(对疾病基金组织的承诺)又能保持开放(对医疗药品机构的承诺),成为德国政府在医疗保障制度建设中的巨大挑战。

(三)增加卫生投入,引入竞争机制,提高医疗效率

1991 年,英国国家卫生服务体系改革中引入了内部市场竞争机制,用竞争机制取代中央集权化等级化的官僚主义做法,将购买者与提供者分离,提高医疗效率,建立激励机制。1997 年的改革将医疗机构间的竞争关系转变为合作关系,但依然采用购买与提供分离的模式,目的是提高卫生服务质量,提高医疗效率。2000 年以后,英国卫生保健体系依然面临筹资水平不足,工作激励机制没有建立的问题。为改变这种状况,英国政府逐渐增加卫生投入,2000—2010 年间卫生投入由 GDP 的 7.0% 上升为 9.6%,公共卫生支出比例由 78.8% 增长至 83.2%。医疗服务提供方面英国政府制定了一系列目标,如增加人力资源数量(顾问,全科医生和护士),提高医疗质量,降低病人候诊等待时间。成立了现代委员会来推动该计划,又成立了健康促进委员会来进行监督。通过一系列的改进措施,2000—2005 年,等候住院时间长达 6 个月以上的病人人数降低了约 85%,改革措施取得了较好的效果。但是 2007 年 3 月调查显示,依然有 12.5% 的病人需要等待一年以上的时间才能得到诊治。制定有效的机制来提高医疗效率,减少病人候诊等待时间依然是英国政府面临的重要挑战。

（四）竞争性策略改革

成本控制和扩大医疗保险覆盖面是美国卫生系统改革的重要目标。如何实现该目标？是通过加强政府的干预,加强管制和扩大供给或建立政府筹资的医疗保障计划,还是通过市场机制调节,是美国政策制定者必须选择的问题。许多政策决策者认为,传统形式的卫生保健供给可以导致保健成本上升和增加不必要的卫生保健服务。基于这种认识美国政府对老年医疗计划和穷人救助计划实行管理保健管理策略。希望通过降低住院率和对医疗服务提供者的付费来降低成本。同时美国国内收入署（Internal Revenue，HRA）于2002年又批准了健康偿付安排计划（health reimbursement arrangement；HRA）,2003年通过了健康储蓄账户法案,通过影响病人就医行为的改变来减少不必要的卫生服务。健康储蓄账户向任何参加高起付线保险计划的人以及没有参加公共或私人保险的人开放。2007年有500万人参加了这种具有高起付线和成本分摊特点的消费者驱动的健康保险计划。消费者驱动的健康保险计划的主要特征是高起付线的健康保险计划与健康偿付安排计划或健康储蓄账户相结合。

三、国外医疗保障制度对我国的借鉴意义

（一）明确我国医疗保障体系改革的目标

不同的医疗保障模式具有不同的目标。是优先满足部分成员的医疗需求,还是对所有成员按照实际需要提供均等的有限水平的医疗服务,还是优先保障所有国民的基本卫生服务需求？不同的国情,不同的文化背景与政治制度需要我们做不同的选择。我国是经济收入中等水平的发展中国家,公平是我国国民追求的目标。从人民群众的利益出发,优先发展和保障全体居民的基本卫生服务需求,建立公平的医疗保障制度符合我国国情也符合人民的利益。在此基础上建立多层次、多元化的保障体系以满足多样化的卫生需求。

（二）加强医疗机构之间的合作,建立有效的双向转诊机制

明确医疗机构的功能,加强医疗机构间的合作,建立规范的医疗服务流程是保证医疗服务的可及性,提高医疗服务效率和控制费用的重要手段。建立有效的双向转诊补偿机制是加强医疗机构有效合作的重要基础。改革公立医院的管理体制与运行机制,实现政府与市场的有效结合。建立医疗质量评价与监督管理组织,保证医疗服务的质量与效率。

（三）建立卫生筹资的长效机制,完善医疗机构补偿机制

明确政府的职责,坚持卫生服务的公益性。明确不同卫生制度间各级政府的卫生事权分担责任与筹资比例,建立基金统筹制度,规范专项转移支付,确保财政的可持续性。

改革完善医疗服务支付制度,通过合理的价格体系与支付制度来规范医疗机构与医生的行为,控制医疗费用的不合理增长。

（四）建立基本卫生服务包,提高医疗保障受益范围

基本卫生服务包括公共卫生服务和基本医疗服务。它所涵盖的内容根

笔记

据不同国家、不同时期国家税收水平与支付能力有关。基本公共卫生服务的提供应由政府机构承担,提供免费的公共卫生服务。基本卫生服务包的提供,可以确保卫生服务的公平性,维护国民健康的权益。体现了政府以人为本的执政精神。据世界银行估算,如果基本卫生服务包能覆盖到80%的人口的话,至少能减少15%的疾病负担。对于人口老龄化加速,慢性非传染病性疾病迅猛增多,疾病负担日益加重的我国来说,建立基本卫生服务包,提高医疗保障受益范围显得尤为重要。同时加强国家基本药物制度的建设,实现人人享有卫生保健,进而提高全民族的健康素质,实现建立医疗保障模式的最终目标。

案例17-1

日本后期高龄者医疗制度的变迁

日本后期高龄者医疗制度是独立于其他健康保险之外,以国内居住75岁以上的老人以及65~74岁之间有残障的老人为对象的一种独立的医疗保险制度。

2006年2月小泉政权第三次内阁改造时,提出要对现有医疗保险法律进行修订,将原来的《老人保健法》改名为《高龄者医疗确保法》,《老年保健制度》也改名为《后期高龄者医疗制度》。制度规定,40%筹资来源于职工社会医疗保险费,50%来源于国家税收,10%为参保人缴纳的保费。该制度的目的是抑制医疗费用的同时为后期老人提供合理有效的护理服务。

这种以年龄段划分为基础的一刀切制度遭到了非执政党和一些国民的强烈反对,认为这是弃老行为。但是由于执政党人数众多而使该法案在议会上得以通过,并拟定于2008年4月实施。制度实施以来,有1400万人脱离了原来的国民健康保险加入到后期高龄者医疗制度中。福田康夫内阁时代,认为"后期高龄者"这一称谓有年龄歧视嫌疑,建议将后期高龄者医疗制度改为长寿医疗制度。

2008年5月23日,4家非执政党-民主党、共产党、社民党和国民新党联合在参议院上提出了"后期高龄者医疗制度废止法案",未果。2009年民主党、社民党、国民新党三党竞选成功,成为联合执政党,再次提出《后期高龄者医疗制度废止法案》。此后日本政府针对该法案多次进行审议,一直没有达成一致性的建议。2010年12月20日,日本召开第十四次高龄者医疗制度改革会议,对后期高龄者医疗制度的走向作出了最后的结论,并提出了今后的改革方向。

结论包括:①废除后期高龄者医疗制度;②以民主党提出的《社区保险一体化》为契机,构建全新的老年人医疗保险制度;③新老年医疗保险制度不以年龄来划分;④充分考虑市町村地方的财政支付能力;⑤确保市町村国民健康保险运营机制的稳定。

笔记

本 章 小 结

先进国家的医疗保障模式主要有四种,以英国为代表的国家医疗保障模式,以德国为代表的社会保险模式,以美国为代表的商业保险模式,以及以上三种模式综合应用的混合模式。此外,还有新加坡的储蓄医疗保险模式,由于仅有少数国家采用,尚不具有代表性。

国家医疗保障模式的特点是将卫生保健服务看做是一种社会福利,无论居民的收入高低,均能按需获取医疗保健服务,具有广覆盖性。社会保险型医疗保障模式将卫生保健服务看做是社会权力,商业保险模式重点在于预防疾病风险,储蓄医疗保障模式则强调自我责任。

英国、德国、美国、日本和加拿大五个国家医疗绩效比较,英国和加拿大医疗筹资公平性、医疗费用控制和病人满意度方面优于其他国家,但可及性不如其他国家;德国和日本在健康水平以及可及性方面较好,但医疗费用控制方面以及病人满意度方面不尽如人意。美国医疗投入高,健康状况欠佳。

国外医疗保障制度运行中存在的主要问题是:医疗费用上涨过快,难以实现有效的控制;医疗服务效率低下,医疗服务质量欠佳;医疗保险的市场化,降低了社会公平性。

改革趋势:实现医疗保险全民覆盖;建立费用控制和补偿机制,增加卫生投入;引入竞争机制,提高医疗效率;竞争性策略改革。

对我国的借鉴意义:明确我国卫生保健体系改革的目标;加强医疗机构之间的合作,建立有效的双向转诊机制;建立卫生筹资的长效机制,完善医疗机构补偿机制;建立基本卫生服务包,提高医疗保障受益范围。

关键术语

医疗保障制度 medical insurance system

国家医疗保障模式 national health security model

国家卫生服务制度 national health service system

社会医疗保险模式 social medical insurance model

商业医疗保险模式 commercial medical insurance model

绩效 performance

公平性 equity

效率 efficiency

可及性 accessibility

反应性 reactivity

健康状况 health status

讨论题

结合国外医疗保障模式的改革与发展趋势,论述医疗保障制度发展的要点与改革的方向。

笔记

思考题

1. 简述发达国家医疗保障模式类型与特点。
2. 简述医疗保障模式评价的主要指标。
3. 国外医疗保障制度改革中存在的主要问题是什么？

（张莹,大连医科大学公共卫生学院）

笔记

➤ 第十八章

我国城镇基本医疗保险制度

学习目标

通过本章的学习,你应该能够:

掌握:我国城镇多层次医疗保障体系的基本架构。

熟悉:我国城镇职工基本医疗保险和城镇居民基本医疗保险的制度框架。

了解:我国城镇基本医疗保障制度发展面临的挑战和对策。

章前案例

    2009 年以来,我国基本医疗保障制度建设进入有史以来最快发展时期,一方面基本实现了对所有城乡人口的全覆盖,另一方面,保障范围在不断扩大,保障水平逐年提高,报销起付线在逐步下调,而封顶线逐年提高,且一般都对退休人员和老年人给予了更多政策倾斜。从总体看,参保人员的保障水平得到了不断提高,城乡居民从基本医疗保障中得到越来越多的实惠。根据对全国 31 个省(区、市)及新疆生产建设兵团的评估调查,从 2008 年到 2010 年,各类参保人员的住院费用报销比例都有所上升。

    但在某次调研中,谈及参加基本医疗保险后个人医疗费用负担的变化,一位参保人说:"我是参加了居民医保的 62 岁老人,患糖尿病和高血压。从电视上知道,这两年国家很重视医疗保险改革,政府投了不少钱,但我每年还是要自己花 1000 多块看病吃药,与以前相比没少花钱,没感到负担减轻。"

    我们应该如何看待参加基本医疗保险后个人实际支付医疗费用并未减少这个问题呢?这个参保人的医疗费用负担真的没有减轻吗?如何才能正确地分析和评价我国基本医疗保障制度建设的成效呢?

第一节　我国城镇多层次医疗保障体系

    我国的医疗保障制度包括基本医疗保险、补充医疗保险、医疗救助和商业医疗保险四个层次。其中前三项制度属于社会医疗保障的范畴,由政府制定筹资和待遇政策,主要由政府所属的机构提供保障服务,而商业保险则由保险公司通过市场化的机制来提供服务。

    从保障层次上来看,我国城镇和农村的医疗保障体系没有明显的差异,都由

笔记

以上四个层次组成,但是由于现阶段城乡社会经济发展水平,以及户籍制度和某些公共服务政策的差异,我国目前的社会医疗保障体制还存在明显的城乡二元特征:我国基本医疗保险制度包括职工基本医疗保险制度(以下简称"职工医保")、城镇居民基本医疗保险制度(以下简称"居民医保")和新型农村合作医疗制度(以下简称"新农合",详见第二十章)三大制度,前两个制度分别覆盖城镇就业人群和城镇无业居民,后一个制度则覆盖农村人口。补充医疗保险建立在基本医疗保险之上,基本医疗保险的城乡差异也造成了城乡补充医疗保险的差异。本章重点介绍城镇医疗保障制度。

一、我国城镇医疗保障制度的目标与原则

我国城镇医疗保障制度建设的总体目标是建立与社会主义市场经济环境相适应、与社会经济发展水平相适应,覆盖所有城镇人口,且能够保障其基本健康需求的医疗保障制度。

我国城镇医疗保障制度建设的总体原则是:

(一)运行方式与社会主义市场经济环境相适应

我国医疗保障制度建设是伴随着社会主义市场经济的建立而拉开序幕的。由于改革开放以后,我国经济体制从计划经济向市场经济转型,企事业单位逐步从"国家单位"变成独立的市场主体,因而劳动者也逐步从"单位人"变为自由流动的"社会人"。原来由政府通过国营单位提供的"公费-劳保"体系已经不适合市场经济的发展,这决定了我国的医疗保障制度改革必须与社会主义市场经济的大环境相适应。而医疗保障制度的属地化、社会化、专业化管理是医疗保障制度适应市场经济环境的重要体现。在新的社会保障制度下,参保人的医疗保障关系已经与工作单位脱钩,甚至在很大程度上与户籍关系脱钩,医疗保障关系可以随着工作单位和居住地的转移而转移。

(二)保障待遇与社会经济发展水平相适应

我国医疗保障制度建设坚持保障待遇与社会经济发展水平相适应的原则。在未来相当长的一段时间内,我国还将长期处于社会主义初级阶段,社会经济发展水平不高,且收入分化较大。基于这一实际情况,我国目前实行了待遇水平较低,且分档次的基本保障制度,尤其是城镇居民医保,其住院的实际报销比例仅为50%左右,城镇职工医保住院的实际报销比例也不高,约为70%,低于西方发达国家的水平,也低于大多数东欧经济转型国家的水平。

(三)强制性与自愿性相结合,充分尊重群众意愿

一般来说,为了防范参保人的"逆向选择",社会医疗保障制度多实行强制参保。但是,我国从国情实际出发,实行了强制性与自愿性相结合的原则。职工医保实行强制参保,这是因为一方面我国城镇职工有公费-劳保医疗保障的传统,绝大部分职工欢迎用社会医疗保障制度代替公费-劳保体系,另一方面职工通过工作参保,工作单位有义务为职工的基本医疗保障出资。但是,居民医保实行了"自愿参保、财政引导"的原则,这是因为我国在历史上对无业居民没有缴费参保的传统,居民医保实施不久,医保制度尚未获得群众的信任,因此,实行自愿参保

笔记

是务实的做法。同时,对居民医保的参保实行了财政引导的做法,目前,居民医保的筹资中,财政补助资金占了约75%。财政补助激励了无业居民参加保险;而居民如果选择不参保,则无法获得相应的财政补助。

(四) 政府、单位、个人等多方筹资

我国城镇医疗保障制度的筹资来源主要包括政府、单位、个人三个方面。职工医保基金主要由单位和个人缴费,同时政府对单位和个人的缴费部分免除个人所得税,另外,政府还对困难企业的退休人员提供了专项补助。居民医保基金主要来自政府补助和个人缴费,2011 年政府补助占据民医保基金收入的74.8%。而补充医疗保险的筹资各地存在差异,一般的,职工医保的补充保险筹资多来自单位和个人缴费,居民医保的补充保险筹资多来自政府补助和个人缴费。医疗救助的资金来自多个方面,包括基本医保基金结余资金的划转、政府拨款、公益性彩票的部分收入,以及各类慈善捐赠。

(五) 医保基金实行以收定支、收支平衡

我国医保基金实行以收定支、收支平衡的原则。实行这一原则的目的是根据筹资能力制定支付政策,严格控制基金超支的风险。同时,由于没有大规模的基金结余,也避免了金融风险。

然而,这一"现收现付"原则的实行,意味着没有医保基金结余,让年轻一代支持老一代的医疗费用。如果未来人口老龄化严重,而经济增长缓慢,就可能出现基金入不敷出的局面。因此,为了缓解人口老龄化的冲击,在实际运行中保持低水平的适度结余是必要的。

二、我国城镇建立多层次医疗保障体系的必要性

总体上看,我国城镇的公立医疗保障制度分为基本医疗保险、医疗救助、补充保险三个层次,其中基本医疗保险又分为职工医保和居民医保两个板块。这种多层次、多板块的医疗保障制度反映了我国的国情。

首先,多层次医疗保障体系(multiple level medical security system)既保障了基本待遇的公平性,又承认了收入差距造成的差异性。市场经济的发展使得个人和家庭面临更大的经济风险,要求建立社会保障制度,成为社会的"安全网"和"减压阀"。同时,我国处于经济转型时期,区域之间、行业之间、人群之间收入分配差距较大,无法通过社会保障制度来抹平这一差距,因此,多层次的医疗保障制度允许高收入群体在基本保障的基础上建立更高待遇的补充保险,甚至购买商业保险。

第二,多层次医疗保障体系在全国统一基本保障的基础上,鼓励发达地区地方政府给辖区内公众提供更好的保障。国家提供统一的基本保障待遇,并帮助不发达地区达到基本保障待遇,既有助于实现基本保障的公平性,也有助于全国医保制度的统一性。同时,地方政府也有责任根据本地的社会经济状况,为辖区内的公众提供适合的保障待遇,由此,各地在地方政府的主导下建立了不同保障待遇的补充保险。

第三,多层次医疗保障体系既体现了政府对公众基本健康的责任,又要

求个人对自身的健康承担必要的责任。基本健康是人们参与社会经济活动的前提条件,因此,政府有责任保障公众的基本健康。同时,个人也应该为自身的健康负责,要求个人通过个人自付、补充保险和商业保险实现更高的健康保障。

三、我国城镇多层次医疗保障体系基本内容

我国城镇"多层次、多板块"的医疗保障体系的基本内容如下:

1. 基本医疗保险(basic medical insurance) 2010年10月第十一届全国人民代表大会常务委员会第十七次会议通过的《中华人民共和国社会保险法》对我国基本医疗保险制度框架作出规定,基本医疗保险制度由职工基本医疗保险、城镇居民基本医疗保险和新型农村合作医疗三大制度构成,分别覆盖了城镇就业人口、城镇无业人口和农村人口。基本医疗保险构成了我国医疗保障制度的主体,到2011年底,三大基本医疗保险制度已经覆盖了全国95%以上的人口。

2. 社会医疗救助(social medical assistance) 社会医疗救助是我国多层次医疗保障体系的网底,主要是为无力进入基本医疗保障体系以及进入后个人仍无力承担自付费用的城乡贫困人口提供帮助,使他们能够与其他社会成员一样享有基本医疗保障。我国城乡社会医疗救助的资金主要由财政支持,也可以吸纳社会捐助、公益彩票收入等其他来源的资金。

3. 补充医疗保险(supplementary medical insurance) 目前,我国城镇地区的补充医疗保险主要有公务员医疗补助、职工大额医疗费用补助和企业补充医疗保险等形式。

(1)公务员医疗补助:公务员医疗补助主要是指公务员在参加城镇职工基本医疗保险的基础上实行医疗补助。补助经费主要用于解决国家公务员基本医疗保险不予支付的大额医疗费用和个人账户用完以后,个人自付部分的医疗费用。国家公务员的医疗补助经费全部由同级财政列入当年财政预算,由社会保险经办机构统一经办。医疗补助经费专款专用,单独建账,单独管理,与基本医疗保险基金分开核算。

(2)职工大额医疗费用补助:职工大额医疗费用补助主要是对职工基本医疗保险参保人员封顶线以上的大额医疗费用实行补助。职工大额医疗费用补助的资金来自单位或职工定额缴纳,目前一般为60~100元/年。在经费不足时,财政可以适当补贴,如北京市大额医疗费用互助制度。大额医疗费用补助经费的征缴、支付和管理工作由社会保险经办机构负责,但同样要单独设账,单独管理,与基本医疗保险基金分开核算。

(3)企业补充医疗保险:企业补充医疗保险是企业在参加基本医疗保险的基础上,为解决企业职工基本医疗保险和大额医疗补助待遇以外的医疗费用负担,由国家给予政策支持,企业自主举办或参加的一种补充性医疗保险形式。参加企业补充医疗保险的条件:一是参加了基本医疗保险;二是具有持续的税后利润,有能力主办或参加企业补充医疗保险。企业补充医疗保险费由企业和个人

笔记

共同缴纳,政府对于补充保险缴费给予一定的税收优惠。

4. 商业医疗保险(commercial medical insurance) 现行的基本医疗保障制度只能保障参保人的基本医疗需求。在一些经济比较发达的地区,随着生活质量的提高,人们已将医疗保健视同基本生活内容之一,希望通过适当的投入得到高质量的医疗服务。而现行基本医疗的保障水平较低,显然难以满足人们日益增长的医疗保健需求,开展形式多样的商业医疗保险已经势在必行。目前,我国商业医疗保险还处于起步阶段,所开展的险种主要有住院医疗保险、重大疾病保险、意外伤害附加医疗保险、人寿保险附加医疗保险等。符合条件的城乡居民均可自愿投保,保险人以营利为目的。

综合上述制度,我国已形成了以两项基本医疗保险为主体,覆盖城镇不同群体的城镇医疗保障体系整体构架(图18-1)。这个整体构架可分为三个不同层次,即主体层、保底层和补充层:两项基本医疗保险制度构成了主体层,为一般人群提供基本医疗保障;城乡医疗救助和社会慈善捐助等制度对困难群众参保和个人负担给予帮助,构成保底层;对于群众更高的、多样化的医疗需求,则通过不同的补充医疗保险和商业健康保险来满足。这一基本框架具有鲜明的中国特色,既有统一的制度体系设计,又适应我国现阶段城乡之间、地区之间发展的不平衡和不同群体之间利益诉求的差异性。

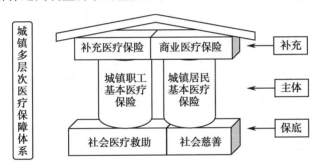

图 18-1　我国城镇多层次医疗保障体系构成

知识拓展

城镇居民大病保险

2012 年 8 月,国家发改委、原卫生部等六部委发布了《关于开展城乡居民大病保险工作的指导意见》,提出要在基本医疗保障的基础上,对大病病人发生的高额医疗费用给予进一步的保障,明确通过从城镇居民医保和新农合基金中划出一定比例或额度作为大病保险资金,采取向商业保险机构购买大病保险的方式,充分发挥基本医疗保险、大病保险与重特大疾病医疗救助等的协同互补作用,最大限度地减轻人民群众大病医疗负担,切实解决因病致贫、因病返贫问题。

笔记

第二节 我国城镇职工基本医疗保险的制度框架

我国城镇职工医疗保障先后经历了计划经济时期的公费医疗和劳保医疗制度,以及在社会主义市场经济环境下成长起来的新的城镇职工基本医疗保险制度。从 1994 年"两江"医疗保障综合改革试点开始,到 1998 年 12 月国务院颁布《关于建立城镇职工基本医疗保险制度的决定》(国发〔1998〕44 号)(以下简称《决定》),新的城镇职工基本医疗保险制度基本框架已经在我国确立。目前,城镇职工基本医疗保险制度已经在全国范围内普遍建立。

一、目标和基本原则

1998 年底国务院颁布的《决定》提出,医疗保险制度改革的目标任务是:适应社会主义市场经济体制,根据财政、企业和个人的承受能力,建立保障职工基本医疗需求的社会医疗保险制度。

同时提出,建立城镇职工基本医疗保险制度的原则是:基本医疗保险的水平要与社会主义初级阶段生产力发展水平相适应;城镇所有用人单位及其职工都要参加基本医疗保险,实行属地管理;基本医疗保险费由用人单位和职工双方共同负担;基本医疗保险基金实行社会统筹和个人账户相结合。

这些目标和原则的提出,既反映了新时期社会主义市场经济对新型医疗保险制度的要求,将医疗保障从非社会化、非公平化和非效率化,转向社会化、公平化和效率化,同时也反映了 20 世纪 80 ~ 90 年代全国医疗保险改革试点,尤其是 1994 年"两江"试点以来的经验。

二、主要内容

1. 覆盖范围　根据 1998 年国务院的《决定》,城镇职工基本医疗保险制度应强制覆盖城镇所有用人单位,包括企业(国有企业、集体企业、外商投资企业、私营企业等)、机关、事业单位、社会团体、民办非企业单位及其职工,即所有的正规就业人群,都要参加基本医疗保险,从而达到"广覆盖"。

随着我国经济体制改革的进一步深化和产业结构的调整,以非全日制、临时性和弹性工作等灵活形式就业的人员逐步增加,为解决灵活就业人员的医疗保障问题,2003 年劳动和社会保障部发布了《关于城镇灵活就业人员参加基本医疗保险的指导意见》,鼓励灵活就业人员自愿参加职工医保。

进入 21 世纪以来,农村劳动力向城市转移加速,民工潮进一步扩大,这部分人虽然在城市工作和生活,但是不能享受到所在城镇的保障和福利。为做好农民工医疗保障工作,劳动保障部于 2006 年开展农民工参加医疗保险专项扩面行动。至此,所有的城镇劳动力都被职工医保制度性覆盖。到 2011 年底,职工医保制度累计覆盖了 2.52 亿人口。

2. 资金筹集　根据国务院《决定》规定,职工医保的保险费由用人单位和职工共同缴纳。用人单位缴费率应控制在职工工资总额的 6% 左右,职工缴费率一般为本人工资收入的 2% 。随着经济发展,用人单位和职工缴费率可作相应调整。这个筹资水平是根据目前我国生产力水平比较低,财政和企业承受能力有限的实际情况制定的。也是为了解决在"两江"等地试点中出现的"企业筹资难"等难题而作出的决定。该文件同时规定,退休人员不缴费,而享受医疗保险待遇,也就是说退休人员的待遇支出来自在职职工缴纳的保费。

另外,为了妥善解决关闭破产国有企业退休人员的医疗保障问题,人力资源和社会保障部等 4 部委于 2009 年 5 月通过了《关于妥善解决关闭破产国有企业退休人员等医疗保障有关问题的通知》(人社部发〔2009〕52 号)文件,要求各地通过多渠道筹资的办法,妥善解决关闭破产国有企业退休人员参加城镇职工基本医疗保险所需资金。在企业实施关闭破产时,按照《企业破产法》相关规定,通过企业破产财产偿付退休人员参保所需费用。企业破产财产不足偿付的,则通过未列入破产财产的土地出让所得、财政补助、医疗保险基金结余调剂等多渠道筹资解决。省级政府对困难市、县应给予帮助和支持,中央财政则按照"奖补结合"原则给予一次性补助。

3. 基金运行与管理　　我国基本医疗保险基金由统筹基金(social pooling funds)和个人账户(individual medical savings account)构成。职工个人缴纳的基本医疗保险费,全部计入个人账户。用人单位缴纳的基本医疗保险费分为两部分,一部分用于建立统筹基金,一部分划入个人账户。划入个人账户的比例一般为用人单位缴费的 30% 左右。统筹基金和个人账户根据划定的各自支付范围,分别核算,不得互相挤占。

基本医疗保险基金实行财政专户管理。筹资工作由统筹地区的医疗保险经办机构负责,职工医保的筹资来源包括单位缴费和个人缴费,居民医保的筹资来源包括国家财政补助和参保人缴费,以上几个来源的资金先进入经办机构的基金收入账户,然后由经办机构交与当地财政部门管理的财政专户统一管理。根据医疗保险经办机构的支付计划,地方财政部门从财政专户上向医疗保险经办机构的基金支出账户拨付资金。最后,资金由基金支出账户流向医疗机构(图 18-2)。这种"收支两条线"的基本管理方式的优点是收支账目清晰,医疗保险部门和财政部门相互监督基金的使用,防止基金被挪用。但同时这种"收支两条线"的基金管理模式,实际上也免除了医疗保险部门对基金保值和增值的责任。

4. 保障范围与待遇给付　　我国基本医疗保险支付实行目录管理(catalog management),这主要是为了保障参保人基本医疗服务,规范医疗机构合理处方,控制医疗费用。支付目录包括药品目录、诊疗目录和医疗服务设施目录。其中,药品目录实行"准入法"管理,即所列药品为基本医疗保险准予支付的范围;诊疗目录目前主要采用"排除法"管理,但部分地区如江苏、重庆等地已开始对诊疗目录实行了"准入法"管理,医疗服务设施目录则仍采用了"排除法"管理。

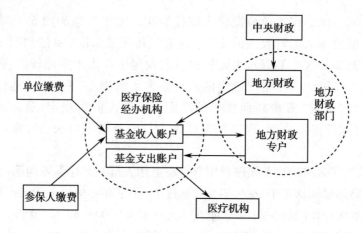

图18-2　城镇基本医疗保险基金的资金流

职工医保的待遇给付包括三个方面：普通门诊、门诊大病和住院。职工医保实行"统账结合"，即个人账户保小病门诊，统筹基金保住院和门诊大病。

根据待遇支付方式的不同，职工医保的"统账结合"可以分为两种模式，"板块式"和"通道式"。"板块式"统账结合下，个人账户支付普通门诊费用，社会统筹基金支付住院和门诊大病费用，个人账户用完以后，门诊费用由个人自付，门诊费用也允许支付住院费用中由个人自付的费用。"通道式"统账结合下，个人账户支付低费用段的医疗费用，不管是门诊还是住院费用，先由个人账户支付，个人账户用完后，进入个人自付段，个人自付超过起付线后，进入统筹基金支付段，统筹基金按比例进行支付。

不管是"板块式"还是"通道式"都设有起付线、共付比例、封顶线。按照《决定》的要求，起付线的标准原则上控制在当地职工年平均工资的10%左右，最高支付限额原则上控制在当地职工年平均工资的6倍左右。起付线以下的医疗费用，从个人账户中支付或由个人自付。起付标准以上、最高支付限额以下的医疗费用，主要从统筹基金支付，个人也要负担一定比例。

知识拓展

门诊大病（high-cost outpatient diseases）：主要是指门诊支出金额较大的疾病，例如肾透析，恶性肿瘤化疗，慢性病中后期等。门诊大病目录在不同的地区不尽相同，有些地区仅3~4种，有些地区则多达十几种。

5. 定点医疗机构管理　医疗保险机构进行医疗服务管理的目的是控制医疗费用、保证医疗服务质量。医疗服务管理的内容可以概括为"定点医疗、三个目录"。定点医疗是指医疗保险机构与医疗机构签订定点医疗的合同，医疗机构接受医疗保险机构的考核与监督，参保人只有在定点医疗机构就医才能获得医疗保险报销。定点医疗机构包括辖区内的综合性医院、专科医院、社区卫生服务机

笔记

构,以及药店。随着医疗保险覆盖人群的扩大,定点医疗机构的数量也大大增加,一般辖区内公立医疗机构和具规模的私立医疗机构都纳入了定点医疗机构的范围。

"三个目录"是指,药品目录、诊疗项目目录、医疗服务设施目录。三个目录都按照临床必需、安全有效、价格适宜的原则制定。其中,药品目录由人力资源和社会保障部制定,采用准入法;诊疗项目目录和医疗服务设施目录由各省人力资源和社会保障部门制定,一般采用排除法。

药品目录分为甲类和乙类,甲类目录由国家统一制定,各地不得调整。乙类目录由国家制定,各省可以根据当地实际情况,进行适当调整,增加和减少的品种之和不得超过国家乙类目录的15%。各地级和县级统筹地区的人力资源和社会保障部门无权调整药品目录,但是可以适当调整报销比例。一般乙类药品要扣除20%左右的自付,才能进行报销。

6. 医疗机构费用支付　目前,医疗保险机构对医疗机构的费用支付,主要采取按服务项目支付的方式。在此基础上,引入了总额控制、次均住院费用控制、按病种支付、按人头支付等预付方式。2011 年以来,我国医药卫生体制改革中,把付费方式改革作为一项重要的任务。越来越多的地区从原来的按项目付费为主向混合型付费转变。

(1)总额控制:规定医疗机构业务收入的增长速度不能超过双方议定的数值,例如上海等地采用这种办法。

(2)次均住院费用:规定医疗机构的次均住院费用不得超过议定的值。例如南京、镇江、广州、深圳市等地采用这个办法。

(3)按病种支付:对若干病种采用定额支付。例如北京市规定了 108 个病种,在六家试点医院实行按病种付费,在全市则对阑尾炎、甲状腺肿、白内障、卵巢良性肿瘤、子宫肌瘤、拇外翻、胆囊结石等少数疾病实行按病种支付。而黑龙江省的牡丹江市则把绝大多数疾病实行单病种支付,目前共有 329 个病种。

(4)按人头支付:主要在门诊慢性病管理中实行,如精神病。病人签约一家定点医疗机构,承诺一年内都在这家医疗机构首诊,医保机构按人头给定点医疗机构支付一年的慢性病病人的门诊费用。但病人就医时还需支付一定自付费用。

在我国的实践中,预付制与风险共担机制相配合,即如果医疗机构的实际费用超过了预先确定的费用,医保机构将分担一定的超支费用,具体的分担方式由医保和医疗机构双方协商,并在定点协议中体现。

7. 医疗服务监管　主要包括定点准入、实时监控、年度考核、奖惩机制等几个方面。

(1)定点准入:医疗机构只有接受医保机构的质量监控和支付标准,并与医保机构签订医保定点服务的合同后,医保机构才会对医疗机构进行支付。

(2)实时监控:目前,相当一部分地区的医保机构已经建立了比较完善的信息系统,可以对定点医疗机构实行实时监控。例如,天津、杭州等地的医保信息系统可以实时监控病人就医、医生处方、医疗费用等情况。对于疑似违规的医生及时发出警告或进行约谈。

(3)年度考核:医保机构对医疗机构实行年度考核,具体指标包括:是否存在重复就诊或重复住院、目录外费用占比是否过高、总费用水平及合理性、参保人满意度等。

(4)奖惩机制:首先,医疗机构信用等级评价,并向社会公布。信用等级较高的医疗机构可以实行免检,并且可以提供更广泛的医保服务,例如门诊大病服务等。第二,经济上的奖惩。医保机构按月向医疗机构支付时,扣除应支付费用的10%,作为年终考核的保证金。如果考核不达标,将扣除保证金;考核优秀,不仅可以全额返还保证金,部分地区还提供经济奖励。第三,对于考核不合格的医疗机构,医疗机构会对其暂停定点资格,甚至完全取消定点资格。

三、城镇职工医保制度的完善

1. 覆盖面扩大 1998年职工医保制度在全国推广之时,国务院《关于建立城镇职工基本医疗保险制度的决定》就规定,职工医保制度覆盖全部城镇就业人员及退休人员。但是,当时没有明确许多"边缘"人群是否被该制度覆盖,如何被该制度覆盖。例如,国有关闭破产企业的退休人员、灵活就业人员、农民工等。

随着制度的完善,这几个人群的参保政策逐渐明确:

(1)国有关闭破产企业的退休人员通过国有资产划拨,以及各级政府的财政补助,参加职工医保制度,并享受退休人员待遇。

(2)允许灵活就业人员自愿参保,部分地区给予缴费上的优惠。

(3)要求具有固定劳动关系的农民工参加职工医保,部分地区专门为此建立了"低保障水平、低缴费水平"的医保制度。

(4)另外,为了配合国家土地征用政策,大部分地区用土地征用金补助失地农民参加职工医保。目前,职工医保制度已经基本覆盖了非务农的劳动人口。

2. 加强基金预算的基础上逐步提高待遇 我国职工医保基金实行"以收定支,收支平衡"的原则,但是前几年,职工医保基金积累过多,医保待遇提高滞后。为了解决这一问题,2009年以来,在加强基金预算的基础上,逐步提高了职工医保的待遇。主要有以下几种方式:

(1)按职工医保相关文件的规定,起付线为工资的10%左右,但目前大部分地区已经不再随工资的增长提高起付线,部分地区甚至降低了起付线。

(2)把基本医疗保险的封顶线从原来工资的4倍,提高到工资的6倍。

(3)建立补充保险,部分资金来自基本医保基金的结余。

(4)扩大统筹基金对门诊的支付。

3. 统账结合模式的转化 近年来,大部分统筹地区都加大了统筹基金对门诊支付的力度,包括门诊大病病种范围的扩大,门诊统筹的建立等。在这种情况下,原来由个人账户支付的范围部分被统筹基金替代,于是出现了个人账户结余过多的情况。目前,部分地区开始对个人账户的支付功能进行了扩大,例如允许用个人账户资金购买商业医疗保险、支付医保目录外药品、支付亲属的医疗费用、购买健身卡等。在扩大个人账户职工范围的同时,大部分地区逐步减少了个人账户资金的划拨。

第三节　我国城镇居民基本医疗保险的制度框架

2007 年 7 月国务院颁布《国务院关于开展城镇居民基本医疗保险试点的指导意见》(国发〔2007〕20 号)(以下简称《指导意见》),居民医保试点工作正式启动,全国选择了 88 个城市作为试点城市。2010 年居民医保在全国全面推行。居民医保最鲜明的特点是政府对每一个参保居民实行普惠制的补助。

一、目标与原则

和职工医保主要保障城镇地区就业人口基本医疗需求,建立统账结合的社会保险制度的目标不同,居民医保制度的目标是:建立覆盖全体城镇非从业居民,筹资机制合理、管理体制健全、运行机制规范的以大病统筹为主的社会保障制度。

居民医保制度的原则是:坚持低水平起步,根据经济发展水平和各方面承受能力,合理确定筹资水平和保障标准,重点保障城镇非从业居民的大病医疗需求,逐步提高保障水平;坚持自愿原则,充分尊重群众意愿;明确中央和地方政府的责任,中央确定基本原则和主要政策,地方制订具体办法,对参保居民实行属地管理;坚持统筹协调,做好各类医疗保障制度之间基本政策、标准和管理措施等的衔接。

二、主要内容

和职工医保一样,居民医保也多由当地社会保障管理部门制定相关政策,由社保经办机构进行管理,并实行和职工医保类似的目录和管理政策,以下仅对与职工医保不一致的规定进行阐述。

1. 覆盖范围　根据《指导意见》规定,城镇居民医保制度的覆盖范围包括"不属于城镇职工基本医疗保险制度覆盖范围的中小学阶段的学生(包括职业高中、中专、技校学生)、少年儿童和其他非从业城镇居民"。和覆盖全体就业人口的职工医保制度一起,为全体城镇居民提供了无缝覆盖。

2. 资金筹集　居民医保的筹资主要来源于财政补助和个人缴费两个方面。在 2007 年的试点启动时期,政府按每年不低于人均 40 元的标准给予补助。在此基础上,对属于低保对象的或重度残疾的学生和儿童参保所需的家庭缴费部分,政府原则上每年再按不低于人均 10 元给予补助;对其他低保对

笔记

象、丧失劳动能力的重度残疾人、低收入家庭60周岁以上的老年人等困难居民参保所需家庭缴费部分，政府每年再按不低于人均60元给予补助，其中，中央财政对中西部地区按人均30元给予补助。财政补助经费纳入了各级政府的财政预算。

随着2009年4月《中共中央、国务院关于深化医药卫生体制改革的意见》的发布，各级政府对居民医保制度的支持逐步加强，财政对居民医保的补助标准也逐年提高，从2009年每年人均80元的补助水平，提高到2012年的每人每年240元。极大地提高了居民医保的保障水平。2012年3月国务院发布的《"十二五"期间深化医药卫生体制改革规划暨实施方案》，更是提出计划在"十二五"末期，将城镇居民医保的政府补助标准提高到每人每年360元以上，并相应提高个人缴费水平，进一步探索建立与经济发展水平相适应的筹资机制。

对于个人缴费，目前全国并没有实施统一的标准，由各地根据当地的经济发展水平以及不同人群的基本医疗消费需求，并考虑当地居民家庭和财政的负担能力，自行确定。据人社部统计，2011年，居民医保人均筹资约为246元，个人缴费约占基金总收入的25.2%。

3. 保障范围与待遇给付　居民医保基金实行社会统筹，不设个人账户，基金重点用于参保居民的住院和门诊大病医疗支出。在2007年启动试点之时，居民医保仅保住院和门诊大病，普通门诊不予报销。2009年，人社部发布《关于开展城镇居民基本医疗保险门诊统筹的指导意见》（人社部发〔2009〕66号），要求各地在门诊大病的基础上，逐步把普通门诊纳入统筹报销。

居民医保的住院和门诊大病执行与职工医保相同的报销目录，但目前参保者享受的保障待遇普遍低于职工医保。在2011年，中央要求居民医保政策范围内统筹基金最高支付限额应达到当地居民年人均可支配收入的6倍以上，政策范围内住院费用支付比例达到70%左右。但各地具体的居民医保的起付线、支付比例和封顶线由地方确定。根据2012年国务院《"十二五"期间深化医药卫生体制改革规划暨实施方案》，在"十二五"期间，居民医保的政策范围内住院费用支付比例将达到75%以上。

目前，我国部分地区已经探索开展了居民医保的普通门诊统筹（risk pooling of outpatient services），即把参保人员的门诊费用也纳入统筹基金报销的范围，有效地解决了城镇居民普通门诊医疗费用负担。普通门诊统筹一般要求参保人在基层医疗机构就医，封顶线一般仅为数百元。在探索门诊统筹的过程中，一些城市注重受益面与保障水平有机结合，做到实行首诊制与参保人员选择权的有机结合，依托坚实的信息平台支撑社区医疗保险管理服务，较好地发挥了门诊统筹在保基本、强基层、建机制中的独特作用。

三、与职工医保制度的关系及衔接

1. 与职工医保制度的区别　居民医保和职工医保一起为全体城镇人口提供

基本医疗保障覆盖。尽管二者都面向城镇地区居民,且均由社保经办机构统一管理,使用相同的管理政策,但它们仍然是两种不同的医疗保险形式,主要体现在:

(1)覆盖范围不同:职工医保主要覆盖的是与单位建立了劳动关系的城镇职工;而居民医保是国家针对中小学阶段的学生(包括职业高中、中专、技校学生)、少年儿童和其他非从业城镇居民而建立的基本医疗保险。

(2)资金来源不同:职工医保由职工所在单位和个人共同缴纳医保费用,单位缴大部分,个人缴小部分;而居民医保参保费用主要由个人缴纳,政府给予适当补助。

(3)缴费基数不同:职工医保缴费基数是职工本人的工资,按月扣缴;居民医保则是根据当地主管部门按当地经济水平确定的基数定额缴纳,一年缴一次。二者在缴费基数上相差很大。

(4)保障范围不同:二者在保障范围上,相差较大。职工医保每年返回所缴保险费的30%左右到个人账户作为门诊费用,由职工个人自行支配,住院则按社保医疗范围报销费用;而居民医保多只报销住院或门诊大病医药费的50%～70%,普通门诊费不予报销或仅少量报销。

(5)保险时效不同:职工医保为按月缴费,缴够25年后可不再缴,之后可一直享受医保待遇,包括门诊和住院;居民医保,则缴费只管当年,缴一年享受一年,不缴费不享受。

(6)参保强制性不同:职工医保具有较强的强制性,原则上要求所有与单位建立了劳动关系的城镇职工都要参加;而居民医保实行的是"自愿参保、财政引导"的原则,由居民自愿选择参保。

2. 与职工医保制度的衔接　根据居民医保和职工医保的政策,学生、儿童均应参加居民医保;城镇非从业人员就业后应参加职工医保,如果失业,再回到居民医保。值得注意的是,居民医保要求终生缴费,职工医保则规定退休人员不缴费而可以享受医保待遇。为了防范参保人在退休前突击参加职工医保,各地都规定了职工医保的缴费年限,一般为20～30年。由此可见,职工医保的缴费年数反映了参保人的权益。

职工医保的参保人因失业退出职工医保,加入到居民医保时,医保经办机构保留参保人的缴费年数,当其再次回到职工医保的时候,可以累计缴费年数。部分地区为了激励参加居民医保的灵活就业人员参加职工医保,出台了居民医保与职工医保缴费年数折算的政策,例如苏州市把居民医保的缴费年数按2.4:1的比例折算成职工医保的缴费年数。

四、城镇居民医保制度的完善

1. 统筹城乡发展　由于历史原因,我国城镇和农村地区实行的基本医疗保障制度是不同的,因此,统筹城乡发展是完善居民医保制度的重要内容。目前,各地在统筹城乡发展方面有以下创新:

(1)把在城镇学校上学的学生儿童不分户籍,全部纳入居民医保。

笔记

（2）部分地区允许外地居民满居住年限并尽社保缴费义务后，成为本地的"新市民"，享受本地的公共服务，其中包括医疗保险。

（3）相当一部分地区已经进行了居民医保和新农合的整合，形成城乡居民基本医疗保险制度。

案例18-1

新医改中各地城乡统筹的做法

江苏省苏州、无锡、南通和泰州等18个统筹地区基本实现了城乡统筹的医保制度并轨，城乡医保一个网络、一个系统、一个窗口、一个平台统一管理。无锡市将城镇职工、居民、新农合、医疗救助等经办资源整合在一起，成立单独的管理中心，其他统筹地区将新农合划归人力资源和社会保障部门管理。泰州兴化市实施城乡统筹医疗保障管理以来，运行良好，成效显著，管理水平得到很大提高。还有常熟等少数县（市），城乡居民医疗保险由原卫生部门进行管理。在湖北省，鄂州市、神农架林区、黄石市三城区、荆门市掇刀区等地区也开始了城乡统筹试点，将城镇职工、城镇居民与新农合三项基本医疗保障制度整合后进行统一管理。在云南省，昆明市在总结官渡区和呈贡县统筹城乡医疗保险一体化管理试点经验的基础上，已全面启动整合城镇基本医疗保险和新型农村合作医疗经办管理资源，于2011年7月底前实现了全市城乡医疗保险一体化管理。

2. 基金支付向门诊和大病"两端"延伸　居民医保从"低水平、保大病"起步，制度建立初期，大多数地区的居民医保没有门诊待遇，并且封顶线也较低。为了解决部分慢性病和重大基本病人个人负担过重的问题，居民医保制度开始建立门诊统筹和大病保险制度。2011年6月，人社部发布《关于普遍开展城镇居民基本医疗保险门诊统筹有关问题的意见》，要求各地建立居民医保门门诊统筹；2012年8月，国务院医改办发布《关于开展城乡居民大病保险工作的指导意见》，要求对自负费用较高的病人实行再次补助，以进一步减轻城乡居民大病病人的医疗费用负担。

3. 与职工医保接轨　居民医保与职工医保的接轨是完善居民医保制度，最终实行医保制度一体化的重要内容。目前，这方面的重要举措包括：

（1）对灵活就业人员参加职工医保实行优惠政策，尽量扩大职工医保的覆盖范围。

（2）部分地区鼓励职工用个人账户资金为参加居民医保的家属购买补充保险，在家庭范围内实现了部分职工医保基金向居民医保人群的转移。

（3）通过大病保险和医疗救助，弥合居民医保和职工医保之间的待遇差距，部分地区实行了职工医保和居民医保人群在大病保险和医疗救助的待遇统一，甚至基金共享，在制度上实现了部分职工医保基金向居民医保人群的转移。

笔记

第四节　我国城镇基本医疗保障制度的发展与挑战

一、我国城镇基本医疗保障制度改革取得的成效

（一）制度覆盖面迅速推进，基本覆盖全体城镇人口

近年来，我国城镇医疗保障制度建设进入有史以来最快发展时期。已有十多年历史的职工医保步入发展成熟期，覆盖范围由单纯的用人单位及其职工向个体工商户、灵活就业人员等群体拓展，各类特殊困难群体成为参保重点，居民医保也全面推开，覆盖范围不断扩大。截止到 2011 年底，我国职工医保已覆盖 2.52 亿人口，居民医保已覆盖 2.2 亿人口，已覆盖了全国 90% 以上的城镇人口。

我国城镇医疗保障制度快速推进主要有两个方面的原因：一是我国针对就业人群和无业人群分别建立了职工医保和居民医保制度，由于筹资和待遇水平与不同人群的经济能力相适应，因此制度推进比较顺利；二是财政加大了对居民医保的补助，使得居民医保制度具有吸引力，促使无业居民积极参保，同时财政加大了对困难企业退休人员的参保补助，使其有能力参保。

（二）筹资水平稳步提高，保障能力逐步增强

近年来，城镇基本医疗保险筹资水平稳步提高，对参保人员的保障能力也在同步增强。据统计，2011 年我国职工医保和居民医保的年人均筹资额分别达到了 1667.3 元和 176.2 元；同时政府财政对城市未就业居民参加城镇居民基本医疗保险的补助力度也在逐年加大，如 2012 年政府对城镇居民参加城镇居民基本医疗保险的补助已达到 240 元，预计未来还将继续稳步增加。

医保筹资水平的稳步提高对增强城镇基本医疗保险的保障能力，提高参保人员享受的保险待遇起到了决定性的作用。据人力资源和社会保障部统计资料，2011 年全国城镇职工基本医疗保险和城镇居民基本医疗的基金总收入分别达到了 4945 亿元和 594 亿元，分别比上一年增长了 25% 和 68%。和前几年相比，两项城镇基本医保基金的总量均有较大幅度增长，其保障能力也随之逐步增强。

（三）医保待遇水平逐步提高，参保人员切实得到实惠

近年来，我国城镇人口的医疗保障待遇提高较快，参保人员切实得到了实惠。

一是报销比例逐步提高，住院费用负担减轻。各地通过降低基本医疗保险起付线、降低自负比例、提高报销补偿封顶线的办法，不断提高医疗保障水平；同时，还开始积极推进大病医疗保险，对个人负担过高（超过人均GDP）的人群进行再次补偿。预计到"十二五"期，职工医保和居民医保住院费用报销比例分别达到 75% 和 70%，这将极大地缓解了参保人员的住院疾病经济负担。

二是积极推行门诊统筹，减轻门诊费用负担。居民医保由制度建立初期的

笔记

保住院和门诊大病医疗费用发展到普遍建立门诊统筹,有效地解决了城镇居民门诊医疗费用负担;职工医保也由过去统账分离向探索门诊医疗费用统筹过渡,门诊特殊病种和门诊慢性病管理范围不断扩大,待遇水平逐年提高,还有部分统筹地区探索实施了职工医保门诊统筹,较好地兼顾了参保人员的受益面和受益程度。

(四) 规范了医疗服务行为,在一定程度上控制了医疗费用增长

医保机构一方面肩负着保障参保人基本医保待遇的重任,另一方面又承担着维持医保基金平衡的责任,因此,医保机构有动力在规范医疗行为和控制医疗费用方面采取措施。具体措施有以下几个方面:一是通过对监控指标的跟踪和分析,及时发现定点医疗机构的不合理医疗行为,采取相应的措施加以规范;二是通过支付方式改革,积极探索按人头付费、按病种付费、总额预付等支付方式,努力发挥医疗保险对医疗服务提供的费用约束和质量监控作用,提高医疗机构的成本意识;三是通过公布医疗机构的费用和质量信息,引导医疗机构同行竞争;四是掌握了有效的惩罚手段,对医疗机构的违规行为起到警戒作用。

(五) 管理能力进一步提高,医疗保障服务更为方便快捷

随着医疗保险覆盖面的扩大,医保经办机构也进一步完善。目前,每个县(区、市)都设有医保经办机构(或派出机构),相当一部分地区在街道和乡镇一级都设有医保服务平台,提供信息咨询和参保服务。

目前,大部分统筹地区的医保经办已经实行了信息化,医疗机构通过信息网络直接向医保机构传送数据,相当一部分地区已经实现了医疗费用即时结算。参保人在医保机构就医后,只需要支付应由个人负担的部分,应由医保报销的部分直接由医保机构与医疗机构结算。随着医保经办机构管理能力的日益提高,参保人可以享受到更为方便快捷的医疗保障管理服务。同时,也可以进行更为精确的测算工作,从而为费用控制和付费方式改革提供技术支持。

二、我国城镇基本医疗保障制度建设和运行中存在的问题

(一) 参保对象覆盖还存在缝隙

在我国城镇地区,居民医保和职工医保一起,旨在为所有居住在城镇地区的人口提供基本医疗保障覆盖。根据国务院相关文件,职工医保应覆盖所有正规就业人群,包括机关事业单位、公有制企业、合资和民营企业,而不属于职工医保覆盖范围的中小学阶段的学生(包括职业高中、中专、技校学生)、少年儿童和其他非从业城镇居民可自愿参加居民医保。乍看覆盖范围广,保障对象很明确,但细究起来,有部分保障对象是模糊的。如它对非从业城镇居民内涵没有统一的界定,尤其对灵活就业人员和城市农民工及其子女这类较为特殊的群体是否应纳入职工医保还是居民医保没有明确界定。另外,居民医保的自愿参保也给城镇人口实现基本医保的全覆盖埋下了隐患。

（二）医保基金可持续性方面存在不足

目前城镇基本医保基金在可持续性方面存在不足。首先，我国人口老龄化速度较快，这将给实施"现收现付"制的医保基金造成支付压力。其次，居民医保实行定额筹资，与所在地的社会经济发展水平缺乏关联，筹资水平的增长缺乏稳定机制。此外，居民医保的自愿参保原则和长期连续参保激励机制的缺乏，也影响了居民参保的稳定性。

（三）基金统筹层次较低

我国医疗保险制度原则上要求实行地市级统筹，但是在具体实施过程中，却有相当一部分地区实行了县级统筹，减弱了社会保险的互助共济作用的发挥。统筹层次低导致了医保管理上的一系列问题，包括：①基金共济范围小，抗风险能力弱，不能有效降低居民所面临的医疗风险；②统筹地区之间政策不统一，引起公平性问题；③造成了更多的异地就医和医保关系转移接续问题，增加了劳动力流动成本，限制了整个社会医疗保险体系作用的发挥。据统计，截至2010年底，全国职工医保和居民医保分别仅有179和302个统筹地区实现了市（地）级统筹，仅分别占到统筹地区总数的9.4%和23.1%。

（四）医保政策不统一，待遇差距大

目前，由于职工医保和居民医保制度分别运行，两个制度在制度设计、筹资水平和给付待遇上都存在较大差异。居民医保的筹资水平大大低于职工医保，保障待遇也低很多。如2011年职工医保基金的人均支出为1650元，而居民医保基金的人均支出仅为187.73元；前者住院政策范围内报销比例为69.7%，后者则仅为50%左右。此外，不同区域之间医保管理的条块分割，医保基金自求平衡，医保政策也不统一，筹资和待遇水平差距较大，东部地区明显高于中西部地区，大城市明显高于中小城市。

（五）个人账户达不到制度设计的预期效果

我国职工医保实行的是社会统筹和个人账户相结合的制度，个人账户虽然能够为今后积累一部分基金，从而有利于缓解人口老龄化对医保基金支付的压力，但从目前的实践情况来看，其积累功能却相当有限。同时，个人账户的设立显然降低了医疗保险的互济功能，把一部分基金沉淀下来不能用于当期消费，必然降低现行医疗保险的整体保障能力。此外，2007年以后推行的居民医保并未设立个人账户，职工医保此前设立的个人账户，对制度之间的衔接，以及最终实现城镇医保制度框架的基本统一，设置了障碍。因此，需要对基本医疗保险个人账户的作用重新进行评估，作出新的制度设计。

（六）对医疗服务机构的监督能力不足

我国医疗保险机构对医疗服务机构的监督能力不足，主要有两个方面的原因：一是我国的医疗服务市场没有开放，医疗服务供不应求，医疗机构在医疗服务市场的议价中处于强势地位。二是医保机构目前仍然实行按服务项目付费，医疗机构缺乏成本意识，医保机构也缺乏强有力的经济手段来制约医疗机构。

三、我国城镇基本医疗保障制度的完善

针对目前存在的问题,完善城镇医疗保障制度包括以下几个方面的内容。

(一) 做好城镇重点人群参保工作,完善医保人群覆盖

职工医保方面,要通过完善现有政策,有效体现基本医疗保险权利与义务相对应,切实推进灵活就业人员和农民工参加职工医保。同时,围绕城镇非从业人口和中、小学学生参加居民医保,尤其是进城务工农民工和农村户籍学生,应通过细致的核定工作,有效解决重复参保和重复统计问题。同时,应对未参保率较高的困难边缘人群进行排查,防止形成参保空当,做到应保尽保。此外,还应围绕城乡统筹战略,打破城乡分割二元结构,探索建立和完善以就业人群、非就业人群两大类别划分的基本医疗保险为支柱,待遇多层次、转接无障碍、城乡一体的全民医保体系,实现城乡居民基本医疗保险待遇的统筹安排。

(二) 逐步提升统筹层次,缩小政策差距

提升医保基金的统筹层次,可以有效扩大基金共济范围,提高基金抗风险能力,降低居民面临的医疗费用风险。目前,我国正在实践多种提高统筹层次的方式:一是建立市级医保基金统筹,并且实行了医保机构的垂直管理;二是建立市级医保基金统筹,但没有实行医保机构的垂直管理;三是建立医保基金的部分调剂,但是不建立完全的基金统筹;四是在地市范围内基金不统筹,但是统一政策、统一管理模式,并建立统一的结算网络,解决在地市范围内异地就医问题。此外,各地也在探索逐步提高居民医保待遇水平,逐步缩小与职工医保政策的差距。随着社会经济的不断发展,财政收入的增加,逐步提高居民医保的财政补助标准、个人缴费标准,并相应提高补偿比例、基金封顶线。

(三) 改革个人账户制度,完善制度设计

由于职工医保个人账户在运行过程中并未达到制度设计的预期效果,必须要逐步改革个人账户制度,完善城镇基本医保制度设计。一是改革个人账户功能。个人账户功能从积累防备医疗风险,逐步转向公共卫生和预防保健的功能为主,用于社区基本医疗、预防保健方面的支出。二是改革个人账户划拨制度,考虑逐步降低用人单位缴费划入个人账户的比例,职工个人缴费也可考虑参照居民医保的政策,按统一的缴费标准缴纳,划入个人账户也按统一的金额进行划拨。

(四) 稳步推进付费方式改革

付费方式改革是近年来完善医疗保险管理体制的一项重要措施。2011年,人社部发布《关于进一步推进医疗保险付费方式改革的意见》,指出"当前推进付费方式改革的任务目标是:结合基金收支预算管理加强总额控制,探索总额预付。在此基础上,结合门诊统筹的开展探索按人头付费,结合住院门诊大病的保障探索按病种付费"。由此可见,我国将改革原来按项目付费的方式,形成以"预

付制(PPS)"为主体的混合型付费方式。付费方式改革对于提高医疗机构的成本意识,促进医保对医疗机构的监控能力具有重要的的意义。目前,全国各地积极探索了按人头付费、按病种付费、总额预付等支付方式,努力发挥医疗保险对医疗服务提供的费用约束和质量监控作用。

案例18-2

江苏镇江医保支付方式改革历程

江苏镇江支付方式改革历经多年调整、完善和优化,先后运用过按服务单元、按人头、总额预付等各种支付办法,并针对各自弊端及时调整并采取相应的防范措施与对策,逐渐形成了具有本地特点的复合式付费管理方式,建立起以支付方式为龙头、"需方自主、供方能动"的管理路径,形成医、患、保三方之间有效制衡,2000年以来镇江市医疗费用增长幅度一直低于江苏省全省平均水平(表18-1)。

表18-1 镇江市基本医疗保险结算办法演变历程

时间	结算办法	效果	问题
1995	定额付费	全市医疗费用比上年只上升2.3%,收到较好效果	控制"定额"但控制不了"总量"
1997	总量控制与定额结算相结合	对控制基金支出总量、实现收支平衡起到了较为明显的作用	出现层层分解指标、医患矛盾比较尖锐等问题,没有真正体现"按劳分配、多劳多得"的原则
1998	总量控制、定额结算、预算拨付、弹性决算、考核奖励	反映了医院实际工作状况,公平和效率得以体现	医患矛盾仍突出
2001	以"人头"指标为核心的"总额预算、弹性结算和部分疾病按病种付费相结合"综合付费办法	将医疗保险基金收支预算与医疗费用结算有机结合,将宏观刚性预算与微观弹性结算有机结合,使医疗费用支付办法日趋合理、科学和规范	

(五)实施精细化管理

随着医保制度的完善,我国医疗保险经办管理越来越精细化,主要包括以下几个方面:一是大部分地区建立了医保信息系统,部分地区可以对医疗机构的处方实行实时监控;二是从原来的定点医疗机构管理,延伸到了定点医生管理;三是在"预付制"下,加强了对医疗服务质量和病人个人经济负担的监控。

本章小结

本章主要介绍了我国城镇多层次医疗保障体系及其发展与挑战,并重点介绍了城镇职工医疗保险和城镇居民基本医疗保险两种基本医疗保障制度。

1. 我国城镇医疗保障制度的目标是建立与社会主义市场经济环境相适应、与社会经济发展水平相适应,能够保障人民群众基本健康的医疗保障制度。

2. 我国城镇多层次医疗保障制度包括基本医疗保险、医疗救助,补充医疗保险以及商业医疗保险四个层次。其中基本医疗保险包括职工基本医疗保险和城镇居民基本医疗保险,分别覆盖城镇就业人口和非从业人口,其制度框架包括目标和基本原则、覆盖范围、资金筹集、保障范围与待遇给付、基金运行与管理、定点医疗机构管理与费用支付、医疗服务监管等七个方面内容。

3. 目前城镇基本医保已基本覆盖全体城镇居民,筹资水平稳步提高,保障能力逐步增强,医保待遇水平也逐步提高。但同时也存在参保对象覆盖存在缝隙;基金可持续性不足;基金统筹层次低;医保政策不统一,待遇差距大;个人账户达不到制度设计的预期效果;对医疗机构监督能力不足等问题。

4. 下一阶段应逐步完善我国城镇基本医疗保障制度,逐步完善医保人群覆盖;提升统筹层次;改革个人账户制度;推进付费方式改革;实施精细化管理。

关键术语

多层次医疗保障体系　multiple level medical security system

基本医疗保险　basic medical insurance

社会医疗救助　social medical assistance

补充医疗保险　supplementary medical insurance

商业医疗保险　commercial medical insurance

统筹基金　social pooling funds

个人账户　individual medical savings account

目录管理　catalog management

门诊大病　high-cost outpatient diseases

门诊统筹　risk pooling of outpatient services

思考题

1. 在我国城镇地区为什么要建立多层次的医疗保障体系?

2. 我国城镇职工基本医疗保险和城镇居民基本医疗保险的制度设计有何异同点?

3. 近年来我国城镇基本医疗保障制度建设还存在哪些问题? 未来应重点在哪些方面进行完善?

(崔斌,北京大学公共卫生学院)

笔记

第十九章

我国农村基本医疗保险制度

学习目标

通过本章的学习,学生应该能够:

掌握:新型农村合作医疗组织管理和运行模式。

熟悉:新型农村合作医疗制度的建立,成绩、问题以及今后的发展方向。

了解:新型农村合作医疗制度的发展历程。

章前案例

莫××是广西恭城瑶族自治县西岭乡的一名农民,今年8月,她在医院检查出患了乳腺癌,被桂林市一家医院收治住院。在医院治疗了24天,花掉了2.3万多元。

"两万多元,对一个农村家庭来说是一笔不小的开支。而且,这应该还是第一次治疗的费用,病人接下来还要继续做化疗等治疗"。肿瘤医院乳腺癌科医生说:"过去在他们医院,很多病人因为没有后续的费用,做完第一次治疗,后续治疗筹不到钱,都不能按时完成,延误了病情"。而现在,莫××住院花的费用除去起付线的400元以及自费的1135元外,剩下部分已经按新农合的报销比例70%给予了报销,报销金额为1.5万余元,病人自己支付的钱不到8000元。这样,省下的钱又可以支撑她的后续治疗。新型农村合作医疗制度帮助她解决了看病问题。那么新农合是怎么建立起来的,发展历程如何? 取得了哪些成绩,是一个需要了解的内容。

第一节　新型农村合作医疗的产生与发展

从新中国成立以来,在广大的农村地区,先后建立了合作医疗、自费医疗、农村保健保偿制以及农村医疗救助制度等多种保障制度。中国曾经成为世界上第一个在全国范围内建立起合作医疗的大国。合作医疗经历了几起几落的发展阶段。

一、我国早期的农村医疗保障制度

(一)农村医疗保障制度的起源和发展历程

1. 新中国成立前——农村合作医疗雏形的形成　中国共产党领导下的中国

374

农合制度的雏形,最早可以追溯到抗日战争时期在陕甘宁边区创立的保健药社和卫生合作社。

保健药社筹建于 1938 年,是陕甘宁边区政府领导的医药并举的机构,由政府民政厅领导,西北局保健委员会和民政厅共同投资。该社实行看病、制药、卖药三位一体的运行模式,对灾民实行免费治疗、免费吃药,对抗日军人家属实行九折优惠。1944 年创办了卫生合作社,卫生合作社的资金主要由大众合作社与保健药社筹集,并吸收民众团体及私人股金。和保健药社一样,卫生合作社病人随到随诊,看病免费,药价只收低廉的成本费。

2. 新中国成立初期　1950 年前后,原东北各省采用合作制和群众集资的办法,举办了带有合作性质的基层卫生组织,建立一批医药合作社。1955 年,山西、河南、河北、湖南、贵州、山东、上海等地农村出现一批由农业合作社举办的保健站和医疗站。其中,山西省高平县米山乡联合保健站实行"医社结合",采取由社员群众出"保健费"和生产合作社出公益补助结合的办法建立了集体医疗制度。这是一批较早的以集体经济为基础,以集体与个人相结合、互助经济的集体保健医疗站、合作医疗站或统筹医疗站。是中国农村合作医疗的雏形。在 1955—1958 年农业合作化高潮期,全国合作医疗覆盖率达到 10%。

3. 20 世纪 60 年代前后,公社化时期——合作医疗的曲折发展　随着 1958 年人民公社的兴起,全国掀起了举办合作医疗的第一次热浪。在人民公社化高潮中,山西省稷山县太阳村保健室,从 1959 年 1 月起,正式开始实行由社员每人每年交 2 元保健费、不足部分从公益金中补助的"大家集资,治病免费"的合作医疗制度。此后,稷山县大力推广太阳村实行的集体合作医疗制度,初步形成了一个遍及全县的卫生医疗保健网。

1959 年 11 月中旬,原卫生部在山西省稷山县召开全国农村卫生工作现场会议。并于同年 12 月 16 日向中共中央上报《关于全国农村卫生工作山西稷山现场会议情况的报告》(以下简称"《报告》")及附件《关于人民公社卫生工作几个问题的意见》,充分肯定了人民公社社员集体保健医疗制度。1965 年毛泽东同志在"六二六"指示中提出"把医疗卫生工作的重点放到农村去",极大推动了农合的发展。到 1965 年年底,全国已有山西、湖北、江西、江苏、福建、广东、新疆等十多个省区的一部分农村实行了合作医疗制度。到 1962 年,合作医疗的覆盖率达到 50%。

4. 文革时期——农合的普及并达到鼎盛时期　1966 年 8 月 10 号,中国历史上第一个农合试点"湖北长阳乐园公社社家村大队卫生室"挂牌。1968 年,毛泽东称赞它"合作医疗好"。批示推广乐园公社的合作医疗经验,同年原卫生部、农业部和财政部联合下发了《农村合作医疗章程试行草案》,从此,全国掀起了举办合作医疗的高潮,并成为我国农村医疗保障的主流形式。到 1978 年,合作医疗的覆盖率达到 90%,它成为 60～70 年代中国用较少卫生费用解决 8 亿农民基本卫生问题的组织与制度基础。这就是所谓独特的、具有中国特色的农村卫生模式。20 世纪 80 年代,世界卫生组织和世界银行在对中国的

笔记

考察报告中指出:"中国实行的合作医疗制度,是发展中国家解决卫生保障问题的唯一典范",曾积极向发展中国家推荐中国的农村卫生工作经验,被誉为"中国模式"。

5. 20世纪70年代后期至80年代中期——农合衰落并最终解体　1978年以后,农村家庭联产承包制逐步在农村地区开展,合作医疗赖以生存的村集体经济纷纷解体。到1985年,合作医疗的覆盖率只有5.4%,至1989年,其覆盖率下降到4.8%。农民又重新回到了自费医疗的状态。农民的就医问题没有了保障。

(二)早期农村合作医疗的特点和问题

农村合作医疗改善了中国农村医疗面貌,提高了广大人民群众的健康水平。实施了农村合作医疗以后,婴儿死亡率由建国初期200‰下降至25.5‰;孕产妇死亡率由1500/10万,下降至51.3/10万;人口死亡率由17‰下降至6.42‰;人均期望寿命由35岁提高至71岁。

1. 早期的合作医疗具有以下特点　①农村合作医疗是当时发展合作社经济、完善其社会服务功能的重要表现形式。农村合作医疗以保健站的形式出现,并且以预防为主。②医务人员发挥重要作用。当时的义务人员不拿工资,忙时干农活,有需要时当医生,被称为"赤脚医生"、他们靠"巡回医疗队"培养。"巡回医疗队"是农村合作医疗制度得以巩固、发展的重要支柱。③农村合作医疗以农民自主集资为主。保健站的日常经费由农民交纳的"保健费"、15%~20%的公益金和医疗收入三方保障筹资。④农村合作医疗形成了低成本、广覆盖的农村卫生保障体制,建立和普及了农村基层卫生组织,使广大农民群众都能就近得到基本的初级卫生服务,患病农民也得到医疗卫生服务的公平性和可及性。

2. 农村合作医疗存在的问题　①缺乏相关的法律和组织保障,没有正式的法律文件,无法可依,管理缺乏科学性;②文革时期急于求成,由于受到极左思潮的影响,过多地迎合政治的需要,在卫生决策和管理上不顾主客观条件和医疗卫生特性,破坏了医疗卫生体制健康发展,阻碍了农村医学的健康发展;③卫生人员技术水平较低,农合总体绩效较低;④筹资水平有限,抗风险能力差。农村集体经济解体后,合作医疗失去了主要的经济来源,这是合作医疗难以长期存在的根本原因之一;⑤合作医疗采取的报门诊,保小病的做法,提高了合作医疗的受益面,但保障水平低,难以满足多层次的需求。

二、新型农村合作医疗的建立

(一)新型农村合作医疗制度建立的必要性

1. 财政投入逐年减少,个人医疗负担加重　改革开放以来,政府财政支出对卫生的投入均呈现下降趋势,尤其是从1990年以后,这种下降的趋势越来越明显。2003年,财政支出对卫生的投入仅占财政支出的3.5%,占GDP的比例不到1%。据原卫生部卫生发展研究中心核算结果表明,我国卫生总费用从1978年到 2003 年间增长了 59 倍,年平均增长速度为 18.6%,说明全社会对卫生领域的投入增长迅速。而从卫生总费用的构成中,政府预算卫生支出由 1978 年的 32.16% 下降到 2003 年的 16.96%,而个人现金卫生支出由 1978 年的 20.43% 上升到 2003 年的 55.87%,表明对卫生的投资主要来自于个人现金的支出(图 19-1)。农村居民人均医疗保健支出由 1980 年的 3.42 元增加到 2011 年的 436.80 元,年均增长 27.4%,明显快于政府财政支出的增长幅度。该数据说明对卫生领域的资源投入中,政府投入减少,个人现金支出增加,揭示出在医疗卫生服务领域,个人现金负担越来越重。

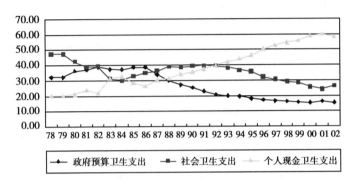

图 19-1　卫生总费用构成图(1978—2002)

2. 卫生服务需求被压制,卫生服务可及性下降　财政投资不足,农民经济负担过重,农民没有任何医疗保障制度,自费医疗达到 90.13%,农民医疗需求难以释放。据原卫生部家庭服务调查结果表明,1998 年农民应就诊而未就诊率 33.20%,其中,因为经济原因的占 36.02%。2003 年,农村应就诊率而未就诊率已经达到 45.8%,其中因为经济原因占 38.6%。应住院而未住院率为 30.3%,其中:经济原因占 75.4%。根据《中国农村住户调查资料 2004 年鉴》,2003 年农民年人均纯收入 2622.24 元,而当年城市医院次均住院费用 4660.38 元,县医院次均住院费用为 1851.8 元。农民的收入难以抵抗大病的损失。疾病经济负担成为农村致贫的一个重要因素。农村地区因病致贫比例为 33.4%,农民的健康问题面临着挑战。

(二) 新型农村合作医疗制度产生的制度框架

1. 新型农村合作医疗制度启动的背景　1996 年全国卫生工作会议上,江泽民总书记明确提出"加强农村卫生工作,关键是发展和完善农村合作医疗制度"。农民的医疗保障问题再次引起社会各界的重视和关注。

> **知识链接**
>
> 　　1995 年前后,由联合国儿童基金会资助,美国哈佛大学技术援助,在中国原卫生部的领导下,全国 10 所高等院校的卫生经济领域学者共同参与,在中国贫困地区农村 114 个县开展"中国贫困地区农村卫生筹资和组织的现状"

调查,在此基础上,先后在全国10个贫困县开展农村合作医疗制度。制度实施5年以来,部分解决了农民的医疗保障问题,由于政策间的不配套和不协调等各种原因,合作医疗再次失败。

合作医疗虽然没有建立起来,但是,它提供了宝贵的经验。第一,要想重新建立合作医疗制度,不仅是卫生部门的工作,更是一个各部门联动的系统工程;第二,政府要承担一定的筹资责任;第三,合作医疗的统筹层次不宜太低;第四,合作医疗的补偿范围不仅要保小病,更要保大病。这些宝贵的经验给新农合的建立奠定了基础。

2. 新农合制度的建立 鉴于农民无任何医疗保障制度的现象,为了解决农村居民日益突出的"因病致贫、因病返贫"的现象,2002年10月,中共中央、国务院下发《关于进一步加强农村卫生工作的决定》(中发〔2002〕13号),提出逐步建立新型农村合作医疗制度。同年国务院办公厅转发原卫生部等部门《关于建立新型农村合作医疗制度的意见》(国办发〔2003〕3号)的通知,标志着新型农村合作医疗制度的正式开展。从2003年下半年起,一种新的医疗保障制度在全国范围内开始实施。为了区别以往的合作医疗制度,重新建立的合作医疗制度被称为"新型农村合作医疗制度"。

新型农村合作医疗(new rural cooperative medical systems)(以下简称"新农合")是由政府组织、引导和支持,农民自愿参加,个人、集体和政府多方筹资,以大病统筹为主的农民医疗互助共济的制度。其目的是为了解决农民的就医问题,减轻农民因疾病带来的经济负担,提高农民健康水平。建立新农合制度,是我国政府为实现全面建设小康社会目标,统筹城乡经济社会全面协调发展,切实解决"三农"问题和提高农民健康水平而作出的重大决策和采取的重大举措。建立较为完善的农村医疗保障制度是新农合制度的发展方向。

2003年10月,新型农村合作医疗在全国各地陆续开始试点。截止到2004年10月31日,全国已有333个县(市)开展试点,覆盖农业人口10691.09万人,实际参加合作医疗的人口为8040.01万人,参合率达75.20%。这是在中国农村医疗保障制度上的一项创新。一种新的医疗保障制度开始在中国广大农村地区开始启动和运行。新农合制度的发展将直接影响着广大农民就医和健康问题。

(三)新型农村合作医疗的目标与原则

1. 新型农村合作医疗的目标 新型的农村合作医疗制度不同于以往的任何一项医疗保障制度,具有明显的中国特色。新农合的目标旨在建立一种适合于广大农民卫生服务需求的基本医疗保障制度,解决农民因病致贫、因病返贫的现象,缓解农民就医时的疾病经济负担,提高卫生服务利用率,促进农村卫生服务体系的建设,提高人群健康水平。

2. 新型农村合作医疗的原则 新型农村合作医疗采取了不同于以往合作医

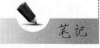
笔记

疗、符合中国农村发展和农民特性的独特原则。

（1）以家庭为单位自愿参加的原则：新农合最大的制度特点就是坚持"农民自愿参加"的基本原则。新农合作为一种医疗保障制度，属于社会医疗保障的范畴，从理论上来讲，社会医疗保障具有"强制性"原则。但是，重新启动的合作医疗并没有采取强制原则，而是采取了农民以家庭为单位自愿参加的做法，体现了农民互助共济的合作意识，也表现了政府对农民意愿的尊重；它的目的在于让农民自己认可这项利民的制度，自愿参加，因势利导，最终覆盖全体农民。

（2）以政府财政筹资为主的原则：以往的合作医疗基金主要以农民个人或者集体经济为筹资主体。实践证明，筹资金额少，抗风险能力差，制度不具有可持续性。新农合从建立之初，就明确了"以政府财政筹资为主"的原则，明确规定中央和地方财政对参合农民给予一定补助，体现了国家对农村的支持和对农民的关爱。2003 年启动之初，新农合人均筹资 30 元，其中中央政府和地方政府各自按照人均 10 元补助新农合基金，农民个人自付 10 元。政府财政承担起新农合制度筹资主体的责任。

（3）保障范围采取以大病为主，兼顾门诊的原则：借鉴以往合作医疗发展的特点，新农合以住院费用补助为主，兼顾门诊费用补偿，重点减轻农民因患大病造成的经济负担；对于部分门诊大额费用视为住院管理，给予一定报销，从而缓解农民的疾病经济负担，缓解农民因病致贫、因病返贫的现象。

（4）以县级单位为统筹层次的原则：以往合作医疗以乡镇为单位进行统筹，一方面管理能力较弱，一方面抗风险能力低。因此，新农合以县为单位统筹和组织实施，增强了抗风险能力和监管力度。

（5）采取了"卫生系统经办，各部门协调配合"的原则：新农合由县区政府负责统一协调和指导，成立由财政、卫生、民政等相关部门组成的新农合管理委员会，明确监督管理机构和经办机构的职责和任务。民政部门负责贫困人口的参合问题，同步推进农村医疗救助制度，改善贫困人群的基本医疗卫生问题。财政部门负责新农合基金的使用和管理，人大、政协等相关部门作为监督管理机构。同时赋予农民知情权和监管权，从而提高了制度的公开、公平和公正性。

第二节　新型农村合作医疗制度框架与特征

一、新型农村合作医疗组织与管理体系特征

新型农村合作医疗借鉴和吸取传统合作医疗的经验和教训，在试点的基础上，逐步建立了从中央到地方的各级政府负责协调的组织管理体制，形成了政府领导、卫生部门主管、相关部门配合、经办机构负责具体运作、医疗机构提供服务、参合农民参与监管的工作机制。

笔记

（一）政府主导型管理体制

新农合组建了完善的组织管理结构体系（图19-2）。新型农村合作医疗的组织管理体系属于政府主导型的管理体制。在中央，政府成立了由原卫生部、财政部、农业部、民政部、发展改革委员会、教育部、人事部、人口计生委、食品药品监管局、中医药局、扶贫办、保监会、中国残联和红十字会等14个部门组成的新农合部际联席会议，以加强新农合的部门协调及重大政策问题的研究和制定；省级、地（市）方政府均设置了相应的领导小组，负责本省、市新农合政策的制定和协调、管理；县级政府设置新农合管理委员会，负责本县新农合实施方案的制订及协调管理工作，建立经办机构承办参合农民医疗费用的报销和审核等日常事宜，所需工作经费由地方政府承担，不得挤占、挪用合作医疗基金。

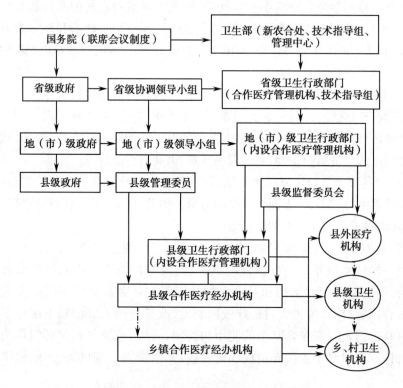

图19-2　新农合组织管理体系结构示意图

（二）卫生部门"一手托两家"的管理

省、市、县级卫生部门新农合具体经办机构主要设置在县级卫生行政主管部门。作为卫生行政主管部门，一方面需要加强新农合的监管，提高参合农民的受益水平，促进参合农民卫生服务需要的满足及健康水平的改善。加强对新农合的载体——定点医疗机构加强监管，保障新农合基金的安全及有效、公正、公平的使用；另一方面，作为卫生行政主管部门，还有促进医疗卫生事业尤其是农村卫生事业发展的重要领导和管理职责。"一手托两家"的管理体制有利于减少交易成本，有利于协调新农合参合农民、基金管理者及定点医疗机构之间的利益关

笔记

系,促进共同发展。

(三)公众参与的监管体系

为保证新农合取信于民,从组织和制度上强化新农合的监督管理,要求管理委员会和监督委员会中必须有一定的比例是参合农民。同时将新农合基金收支情况、医疗补偿情况等信息实行公开、公示等制度,广泛接受参合农民及社会各界的监督。这种公众参与的监管体系极大地提高了新农合管理的效率。

(四)定点医疗机构为医疗服务提供方的运行体系

新农合制度的实施,离不开农村卫生服务体系即农村的三级医疗网:村卫生室、乡镇卫生院、县医院的运行。这些基层卫生服务机构成为新农合制度实施的重要系统之一,即定点医疗机构。各级定点医疗机构作为重要的载体,承接着基金筹资主体——政府、基金使用主体——参合农民之间的利益关系,它既是落实利民政策的出口,又是农民满意度的入口,新农合各项补偿政策的落实,新农合各项措施能否让参合农民真正受益,最终关键点在于各级定点医疗机构所提供的医疗服务以及费用控制上。

(五)各部门各尽其责,协调配合的协作体系

为了提高管理效率,各地在新农合制度实施中采取各种措施加强对各方的监管,提高管理科学化程度:新农合基本药物制度的实施、对医疗服务提供方的支付方式改革(如单病种定额付费、按床日付费、门诊基金的总额预付等)、对参合农民实施共同付费的补偿模式及转诊制度、制定和实施新农合财务管理制度、实施新农合基金使用公示制度等。在中央政府财政的支持下,各地政府积极筹资,建立和完善新农合信息系统,提高监管的效率。

二、新型农村合作医疗的管理模式

目前新农合的管理模式主要有三种形式:卫生部门主管模式、劳动与社会保障部门主管模式、保险公司管理模式。其中以卫生部门主管模式为主要形式。

(一)卫生部门主管模式

由设在各县(市、区)卫生部门下的合作医疗管理办公室具体负责新农合的运行管理。合作医疗管理办公室有自己的一整套新农合业务管理制度和网络,包括基金筹集、参合人员管理、定点医疗机构管理、医疗费用偿付审核和支付等。全国大部分地区新农合制度的管理采取的是这种管理模式。

(二)社会保障部门主管模式

社会保障部门也积极参与到新农合的管理工作中。社保部门的参与方式有两种。一种方式是由社会医疗保险经办机构全面负责基金的具体运营管理,包括基金筹集、基金分配和偿付、基金审核和管理等工作;另一种方式为新农合基金的筹集由卫生部门负责,其他的报销、补偿、管理等业务由社会医疗保险经办机构负责。全国有部分地区采取了这种模式,例如四川、天津等地。

笔记

（三）商业保险公司参与管理模式

商业保险公司参与管理的方式有三种：①"委托管理"模式或者叫"基金管理"方式。保险公司采取基金管理方式，向政府收取一定额度的管理费用，按照政府确定的补偿方案为参保农民提供医疗费用补偿服务，不承担新农合基金的运行风险。②"风险管理"模式或者叫"保险合同"方式。该模式完全按照商业保险规律运作，根据双方协商确定保费和补偿标准，保险公司为参保农民提供医疗费用补偿（报销）服务，承担新农合基金的运营风险，自负盈亏。③"风险共担"模式或者叫混合方式。该模式是为提高公司经办管理效率，增强风险防范意识，在"基金条款"委托管理模式的基础上，双方约定按一定比例，分享新农合基金盈余，共担基金亏损风险。全国有部分地区采取了这种由商业保险公司参与管理的模式。例如，厦门市、晋江市、江阴市等地。

三、新型农村合作医疗补偿模式

根据新农合的发展变化，新农合的补偿模式可将其划分为试点阶段补偿模式和巩固发展阶段补偿模式。

（一）新型农村合作医疗补偿管理

1. 新农合补偿方案　新农合补偿方案的设计需要先行进行基线调查，在此基础上设计补偿方案；方案由各县新农合管理委员会审议决定，市级、省级备案、批准。新农合的补偿采取起付线、封顶线和共付比相结合的补偿方式；各级政府配套建立医疗救助制度，资助贫困农民参加并享受合作医疗。民政救助的参与，一方面帮助贫困人口参合，同时在其患病就医后给予二次的经费补助，促进贫困人口公平地参与合作医疗并从中受益。新农合的补偿范围，除了疾病外，为促进住院分娩，新农合将住院分娩纳入到补偿范围，对于1年内未获得补偿的参合农民的健康体检给予一定的经费支持。

2. 费用结算方式　为了方便参合农民获得及时的补偿，以减轻其费用支付的压力和报销的负担，各地参合农民就医费用的结算由县内定点医疗机构直接减免发展到全省范围内的直接减免方式，甚至通过信息网络的建立，形成跨省的直接结算。

（二）新农合试点阶段补偿模式

此阶段新农合的补偿模式主要包括四种模式，分别为单纯大病住院补偿模式、住院与门诊大病补偿模式、住院和门诊统筹模式、住院统筹和门诊家庭账户模式。各种模式的优缺点如下：

1. 单纯大病住院补偿　该模式是将全部（或绝大部分）资金用于补偿住院大病，而不用于补偿门诊小病。其优点是：具有较强的抗风险能力，对防止"因病致贫"具有一定的作用；管理比较简单。缺点是：人群受益面小，全年只有3%～4%的参合者受益，对农民的吸引力小，对持续发展具有一定的影响。

2. 住院与门诊大病补偿　该模式除了补偿大病住院的病人以外，还将特定的几种慢性病的门诊病人纳入补偿范畴。其优点是:鼓励慢性病人门诊治疗,减少并发症的发生率,从而减少今后发生的医疗费用。缺点是:慢性病种和诊断的界定需要严格规范,以免带来新农合资金的风险。

3. 住院和门诊统筹模式　该模式是住院和门诊均采用统筹模式,将补偿基金分成住院补偿和门诊补偿两块。有的地方对门诊费用的补偿也设立了一定的补偿比例和封顶线。其优点是:鼓励及时就医,提高门诊利用率,扩大了受益面,提高农民互助共济的意识。缺点是:在按比例报销时手续麻烦,管理成本较高。门诊统筹对医疗服务需求的释放是巨大的,门诊基金会有超支的风险。门诊统筹所占资金量大时,会影响对住院高额风险的抵御能力。

4. 住院统筹和门诊家庭账户　以户为单位建立起一个家庭成员共享的储蓄账户,用于支付门诊医疗费用。其优点是:增加受益面,易于动员农民参加,能控制门诊补偿费用的支出,门诊资金管理简单,降低管理成本,门诊补偿比较公平。缺点是带来合作医疗门诊资金的沉淀,不能充分发挥统筹基金互助共济的作用。

家庭账户根据筹资来源又可分为自筹式和共筹式两种。自筹式家庭账户是指将农民自己缴纳合作医疗的参合费用中的一部分(或全部)纳入家庭账户,"自筹式家庭账户 + 大病统筹"模式的优点是减少农民的"损失感",又能适度保障住院大病统筹的补偿水平。共筹式家庭账户是指除农民自己所交纳的费用以外,再加上政府补助的一部分资金。因此具有双重吸引力,对提高参合率可能有较好的效果。缺点是进一步削弱了大病统筹资金的水平和抗住院风险的能力,与社会保障的基本功能相悖。

(三) 新农合巩固发展阶段的补偿模式

为了促进新农合基金补偿的效率和公平,规范新农合的补偿管理,随着新农合制度的发展,各级政府对新农合补偿管理进行了修改和完善。

1. 门诊补偿从家庭账户向门诊筹补偿发展　试点阶段多种补偿模式的尝试,为新农合的发展提供了重要的参考,但也暴露出一些缺点。为了促进新农合补偿管理的规范化,新农合管理部门提出了新农合的补偿模式将逐步向门诊统筹和住院统筹相结合的方向发展。

2. 提高重大疾病统筹补偿的水平　2010 年 6 月,原卫生部和民政部联合下发《关于提高新型农村合作医疗重大疾病补偿水平》,新农合开展了提高重大疾病补偿水平的试点工作。对 14 岁及以下先天性心脏病、白血病参合患儿住院治疗的补偿比提高到 75% ,同时,对贫困家庭儿童给予进一步医疗救助。该措施极大地提高了两病患儿的住院治疗率,减轻了两病病人的医疗费用负担,保障了儿童的健康。在试点的基础上,2012 年将重大疾病补偿的病种范围扩展到 20 种疾病。

3. 新农合补偿与新医改政策的结合　新农合将国家基本药物目录内药品全部纳入新农合补偿范围,并适当提高其补偿水平;对于基本药物制度改革后的一般诊疗费,新农合帮助农民承担80%。

笔记

四、新型农村合作医疗付费管理方式

自试点开始,新农合就开始了对定点医疗机构付费方式的改革。各地为了规范新农合定点医疗机构的服务行为,采取多种管理手段加强对其的监管,而改革支付方式成为主要内容。新农合支付方式的改革主要包括门诊支付方式和住院支付方式。

(一)门诊支付方式改革

新农合门诊支付方式改革的主要策略是新农合基金对定点医疗机构实施门诊总额付费。根据门诊总额预算结余的处理方法,新农合门诊总额付费方式分为三种:门诊总额预付、门诊总额预算 + 弹性结算、门诊总额限制等。

1. 门诊总额预付　采取年初确定预付总额,在实施中分季度或者月份预拨一定额度至定点医疗机构,年终根据对医疗机构所提供服务进行考核后到位全部资金,无论总额与实际费用消耗是结余还是亏损,都归医疗机构承担。此方式的优点是医疗机构有非常强的控费意识,以降低服务的成本。但是,由于目前总额测算中的信息不完善、测算方法本身的缺陷等问题,导致测算的总额可能存在偏大或偏小的问题,可能出现新农合基金过度支付或者医疗机构正常的收益不能保证。另一方面,在完全总额预付下,医疗机构为了节约成本,可能存在减少必要服务提供、推诿病人、影响服务质量和病人卫生服务需要的满足等问题。

2. 门诊总额预算 + 弹性结算 + 超支结余共担　年初确定总额付费的最高限额,但同时确定只有当定点医疗机构实际费用消耗及服务量达到一定水平,结余部分才能归医疗机构所有,否则医疗机构只能获得部分或完全不能获得结余部分的费用;如果定点医疗机构出现超支,而同时符合一定服务量的要求时,超支部分由新农合基金与定点机构共同承担。此方法的优点在于既能促进医疗机构控制服务成本,同时又降低医疗机构因为费用包干而减少必要服务提供、推诿病人等问题。缺点在于因为超支结余共担,医疗机构控制费用消耗的积极性受到一定的影响。

3. 门诊总额限制　年初通过测算,确定机构或地域所能消耗门诊基金总额,但年终按实际费用支出进行结算,结余不能归己,超支部分完全由医疗机构承担。此方法的优点在于能在一定程度上促进医疗机构控制服务成本。缺点在于对医疗机构的不公平性,导致医疗机构将尽可能使总体费用达到或接近限额标准,而降低费用控制的效果。

(二)住院支付方式改革

新农合住院支付方式的改革多种多样,但主要改革的方式有按单病种付费、按床日付费、总额付费及混合支付等。

1. 按单病种付费　新农合单病种付费的形式主要有三种:单病种定额付费、单病种限额付费、单病种定额补偿等。

(1)单病种定额付费是针对供方的、以单病种定额付费标准为基础、预付制

的单病种定额付费。费用支付的标准是在疾病治疗前事先确定的;实际费用的支付只与病种及事先确定的费用标准相关而与实际治疗费用无关;费用支付时需要考察疾病治疗的完整性。由于采取定额标准进行费用支付,直接激励定点医疗机构改变其针对单个病种的管理模式,要求在服务提供的每一个环节降低每一个病例的成本消耗。在对需方补偿上,需方如果没有不合理的要求,也只需支付固定额度的费用,实现合作医疗基金的公平补偿。

(2)单病种限额付费是针对供方的、以实际项目费用消耗为基础但受单病种限额标准限制、后付制的单病种限额付费。其作用机制是供方服务的费用只要在费用限额内,提供的服务越多所获得的收益越多。因此,为获得更高收益,医疗机构会使得医疗费用水平接近费用限额,所导致的结果是医疗机构不必有效控制各医疗环境的成本消耗就可以获得较好的收益,因而费用出现趋高的现象、整体费用不能得到有效控制。对于需方而言,在限额内均采取按实际费用、按照确定的补偿比例给予补偿,超出限额部分由医疗机构承担,也使得病人的补偿水平能实现公平。

(3)单病种定额补偿是针对需方的、以单病种定额标准为基础对需方就医费用给予补偿的模式。该模式仅仅针对需方的受益进行规定,同一病种因个体差异及疾病的严重程度不同而实际消耗的费用不同,但其受益无论其消耗多少费用只能得到固定额度的补偿。这种补偿方式导致即使同一疾病的病人补偿的比例有着极大的差异,同一疾病的补偿水平可能从 0 至接近 100% ,出现需方受益的不公平性。该模式存在的最大问题在于对于供方没有激励或约束的作用,不能实现控制费用不合理增长的目的。

2. 按床日付费 该模式是对不同类型的疾病按照严重程度进行划分,并对不同级别医疗机构进行分类,汇总不同严重程度的疾病在不同级别的医疗机构的每床日费用水平分布。其中,对危急重症的疾病根据护理级别进行分类,其他疾病按照住院天数分类汇总。根据汇总分析表结果,对疾病和住院机构进行分类,在专家审核病历的合理性评价结果的基础上,确定不同疾病类型和不同级别机构住院费用的每床日付费标准。

第三节　新型农村合作医疗的成绩、问题与挑战

一、新型农村合作医疗的成绩

(一) 建立了农村医疗保障制度,推进了农村医疗救助制度的发展

1. 新农合的实施建立了一种农民医疗保障制度 新农合制度是新中国成立以来我国第一次由政府出资为农民建立的一种医疗保障制度。从 2003—2006 年的试点阶段,2007 年的全面推进阶段,2008 年的全面覆盖阶段,2009 年的巩固提高、完善制度、强化管理阶段,到 2013 年,新农合制度已经运行了十年。尽管还有许多地方不尽如人意,还存在各种亟待解决的问题,但是,一个覆盖全体农业人口的医疗保障制度建立起来了。新型农村合作医疗制度初

步解决了农民的就医问题,成为与城镇职工医疗保险、城镇居民医疗保险并驾齐驱的三大基本医疗保障体制之一,为广大农村居民提供基本医疗保障,为农民的健康保驾护航。

2. 新农合制度的建立推进了医疗服务救助制度的发展 实施新农合的同时,为了提高贫困农民对卫生服务可及性,在建立新农合制度的同时,民政部门同步建立了贫困人口医疗救助制度,医疗救助制度由中央和地方政府共同出资,在县级政府建立医疗救助资金,为救助对象五保户和贫困农民家庭给予经济救助的补偿。资助的方式包括帮助贫困家庭缴纳参合费,为参合病人支付起付线下的费用;部分地区提供二次补偿;没有开展新农合的地区则由民政部门直接救助。民政部门作为特困医疗救助实施过程中监督管理的主体,与新农合管理机构和定点医疗机构三方面协调配合,对医疗救助的补偿模式、组织管理、费用结算和费用审核等各方面的行为实施全面监管。到2005年,医疗救助已覆盖全国所有农村县(市、区),贫困人口参合率达到100%,医疗救助制度的实施,解决了贫困人口的就医问题,提高了卫生服务利用的公平性。

(二)新农合制度所取得的成绩

1. 参合率稳步提高,新农合已经实现了全面覆盖 2004年底统计,全国只有333个县(市、区)开展了新农合,覆盖农业人口1.07亿,参加合作医疗的人口8040.01万人,占全国农业人口的47.15%,平均参合率为75.2%。截止到2008年12月31日,全国开展新农合的县(市、区)数为2729个,参加新农合人口8.15亿。全国平均参合率为91.53%,比2004年提高了16.3个百分点。截止到2011年底,全国开展新农合县(市、区)数2637个,参加新农合的人口达到8.32亿,参合率为97.48%。新农合运行十年来,取得了突飞猛进的发展。除了长期外出打工,人户分离的少数农民外,新农合制度已经覆盖了全体农村居民(图19-3)。

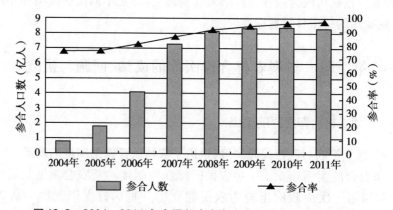

图19-3 2004—2011年全国新农合参合人数及参合率变化情况

2. 中央和地方财政支持加大,筹资水平和力度不断增加 截止到2004年底,人均筹资30元,新农合筹资总额40.13亿元。其中,中央财政资金6.50亿

笔记

元,占筹资总额的 16.2%,地方财政资金 15.62 亿元,占筹资总额的 38.9%。为了支持新农合的发展,筹资水平不断增长,尤其是财政资金。2008 年底,新农合人均筹资总额已经达到了 90~100 元,是启动初期的三倍。当年统筹基金筹资总额 784.58 亿元,比启动初期增长了 18.5 倍。其中,中央财政资金增长了 37 倍,地方财政资金增长了 25 倍。2011 年,全国新农合当年筹资总额为 2047.57 亿元,其中,中央财政补助资金 771.97 亿元,占统筹资金的 37.7%,地方财政补助资金 955.79 亿元,占统筹资金的 46.68%。

由此可见,新农合制度自启动以来,筹资力度增长迅速(图 19-4),尤其是政府财政资金成为新农合筹资的主体,2011 年中央和地方两级财政筹资额度目前已经占到筹资总额 84.38%,而个人筹资额度仅从 2003 年的 10 元增加到 2011 年 37.27 元,比 2010 年下降近 4 个百分点,占筹资总额的 14.73%。这充分体现出财政资金对新农合制度的大力支持。

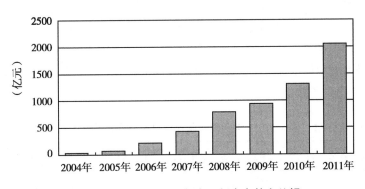

图 19-4　2004—2011 年全国新农合基金总额

3. 参合农民的受益面和受益程度不断增加

(1)补偿人次增加,参合农民受益面不断提高:新农合运行初期,各试点地区新农合对医疗费用的补偿主要以住院为主。随着筹资水平的提高,各试点地区加大了补偿比例,扩大了补偿范围。2004 年,全国人均受益人次数不到 1 次。2011 年,平均每个参合农民受益 1.58 次。农民的受益面不断增加,新农合制度给农民带来实惠(表 19-1~表 19-3)。

表 19-1　新型农村合作医疗受益情况

年份	受益人次(万人)				平均受益次数
	住院	门诊	其他	合计	
2003—2004	254.69	6535.89	810.05	7600.63	0.95
2005	584.96	9530.09	2121.54	12 236.59	0.68
2006	1593.91	19 275.5	6346.39	27 215.8	0.66
2007	3508.90	35 366.9	778.06	45 371.2	0.62

笔记

续表

年份	受益人次(万人)				平均受益次数
	住院	门诊	其他	合计	
2008	5108.63	48 616.9	688.7	58 521.08	0.72
2009	6172.14	48 993.58	20 730.43	75 896.15	0.91
2010	6583.75	83 959.75	18 122.49	108 666	1.30
2011	7032.47	105 477.2	11 243.55	131 504.3	1.58

注:其他主要指前期的健康体检、二次补偿人次,后期主要指家庭账户人次

(2)住院率和住院补偿比增加,参合农民受益程度不断增加:随着新农合筹资水平的不断提高,参合农民的受益程度也在不断增加。2011年,全国参合农民的住院补偿受益面已经达到了8.46%,与2004年相比增加了5.29个百分点,比2010年增长了6.82%,其中,县外和县级医疗机构的住院补偿人次数分别增加了19.23%、14.62%。参合农民次均住院补偿额从初期的690元提高到2011年的1894.08元,增加了1.7倍。住院补偿人次的增加,使得参合农民切切实实从该项制度中得到了收益。

表19-2 2004—2011年全国住院补偿受益面变化情况(单位:%)

年份	2004年	2005年	2006年	2007年	2008年	2009年	2010年	2011年
住院率	3.17	3.27	3.89	4.83	6.27	7.41	7.88	8.46

不仅补偿受益面增加明显,实际住院补偿比也从启动初期的25%提高到2011年的48.42%,县内医疗机构(含县、乡两级)实际住院补偿比约为58.68%,乡级医疗机构的实际住院补偿比为70.05%。与2010年相比,各级医疗机构的实际住院补偿比均有所增加。随着实际补偿比的提高,农民受益程度不断提高。该制度的实施,有效地减轻了农民的疾病经济负担。

表19-3 2004—2011年实际住院补偿比(%)

年份	2004年	2005年	2006年	2007年	2008年	2009年	2010年	2011年
全国	24.67	23.41	27.8	30.96	38.09	41.45	43.06	48.42
县外	—	—	22.40			30.91	33.02	38.20
县级	26.00	24.00	28.77	33.00	41.00	45.45	47.91	54.69
乡级	27.00	30.00	39.00	46.00	57.00	60.92	63.11	70.05

4. 农民的医疗服务利用率提高,有效地缓解了因病致贫问题 实施新农合以来,参合农民卫生服务的利用水平明显提高,有效地缓解了由于经济原因

所导致的应住院而未住院的现象,抵御大病经济风险的能力得到增强。据新农合评估组 2006 年在 27 个试点县 16 198 户农户的调查,参合农民的两周就诊率和住院率均高于未参合农民和未开展合作医疗地区的农民,而应就诊未就诊率和应住院未住院比例则低于未参合农民和对照县农民,由于与医疗救助制度结合,农村贫困户及低收入户利用医疗服务的比例也有了一定的提高。因此,新农合的实施,缓解了医疗经济负担对农民生活的影响。新农合制度实施的目的初步得以实现,缓解了因病致贫和因病返贫,给农民带来了实实在在的好处。

5. 开展门诊统筹,促进健康水平提高　新农合实施初期,为了吸引广大农民参加新农合,大部分试点地区采取了"家庭账户和住院统筹"相结合的做法。随着新农合工作的逐步推开,家庭账户的一些弊端也逐步显现出来,如基金结余较高,难以发挥互助共济作用,不利于基金监管等。2009 年 7 月,原卫生部出台了《关于巩固和发展新型农村合作医疗制度的意见》(卫农卫发〔2009〕68 号)指出:"开展住院统筹加门诊统筹的地区,要适当提高基层医疗机构的门诊补偿比例。开展大病统筹加门诊家庭账户的地区,有条件的地区要逐步转为住院统筹加门诊统筹模式"。

由于补偿方式逐步由家庭账户向门诊统筹形式过渡,门诊家庭账户地区不断减少。2011 年,全国有 93.51% 的县(市、区)开展了门诊统筹补偿。门诊统筹补偿人次数同比 2010 年增长了 25.63%,而家庭账户补偿人次数较 2010 年降低了 24.76%。门诊统筹的增加,有效地提高了门诊卫生服务的利用,从而缓解了小病拖成大病,实现了预防端口前移的目标,有利于提高人群的整体健康水平。

(三)新农合带动了基层医疗卫生机构的发展,农村卫生服务体系得到发展

基层医疗卫生机构是医疗保障制度中重要的卫生服务体系组成部分,是新农合制度得以实现和发挥功能的重要平台和载体。基层卫生机构也是农民健康的第一道防线,是我国三级预防医疗网的网底,在卫生服务中占有重要的地位。基层医疗服务体系的现状和发展,医疗卫生机构的技术水平,直接影响着新农合制度的发展和推进。

实施新农合制度之前,由于财政投入不足,农民卫生服务需求的压抑,导致我国农村基层卫生服务体系薄弱,技术力量差,人员队伍缺乏。尤其是乡镇卫生院和村卫生室难以满足农民的医疗服务需求。新农合制度的实施,农民的医疗费用得到部分报销,农民的卫生服务需求得以释放,也有效地带动了农村医疗卫生机构的发展。

为了促进基层医疗机构的发展,减轻农民基本经济负担,各省在制定新农合补偿方案时,县、乡医疗机构的报销比例要高于县外定点医疗机构,从而有效地引导农民在基层医疗机构就诊。各省将符合条件的村卫生室也纳入到新农合定点医疗机构中,参合农民门诊主要集中在村卫生室,既方便了农民,也带动了对村卫生室的规范化建设。合作医疗基金支出中门诊补偿主要流向了乡(镇)、村两级卫生机构,县乡两级医疗机构的就诊人次和住院人次明显地增加了,2010 年

笔记

到县级以下医疗机构就诊的人次已经占新农合总补偿人次的81.26%以上（表19-4）。因此，新农合的发展，有效地带动了基层卫生机构的发展，尤其是乡镇卫生院和村卫生室的管理，各级医疗机构业务收入明显增加，农村卫生服务体系得到了建设。

表19-4　试点开展以来获得住院补偿的参合农民就医流向（单位：%）

年份	2004年	2005年	2006年	2008年	2009年	2010年
县以上医疗机构	14.19	17.74	16.17	16.62	17.10	18.74
县级医疗机构	37.48	37.88	36.35	33.25	34.23	36.85
乡镇卫生机构	48.33	44.25	47.47	50.13	48.66	44.41

新农合制度的实施，取得了显著的政治效应、社会效应、经济效应和管理效应；受到了广大农民、政府、社会、国际社会的积极评价，显示了"政府得民心，群众得实惠，卫生得发展"的共赢局面。新农合制度，实现了医疗卫生服务供需双方利益双赢，成为我国农村地区医疗保障制度的主体形式。

二、新型农村合作医疗发展中存在的问题

（一）新农合制度的完善还缺乏有效的法律保障

与世界各国建立社会保障制度先立法、后实施的模式不同，我国的新农合是先自发试验，后总结推广，再行政规范。经多年酝酿立法，至今未成。为了使我国新农合可持续发展，加快立法进程就显得极其重要。通过立法，一是赋予新农合制度应有的法律地位，避免社会因素及领导人主观因素的影响而使其大起大落；二是确保合作医疗基金的筹集、管理、监督有法可依，化解合作医疗基金风险；三是确认政府、医疗机构、参合农民的权利及义务，尤其是要强化政府的管理责任、经济责任。因此，加强新农合的立法工作迫在眉睫。

（二）新农合制度还没有建立起长效的筹资机制

稳定的资金筹集机制是新农合制度实现可持续发展的先决条件。目前，还没有建立长效的筹资机制，成为新农合运行中的主要问题。建立"富有弹性"的合作医疗筹资机制是保障新农合制度持续稳定运行的根本性保证。在筹资机制上，以农民收入的一定比例来确定筹资标准（以县为基本单位），可以大大增加筹资机制的弹性。特别是在农民收入水平还不稳定的情况下，建立弹性的筹资机制更显必要。总之，随着新农合的运行和发展，采取措施确保政府配套资金到位，适当提高农民的缴费水平，建立稳定长效的筹资机制是一个必须面对和解决的问题。

（三）经办机构的管理能力将成为制约新农合发展的瓶颈

目前实施新农合的试点县已经成立了由中央-省-市-县-乡这样从上到下的组织体系，从制度设计、管理、实施、技术支持和检查评估等各方面保证新农合的顺利实施，但是目前这一组织体系尚存在一些问题。突出表现为人员的素质和

笔记

管理能力有待提高。除东部个别地区通过公开招聘的方式择优选择经办机构工作人员外,大部分试点县的经办机构人员基本上是医疗内部调剂解决,人员专业知识和工作配备不尽合理,工作开展起来受到很大制约。尤其是医疗费用核查人员是保障新农合补偿基金合理支出的主要控费人员,但其经验有限,业务能力不足,将影响到新农合基金的支付和安全。个别市县,尤其是贫困市县,由于财政能力有限,管理费用不足也影响新农合正常运行。因此,加强经办机构人员的能力建设将成为今后发展的制约因素之一。

(四)新农合基金使用率快速提高,新农合基金面临着超支风险

新农合实施以来,潜在的卫生服务需求得到释放,参合农民就诊率增加明显,资金使用率明显提高,由2004年的62.52%上升到2009年的97.73%(图19-5)。2009年开始,全国有10个省(市)出现超支,除西藏外,全国共有1050个县(市、区)当年基金超支;1219个县(市、区)当年统筹基金超支;有122个县(市、区)在动用历年结余和风险基金后发生了净超支,净超支9.71亿元,占这些县(市、区)当年筹资总额的25.23%。2011年,全国共有193个县(市、区)当年基金超支;200个县(市、区)当年统筹基金出现超支;有31个县(市、区)在动用历年结余和风险基金后发生了净超支,净超支2.76亿元,占这些县(市、区)当年筹资总额的11.94%,发生净超支县(市、区)主要集中在东部地区部分省份(表19-5)。

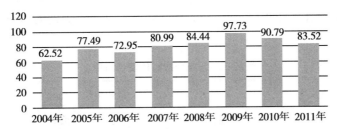

图19-5 新农合资金使用率(%)(2004—2011)

表19-5 全国各县(区、市)新农合基金超支情况统计表

年份	当年基金超支县数(个)	当年统筹基金超支县(个)	净超支县数(个)	净超支额度(亿元)	占当年筹资总额的%
2009	1050	1219	122	9.71	25.23
2010	456	802	96	5.91	10.35
2011	193	200	31	2.76	11.94

造成超支的主要原因,一是受政策影响,新农合统筹补偿方案调整不尽合理;二是费用控制不力,医疗费用上涨过快;三是就医流向不合理,县外医疗机构就诊流向比2010年提高了2.25个百分点,县外补偿资金所占比例较2010年提高了2.74个百分点;而乡级医疗机构就诊比重则降低了5.09个百分点。补偿资金降低了3.71个百分点(表19-6)。新农合就医流向的不合理,增大了新农合基

笔记

金支出额。新农合基金的超支将会给新农合的发展带来致命的影响,将影响到新农合制度的可持续发展,因此,这将是新农合发展过程中所需要解决的重大问题。

表19-6 全国新农合病人不同医疗机构就医流向和基金补偿情况

项目	县外医疗机构		县级医疗机构		乡级医疗机构	
	2010 年	2011 年	2010 年	2011 年	2010 年	2011 年
病人流向	18.74	20.99	36.85	39.69	44.41	39.32
资金流向	36.89	39.63	40.67	41.65	22.44	18.73

(五)医疗机构费用增长过快是新农合目前面临的重要问题

随着新农合的发展,门诊病人、住院病人都有较大幅度提高。医疗机构的收入普遍提高,医疗费用水平也明显提高。从2009年起,全国的次均住院费用都出现了上涨的趋势,全国平均增加了6.53%。分医疗机构来看,乡级、县级、县外医疗机构的次均住院费用均有增加趋势,增幅分别为7.90%、4.28%和3.58%。三年来,次均费用环比上涨趋势明显(表19-7)。2011年,全国次均住院费用环比增加16.05%,其中乡级、县级、县外医疗机构的次均住院费用涨幅分别为10.95%、8.74%和7.88%,明显高于2010年。因此,加强对定点医疗机构的监管,管好用好合作医疗资金,保证新农合基金的安全将成为发展新农合过程中的一项重要任务。

表19-7 新农合次均住院费用变化

年份	合计		县外医疗机构		县级医疗机构		乡级医疗机构	
	金额(元)	增长率(%)	金额(元)	增长率(%)	金额(元)	增长率(%)	金额(元)	增长率(%)
2009	2980.63	6.53	8050.58	3.58	3182.02	4.28	1062.42	7.91
2010	3371.05	13.10	8677.86	7.86	3341.97	5.16	1160.69	9.36
2011	3912.12	16.05	9361.61	7.88	3633.95	8.74	1287.84	10.95

(六)随着新农合的发展,特殊人口的医疗问题有待于进一步完善

除民政部门认定的贫困人口以外,在农村中还存在一些潜在的贫困人群以及进城务工人口的医疗保障问题也亟待解决。当前我国每年都有一亿左右的农村人口流入城市,这是促进经济增长的重要因素。但是,从农村来到城市的移民正处在一个医疗保障的真空地带。由于没有正式户口,他们没有资格参加城市医疗保险,而新农合制度要求他们返回原住地去看病,或者如果他们在务工城市看病,那他们只能报销部分医疗费用,从而难以达到减轻农民疾病经济负担的目标。如何更好地解决这部分人口的医疗问题,成为摆在新农合制度发展过程中的一个问题。

三、新农合的发展趋势和走向

新农合制度是具有中国特色,符合农村卫生服务需求的医疗保障制度。几年来,新农合的运行效果和制度保障得到了农民、政府和社会各界的一致认可。随着新农合的发展,还需要进一步的完善和规范。从发展趋势来看,新农合将从以下几个方面进一步加强和完善。

(一) 适应农村医疗卫生服务体系的建设,同步推进新农合的发展

医药卫生体制的改革成为社会关注的焦点和热点,人人享有基本卫生服务是全体公民的权利。构架"四个基本制度"是医改的目标。而新农合是深化医药卫生体制改革的重要组成部分,也是确保人人享有基本医疗卫生服务这一改革总目标顺利实现的重要措施之一。目前,在深化卫生体系改革的过程中,8500 亿元政府财政卫生预算中,重点支持农村卫生服务体系的建设。2008 年,发改委、原卫生部出台了《农村卫生服务体系建设与发展规划》。为此,卫生行政部门采取大量有效的措施同步推进农村卫生服务体系建设,努力提高医疗服务水平。

知识拓展

《农村卫生服务体系建设与发展规划》部分内容

①加大对农村基础设施的投入,加强县、乡、村三级服务网的工作,改善基层卫生机构服务条件;②开展乡镇卫生院收支两条线管理,使乡镇卫生院的经营之路回归到公益性道路上来,规范乡镇卫生院的管理,提高服务质量;③部分地区开展乡镇卫生院和县及县以上医院的纵向合作试点工作,组织开展老、少、边、穷地区巡回医疗,远程医疗试点等工作;④强化农村卫生队伍的建设,开展技能培训,举办院长的管理知识培训;⑤办专题培训班,提供乡村医生的素质和业务水平等。

新农合的发展离不开农民卫生服务体系改革的同步推进,这些改革措施的实施是新农合发展的保障,新农合的发展客观上带动了农村卫生服务体系改革。因此,新农合的发展能够时刻与农村医疗卫生体系的发展保持同步,将具有强大的生命力。

(二) 开展医疗费用支付方式改革,控制医疗费用上涨是新农合的主要任务

不同的支付方式决定着医疗服务提供者不同的行为,目前我国实行的是按服务项目付费的方式,这种支付方式对供方没有控制费用的激励,也是导致目前医疗费用难以控制的一个主要的原因。为了控制医疗费用的上涨,目前已经有许多市县开始推进支付方式改革,试行按病种付费、门诊总额预付等方式。例如陕西镇安县按病种付费,云南禄丰的总额预付制度等。因此,尽管目前按病种支付方式所占的份额还不是很多,但是支付方式的改革代表了一个发展的方向。

笔记

（三）发挥商业保险公司优势，开展大病医疗保险

新农合主要解决参合农民的基本医疗问题，而大病所带来的疾病经济负担更重，如何解决大病问题，开展大病医疗保险是新农合今后发展的一个重要内容。目前，除了白血病、先天性心脏病以外，很多地区积极探索以地市或省（区、市）为统筹单位，利用新农合基金开展重特大疾病保障。大病保险可以由新农合经办机构来承办，也可以考虑引入商业保险公司开展大病医疗保险。商业医疗保险公司有它的优势，在经办大病保险的方式上，引入商业保险公司，利用商业保险公司的技术优势和信息化平台，发挥商业保险公司开展健康保险的经验，为参合农民购买商业大病保险，从而有效提高重特大疾病保障水平，缓解大病经济负担带来的影响。

（四）新农合的统筹层次将进一步得到提高

目前，新农合的统筹层次是"县或者县级市"。根据医疗保险"大数法则"原理，统筹层次越低，统筹人口越少，基金运行风险越大。因此，按照"规模经济"理论，将新农合以县（市、区）为统筹单位，提高到以"地市或省级"为统筹单位将成为一个发展方向。

在2008年全国新型农村合作医疗工作会议上，吴仪同志提出"组织开展以地市级为统筹层次的新农合试点"。陈竺部长也指出："组织做好开展新农合以地市为统筹层次的试点"。因此，可以选择农业人口较少、行政上独立的开发区、高新技术区、农场、林场等地区开展各种形式的提高统筹层次的试点。统筹层次的提高，有利于扩大统筹范围，提高新农合抗风险能力，有利于降低新农合运行成本，同时更充分地利用当地卫生资源，实现参合农民医疗服务的效用最大化。

（五）新农合与社会医疗保障的接轨问题

新农合不同于以往的合作医疗，它具备了保险的性质，新农合制度在互助共济的前提下，对广大参合农民提供一定的医疗补偿，对防止因病致贫、因贫致病，保护劳动力，提高农业生产力发挥了积极的作用，从筹资和管理监督方面已明显具有社会保障的性质。因此，随着新型农村合作医疗的不断完善，随着我国城市化的进程，从长远的角度看，实现城乡一体化，将新农合与社保合并，把农村合作医疗明确纳入社会保障体系中，成为社会医疗保障系统中两个并驾齐驱的主体，将是我国农民医疗保障发展的趋势。

四、新农合制度的运行对医疗保障制度的借鉴

经过10年的运行，新农合制度作为符合中国特色的、针对农村居民的医疗保障制度，具有很多值得学习和推广的经验，主要包括以下几个方面：

1. 基本医疗保障制度与贫困救助制度的同步实施，保证普通农民和特困人口的医疗保障，相辅相成，有利于形成全民医疗保险体制。

2. 参保人群、定点医疗机构、保险管理机构以及政府四方各行其责，相互监督，相互协调，有利于建立完善的现代化的医疗保障运行体系。

3. 农村医疗服务体系的建设是新农合制度得以迅速发展并发挥作用的重要

笔记

条件和保证。

4. 采取各种方式开展定点医疗机构的费用控制,加强对医疗保险基金的管理,保证基金安全是制度得以可持续发展的基本条件。

5. 以政府筹资为主体、以基本医疗为保障范围的新农合制度和以个人为主、政府适当补充的筹资模式、以特需医疗或者大病医疗为保障范围的商业医疗保险相结合,从而满足不同层次的医疗保障需求,有利于医疗保障制度的良性发展。

本章小结

早期的农村医疗保障制度起源于新中国成立前的农村保健药社和卫生合作社,经过了 60 年代的曲折,1978 年以后,随着农村家庭联产承包制的实施开始解体。早期的合作医疗呈现出筹资水平低、补偿范围小等特点,形成了低成本、广覆盖的农村卫生保障体制,提高了广大农民的健康水平,被誉为"中国模式"。

随着中国市场经济体制的建立,财政对卫生的投入逐年减少,个人医疗负担加重,卫生服务需求被压制,卫生服务可及性下降。农民没有任何医疗保障制度,因病致贫现象严重。

为了解决农民的医疗保障问题,2003 年新型农村合作医疗制度建立,新农合以政府财政筹资为主,以家庭为单位自愿参加,以保障大病为主。大部分县市由卫生部门主管,部分市县由社会保障部门主管或商业保险公司参与管理。补偿方式包括以单纯大病住院补偿、住院与门诊大病补偿、住院和门诊统筹、住院统筹和门诊家庭账户等模式。

新农合建立十年来,取得了很好的成就。一种新的农村医疗保障制度建立,并推进了农村医疗救助制度的发展。十年来,新农合已经覆盖了全体农民,中央和地方财政支持力度加大,筹资水平不断增加,参合农民的受益面和受益程度不断扩大,农民的医疗服务利用率提高,有效地缓解了因病致贫问题,促进健康水平提高。同时,新农合注入了基层医疗卫生机构的活力,农村卫生服务体系得到发展。

新农合也存在一些问题,例如还缺乏有效的法律保障,还没有建立起长效的筹资机制,经办机构的管理能力不足,新农合基金面临着超支风险,医疗机构费用增长过快等。

今后,将适应农村医疗卫生服务体系的建设,同步推进新农合的发展,开展医疗费用支付方式改革,控制医疗费用上涨,发挥商业保险公司优势,开展大病医疗保险,新农合的统筹层次将进一步得到提高,新农合与社会医疗保障的接轨将也成为今后的发展方向。

关键术语

新型农村合作医疗制度   new cooperative medical systems in rural,NCMS

思考题

1. 我国新农合的发展对农民医疗保障制度建立的意义和作用。
2. 与传统合作医疗相比,新农合制度的特点是什么?

（高广颖,首都医科大学卫生管理与教育学院;

陈迎春,华中科技大学医药卫生管理学院）

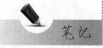

笔记

第二十章

中国城乡医疗救助制度的改革与发展

通过本章的学习,你应该能够:

掌握:中国城乡医疗救助的特征、面临的挑战与未来发展。

熟悉:中国城乡医疗救助制度的制度框架。

了解:中国城乡医疗救助制度的形成与发展。

章前案例

北京某男子下岗待业,他的妻子靠打零工维持生活。2007年其妻子患上尿毒症,为给妻子治病已经花光所有的积蓄,于是私刻医院收费章,为妻子进行免费透析治疗,四年间骗取医院治疗费17万余元。经检察院提起公诉,2012年12月7日,法院以诈骗罪判处其有期徒刑三年,缓刑四年,并处罚金3000元。

事件发生后,该男子的做法引起了社会各界的争论,作为城市贫困人员,他无法承担起每月近5000元的巨额医药费用,因此只能以欺骗手段挽救妻子的生命。由于手续繁琐,其妻子至今仍没有在老家办理农村合作医疗保险,并且在北京打工的20年间,她供职过的单位均没有给她购买医疗保险,唯一适用于她的北京城乡特困人员重特大疾病医疗救助也因报销周期过长(三个月)而没有起到应有作用。

在流动人口日益增多的当前,许许多多像她这样的城市流动人口由于缺乏医疗保险,更为严重的是作为医疗保障托底的医疗救助不能及时发挥作用,在突发重特大疾病后陷入困境。中国的医疗救助制度在方案设计上存在哪些问题?其未来的发展何去何从?本章将为您具体介绍中国的城乡医疗救助制度。

第一节　中国城乡医疗救助的形成与发展

医疗救助是随着社会经济、政治、文化的不断进步和不断完善而发展起来的。中国的医疗救助经过漫长的发展历程,商周时期开始产生医疗救助思想与实践的萌芽,近现代已经制定了具有医疗救助内容的法律法规,但始终没有形成制度化的医疗救助体系。新中国成立之后,随着经济社会的不断发展,贫困人群

笔记

的疾病经济负担加重，医疗救助问题日益突出，为减轻贫困人群的疾病负担，促进健康公平，各级政府开始探索建立医疗救助制度。医疗救助作为社会救助的主要内容和医疗保障体系的底线制度，其制度化建设于20世纪90年代初开始在城市萌芽，但正式制度建设却采取了农村包围城市的策略，2003年，农村医疗救助试点正式开展，城市医疗救助试点也在2005年正式起步。

一、中国医疗救助的历史沿革

相比西方发达国家，中国医疗救助制度建立较晚，但是医疗救助的思想与实践在中国古代就已经产生。早在西周时期，《周礼》中就记载了最早的医疗救济政策，儒家、墨家以及道家的思想中均涉及了对疾病者给予救助的内容。在中国古代，已经出现医疗救助的相关机构，比如汉代的常平仓、惠民仓等具有救济老弱贫困的作用。从时间上看中国医疗救助的思想与实践早于西方发达国家，并对救助贫困者起到了一定的作用，但是限于历史条件，医疗救助始终没有走向制度化。

19世纪中叶以后，西方资本主义强势入侵，中国社会发生前所未有的变化。近代救助思想在继承传统儒家思想的基础上，同时受到资产阶级革命及西方福利思想的影响。1915年，国民政府便仿照英国的《伊丽莎白济贫法》颁布了《游民习艺所章程》，后来又接连颁布《管理各地方私立慈善机构规则》、《监督慈善团体法》、《救济院规则》和《社会救济法》。尽管这些法规中已经有了医疗救助的内容，但是由于当时没有进行彻底的社会变革，加上常年战乱，医疗救助并未得到执行。

新中国成立初期，各类救助救济活动规模不断扩大，为维护社会稳定作出了重要贡献。早在1950年，中国就成立了中国人民救济总会，救济总会成立之初，以当时最紧急的灾荒救济和失业救济为重点开展工作。20世纪50年代，在城市，逐渐形成了公费医疗和劳保制度；在农村，逐步形成了合作医疗制度。由于该时期农村和城市的医疗保障资金来源稳定，覆盖面较为广泛，医疗收费水平较低，医疗救助问题并不突出，也没有形成单独的议题。

二、城乡医疗救助

十一届三中全会之后，在计划经济解体及社会主义市场经济逐步建立的背景下，在农村，合作医疗制度失去了农村集体经济的支撑，逐步解体，在城市，公费医疗和劳保医疗被城镇职工医疗保险取代，同时，医疗费用快速上涨，超过了居民收入的增长速度。城乡居民面临巨大的疾病经济风险，难以承受巨大的医疗支出对家庭经济的冲击，"因病致贫，因病返贫"成为困扰城乡低收入群体的突出问题，迫切需要对城乡贫困人口以及弱势群体提供制度化的医疗救助。

（一）农村医疗救助

从城乡医疗救助制度建立的进程看，农村医疗救助体系的建立先于城市医疗救助制度。2002年，国务院召开了全国农村工作会议，并印发了《中共中央、国务院关于进一步加强农村卫生工作的决定》，其中明确规定"对农村贫困家庭实

笔记

行医疗救助"。2003 年,民政部、原卫生部、财政部联合下发了《关于实施农村医疗救助的意见》,提出"农村医疗救助制度是政府拨款和社会各界自愿捐助等多渠道筹资,对患大病农村五保户和贫困农民家庭实行医疗救助的制度,力争到2005 年,在全国基本建立起规范、完善的农村医疗救助制度",这标志着中国农村医疗救助建设正式开展。为了加强农村医疗救助基金管理,保证资金的合理有效使用,2004 年财政部、民政部出台《农村医疗救助基金管理试行办法》,对农村医疗救助基金管理、来源、使用等方面作出了进一步规定。2005 年 8 月,民政部、原卫生部、财政部《关于加快推进农村医疗救助工作的通知》中指出"力争 2005年在全国基本建立起规范、完善的农村医疗救助制度,是农村医疗救助工作的近期目标","2005 年底以前,各省、自治区、直辖市所辖有农业人口县(市、区)的农村医疗救助工作方案务必全部出台",促进了农村医疗救助制度的建设与完善。

(二) 城市医疗救助

与农村医疗救助相比,我国的城市医疗救助试点起步较晚,但是各地政府的医疗救助活动早在 20 世纪 90 年代就已开展起来。1990 年,上海市制订了《上海市城市贫困市民急病医疗困难补助办法》,对城市贫困居民给予医疗困难补助。2000 年,《关于促进本市发展多层次医疗保障的指导意见》明确指出医疗救助由政府、社会慈善机构的社会医疗救助以及行业、单位内部的医疗补助组成。2001年,上海市制定《关于做好医疗救助工作的实施意见》,对医疗救助的对象、条件、标准及申请与审批程序等问题作出了具体规定。北京市也于 2001 年出台《北京市人民政府办公厅关于印发本市城市特困人员医疗救助暂行办法的通知》,对城市特困人员实行医疗救助,2002 年出台并实施的《关于实施北京市城市特困人员医疗救助暂行办法的意见》,有利于保障城市低收入群众的基本医疗需求。

在充分总结农村医疗救助经验和各地前期探索的基础上,民政部、原卫生部、劳动保障部、财政部于 2005 年 3 月份出台《关于建立城市医疗救助制度试点工作的意见》,正式启动我国城市医疗救助试点工作。同年 6 月,为加强城市医疗救助基金管理,保证基金的合理筹集和有效使用,《关于加强城市医疗救助基金管理的意见》出台,对医疗救助的基金筹集、救助标准、申请、批准和发放办法及管理监督方面都作了具体明确的规定。医疗救助开始全面试点并进一步推广,城市医疗救助政策框架体系初步建立,医疗救助服务体系日趋规范和清晰,2008 年城市医疗救助初步建立。

为促进城乡医疗救助制度的进一步完善,2009 年,民政部、财政部、原卫生部、人力资源和社会保障部共同制定了《关于进一步完善城乡医疗救助制度的意见》,提出用 3 年左右时间,在全国基本建立起资金来源稳定,管理运行规范,救助效果明显,能够为贫困人群提供方便、快捷服务的医疗救助制度。为贯彻落实党中央、国务院深化医药卫生体制改革的精神,切实帮助解决重特大疾病贫困患者的医疗困难,2012 年 3 月,民政部、财政部、人力资源和社会保障部与原卫生部联合发布了《关于开展重特大疾病医疗救助试点工作的意见》,标志着中国重特大疾病医疗救助工作的正式开展。

笔记

知识链接

重特大疾病医疗救助

目前,虽然困难群众就医现状得到了很大改善,但随着经济社会的发展和人民群众生活水平的提高,现行的医疗救助还不能满足困难群众的需求,救助工作中的新情况、新问题不断出现。据统计,目前我国城镇职工医疗保险、城镇居民医疗保险和新农合三项基本医疗保险已经覆盖 13 亿人,覆盖面达到 95% 以上,基本药物制度已在政府办基层医疗卫生机构全部实施。但目前我国医疗保险的保障水平有限,重大疾病造成的灾难性医疗支出仍会导致低收入群体陷入贫困交加的恶性循环中。

为改善"因病致贫,因病返贫"的状况,2012 年,民政部、原卫生部等四部门下发《关于开展重特大疾病医疗救助试点工作的意见》,民政部决定确定 273 个地区为全国重特大疾病医疗救助试点单位。农村医疗救助要优先将儿童白血病、儿童先天性心脏病、终末期肾病(尿毒症)、乳腺癌、宫颈癌、重型精神病、耐多药肺结核、艾滋病机会性感染 8 类大病纳入救助范围,积极探索肺癌、食道癌、胃癌、结肠癌、直肠癌、慢性粒细胞白血病、急性心肌梗塞、脑梗死、血友病、1 型糖尿病、甲亢、唇腭裂等 12 类大病的救助办法;城市医疗救助可结合实际确定救助范围或病种。同时,要努力采取多种措施提高重特大疾病贫困患者住院医疗救助水平,积极探索推行单病种付费等方式。对于政策范围内重特大疾病贫困患者个人自付住院医疗费用救助比例,2012 年要不低于 50%,到"十二五"规划期末不低于 70%。各试点单位还要积极探索重特大疾病贫困患者转诊机制,切实加强城乡医疗救助制度与各项医疗保障制度的衔接。

医疗救助制度能够为广大贫困人群提供医疗保障,提高贫困人群的健康水平,帮助他们尽早摆脱贫病交加的处境,对于我国现实而言,有着维护人民权益,实现政府职责,体现社会公平,促进国民经济的重要作用与意义。

所以,为贫困人群构建医疗救助制度,对于我国经济社会的和谐科学发展具有重要的作用。医疗救助制度构建是医疗保障体系的重要组成部分,在体系建设中,占有重要地位。

案例20-1

上海市医疗救助起步较早,制度实施以来,贫困人群得到救助,为促进上海社会稳定和社会公正作出了贡献。由于经济的快速发展,外来从业人员不断涌入,居民对于医疗卫生需求也逐渐加大。为缓解城市贫困人员尤其是大病患者的医疗困难,上海市在探索建立基本医疗保险制度的基础上,形成了以"基本医疗保险为主体,补充医疗保险为辅助,医疗救助为扶助"的多层次

笔记

医疗保障体系。医疗救助已经成为缓解贫困人群就医困难的重要措施,在维护社会稳定、促进社会公平方面发挥了积极的作用。

1990 年,上海市颁布实施了《上海市贫困市民急病医疗困难补助办法》,只针对享受民政部门救济的传统救济对象,范围比较窄。1997 年,由市财政拨款 500 万元专项用于特困家庭的医疗补助,在年末对特困家庭中患大病重病人员进行一次性补助。2000 年颁布的《关于促进本市发展多层次医疗保障的指导意见》和《关于加强本市职工医疗互助救助工作的通知》,提出通过医疗救助给予低收入困难职工和因病致贫人群必要的帮助。2001 年 1 月起,上海市先后颁布《关于做好医疗救助工作的通知》等一系列文件,对救助对象、救助标准及补助限额等问题做出了规定。

上海市医疗救助力度不断加大,对象范围逐步从只救助少数困难对象到目前覆盖所有城乡低保、低收入家庭;救助标准不断提高,从救助自付部分的 25% ~50% 提高到 50% ~60%,救助封顶线从 5000 元增加到 5 万元;大重病救助人数日益增加,从 2008 年的 4.08 万人次增加到 2011 年的 4.79 万人次;大重病次均救助水平不断提高,从 2008 年的 3260 元增加到 2011 年的 4305 元。据统计,2012 年 1~6 月,上海市共实施城乡医疗救助 20517 人次,支出资金 8001.5 万元。其中,低保家庭 11162 人次,支出资金 3846.9 万元,次均救助 3447 元;低收入家庭 7838 人次,支出资金 3742.1 万元,次均救助 4774 元。

尽管上海市医疗救助制度起步较早,在一定程度上缓解了城市贫困人群的就医压力,然而从需方来看,医疗救助的体系还不够完善,从机制上还存在着一些亟待解决的实际问题。

第二节　中国城乡医疗救助的制度框架与主要特征

一、城乡医疗救助制度框架

中国医疗救助制度的框架主要包括政策规定、政策目标与原则、资金筹集与管理、救助对象、救助办法、救助服务提供、申请与审批程序、救助管理部门等诸多方面。

(一) 城乡医疗救助的政策文件

2003 年以来,政府制定了诸多城乡医疗救助的相关政策文件,初步形成了现行的医疗救助体系。从政策数量上总共有 7 个政策文件,制定机构主要是以民政部为核心的各个部委,政策类型均为部门规章(表 20-1)。

2003 年民政部《关于实施农村医疗救助制度的意见》以及 2005 年国务院办公厅转发《关于建立城市医疗救助制度试点工作的意见》标志着中国城乡医疗救助工作的正式开展。自中国的城乡医疗救助工作开展以来,中央及地方各级政府不断加大对医疗救助工作的支持力度,城乡医疗救助工作稳步进行。为进一步推进医疗救助工作,2009 年民政部、财政部、原卫生部、人力资源与社会保障部联合制定了《关于进一步完善城乡医疗救助制度的意见》,提出了中国城乡医疗救助的目标、原则及指导意见。

表20-1　城乡医疗救助制度建设主要文件一览表

颁布时间	政策名称	发布机构
2003 年 11 月	《关于实施农村医疗救助的意见》	民政部、原卫生部、财政部
2004 年 1 月	《农村医疗救助基金管理试行办法》	财政部、民政部
2005 年 3 月	《关于建立城市医疗救助制度试点工作的意见》	民政部、原卫生部、劳动保障部、财政部
2005 年 6 月	《关于加强城市医疗救助基金管理的意见》	民政部等
2005 年 8 月	《关于加快推进农村医疗救助工作的通知》	民政部、原卫生部、财政部
2009 年 6 月	《关于进一步完善城乡医疗救助制度的意见》	民政部、财政部、原卫生部、人力资源和社会保障部
2012 年 3 月	《关于开展重特大疾病医疗救助试点工作的意见》	民政部、财政部、人力资源和社会保障部、原卫生部

（二）城乡医疗救助的目标与原则

1. 目标　2009 年民政部等部门制定的《关于进一步完善城乡医疗救助制度的意见》指出,中国城乡医疗救助的目标是进一步完善医疗救助制度,筑牢医疗保障底线。用三年左右时间,在全国基本建立起资金来源稳定,管理运行规范,救助效果明显,能够为贫困人群提供方便、快捷服务的医疗救助制度。

2. 原则

（1）坚持从中国经济和社会发展实际出发,保障困难群众基本医疗需求:医疗救助水平既要与当地经济社会发展水平和财政支付能力相适应,又要尽量帮助贫困群众解决最基本的医疗服务问题,确保制度的平稳运行,随着经济社会的发展以及居民收入的增加,逐步完善城乡医疗救助制度。

（2）坚持统筹协调,搞好医疗救助制度与相关社会保障制度的衔接,探索建立城乡一体化的医疗救助制度:城乡医疗救助制度必须与城镇职工基本医疗保险、城镇居民基本医疗保险、新型农村合作医疗相衔接,建立覆盖城乡居民的基本医疗保障体系。

（3）坚持突出重点,分类施救,公开便捷,发挥医疗救助的救急救难作用:中国的城乡医疗救助从贫困人口中最急需的医疗服务项目开始,对最需要医疗救助的人群开展救助,发挥医疗救助救济救难的作用。

（4）坚持政府主导,社会参与,大力发展医疗慈善事业:政府是医疗救助责任的主要承担者,医疗救助政策制定、资金筹集、对象制定等工作都必须坚持以政府为主导。然而,医疗救助是一项公共政策,受益对象是社会困难群体,在资金筹集等方面要坚持社会参与,大力发展慈善事业,缓解贫困人群的就医困难。

(三) 城乡医疗救助的资金筹集与管理

1. 资金筹集　资金的筹集是有效地开展医疗救助活动的前提,对于贫困人群的医疗救助不应该是一个短暂的行为,而应该建立一个长期、持续、完整的运行机制。目前中国的城乡医疗救助资金通过多渠道筹集,包括财政拨款、彩票公益金、社会各界自愿捐赠、基金利息收入等。

改善贫困人口的健康状况是政府义不容辞的责任,对贫困人员的医疗救助需要政府从资金上给予一定的支持。中央财政安排专项资金,对困难地区开展的城乡医疗救助工作给予补助,地方各级财政特别是省级财政要切实调整财政支出结构,增加投入,进一步扩大医疗救助资金规模。由于我国尚处于社会主义初级阶段,各地经济发展水平不同,政府对于医疗救助的财政拨款受当地经济发展水平的严重制约,政府财政拨款之外的社会捐助也是城乡医疗救助资金来源的重要组成部分。

2. 资金管理　我国医疗救助资金的管理大多纳入财政专户、专账管理、专款专用,尚没有涉及通过一定资金运作形式实现保值增值的经验。例如选择采取建立基金会的方式,把财政资金和非政府资金,如慈善和社会捐赠等渠道得到的资金组成基金会,由专门机构负责运营。基金会负责同医疗机构进行救助费用的结算,严格资金使用程序,帮助受助对象恢复健康,摆脱贫困(表20-2)。

表20-2　我国部分地区医疗救助资金管理方式分类

分类	特征	地点
方式一	纳入社会保障财政专户,街道社会保障事务所承担费用核算、报销	北京、湖北
方式二	专款专用,专项结报,建立市民政局医疗救助专用账户,由市民政局按计划拨付	上海、广东
	按照城镇居民最低生活保障资金管理规定或城市居民临时困难救助资金管理规定	青岛
方式三	卫生、民政、财政、街道部门为代表组成救助资金管理委员会,建立项目管理专用账户	成都、沈阳、西宁、银川
方式四	列入财政专户,市民政局负责资金的审核、审批和发放;市财政、审计、劳动保障、卫生、总工会等部门实行资金监管	杭州、大连

贫困医疗救助基金的管理要实现依法管理、规范管理,保证基金安全、有效地用于应该得到救助的人群身上。为此,必须坚持做到以下几点:

(1)贫困医疗救助基金的专户储存和专项管理:政府是筹资主渠道,有权力和责任对医疗救助资金进行管理。民政部门是管理救助资金的主体,同时,财政部门有监管的权力和责任。贫困医疗救助基金必须要建立财政专门账户,实行预算化管理。县(市、区)民政、财政、审计等部门要对医疗救助基金的使用情况

笔记

进行监督检查,发现问题应及时纠正,并及时向当地人民政府报告。

（2）医疗救助基金的封闭运行:封闭运行可简单地概括为:钱账分离,用钱者不管钱,管钱者不用钱,货币始终在政府财政专户和卫生服务机构的银行账户之间流动,以保证医疗救助资金安全。

（3）资金使用必须公开透明:医疗救助基金的筹集、管理和使用情况,以及救助对象、救助金额等情况通过张榜公布等方式定期向社会公布,接受社会监督。并形成制度,坚持执行。

（4）不断提高管理效率,使管理成本最小化:医疗救助资金的管理涉及各级民政部门、财政部门以及审计部门,同时医疗救助资金又涉及各个方面,各相关部门相互协调,不断提高资金管理效率,降低管理成本。

（四）城乡医疗救助对象

中国的城乡医疗救助制度是城镇职工医疗保险、城镇居民医疗保险、新型农村合作医疗以及商业医疗保险的补充形式,救助对象为低收入人群。

农村医疗救助的救助对象是农村五保户、农村贫困户家庭成员和地方政府规定的其他符合条件的农村贫困农民;城市医疗救助的救助对象主要是城市居民最低生活保障对象中未参加城镇职工基本医疗保险的人员、已参加城镇职工基本医疗保险但个人负担仍然较重的人员和其他特殊贫困人群;另外也将患重特大疾病的低保家庭成员、五保户、低收入老年人、重度残疾人以及其他因患重特大疾病难以自付医疗费用且家庭贫困的人员纳入了中国城乡医疗救助的范围。

城乡医疗救助制度自开展以来,救助对象不断扩大,在纳入传统困难群体的同时,逐步纳入其他符合条件的救助对象。具体救助对象的界定标准,由地方民政部门会同财政等有关部门,根据本地经济条件和医疗救助基金筹集情况、贫困人群的支付能力以及基本医疗需求等因素制定,并报同级人民政府批准。

（五）城乡医疗救助办法

医疗救助可通过不同的途径开展,救助办法具有一定的替代性和互补性。各地结合本地经济、社会发展水平、财政收入状况,采取了多种医疗救助办法,主要的救助办法即资助参保和补贴医疗费用。

1. 资助参保　资助参保方式通过医疗救助资助没有能力缴纳医疗保险费用的人群缴纳部分或全部参保费用,使得救助对象获得参加医疗保险的资格。对城乡低保家庭成员、五保户和其他经济困难家庭人员,要按照有关规定,资助其参加城镇居民基本医疗保险或新型农村合作医疗。

开展新型农村合作医疗的地区,资助医疗救助对象缴纳个人应负担的全部或部分资金,参加当地合作医疗,享受合作医疗待遇。另外,对于因患大病经合作医疗补助后个人负担医疗费用过高,影响家庭基本生活的,再给予适当的医疗救助。

2. 补贴医疗费用　补贴医疗费用是对救助对象在扣除各项医疗保险可支付部分、单位应报销部分及社会互助帮困后,个人自付部分超过一定金额的医疗费用或特殊疾病医疗费用给予一定比例或一定数量的补助。

对于因患大病个人负担费用难以承担,影响家庭基本生活的城乡居民,给予适当的医疗费用补贴。城市居民最低生活保障对象中未参加城镇职工基本医疗保险人员、已参加城镇职工基本医疗保险但个人负担仍然较重的人员和其他特殊困难群众给予适当的医疗救助。

(六)城乡医疗救助服务的提供

目前,城乡医疗救助服务以住院救助为主,同时兼顾门诊救助。住院救助主要用于解决救助对象因病住院治疗的医疗费用,门诊救助主要用于解决常见病、慢性病、需要长期药物维持治疗以及急诊、急救的个人负担医疗费用。

在农村,已开展新型农村合作医疗的地区,由农村合作医疗定点医疗卫生机构提供医疗救助服务。提供医疗救助服务的医疗卫生机构等应在规定范围内,按照本地合作医疗或医疗保险用药目录、诊疗项目目录及医疗服务设施目录,为医疗救助对象提供医疗服务。遇到疑难重症需转到非指定医疗卫生机构就诊时,要按当地医疗救助的有关规定办理转院手续。承担医疗救助的医疗卫生机构要完善并落实各种诊疗规范和管理制度,保证服务质量,控制医疗费用。

在城市,对救助对象在扣除各项医疗保险可支付部分、单位应报销部分及社会互助帮困等后,个人负担超过一定金额的医疗费用或特殊病种医疗费用给予一定比例或一定数量的补助。具体补助标准由地方政府民政部门会同卫生、劳动保障、财政等部门制定,对于特别困难的人员,可适当提高补助标准。

(七)城乡医疗救助的申请与审批程序

由于中国城乡医疗救助制度不同于其他医疗保障制度,不需要个人缴纳保险费用,因此,必须对服务对象进行资格审查,才能保证医疗救助发挥其应有的作用,保障广大低收入人群的权利,进而缓解"因病致贫,因病返贫"问题。一个行之有效的做法是制定资格条件的认定程序,如美国社会医疗救助的申请者,首先必须接受经济调查。城乡医疗救助的申请与审批程序见图20-1。

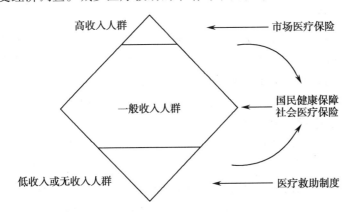

图20-1　根据收入水平划分的医疗保障制度

(八)城乡医疗救助工作的管理部门

医疗救助涉及多个部门,其管理由民政部门、财政部门、人力资源和社会保障部门、卫生部门及其他部门共同参与。

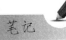

民政部门:中国城乡医疗救助工作主要由民政部门管理,从中央到地方都设有专门机构,具体负责制定医疗救助制度;协调其实施过程中各个部门间的关系以及救助资金的发放、使用等。

财政部门:财政部门主要负责制订医疗救助基金的年度预算,建立城乡医疗救助基金,进行专户管理,专账核算以及基金的使用监督工作。

人力资源和社会保障部门:人力资源和社会保障部门配合医疗救助工作的组织和实施,做好医疗保险和医疗救助之间政策与工作的衔接。

卫生部门:医疗机构是医疗服务的具体提供方,需要卫生行政部门负责协调监督医疗服务提供,保证救助的具体实施及救助工作的开展。

其他部门:审计部门、总工会、红十字会以及其他慈善组织。

二、中国城乡医疗救助的特征

中国的城乡医疗救助制度自实施以来,已经建立了相对完善的政策体系,概括起来,中国城乡医疗救助制度具有以下几个特征。

(一)严格准入性

根据福利经济学"帕累托改进"的准则,要最大限度增进社会福利,政府只能在财政约束范围内对社会中最贫困、最脆弱的人群提供医疗救助,以发挥资源配置的最大效率。为了消除"搭便车"现象及更好地管理有限的资金,医疗救助有严格的准入标准和申请程序,政府严把资格审查关,从建立有效的资金管理制度和系统便捷的申请程序入手,保证医疗救助的有效供给和系统的正常运作。

(二)低层次性

中国城乡医疗救助的救助对象是其他几项医疗保险制度难以涵盖或保障的,发挥最后的"兜底"作用,属于低层次医疗保障形式,同时受政府财政能力的限制,目前城乡医疗救助仅提供最基本、最急需的、低层次的医疗保健服务。

(三)相对独立性

城乡医疗救助制度的相对独立性是指救助的对象、内容等是其他医疗保障制度难以覆盖的,是医疗保障体系中的一个子系统,是多层次医疗保障体系的最后一道屏障,起到缓解贫困弱势人群因经济能力而无法接受相应卫生服务的困难,增强其健康保障和生存能力的作用,具有相对的独立性。

(四)筹资渠道的多样性

中国城乡医疗救助制度坚持政府主导,社会参与,大力发展医疗慈善事业的原则。从筹资方式上看,救助资金来源主要是政府财政支持和社会捐助两个方面,政府财政支持包括中央以及地方各级政府的财政拨款,社会捐助主要包括企业、慈善福利机构、民间组织、国际组织、个人的捐赠以及从福利彩票中提取部分资金。由于中国城乡医疗救助制度起步较晚,社会慈善事业发展有限,筹资机制比较单一,目前其资金来源还是以各级财政投入为主。

(五)权利和义务的不对等性

中国的城乡医疗救助制度是对困难人群的参保费用及其难以负担的医疗费用提供补助。一般不对服务对象预先进行基于履行义务的资格审查和限制,它

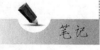

的服务对象是随着其经济状况的变化而随时变化的。所以,医疗救助是以贫困患者的需求为基础的、不计患者贡献、权利与义务不挂钩的资助行为。

案例20-2

刘某,重庆市巴南区南彭街道村民,低保对象。2011年因肺癌住院,依据巴南区自2011年开始实施的医疗救助新政策,她的看病吃药有了保障。刘某最近一次住院费用为33 014.74元,如按原政策计算,居民医保可报销13 101.35元,自付19 913.89元,但根据新救助标准,可以额外享受医疗救助14 930元,个人实际承担4983.39元,只占总医疗费用的15%,大大减轻了个人以及家庭的经济负担。

刘某的事例只是巴南区许多身患重病的低保户医疗生活的一个缩影,正是得益于巴南区的医疗救助新政策,这些经济困难的低保户才有了更加稳定和有力的医疗保障。据统计,2011年,重庆市巴南区共救助70 432人,累计支出救助金844.37万元。2012年1~6月,共救助26 728人次,累计支出救助金680.64万元。实现了医疗机构与医疗救助之间的同步结算。重庆市巴南区始终坚持"以人为本、为民解困"的宗旨,积极探索重特大疾病医疗救助模式。随着2011年重庆市巴南区政府两次修订出台医疗救助政策,巴南区逐渐形成了具有自己地区特色的高标准、广覆盖的巴南医疗救助模式。

中国城乡医疗救助制度从形成到发展,其制度框架日益清晰,在政策目标与原则、资金筹集与管理、救助对象、救助办法、救助服务的提供、申请与审批程序及救助管理等方面都作出了比较明确的规定。随着制度的不断成熟和发展,必将在保障贫困人群的健康权利方面发挥更大作用。

第三节　中国城乡医疗救助制度的未来发展

一、城乡医疗救助取得的成效

(一)城乡医疗救助稳步推进

2003年以来,随着城乡医疗救助政策的陆续颁布,医疗救助工作稳步推进,医疗救助制度不断完善和发展,城乡医疗救助政策框架日益清晰。2006年,农村医疗救助在全国所有涉农的县(市、区)实现全部覆盖;2008年,全国所有县(市、区)基本都建立了城市医疗救助制度。2009年,民政部下发《关于进一步完善城乡医疗救助制度的意见》对城乡医疗救助工作提出了新的要求。在制度建设过程中,全国各地形成了青羊模式、上海模式、咸丰模式、渝北模式等多种救助模式。城乡医疗救助的救助人数和救助水平不断提高,据审计署调查显示:2011年,医疗救助基金直接救助2367.27万人次,比2005年增长8.33倍;共计资助6649.35万人参加新农合或居民医疗保险,比2005年增长12.74倍,城市、农村医疗救助次均水平分别为 669.74 元和 776.17 元,比 2005 年分别增加 527.7 元和 425 元,增幅分别为 371.51% 和 121.02%。医疗救助水平稳步提高,贫困人群就医负担有所减轻。

(二) 城乡医疗救助完善了中国的医疗保障体系和社会救助体系

中国的城乡医疗救助制度既是医疗保障体系的重要组成部分,又是一种特殊的社会救助行为。医疗救助将大批的低保贫困对象和社会弱势群体纳入到社会保障体系,对他们的基本健康权益给予关注和保护,是对现有医疗保障体系的重要补充。而且作为社会救助的重要内容,医疗救助制度的建立弥补了现有社会救助体系对疾病风险以及疾病与贫困关系的双重忽视,完善了现有的社会救助体系。

(三) 城乡医疗救助工作提高了贫困人群对卫生服务的利用

城乡医疗救助制度的建立,将无法参加医疗保险的贫困人群纳入到医疗保障范围内,一定程度上促进了贫困人群的医疗可及性,提高了贫困人群对卫生服务的利用水平。2011 年,城乡医疗救助资助贫困群众利用卫生服务 8519.1 万人,比 2008 年增长 2642.1 万人,增幅达到了 44.96%,其中救助城市居民 2222 万人,农村 6297.1 万人。医疗救助通过资助参保以及直接经济补贴等形式使贫困人群得到了基本的医疗保障,有利于摆脱经济因素对贫困人口卫生服务利用的制约,提高了贫困人群对卫生服务的利用。

(四) 城乡医疗救助促进了社会的稳定与和谐发展

随着医疗费用的不断增加以及收入差距的加大,"因病致贫、因病返贫"现象日益突出,"看病难、看病贵"逐渐成为社会群众最关注的问题之一。我们党明确提出构建和谐社会,把"提高构建社会主义和谐社会的能力"作为党执政能力的一个重要方面,强调要更加重视和维护人民群众最现实、最关心、最直接的利益,高度重视和关心贫困人群。医疗救助工作自开展以来,受到了党和国家的高度重视,也得到了广大群众的普遍拥护。贫困人群得到了不同形式的救助,体会到了政府对贫困人群和社会弱势人群的关心,增强了他们对党和政府的信任,提高了他们对未来生活的预期和信心,促进了社会的稳定与和谐发展。

二、城乡医疗救助面临的问题和挑战

相比国外已经比较成熟的医疗救助制度,中国城乡医疗救助制度的发展时间较短,且由于中国社会主义初级阶段的基本国情以及较大的城乡差距和区域差距,城乡医疗救助制度在实际推行和完善过程中不可避免的会出现一系列问题。

(一) 城乡医疗救助相关法律法规不完善

纵观国外医疗救助制度的发展历程,医疗救助制度较为成熟的国家都制定了医疗救助相关法律法规。如英国在《济贫法》中提出了关于医疗救助的规定;法国颁布了《社会保险法》,并于 1893 年制定专门的《医疗救助法》、《结核患者救助法》等单项医疗救助法律;新加坡也颁布了《穷人医疗救助法》。医疗救助立法能够明确政府、社会和公众等主体的责任、权利和义务,从而保证医疗救助制

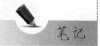

笔记

度建设的稳定性和可持续性,而目前中国医疗救助工作的开展以政府下发的政策为主要依据,尚没有相应的法律法规。医疗救助的法律法规缺失,使得城乡医疗救助缺乏法律保障,规范性和执行力度弱化,导致救助制度运行不稳定,因此制定医疗救助法律法规是中国城乡医疗救助走向规范化轨道的必经之路。

(二) 城乡医疗救助的筹资总量不足

充足的资金是有效开展医疗救助活动的保障,而医疗救助资金不足使中国医疗救助的救助水平和救助范围受到限制。虽然随着社会经济的发展,中央财政对于医疗救助的支持力度在逐年加大,但由于医疗费用的逐年上涨,中央投入资金并不能满足贫困人群医疗需求。就各地方而言,经济发展水平不一致,贫困地区的地方政府对于医疗救助的投入有限,不能及时解决贫困人员的医疗困难。据统计,2011 年中国的城乡医疗救助的筹资总额为 200.94 亿元,人均筹资水平为 248.38 元,不及当年住院次均费用的 1/10。

在资金总量不足,群众的卫生服务需求增长的供需矛盾下,只能优先满足急需医疗卫生服务的贫困人群的卫生需求,使一些本该得到救助的贫困人员未被纳入到救助范围内,与此同时,纳入到救助范围内人员的救助水平也有待提高,有限的资金仍然不能解决贫困人员的就医问题。

(三) 城乡医疗救助方案有待改善

1. 救助对象覆盖面相对狭窄　从现有的政策规定和执行情况分析,多数地方在进行医疗救助时仅将最低生活保障线作为认定救助资格的标准。农村医疗救助对象一般为农村五保户和贫困农民家庭,城市医疗救助受助者一般为城市居民最低生活保障对象,而处于贫困边缘的人群,发生灾难性卫生支出的人群以及城市里的流动人群却不在其救助范围内。处于贫困边缘的人群可能由于重大疾病导致贫困,该人群对于疾病风险抵抗力较弱;灾难性卫生支出是居民因病致贫、返贫的重要原因;城市流动人群因其流动性强,一般的医疗保障措施很难覆盖,这些人群面临的医疗问题日益严峻。因此,医疗救助的对象应该是所有健康贫困对象,而不仅仅只是经济贫困对象中的患病者,在保持现有救助制度的前提下,应逐步纳入高疾病风险的贫困边缘家庭、疾病经济负担高的普通家庭和城市流动人口。

2. 救助服务内容不能满足贫困人群的实际卫生需求　目前,中国大部分地区的城乡医疗救助服务主要是住院医疗救助和大病医疗救助,并且大病医疗救助主要是针对特定的病种,包括恶性肿瘤、急性白血病、尿毒症、先天性心脏病、再生障碍性贫血、地中海贫血、血友病等,其他造成重大经济负担,但不属于以上病种的疾病并不在医疗救助范围之内。虽然部分地区的医疗救助已将常见病、多发病及慢性病患者列入其救助范围,但是救助水平仍然较低,难以满足救助对象的需求。据统计,2011 年中国城镇居民人均可支配收入为 21 810 元,农村居民人均纯收入为 6977 元,罹患常见慢性病住院一次,城镇居民至少花费人均收入的一半,农村居民至少花费人均收入的 1.3 倍。随着慢性非传染性疾病患病率的上升,贫困患者的医疗救助应该适时调整,逐步完善,将慢性非传染性疾病纳入医疗救助的救助范围,争取能够切实缓解贫困人群的就医负担。

笔记

3. 救助水平有待提高　由于各地经济发展水平不同,并没有形成一个统一的医疗救助标准及合理的测算公式,为防止医疗救助资金出现赤字,各地设定了几百元至几千元不等的起付线与较低的救助比例,这对于贫困家庭而言是一笔较大的开支,而对于医疗花费超越起付线的贫困家庭,医疗救助的救助比例较低,使患者享受到的实际救助水平较低。这种较高的起付线与较低救助比例的设计,一方面导致各地出现医疗救助基金节余较多,基金使用率较低,审计署统计显示,截至 2011 年底,城乡医疗救助基金累计结余 154.06 亿元,比 2005 年底增长 10.6 倍;另一方面将需要救助的贫困人群挡在了医疗救助的门外。医疗救助资金存在绝对不足与相对过剩的矛盾,有悖于提高贫困人口卫生服务可及性、促进健康公平的救助目标。

三、中国城乡医疗救助制度未来的发展

（一）国内医疗救助制度的成功案例

中国的医疗救助制度自开展以来,已经产生了较为明显的政策效果,各地在开展城乡医疗救助制度的试点过程中也出现了一些代表性的做法,如"咸丰模式"、"青羊模式"以及江西九江启动的"医疗救助与城镇(职工)基本医疗保险同步结算"等。

"咸丰模式"是湖北省咸丰县在积极开展城乡医疗救助工作过程中探索出的独具特色的医疗救助模式。咸丰县于 2005 年 10 月 1 日正式启动城乡贫困群众医疗救助改革试点工作,坚持"一个目标,两项原则,三个体系",一个目标即建设城乡一体化医疗救助体系,配套措施落实低保和低保边缘人群的基本医疗;两项原则即坚持与医疗保险对接,取消参加新农合起付线,未参加新农合的给予非住院的限额补助;坚持及时便民有效的原则,变医后救助为医中救助。三个体系即组织管理体系,医疗服务体系与社会监督体系。

为开展城乡医疗救助试点工作,湖北省咸丰县相继出台了《关于建立和实施城乡医疗救助制度的通知》、《城乡医疗救助实施方案》、《城乡医疗救助实施细则》、《城乡医疗救助核查办法》等一系列文件和规章制度,医疗救助工作逐渐趋于法制化、规范化。另外,地方政府在医疗救助试点工作中坚持主导地位,逐年加大投入,成为医疗救助工作得以开展的有力保障。并且将城乡低保边缘的困难户家庭和患大病人群纳入其救助范围,取消大病病种限制,对患门诊大病、常见慢病的对象给予定额补助,同时医疗救助工作还积极与医保及新农合衔接。

为扩大城乡医疗救助覆盖面,成都市青羊区探索出"坡度管理"模式,将城市低保对象中已参加城镇基本医疗保险、但个人负担仍然较重的人员,以及家庭人均收入高于低保标准 50% 内的低保边缘贫困人群纳入医疗救助范围。同时,对因患重大疾病,医疗和生活暂时遇到困难的普通群众,建立了临时医疗救助和慈善医疗救助。

江西省九江市浔阳区正式启动了"医疗救助与城镇(职工)基本医疗保险同步结算"。救助对象的住院救助实行民政救助、医疗保险与定点医院同步结算,即医疗保险报销金额、民政救助金额和救助对象自付金额同步结算、同步兑现。

民政救助金额由住院救助定点机构按规定比例和额度垫付,垫付费用由区民政局定期与医院结算。患者凭借低保证、本人身份证或其他有效证明,经卫生服务中心核实身份并诊断病情后,即可到指定的社区卫生服务中心住院就诊。因病情需要确须转诊的,由卫生服务中心出具"转诊单"转到上级医院治疗,救助费用由上级医院直接垫付。

(二)促进中国城乡医疗救助事业发展的措施

1. 建立健全城乡医疗救助法律体系　从国外医疗救助制度的建立和发展过程来看,系统完善的医疗救助法律体系是国外医疗救助制度严格执行的关键。英国于1601年颁布了《伊丽莎白济贫法》,美国的1960年科尔·密尔斯法案以及《社会保障法》,都为建立医疗救助制度提供了依据。然而,中国的医疗救助规范以政府的政策性文件为主,尚没有上升到国家法律层面。虽然除中央政策规定外,试点地区也制定了一些相应的地方性规章制度,有利于医疗救助制度的顺利推行,但缺乏强有力的国家法律保障。中国应建立健全城乡医疗救助的法律体系,明确医疗救助体系中政府、社会和个人的责任、义务,同时也要建立监督管理规范,以法律的强制力保证弱势群体得到适当的医疗救助。

2. 强化政府在城乡医疗救助中的责任　医疗救助是一项公共产品,不可能通过市场交换来供给,只能由国家承担责任,这决定了医疗救助制度和相关配套措施的制定、执行都必须以政府为主导,体现政府对贫困弱势人群健康权利的保障和维护。中国宪法也规定"中华人民共和国公民,在年老、疾病或者丧失劳动能力的情况下,有从国家和社会得到物质帮助的权利"。因此,保障居民基本健康权益是政府必须承担的责任。

当前我国医疗卫生领域中引入了过多的市场机制,医疗机构的门槛普遍高于普通百姓的承受力,把弱势群体的医疗问题强加给了社会,而医疗救助作为解决贫困人群就医问题的措施,是一种政府行为,政府对其的支持力度直接决定了医疗救助工作能否有效运转。因此在坚持医疗卫生服务公益性的同时,应不断强化政府在医疗救助中的责任,进而推动中国城乡医疗救助制度的发展完善。

3. 加大资金投入力度,多渠道筹资　各国及各地方的经验表明,稳定的筹资渠道和可持续的筹资机制是医疗救助制度建立和良好运行的保证。从国际经验看,政府在筹资过程中扮演了重要的角色,医疗救助资金是否充足关系着医疗救助制度能否顺利实行和完善。由于中国医疗费用不断上涨以及巨大的贫困人口基数,医疗救助资金并不能满足贫困人口的就医需求,为缓解资金总量不足与医疗救助需求的矛盾,政府应逐步加大资金投入力度。

然而任何国家和地区都不可能单纯依靠政府投入支撑整个医疗救助体系,这样不仅会造成沉重的财政压力,而且会使大量贫困患者得不到救助。因此医疗救助资金不能单纯依靠政府投入,还要广泛动员和发动社会力量,通过慈善和社会捐助、彩票公益金等方式,多渠道筹集资金。

4. 完善城乡医疗救助方案

(1)扩大救助对象覆盖面:从城乡医疗救助的开展情况看,较多地方在进

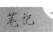
笔记

行医疗救助时仅将最低生活保障线作为认定救助资格的标准。相比较而言，美国作为医疗救助的典型代表国家，医疗救助对象的选择坚持强制性和选择性原则，既体现了绝对贫困与相对贫困的结合，又体现了公平，既保障了绝对贫困人群的利益，又兼顾了处于贫困边缘人群的权利；中国的湖北咸丰亦将低保边缘的困难户纳入救助范围。中国医疗救助制度应借鉴各国与各地经验，将处在贫困边缘的人群、城市流动人群、发生灾难性支出的人群等需要救助的人群纳入医疗救助的服务范围，从根本上满足贫困人群合理的卫生服务需求。

(2)医疗救助以住院救助为主，同时兼顾门诊救助：中国城乡医疗救助目前以住院和重大疾病救助为主。一方面，住院救助的救助水平有待提高，另一方面，许多重特大疾病不在救助病种范围之内。更重要的是，一部分常见病、多发病、慢性病并没有列入救助范围，慢性病患者这个庞大的困难群体仍然被拒绝在医疗救助的门外。中国湖北咸丰取消大病病种的限制，将常见病、慢性病纳入救助范围并实行定额补助，取得了较好的效果。因此，医疗救助服务应从重大疾病病种保障逐步向减轻居民疾病经济负担转变，真正降低这些救助对象的疾病经济风险。

(3)逐步降低起付线，提高救助比例：在美国，政府规定各州在联邦政府规定的上限和特定范围内，可以自行决定偿付比例；中国湖北咸丰提出了取消民政部门资助贫困对象参加新农合的起付线，救助对象受益水平提高。目前，我国大部分地区设置了较高的起付线与较低的救助比例，其直接后果就是贫困人口由于无力支付相对高额的费用而放弃治疗，这与实行医疗救助的初衷是相违背的。因此，应积极吸取各国与地方医疗救助工作的经验，逐步取消起付线，合理设置偿付比例，提高医疗救助对象对医疗服务的可及性。

5. 积极推进重特大疾病医疗救助工作的开展 为贯彻落实党中央、国务院深化医药卫生体制改革的精神，逐步提高医疗保障水平，切实解决重特大疾病贫困患者的医疗困难，2012年3月8日，民政部、财政部、人力资源和社会保障部与原卫生部联合颁布了《关于开展重特大疾病医疗救助试点工作的意见》，标志着重特大疾病医疗救助工作的正式开展。

重特大疾病救助主要帮助解决重特大疾病贫困患者经基本医疗保险和大病医疗保险或补充医疗保险补偿后仍然难以负担的住院医疗费用，同时可兼顾门诊医疗费用。与城镇居民基本医疗保险和新型农村合作医疗等基本医疗保障制度相衔接，优先将儿童急性白血病和先天性心脏病、妇女宫颈癌、乳腺癌、重度精神疾病等病种纳入救助范围。

目前全国共有273个地区开展了重特大疾病救助试点，重特大疾病医疗救助工作任务重，难度大，涉及面广，在医疗保障体系中起到托底的作用。重特大疾病救助工作的顺利实施将切实缓解贫困人群的就医负担，更好地促进健康公平，进而维护社会稳定。

案例20-3

　　山东省济宁市积极开展城乡医疗救助工作,探索出一套大病救助的救助模式。近年来,济宁富民强市进程明显加快,民生水平日益改善,但城乡居民因病致贫、返贫的现象还十分突出。济宁市城乡居民所患重大疾病占患病总量的3%左右,因医疗费用过高无钱治疗或中止治疗的占困难群众的23%。经过深入调研、充分论证,市政府及时颁发了《济宁市城乡困难居民大病医疗救助办法(试行)》,相继出台了《大病医疗救助实施细则》《大病医疗救助基金财务管理暂行办法》和《大病医疗救助定点医疗机构管理暂行办法》等配套政策文件,建立了较为完善的制度规范。

　　在具体操作方面,实施"六位一体"全方位救助,以充分释放大病医疗救助机制的能量和活力。一是实行"零起付"救助。取消了城乡低保对象、五保对象、困难企业职工以及没有任何医疗保障居民的救助门槛,使患病群众从开始治疗就可享受医疗救助。

　　二是实行医前救助,使患有重大疾病的城乡低保对象、五保对象得到及时救助。三是实行分类救助。对没有参加各类医疗保险的居民给予最高8000元的救助,对已参加各类医疗保险的居民扣除报销部分,再给予最高6000元的救助。同时,对患慢性疾病的城乡低保家庭,每户每年给予300元的慢性疾病救助,实现了大病救助与慢性疾病救助的有机结合。四是实行资助参保。凡城乡低保对象、农村五保对象参加城镇居民医疗保险或新型农村合作医疗的,政府一律按规定给予资助,切实解决他们想参保又无钱参保的问题。五是实行政策减免。六是实施单病种救助。

　　济宁市城乡医疗救助的大病救助模式对于我国城乡医疗救助制度的进一步完善有一定的参考价值。

　　6. 加强城乡医疗救助制度与其他医疗保障制度的衔接　医疗救助作为医疗保障制度的重要组成部分,是低收入群体抵御疾病经济风险的最后一道防线,与其他医疗保障制度相衔接更能发挥各项制度的整体效应。

　　城市医疗救助制度与城镇职工医疗保险和城镇居民医疗保险相结合。城镇职工医疗保险与城镇居民医疗保险并不能覆盖所有城市居民,医疗救助制度与之相衔接能够更好地明确需要救助人群的就医需求和实际就医情况,进而确定救助对象、救助水平和救助方式。通过对城镇居民基本医疗保险和城镇职工基本医疗保险个人缴费部分进行补助,使城市低保家庭成员、五保户和经济困难家庭成员,能够享有基本医疗保障,并帮助其解决基本医疗保障起付线以下的自付部分。

　　农村医疗救助制度与新农合制度相衔接是保障农村贫困人口得到医疗保障的最佳选择。在开展新农合的地区,资助医疗救助对象参加当地合作医疗,享受合作医疗待遇,对因患大病经合作医疗报销后个人自负费用过高的给予适当医疗救助,这样可以最大限度地减轻农村贫困人群疾病经济负担,帮助他们摆脱"因病致贫,因病返贫"的怪圈。

　　加强医疗救助和城镇职工基本医疗保险、城镇居民基本医疗保险、新型农村

笔记

合作医疗在经办管理方面的衔接,改进各项制度的结算办法,探索实行"一站式"管理服务,逐步实现不同医疗保障制度间人员信息、就医信息和医疗费用信息的共享,提高管理服务效率,方便困难群众。

7. 发挥社区在医疗救助中的作用 中英社区卫生服务与贫困救助项目(UHPP)以成都、沈阳、西宁、银川四个城市为试点,探索以社区卫生服务为平台的医疗救助服务模式。试点地区的实践表明,社区在降低医疗费用、提供医疗服务、提高资金使用率、减轻贫困人口的经济负担等方面发挥了不可替代的作用。通过社区卫生服务,能够掌握社区贫困居民的健康状况,并为他们提供医疗、预防、保健、康复、健康教育等基本卫生服务以及双向转诊服务,可以有效节约医疗救助资源,减轻贫困人群的费用负担。社区医护人员深入群众,更了解贫困人群的健康状况,在救助对象的认定与健康知识的宣传等方面更有优势。中国的医疗救助对象大多数生活在城市和农村的社区,社区医疗卫生条件直接关系到医疗救助的效果,利用社区将大部分卫生问题在基层解决,可以有效控制医疗费用,提高医疗救助的可及性及医疗效果。

另外,医疗救助制度在具体实施时还可能存在由于不同特点的救助对象享受相同救助待遇从而导致医疗救助效率降低等问题,可以根据医疗救助的范围和对象采取条件申请制,即根据不同人群、不同疾病、不同经济状况等条件将医疗救助范围和对象加以区分,制订相应申请条件和救助方案,使应救助人员得到相应救助,提高医疗救助效率,促进健康公平。

知识拓展

中英城市贫困人群医疗救助项目简介

"中英城市社区卫生服务与贫困救助项目(UHPP)"是中英两国的双边政府项目,主要致力于以社区为基础平台,为城市贫困群体搭建全方位、多层次医疗救助运行及管理机制。

医疗救助是"中英城市社区卫生服务与贫困救助项目(UHPP)"的重要组成部分,其主要目标是探索项目地区城市贫困人群医疗救助机制,并通过提高服务利用水平促进社区卫生服务的发展。UHPP选择了沈阳、成都、西宁、银川4个具有不同特点的城市开展项目试点。中英城市社区卫生服务与贫困救助项目立足于社区,采取即时救助、取消起付线、医前救助的救助方式,并以门诊医疗救助为主,兼顾住院医疗救助,统筹考虑基本医疗和大病风险,既扩大了救助覆盖面,又提高了贫困人口受益程度。

中英城市贫困人群医疗救助项目,不仅为城市低保对象提供了医疗救助,也为医疗救助的实施提供了行之有效的模式。该项目一方面推动了试点地区基层卫生事业和贫困救助事业的发展,另一方面也促进了医疗保障体系的完善。中英双方一致认为项目建立了可持续发展的社区卫生服务模式,推动了我国贫困医疗救助工作的开展,达到并超额完成了预期目标,取得了宝贵的经验。

笔记

建立和完善医疗救助制度是完善中国医疗保障体系的必然要求,也是保障公民健康权益、维护社会公正和社会稳定的需要。随着中国城乡医疗救助制度不断实践与总结借鉴国内外经验,城乡医疗救助制度必将得到完善和发展。

案例20-4

湖北省长阳县目前已经形成了多层次的医疗救助体系,并开始进行制度化运行。城乡医疗救助制度从大类上可分为两个层次:城乡基本医疗救助和"大病关爱壹佰基金"的重特大疾病医疗救助,其中"大病关爱壹佰基金"重特大疾病医疗救助本身又分为四个层次。

两个层次医疗救助的救助对象并不一致,基本医疗救助的对象是依据身份界定的,即民政部门认定的医疗救助对象,主要有城乡低保、城镇"三无"、农村五保、孤儿、重点优抚对象等;第二层次重特大疾病医疗救助对象是根据医疗费用来界定的,即因病致贫的困难群众,除民政救助对象外,还包括非民政救助对象中因病致贫者。

多层次医疗救助基本架构见表20-3,医疗救助对象依据医疗费用的高低"依次叠加"享受不同层次的医疗救助,对民政救助对象而言,根据是否患有指定的20种疾病,其最多可依次享受5~6次的医疗救助,加上基本医疗保险的补偿,就有6~7个层次的经济风险保护机制。其中,医保部门负责实施基本医疗保险补偿和大病关爱两个层次;民政部门负责实施资助参保、基本医疗救助、重点医疗救助和特殊病种救助四个层次;大病关爱基金促进会负责壹佰基金救助一个层次。

表20-3 长阳县多层次医疗救助体系

救助(补偿)顺序		民政救助对象		非民政救助对象中因病致贫对象	实施部门
		未患20种病种者(原卫生部确定)	患有20种病种者		
资助参保		√	√		民政局
基本医疗保险补偿		√	√	√	医保局、合管办
基本医疗救助		√	√		民政局
大病关爱壹佰基金(重特大疾病救助)	基本医疗保险的大病关爱	√	√	√	医保局、合管办
	民政部门重点医疗救助	√	√		民政局
	壹佰基金救助(慈善助医)	√	√	√	大病关爱壹佰基金促进会
	20种特殊病种救助		√		民政局

注释:表格中灰色部分,即基本医疗保险补偿并非是多层次医疗救助中的一环,但为了说明救助对象医疗费用的分担情况,特将其放在本表中

笔记

本章小结

1. 2003 年民政部、原卫生部、财政部联合制定的《关于实施农村医疗救助的意见》,2005 年国务院办公厅转发《关于建立城市医疗救助制度试点工作的意见》,2009 年 3 月份《中共中央国务院关于深化医药卫生体制改革的意见》等文件初步建立了医疗救助制度的制度框架。

2. 中国城乡医疗救助制度框架　政策文件、目标与原则、资金的筹集与管理、救助对象、救助办法、救助服务的提供、申请与审批程序、救助工作的管理部门。

3. 城乡医疗救助的特点:严格准入性,低层次性,相对独立性,筹资方式的多样性、权利和义务的不对等性。

4. 中国城乡医疗救助工作取得的成效　城乡医疗救助稳步推进,城乡医疗救助完善了中国的医疗保障体系与社会救助体系,城乡医疗救助工作提高了贫困人群对卫生服务的利用,城乡医疗救助促进了社会的稳定与和谐发展。

5. 中国城乡医疗救助制度面临的问题与挑战　城乡医疗救助相关法律法规不完善;城乡医疗救助的筹资总量不足;城乡医疗救助方案设计有待改善:救助对象覆盖面相对狭窄,救助服务内容不能满足贫困人群的实际卫生需求,救助水平有待提高。

6. 促进中国城乡医疗救助事业发展的措施　建立健全城乡医疗救助法律体系;强化政府在城乡医疗救助中的责任;加大资金投入力度,多渠道筹资;完善城乡医疗救助方案:扩大救助对象覆盖面。医疗救助以住院救助为主,同时兼顾门诊救助。逐步降低起付线,提高救助比例。积极推进重特大疾病医疗救助工作的开展;加强城乡医疗救助制度与其他医疗保障制度的衔接;发挥社区在医疗救助中的作用。

关键术语

医疗救助　medical assistance

城乡医疗救助制度　urban and rural medical assistance programs

重特大疾病医疗救助　medical financial assistance of serious diseases

医疗救助对象　medical financial assistanceobject

救助办法　assistance measures

医疗费用　medical cost

新型农村合作医疗　new rural co-operative medical system

医疗保障体系　health-care system

社会救助　social assistance

医疗救助筹资　the financing of medical financial assistance

笔记

讨论题

1. 各国医疗救助制度的经验并讨论其对中国医疗救助制度的借鉴之处。
2. 中国城乡医疗救助制度的现状及其存在的问题。
3. 中国城乡医疗救助未来的发展趋势。

思考题

一、填空题

1. _____的颁布标志着中国农村医疗救助工作的正式启动，_____的颁布标志着中国城市医疗救助工作的启动。

2. 农村医疗救助的救助对象是_____、_____和_____；城市医疗救助的救助对象主要是_____、_____和_____。

3. 中国的城乡医疗救助服务提供以_____为主，同时兼顾_____。

4. 中国城乡医疗救助的资金筹集渠道_____、_____、_____、_____。

5. 中国城乡医疗救助制度的管理部门包括_____、_____、_____、_____。

6. 中国城乡医疗救助的特点是_____、_____、_____、_____。

二、选择题

1. 标志着中国农村医疗救助工作开展的政策文件
A《关于实施农村医疗救助的意见》
B《农村医疗救助基金管理试行办法》
C《关于加快推进农村医疗救助工作的通知》
D《关于进一步完善城乡医疗救助制度的意见》

2. 标志中国城市医疗救助工作开展的政策文件
A《关于建立城市医疗救助制度试点工作的意见》
B《关于加强城市医疗救助基金管理的意见》
C《关于进一步完善城乡医疗救助制度的意见》
D《关于进一步完善城乡医疗救助制度的意见》

3. 中国的城乡医疗救助的资金来源主要是
A 政府财政   B 社会捐赠
C 政府财政与社会捐赠相结合   D 其他

4. 下列哪个不属于中国城乡医疗救助的特征
A 严格准入性   B 高层次性
C 相对独立性   D 权利和义务的不对等性

5. 下列哪一项不是中国城乡医疗救助制度的管理部门

笔记

417

A 卫生部门   B 民政部门

C 人力资源与社会保障部门   D 工商部门

三、简答题

1. 中国城乡医疗救助制度的目标与原则。
2. 中国城乡医疗救助制度面临的挑战。

四、问答题

通过本章的学习,您认为应该如何完善中国的城乡医疗救助制度?

(尹文强,潍坊医学院管理学院)

笔记

中国医疗保障体系改革与发展

通过本章的学习,你应该能够:

掌握:中国医疗保障制度改革的目标。

熟悉:中国医疗保障制度的发展与改革历程。

了解:经济体制改革与医疗保障制度的关系。

章前案例

　　神木县位于陕西省最北端,辖 4 乡 15 镇,人口 37.8 万人。总面积 7635 平方公里。神木是中国新型煤都,工业以煤炭为龙头,煤炭资源占县境总面积的 3/5。2008 年全国百强县神木名列其中。2009 年 GDP 达 452 亿,地方财政收入 21.6 亿。人均 GDP 约 17800 美元。

　　2009 年 3 月 1 日,陕西省神木县在全国率先尝试"全民免费医疗",只要有神木户口,对全县范围内的干部职工和城乡居民在定点医疗机构住院都将享受"免费医疗"的政策优惠。2008 年,神木县就开始推行十大惠民工程,全民免费医疗是惠民工程之一;12 年免费义务教育,对城乡孤残老人由政府供养等已先行实施。

　　神木县在全国开创了医疗保障的"神木模式",受到当地群众的欢迎。这一尝试引起社会各界的广泛关注。喝彩声、质疑声此起彼伏;有言论称之为"乌托邦"梦想、拍脑袋的"大跃进"。更多的关注神木模式"能否成为更多地区的选择? 这一模式会对中国医疗保障体系的发展带来哪些影响? 希望你通过学习中国医疗保障体系改革与发展这一章后,了解中国医疗保障体系建设和发展的历程,引发对中国医疗保障制度建设的思考。

第一节　中国计划经济时期的医疗保障制度

　　中国计划经济时期是指新中国成立之后到我国实行改革开放之前的一段时期,由于我国经济体制改革是一个渐进的过程,从 1978 年宣布开始改革开放到 20 世纪末才基本建立社会主义市场经济体制,并且一些领域的改革至今仍然在进行当中,因此,计划经济时期与市场经济时期很难有一个明确的时间界限,一般将 1978 年以前的 30 年作为计划经济时期。

笔记

医疗保障制度是经济制度的一部分,其改革也是一个渐进过程并服务于经济体制改革,其改革相对滞后于经济体制改革,因此,在 1998 年职工基本医疗保险制度在全国普遍推开,作为我国建立社会主义市场经济体制的医疗保障制度的起点。

一、计划经济时期的医疗保障制度

在计划经济体制时期,我国建立了由公费医疗制度、劳保医疗制度和农村合作医疗制度构成的医疗保障制度。

计划经济体制主要具有以下特点:一是实行单一的公有制,除国有制和集体所有制外,不允许私有、民营、股份等其他所有制经济的存在;二是实行高度集中的经济计划管理,所有产品的生产和生产资料(包括劳动用工)实行计划配置,产品实行统购统销和严格的价格管制;三是实行严格的社会管理制度,农村和城镇人口实行严格的户籍管理,人口不能自由流动;四是实行单位化的福利制度,所有人分别从属于一个单位,并由单位提供所有福利,包括医疗。30 年计划经济的结果是使我国经济发展在 1978 年到了几乎崩溃的边沿,医疗保障制度名存实亡。

计划经济时期医疗保障制度的建立和调整

中华人民共和国成立不久,立即着手建立医疗保障制度。分别于 20 世纪 50 年代和 60 年代在城镇建立了公费医疗制度和劳保医疗制度,在农村建立了合作医疗制度。

1. 劳保医疗制度的建立　1951 年 2 月 26 日,新中国以政务院的名义颁发了《中华人民共和国劳动保险条例》,中华人民共和国劳动保险条例自 1951 年 3 月 1 日起施行。其中规定,享受对象主要是面向国有企业(全民所有制企业)正式职工及其供养的直系亲属,城镇集体企业参照执行;医疗所需一切费用全部由职工所在企业支付。这一《条例》是在国家财政经济还没有全面恢复情况下制定的,有些待遇规定得比较低。两年后的 1953 年 1 月,我国财政经济状况逐步出现好转,大规模经济建设工作即将展开;因此,政务院对《条例》重新进行了修订,其中对医疗、工伤、养老、生育待遇作了全面规定,旨在适当扩大劳动保险条例实施范围并酌量提高待遇标准。

当时劳保医疗制度基本覆盖了大部分企业。据统计,截至 1957 年,全国实行了《条例》的企业职工达 1600 万人,覆盖了当时国营、公私合营、私营企业职工总数的 94%。由于当时我国正在进行抗美援朝,经济建设也需要投入大量资金,国家必须确保财力优先用于关系全国人民根本利益的主要事业,因此,劳动保险条例的实施范围还不能扩大得过广,待遇标准也不能提得过高。

2. 公费医疗制度的建立　公费医疗制度的雏形,最早形成于老革命根据地的军队干部配给制度,新中国成立后,由于各种条件的限制,仅在部分的地区、人员中及某些疾病范围内重点实行;1951 年在陕北老根据地及某些少数民族地区试行了公费医疗预防制;1952 年年初将免费医疗预防办法扩大到第二次国内革命战争的各根据地。1952 年,政务院发布了《关于全国各级人民政府、党派、团体及所属事业单位的国家工作人员实行公费医疗预防的指示》(简称《指示》)文件,根据国家卫生人员力量与经济条件,决定将公费医疗预防的范围,自 1952 年起,分期推广。由此,建立了公费医疗制度。1954 年 3 月政务院发出的通知中,明确了公费医疗制度的福利待遇,设立工作人员福利费预算,用于职工家属的医疗费支付困难等项补助。

3. 劳保医疗与公费医疗制度整顿与改革 1957 年,党中央、国务院要求对劳保医疗和公费医疗进行整顿和改革。1957 年下半年,有关部门开始研究劳动保险和工作人员各项福利中存在的问题及其解决办法,但是由于当时大跃进等政治形势以及三年国民经济治理整顿的影响,劳保医疗和公费医疗的制度的改革并没有进行。

1965 年 9 月,对劳保医疗和公费医疗进行整顿和改革再次提到了国家的议事日程。中共中央在批转原卫生部党委"关于把卫生工作的重点放到农村的报告"的批示中提出,"公费医疗制度应作适当改革,劳保医疗制度的执行也应作适当调整"。根据中央的精神,有关部门很快对劳保医疗和公费医疗进行了初步的调整和改进。20 世纪 80 年代,享受公费医疗的对象日渐扩大、人数日益增加的同时,公费医疗费用的支出陡然上升。为此,国家先后对公费医疗费用的报销范围作了限制规定,明确了公费与自费的界限,并且对药品的使用报销范围、挂号费自理等也作了明确规定,对公费医疗的管理方式也作了一些局部性的改革。

4. 传统合作医疗的兴起与发展 农村合作医疗制度的兴衰与我国农村经济体制的变革关系十分密切。新中国成立后,我国农村在完成了土地改革后又快速实行了农业合作化,在 20 世纪 60 年代末特别是在大跃进时期人民公社化运动,快速建立了"人民公社"的经济体制,一直持续到 80 年代实行农村家庭承包责任制。合作医疗制度的雏形最早追溯到抗战时期陕甘宁边区的卫生合作社,新中国成立后随着农业合作化运动,各地逐步探索了农村合作医疗的经验。1955 年初,山西省高平县米山乡在全国率先建立了"医社结合",以社员出保健费和合作社提供公益金补助相结合为筹资模式的集体医疗保健制度。在大跃进时期,我国农村也曾经一度提出看病不要钱的"共产风",之后合作医疗的发展处于停滞状态。20 世纪 70 年代后期,在毛泽东同志亲自批发了湖北省长阳县乐园公社合作医疗的经验,农村合作医疗很快在全国一哄而起,覆盖了全国行政村的 90% 以上。改革开放之后,随着家庭联产承包责任制的实施,以农村集体经济为依托的合作医疗制度开始解体,传统农村合作医疗覆盖面急剧下降。到了 1985 年,继续坚持合作医疗的行政村占全国的比例不到 5%。有关农村合作医疗制度的兴起、建立与发展详见第 20 章。

二、计划经济体制下的医疗保障制度框架和内容

(一) 公费医疗制度

1. 公费医疗制度(government employee health insurance) 是指国家为保障国家工作人员而实行的、通过医疗卫生部门向享受人员提供制度规定范围内免费医疗预防服务的一项社会保障制度。

笔记

2. 覆盖范围与享受对象 公费医疗主要保障对象是国家机关和全民所有制事业单位工作人员、离休人员和退休人员;二等乙级以上革命残疾军人;以及国家正式核准设置的高等院校在校学生。按照享受对象的不同,公费医疗制度包括职工和退休人员本人的公费医疗制度和职工家属医疗费用的单位互助和补助制度。部分单位也将职工家属医疗费用的一半纳入支付范围。

3. 费用筹集与使用 国家机关及全额预算单位的公费医疗经费由国家财政按人头拨付给各级卫生行政部门,实行专款专用、统筹使用的原则,不足部分由地方财政补贴。1980 年以后,国家将公费医疗定额标准交由地方政府确定。公费医疗费用由各单位负责管理和使用,主要用于门诊、住院所需的诊疗费、手术费、住院费、门诊费或住院期间经医师处方的药费;为了控制用药与不必要的检查,制定了十一类西药和大部分中成药的基本药物目录、大型设备检查的规定及公费用药报销范围。

4. 管理体系 在制度建立初期,就明确了分级管理体系,在中央、省(市)分别建立管理机构,在中央建立公费医疗预防实施管理委员会,在大行政区、省(市)人民政府(行署)也组建相应的管理委员会。公费医疗实行辖区管理,一般由区、县政府统筹、审核和监督使用各单位的公费医疗经费,各单位负责本单位职工的医疗费用报销事宜。

5. 制度性质 由于公费医疗经费主要来源于各级财政,因此,对职工和退休人员本人,这一制度是国家或政府保险型的医疗保障制度。而对职工家属,是单位互助和补助制度相结合的具有一定福利性质的互助性医疗保障制度。

(二)劳保医疗制度

1. 劳保医疗制度(labor health insurance) 是指为保护企业职工的健康,对其因病或非因工负伤,按规定享受医药费用补助的一项社会保障制度。劳保医疗制度是我国劳动保险制度的一个主要组成部分之一,是对企业工人、职员实行免费,对工人职员家属实行半费保障的医疗保健制度。劳保医疗制度是国家为解决劳动者在遇有病、伤时给予医疗保障的制度。实质上该制度是一种企业保险的医疗制度。

2. 覆盖范围 其享受对象限于国营企业(国有企业)和包括县以上的大集体企业。

3. 费用筹集与使用 劳保医疗制度的医疗费用来源于企业按工资总额的一定比例提取的福利金。国家规定企业职工享受的医疗待遇,包括:①职工享受病伤假期工资;②企业负担职工患病期间的诊疗费、手术费、住院费及普通药费;③职工供养的直系亲属的手术费和普通药费,企业负担一半。1969 年以前,企业医疗保障费用的主要来源是劳保医疗卫生费。在企业生产成本项目中列支,按照企业工资总额的一定比例提取。《条例》规定,职工疾病或非因工负伤,医疗费、诊疗费、手术费、住院费及普通药费由企业行政方面负担,贵重药费、住院膳费和就医交通费由个人自理。

4. 管理体系 根据条例规定,劳保医疗的管理机构为中华全国总工会,其为全国劳动保险事业的最高领导机关,统筹全国劳动保险事业的进行,督导所属各

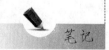
笔记

地方工会组织,各产业工会组织有关劳动保险事业的执行;审核并汇编劳动保险基金及总基金的收支报告表,每年编造劳动保险金的预算、决算、业务计划书及业务报告书,并送中央人民政府劳动部、财政部备查。

5. 制度性质　从制度性质来看,劳保医疗制度是一种强制性的雇主责任制度。企业劳保医疗享受的主要对象为国有企业的职工和退休人员;县以上城镇集体企业可参照执行。劳保医疗制度包括两部分,即职工和退休人员本人的劳保医疗制度和职工家属的劳保医疗制度。

职工家属的劳保医疗制度是指对职工供养的直系亲属的医疗费用负担实行半费保障的医疗保障制度,主要是采取企业报销一半手术费和普通药费的方式。

三、计划经济时期医疗保障制度的作用

劳保医疗制度和公费医疗制度从 1952—1980 年经历了创立、发展、维持等阶段,经历了近三十年的发展历程,是适应新中国成立后我国计划经济体制以及当时经济社会发展水平的医疗保障制度,对于减轻职工因病伤增加的经济负担,恢复和增进劳动者的身体健康,提高劳动者的身体素质,促进经济发展和维护社会稳定发挥了重要的作用。20 世纪 50 年代末到 70 年代中期在农村发展的农村合作医疗制度,对在计划经济条件下保障农村居民健康和促进生产力发展也同样起了积极的作用。在国际上曾被认为是发展中国家解决农村缺医少药问题的典范。

第二节　经济体制改革与医疗保障制度改革

从 1978 年我国开始实行改革开放直到本世纪初基本建立起社会主义市场经济体制的 30 年,是我国建立社会主义市场经济体制的探索时期。在这一时期,首先是 20 世纪 80 年代初在农村实行了家庭联产承包责任制,废弃了人民公社制度;80 年代末在深圳等地建立经济特区,探索建立市场经济体制的经验;90年代初开始在全国范围进行国有企业改革、引进外资、大力发展民营经济。20 世纪末和 21 世纪初市场经济得到快速发展,我国基本完成经济体制的转型。

一、经济体制改革与医疗保障制度改革关系

公费、劳保及合作医疗制度在新中国成立后伴随着计划经济体制而建立的,随着我国经济体制转型以及市场经济逐步建立和完善,这三项制度失去了经济体制的根基,与市场经济体制不相适应,成为我国经济体制转型的严重障碍。

(一)计划经济时期医疗保障制度存在的问题

20 世纪 50 年代初期建立的计划经济体制下的公费医疗和劳保医疗制度,是新中国成立初期经济不发达条件下和计划经济体制下的产物,随着经济发展和改革的深入,其制度设计的弊端和医疗保障制度的缺陷使之在向市场经济转轨进程中缺陷日益凸显。不仅难以解决市场经济条件下职工的基本医疗保障问题,还存在其筹资和保障的有限性、医疗费用待遇的不公平以及缺乏有效的供需双方制约机制等弊端。

首先,由于资金筹措渠道和使用的弊端,缺乏有效的医疗费用制约机制。职工医疗费用由国家财政和企事业单位负担,个人基本不缴费导致个人的权利和义务脱节,缺乏费用意识;导致的医疗费用不合理支出越来越多,不仅造成医药资源的浪费严重,还促使医疗费用增长过快,财政和企业不堪重负。

其次,医疗保障基金社会化程度低,抗风险能力弱,医疗保障待遇缺乏共济。缺乏合理的医疗经费筹措机制和稳定的医疗费用来源,如劳保医疗制度实际上是"企业自我保险",以单位自我保障为主,职工医疗费用社会互济程度低,新老企业之间、不同行业之间缺乏统筹互济。随着国有企业改革的不断深入,职工基本医疗保障问题日益突出,许多单位拖欠职工医疗费的问题日益严重,已成为影响社会稳定的因素。

再次,我国传统的医疗保险制度覆盖范围狭窄。社会化程度低,不同单位之间职工享受的医疗待遇差异过大。公费、劳保医疗制度仅覆盖机关事业单位、全民所有制企业及一部分集体所有制企业职工,改革开放以后发展起来的外商投资企业、股份制企业、私营企业及职工和个体工商户,基本没有纳入到公费、劳保医疗的范围内(表21-1)。

表21-1 中国城乡居民医疗保险覆盖率

	1993	1998	变化(%)
城市(%)	53.73	42.09	-22%
农村(%)	12.83	9.58	-25%

并且,我国农村医疗保障制度基本解体,使我国基本医疗保障制度覆盖面下降。如表所示,1993年我国城乡医疗保险覆盖率并不高,分别为53.7%和12.83%;但是到了1998年,覆盖率分别下降了22%和25%。

随着我国经济体制改革的逐步深入,社会主义市场经济体制的确立、人口老龄化及国有企业改革的不断深化,这一带有计划经济体制特征的制度已显示出越来越多的缺陷,医疗保障制度已成为制约我国经济体制改革顺利进行的重要因素;在计划经济体制下建立起来的社会医疗保障制度已不再适应社会发展的需要,也不适应我国社会主义初级阶段的基本国情,需要从根本上进行改革。

(二)经济体制改革对医疗保障制度的要求

从国外社会医疗保险制度的形成与发展历程中反映出,社会医疗保险是社会政治经济发展到一定阶段的产物,医疗保障制度的建立与发展是与经济和社会发展相辅相成。欧洲工业革命促进了生产的社会化,而后者是社会医疗保险形成和发展的根本原因。我国医疗保障制度的建立与发展也反映出这一规律性,我国医疗保障制度的变迁的直接诱因是国有企业改革,客观推动因素是我国通过经济体制改革构建市场经济体制。医疗保障制度的建立与完善,必须跟上整个社会经济体制改革与发展的步伐,必须按照市场经济体制发展的要求来进行调整与改革。

在1981—1998年期间,伴随着我国市场经济体制的建立,我国经历了计划经济体制下医疗保险制度向市场经济体制下新型医疗保障制度的探索与最终形成的发展过程。中国共产党十一届三中全会宣布要以经济建设为中心,作出了把党和国家的工作重点转移到社会主义现代化建设上来和实行改革开放的战略决策。十一届三中全会后,颁布的一系列扩大企业自主权的文件,推动了国有企业经营权层面的改革。党的十五大和十五届一中全会启动了国有企业改革,提出我国国有企业改革和发展的目标。

随着我国社会经济体制改革的逐步推进,对传统的社会医疗保障制度产生了巨大冲击,触动了社会医疗保障体制的深层次矛盾。显然,原有的企业筹资、单位保障模式不利于这种国企改革和现代企业制度的建立,已不适应与经济体制改革的要求,原有的制度模式将难以为继。因此,必须创新和探索新的体制。

进入新世纪以来,中共十六大和十六届三中全会、四中全会明确提出构建社会主义和谐社会的战略任务,我国十七届三中全会提出的"城乡经济社会发展一体化"的重大战略部署。在这一历史背景下,对我国医疗保障制度的建设和发展提出了新的要求。

中国医疗保障制度发展与改革历程显示出,医疗保障制度发展与改革必须适应经济社会发展的基本国情;其改革进程也受制于经济社会发展的状况和基本国力,尤其经济体制改革的目标和要求。由于计划经济体制下的医疗保障制度对经济体制改革造成了障碍,因此在市场经济体制改革推动了医疗保障制度的改革;在新中国成立后,我国医疗保障制度形成城乡分割的局面,也是我国社会经济发展的历史阶段所决定的,有其历史的必然性和现实的合理性。

(三) 医疗保障制度对社会经济发展和市场经济体制改革的作用

中国医疗保障从建立、发展到制度创新的改革历程表明,医疗保障制度是社会主义市场经济体制的重要组成部分,是整个社会经济体制改革健康发展的重要环节;它的建立与完善直接关系中国经济改革与社会发展的进程,市场经济体制基本框架能否基本确立以及经济体制转轨的成功与否。

随着我国经济体制改革的逐步深入,在计划经济体制下建立起来的社会医疗保障制度已不再适应社会发展的需要,由此引发了社会医疗保障制度的根本性变革。通过对医疗保障制度的改革,医疗保障制度与经济体制从不适应、矛盾冲突,到逐步适应、协调发展,最终确立了与社会主义市场经济体制相适应的社会医疗保障制度的基本框架。

加快医疗保险制度改革,保障职工基本医疗,是建立社会主义市场经济体制的客观要求和重要保障。在我国经济体制改革时期,对国有企业职工采取企业内部下岗分流等改革措施,如果没有医疗保障等社会保障这一制度安排,解除这些职工在年老、疾病、工伤、失业等方面的后顾之忧,这些群体就丧失了参与分享发展成果的机会,初次分配出现不公或失衡。医疗保障作为不可替代的财富分配方式,其宗旨逐步缩小乃至消除社会不公平和分配不均衡的状况,对社会稳定和人民共同享有福祉具有一定的积极功能;有利于实现确保医疗保障公平正义与共同享有的目标。

诺贝尔经济奖获得者阿马蒂亚·森(Amartya Sen)曾强调,要以公共行动来创造条件,需要有适当的涉及学校教育、医疗保健等公共政策,在教育、保健等方面的社会安排,才能使市场得以良好地发挥作用。

知识拓展

1998 年诺贝尔经济学奖获得者阿马蒂亚·森(Amartya Sen)提出,发展是人类在自然历史演进中不断追求自由而全面发展的过程,发展是涉及经济、政治、社会、价值观念等众多方面的一个综合过程,它意味着消除贫困、人身束缚、各种歧视压迫、缺乏法制权力和社会保障的状况,从而提高人们按照自己的意愿来生活的能力。

对于政府和市场的作用,森强调要以公共行动来创造条件,使市场得以良好地发挥作用:"市场机制在一定条件下取得了巨大的成功,为了使这种情况发生,需要有适当的公共政策(涉及学校教育、医疗保健等),来提供基本教育、普及初级医疗设施。"

二、我国医疗保障制度改革的目标和主要任务

(一) 我国医疗保障制度改革的目标

1998 年 12 月 14 日,国务院颁布了《关于建立城镇职工基本医疗保险制度的决定》,明确了城镇职工基本医疗保险制度改革的目标任务、基本原则和制度框架。提出城镇职工基本医疗保险制度改革的主要任务是建立城镇职工基本医疗保险制度,即适应社会主义市场经济体制,根据财政、企业和个人的承受能力,建立保障职工基本医疗需求的社会医疗保险制度。这些内容基本上奠定了新型的城镇职工基本医疗保险制度框架。

知识链接

深化医药卫生体制改革的总体目标:建立健全覆盖城乡居民的基本医疗卫生制度,为群众提供安全、有效、方便、价廉的医疗卫生服务。

到 2011 年,基本医疗保障制度全面覆盖城乡居民,基本药物制度初步建立,城乡基层医疗卫生服务体系进一步健全,基本公共卫生服务得到普及,公立医院改革试点取得突破,明显提高基本医疗卫生服务可及性,有效减轻居民就医费用负担,切实缓解"看病难、看病贵"问题。

到 2020 年,覆盖城乡居民的基本医疗卫生制度基本建立。普遍建立比较完善的公共卫生服务体系和医疗服务体系,比较健全的医疗保障体系,比较规范的药品供应保障体系,比较科学的医疗卫生机构管理体制和运行机制,形成多元办医格局,人人享有基本医疗卫生服务,基本适应人民群众多层次的医疗卫生需求,人民群众健康水平进一步提高。

笔记

2003 年《中共中央关于完善社会主义市场经济体制若干问题的决定》指出

了加快建设与经济发展水平相适应的社会保障体系。继续完善城镇职工基本医疗保险制度、医疗卫生和药品生产流通体制的同步改革,扩大基本医疗保险覆盖面,健全社会医疗救助和多层次的医疗保障体系。这次会议上,明确提出要建立多层次的社会保障制度,为城乡居民提供同我国国情相适应的社会保障。

2009 年在医药卫生体制改革中,我国提出深化医药卫生体制改革的总体目标:"建立健全覆盖城乡居民的基本医疗卫生制度,为群众提供安全、有效、方便、价廉的医疗卫生服务"。并提出,到 2011 年,基本医疗保障制度全面覆盖城乡居民,使所有的社会成员都能够享有医疗保障。到 2020 年,覆盖城乡居民的基本医疗卫生制度基本建立。普遍建立比较完善的公共卫生服务体系和医疗服务体系,比较健全的医疗保障体系,人人享有基本医疗卫生服务。

党的十七大提出我国 2020 年的宏伟目标是基本建立覆盖城乡居民的社会保障体系。确定近期我国医疗保障工作的基本思路是:坚持"广覆盖、保基本、多层次、可持续"的基本方针,加快建立和完善以基本医疗保障为主体,其他多种形式补充医疗和商业健康保险为补充,覆盖城乡居民的多层次医疗保障体系,逐步实现人人享有基本医疗保障。从长期来看,建立全民健康保险制度是我国医疗保障制度的最终发展目标。

(二)我国医疗保障制度改革的任务

1. 从制度上实现全民覆盖的目标　从国际视野来看,健康已经成为许多国家公民的基本权利。因此,在医疗保障领域,使所有社会成员都能公平地享受医疗保障已成为各国政府义不容辞的责任。我国宪法在"公民的基本权利和义务"中规定,公民在年老、疾病或者丧失劳动能力的情况下,有从国家和社会获得物质帮助的权利。国家发展为公民享受这些权利所需要的社会保险、社会救济和医疗卫生事业。由于社会经济发展战略和生产力发展水平的制约,现阶段我国不可能构建全民统一的医疗保障制度,但是建立全民覆盖、适合不同群体要求的多层次医疗保障体系,在制度上实现全民覆盖的目标。基本医疗保障制度的衔接和城市化进程中涌现出的新群体流动人口的医疗保障问题成为改革的重点。

2. 建立多层次的医疗保障体系　理论和实践表明,由于我国居民收入差距大,非正规就业人口比较多,加之我国经济社会的二元结构;因此,在很长时间内很难确立统一的城乡一体化医疗保险制度,建立不同形式的多层次的混合型医疗保障体系是我国的必然选择。

1998 年 12 月国务院关于医疗保障制度改革的里程碑文件《职工医保决定》中,正式提出我国建立多层次的医疗保障体系的改革任务,其中明确指出,要建立多层次的医疗保障体系,逐步形成包括基本医疗保险、国务院医疗救助、企业补充医疗保险和商业医疗保险、社会医疗救助制度等共同组成的多层次的医疗保障制度模式。党的十七大确定近期我国医疗保障工作加快建立和完善以基本医疗保障为主体,其他多种形式补充医疗和商业健康保险为补充,覆盖城乡居民的多层次医疗保障体系。

3. 在保障基本医疗的基础上,不断提高保障程度和扩宽保障范围　"保基本"(ensuring basic health service)是我国城镇职工医疗保险制度建立初期制度设计的一个基本特征。对于我国在制度建立初期,只有实施保基本的策略,才能实现"全覆盖"(widely coverage)的目标,即实现能够覆盖城镇所有用人单位及其职工的目标。根据中国的国情和实力,城镇基本医疗保险制度(城镇职工和城镇居民基本医疗保险制度)和新型农村合作医疗制度设计均定位于保障基本医疗。城镇职工基本医疗保险决定中提出随着经济发展,用人单位和职工缴费率可作相应调整。随着我国经济和社会发展水平的不断提高,医疗保障筹资水平的提高,我国医疗保障的程度相应提高,具体体现在保障的深度和宽度上。保障深度主要是指提高保障水平;保障宽度是指拓宽保障范围,如开展儿童白血病、先天性心脏病等儿童重大疾病医疗保障试点工作;根据各地实际,逐步将符合条件的治疗性康复项目纳入医疗保险支付范围等。

2010 年提出要进一步提高住院保障水平。原则上各地居民医保的政策范围内住院费用报销比例特别是二级以下医疗机构的住院费用报销比例要达到60%以上,统筹基金最高支付限额要达到居民可支配收入的 6 倍以上。2012 年我国进一步提出要加快健全全民医保体系,巩固扩大基本医保覆盖面,提高基本医疗保障水平。城镇居民医保和新农合补助标准提高到每人每年 240 元。全面推开尿毒症等 8 类大病保障,将肺癌等 12 类大病纳入保障和救助试点范围。

4. 逐步提高统筹层次,缩小保障水平差距,实现制度的统一　随着经济社会发展和医疗保障制度建设的逐步完善,我国医疗保障制度发展建设中的一个重要目标是逐步提高筹资水平和统筹层次,缩小保障水平差距,最终实现制度框架的基本统一。我国提出有条件的地区,可探索建立省级医疗保险基金调剂金,逐步实现省级统筹,为最终实现制度框架的基本统一奠定基础。十七大报告中提出,当前重点是加快完善城镇职工医保、城镇居民医保、新农合和城乡医疗救助 4 项制度,做好制度之间的衔接。其中最大的挑战是城乡医疗保障制度的整合,最终实现医疗保障制度的城乡一体化。

三、经济体制改革时期我国医疗保障制度改革发展的历程

中国的医疗保障制度是在新中国成立后伴随着计划经济体制的建立、经济体制转型以及市场经济的发展完善逐步建立、改革、重建而发展起来的。改革开放以来,特别是十四届三中全会以来,党中央、国务院陆续作出一系列重大决策,积极推进基本医疗保险制度改革:1994 年在江苏镇江、江西九江开展职工医疗保险改革试点;1998 年底开始全国范围内推行城镇职工基本医疗保险制度改革,城镇职工基本医疗保险制度的建立,实现由公费劳保医疗的单位福利制度向社会保险制度的转轨。2003 年开始试点以大病统筹为主的新型农村合作医疗制度,2008 年新型农村合作医疗在全国范围推开;2003 年、2005 年分别建立农村和城市医疗救助制度,对低保等困难群众进行救助;2007 年,开展城镇居民基本医疗保险试点,将城镇非从业人员(学生、儿童、老年人等)纳入保障范围,2009 年城镇居民医保制度在全国全面推开。至此,我国从制度安排上实现了医疗保障的全民覆盖。

(一) 探索阶段(1978—1998 年)

随着20 世纪80 年代初开始的经济体制改革与社会经济体制的转轨,经济体

笔记

制改革的重点是以企业改革为突破口。改革明确企业作为国民经济活动的最基本单位和独立经济主体，是具有商品生产者和经营者的性质和自主经营与自负盈亏的独立法人地位。整个社会经济的改革与发展带来的一系列深刻变化，对医疗保障制度的发展与变革产生了重要的影响。

20 世纪 80 年代初期，我国部分企业和单位开始了自发性的医疗费包干为主的控制医疗费用的变革。1985 年起，一些地方政府直接介入医疗保障制度的改革，在增强对费用控制的基础上试行社会统筹方式。1987 年 5 月，北京市东城区蔬菜公司首创"大病医疗统筹"。这一新模式的探索初步冲破了单位保障的束缚，对新的形式下如何变革医疗保障制度这一难题提供了一种新的思路。

20 世纪 90 年代初期，我国医疗保障制度的改革进入了一个新的历史时期。1992 年 5 月 4 日国务院发出《关于进一步做好职工医疗制度改革工作的通知》，决定成立由八个部门组成的医疗制度改革领导小组，负责推进和指导全国的医改工作。1992 年 5 月，深圳市政府颁发了《深圳市社会保险暂行规定》，在全国率先对公费医疗劳保医疗进行了全面的综合的改革，实行全市统一的医疗社会保险。

1993 年 11 月，党的十四届三中全会通过的《关于建立社会主义市场经济若干问题的决定》，第一次提出把社会保障制度改革作为建立社会主义市场经济体制的主要环节。《决定》明确提出："医疗保险金由单位和个人共同负担，实行社会统筹与个人账户相结合"的医疗保险改革方向，并指出社会保障水平要与我国社会生产力发展水平以及各方面的承受能力相适应。

之后，1994 年，国务院批准国家体改委、财政部、劳动部、原卫生部联合发布《关于职工医疗制度改革的试点意见》，选定江苏省镇江市、江西省九江市进行职工医疗保障制度改革试点。国务院在开始在"两江"（江苏镇江、江西九江）正式启动医疗保险制度改革试点，在实践中从政府、企业、职工、医院四方深入探索改革的途径；同时，海南、深圳和上海市也根据自身特点分别进行了改革试点。从此正式拉开了我国社会医疗保险制度改革的序幕。

从 1995 年初"两江"实施以来，改革试点工作进展顺利，新旧体制平稳过渡，新制度运转良好。1996 年国务院在总结"两江"试点的基础上，决定在全国范围内扩大医疗保障制度改革试点。在认真总结近年来各地医疗保险制度改革试点经验的基础上，国务院决定，在全国范围内进行城镇职工医疗保险制度改革。

（二）制度建立阶段（1998—2007 年）

1998 年 12 月 14 日，国务院颁布了《关于建立城镇职工基本医疗保险制度的决定》（国发〔1998〕44 号），提出了改革的主要目标是将原来的公费、劳保医疗制度实行统一管理，在全国范围建立城镇职工基本医疗保险制度。通过这一改革，覆盖城镇所有用人单位及其职工，建立由用人单位与职工双方共同缴纳医疗保险费的筹资机制，基本医疗保险基金实行社会统筹与个人账户相结合，发挥社会互助共济和个人自我保障的作用；采取"低水平、广覆盖、双方负担、统账结合"的方式，切实保障职工的基本医疗需求；实行社会化管理，解决医疗保健基金的来源不稳和职工医疗保障苦乐不均的问题，加强对医疗保险费用的支出管理和基金管理，有效控制医疗费用过快增长，制止不必要的医疗消费。至 2003 年底，全国绝大部分城市实施了城镇职工基本医疗保险制度,参保人数达到 10 902 万人。保障了参保人员的基本医疗需求。这意味着,我国城镇职工基本医疗保险制度已经初步建立(表21-2)。

在推进建立城镇职工基本医疗保险制度的同时,我国开始进行建立农村医疗保障制度的探索。2002 年党中央、国务院召开了全国农村卫生工作会议。2002 年 10 月 19 日,中共中央、国务院颁发了《关于进一步加强农村卫生工作的决定》(以下简称《农村卫生决定》)。《农村卫生决定》提出了我国农村卫生工作的目标和我国建立新型农村合作医疗制度的重大决策,"到 2010 年在全国农村基本建立起适应社会主义市场经济体制要求和农村社会经济发展水平的农村卫生服务体系和农村合作医疗制度"。明确提出在我国要"建立以大病统筹为主的农村新型合作医疗制度和医疗救助制度",使农民人人享有初级卫生保健。

2003 年 1 月,原卫生部、财政部、农业部出台了《关于建立新型农村合作医疗制度的意见》。其中提出,新型农村合作医疗(简称"新农合")是农民以家庭为单位自愿参加、多方筹资、以收定支,保障适度为特征的保障形式;合作医疗经费除农民按时足额缴纳外,乡(镇)、村集体要给予资金扶持;中央和地方各级财政每年要安排一定专项资金予以支持。这一文件中明确了 2003 年在全国进行新农合试点,到 2010 年实现基本覆盖全国农村居民的目标,以减轻农民因疾病带来的经济负担,提高农民健康水平。

表21-2　城镇职工基本医疗保险制度特征

	城镇职工基本医疗保险制度	公费和劳保医疗制度
保险形式	社会统筹和个人账户(社会保险)	单位保险
筹资机制	建立单位和个人共同缴费的医疗保险基金统筹机制,一定程度强化了职工的费用节约意识	由国家财政、企、事业包揽职工医疗费用,对医患双方无制约机制
保障水平	立足于满足职工基本医疗需求,确定较低的基本保障水平,规定起付标准和最高支付限额	个人不缴纳医疗费用或只支付少量费用
覆盖面	城镇所有单位,包括企业(国有企业、集体企业、外商投资企业、私营企业),机关、事业单位、社会团体、民办非企业单位职工以及乡镇企业职工、个体经济组织业主及从业人员	机关事业单位的职工和全民、集体企业职工
管理体制	实行属地化和社会化管理,打破了公费、劳保制度和不同所有制单位的界限	公费医疗保险由卫生部门管理,劳保医疗由劳动部门管理

党的十四大确定了我国走社会主义市场经济道路以及我国建立社会主义市场经济体制的方针和政策。党的十四届三中全会通过的《关于建立社会主义市场经济体制若干问题的决定》和党的十六届三中全会通过的《关于完善社会主义市场经济体制若干问题的决定》成为指导我国制定医药卫生体制改革方针政策的出发点和依据。

笔记

为了贯彻《中共中央、国务关于卫生改革与发展的决定》和《国务院关于建立城镇职工基本医疗保险制度的决定》（简称《决定》），在建立城镇职工基本医疗保险制度的同时，我国开始同步进行城镇医药卫生体制改革。2000年2月16日下发了《中共中央、国务院关于城镇医药卫生体制改革的指导意见》（简称《指导意见》），标志着我国城镇医药卫生体制改革拉开序幕。《指导意见》指出，改革的目标是：建立适应社会主义市场经济要求的城镇医药卫生体制，促进卫生机构和医药行业健康发展，让群众享有价格合理、质量优良的医疗服务，提高人民的健康水平。

然而，自2000年以来，我国城镇医药卫生体制改革并未与城镇医疗保险制度的改革同步和协调，对医疗保障制度改革产生了一定的影响。医疗卫生体制的改革涉及医疗机构的补偿机制、药品生产、流通等；关系到基本医疗保障制度建立和改革能否顺利推进的关键，尤其是医疗服务体系改革对医疗保障制度的改革具有重要的影响。

医药卫生体制改革与医疗保险制度改革不协调的后果是医疗机构、医保机构和医药生产和流通体系三方之间的关系未理顺和互不协同，由此，提出了我国医保、医疗、医药"三医联动"的改革思路，旨在通过医药卫生体制改革为医疗保障制度的改革与完善创造良好的环境。保障三个方面协调发展，整个医药服务体系与医疗保险制度相配套进行改革，确保在提供基本医疗服务，维护人民群众的健康方面发挥应有的作用。

并且，在完善医疗保障制度建设和改革进程中，逐步认识到基层医疗机构是医疗保障制度发挥作用的重要平台，有利于促进所有城乡居民就近获得高效优质的基本医疗服务，促进公平性；因此日益重视完善基本医疗服务体系对医疗保障制度的作用，提出并逐步实施健全基层卫生服务体系、加快社区卫生服务体系建设和保证医疗保障公平性等策略；在新医改过程中将健全基层医疗卫生服务体系作为新医改五大重点改革之一。

2006年10月，中共十六届六中全会提出了中国2020年构建社会主义和谐社会的目标和主要任务，其中一项重要内容是基本建立覆盖城乡居民的社会保障体系。在构建了城镇职工基本医疗保险制度和新型农村合作医疗之后，为了实现基本建立覆盖城乡全体居民的医疗保障体系的目标，解决城镇非从业居民的医疗保障问题，2007年7月，国务院印发《关于开展城镇居民基本医疗保险试点的指导意见》（国发〔2007〕20号），其中提出，2007年79个城市启动居民医保试点，2008年扩大试点，2009年达到80%以上，争取2010年在全国全面推开，逐步覆盖全体城镇非从业居民。

我国城镇居民基本医疗保险试点的主要目的是探索统一制度框架下非正规就业人员（灵活就业人员、非公有制经济组织从业人员、农民工等外来务工人员）和非从业人员（城镇老年人和未成年人）参加医疗保险的政策和途径，进一步扩大城镇基本医疗保险制度覆盖范围。保障对象由过去只面向公有制经济部门职工改革为面向城镇各种经济类型的从业人员和非从业人员。城镇居民基本医疗保险制度以大病统筹为主，根据城镇居民基本医疗保险筹资水平和基金保障能力，考虑城镇居民的经济承受能力，按照重点保障住院和门诊大病、有条件的地区兼顾一般门诊医疗费用,保障广大参保人员的基本医疗需求。

为了解决低收入的贫困人口或因患重病而无力支付数额庞大的医疗费用而陷入困境的居民医疗保障问题,我国分别在2003年和2005年建立起了农村和城市医疗救助体系,资金由政府财政提供的一种以减免医疗费用为主要形式的低层次的医疗保障。

现阶段我国医疗保障体系构成主要包括:城镇基本医疗保险制度(城镇职工基本医疗保险、城镇居民基本医疗保险)、新型农村合作医疗、补充医疗保险(公务员医疗补助、企业补充医疗保险、大额医疗费用互助基金以及商业医疗保险)、医疗救助。这些医疗保障制度或保障形式功能各异、互为补充,共同构成了我国现阶段不同层次的医疗保障体系。

经过多年的改革和探索,截至2007年,具有中国特色的"三纵三横"的医疗保障体系基本框架已基本形成。"三纵"是指城镇职工基本医疗保险、城镇居民基本医疗保险和新型农村合作医疗三个基本医疗保险制度。"三横"是指主干层、托底层和补充层三个制度层次。在这个体系中,主干层是核心,主要保障三个人群的基本医疗;主干层之下为托底层,主要针对低收入人群的医疗救助制度,重点解决那些进入不了主干层的人群,以及即使进入了主干层但个人负担依然较重人群的医疗保障;主干层之上的是补充层,主要是为了满足多层次医疗保障的需要,设立的包括企业职工的补充医疗保险,公务员医疗补助以及大病医疗救助以及在新医改中所倡导要大力发展商业健康保险和社会慈善捐助。这一制度框架是根据我国社会主义初级阶段的基本国情和医疗保障制度的建设进程的基础上构建的,与我国当时的社会经济发展和生产力发展水平相适应,并兼顾了我国现阶段城乡之间、地区之间社会经济发展的不平衡,以及不同人群之间医疗保障需求的差异性。

(三)制度完善阶段(2007年后)

我国医疗保障制度的建立和发展经历了半个多世纪的探索和改革。从20世纪50年代初期的公费医疗、劳保医疗制度的建立,1998年城镇职工基本医疗保险开始建立和不断推进改革,到2007年城镇居民基本医疗保险制度的建立;经过六十余年改革与发展历程,我国已基本形成了具有中国特色的医疗保障体系。

随着我国医疗保险制度改革的不断深入和完善,医疗保险覆盖范围不断扩大。截至2007年6月,全国绝大多数地级以上城市和县(市)实施了城镇职工基本医疗保险制度,参保人数达到1.64亿人;全国参加新型农村合作医疗人口已经达到7.2亿。经过近十余年的改革和建设,我国的医疗保障制度已经基本上实现了体制转轨和机制转换,在体制上完成了从原来公费医疗和劳保医疗的福利型向社会医疗保险型的转轨;同时,在新制度下,实行了社会统筹与个人账户相结合、费用分担与控制以及社会化管理等新的运行机制。在制度层面上,初步形成了以基本医疗保险为主体,以各种形式的补充医疗保险(公务员补充医疗保险、大额医疗互助、商业医疗保险和职工互助保险)为补充,以社会医疗救助为底线的多层次医疗保障体系的基本框架。作为我国农村医疗保障制度的主要形式,新农合从 2003 年试点起步至 2007 年 1 月国务院宣布试点工作结束;原卫生部 2006 年新农合开展 3 年评估结果显示,我国新农合制度是成功的、可行的,是符合我国农村实际和大多数农民意愿的。

在 2007 年初步建立了城乡多层次医疗保障体系之后,完善我国基本医疗保障制度的任务主要有五个方面:一是加快推进新型农村合作医疗,到 2008 年基本覆盖全体农村居民,并逐步提高筹资标准,增强保障能力;二是加快扩大城镇职工基本医疗保险覆盖面,尽快覆盖到城镇正规就业人员;三是采取政府补助与个人缴费相结合的办法,建立以大病统筹为主的城镇居民医疗保险制度,为城市少年儿童非就业人口和进城务工农民等提供大病医疗保险;四是完善城乡社会医疗救助制度,逐步扩大救助面、扩大救助水平;五是积极发展商业医疗保险,满足中高收入群体的医疗保险需求。

> **知识链接**
>
> ### 我国医疗保险制度完善的主要任务
>
> 1. 三年内基本医疗保障覆盖城乡全体居民,参保率提高到 90% 以上。
>
> 2. 提高基本医疗保障水平。提高筹资标准、住院费用报销比例和医保最高支付限额。
>
> 3. 提高基金统筹层次。2011 年城镇职工医保、城镇居民医保基本实现市(地)级统筹。
>
> 4. 合理控制城镇职工医保和居民医保基金的年度结余和累计结余,建立基金风险调剂金制度。
>
> 5. 逐步扩大门诊医疗费用报销范围和比例。居民医疗保险主要保大病,要逐步将常见病、多发病普通门诊医疗费用纳入保障范围。
>
> 6. 制订基本医疗保险关系转移接续办法,解决农民工等流动就业人员基本医疗保障关系跨制度、跨地区转移接续问题加强医疗保障城乡统筹规划,制订医保关系跨制度、跨地区转移接续办法,解决职工医保、居民医保、新农合和城乡医疗救助之间的衔接问题。
>
> 7. 建立异地就医结算机制,探索异地安置的退休人员就地就医、就地结算办法开展异地就医区域协作机制试点,逐步实现"参保地管理"向"就医地管理"的转变。
>
> 8. 探索建立城乡一体化的基本医疗保障管理制度,并逐步整合基本医疗保障经办管理资源。
>
> 9. 鼓励地方积极探索建立医保经办机构与医药服务提供方的谈判机制和付费方式。
>
> 10. 合理确定药品、医疗服务和医用材料支付标准完善基本医疗保险药品目录管理办法,制定并发布药品目录。

在 2009 年医药卫生体制改革中,我国提出了医疗保障制度改革要坚持"广

笔记

覆盖、保基本、可持续"的原则,从重点保障大病起步,逐步向门诊小病延伸,不断提高保障水平。建立国家、单位、家庭和个人责任明确、分担合理的多渠道筹资机制,实现社会互助共济。并随着经济社会发展,逐步提高筹资水平和统筹层次,缩小保障水平差距,最终实现制度框架的基本统一。

2012 年中国共产党第十八次全国代表大会从新的历史起点出发,根据我国经济社会发展实际和新的阶段性特征,从战略全局上对我国改革发展作出规划和部署。十八大报告明确提出,到 2020 年要确保实现全面建成小康社会宏伟目标;到本世纪中叶,我国要实现从全面建成小康社会到基本实现社会主义现代化的宏伟战略目标。在新形势下最大限度地实现人民的福祉,不断满足人民新期待,不断增进人民福祉,这将为我国实现全民医保目标提供了新的发展机遇。

第三节　全民医疗保险制度的现状与发展趋势

一、全民医疗保险制度的现状

历经新中国成立以来计划经济体制下医疗保险制度和建立社会主义市场经济体制相适应的医疗保险制度的改革与发展历程,我国已经建立了由城镇职工基本医疗保险、城镇居民基本医疗保险、新型农村合作医疗和城乡医疗救助制度构成的"3 +1"的医疗保障体系。

2009 年颁布的《医药卫生体制改革近期重点实施方案(2009—2011 年)》提出,三年内国家基本医疗保障制度(城镇职工基本医疗保险、城镇居民基本医疗保险和新型农村合作医疗)将覆盖城乡全体居民,参保率均提高到 90% 以上。截止到 2011 年底,我国城镇职工医保、城镇居民医保和新农合三项基本医疗保险参保人数超过 13 亿人,三项基本医疗保险制度已覆盖了 95% 人群。城乡居民基本医疗保障水平明显提高,新农合和城镇居民医保政府补助标准从 2010 年每人每年 120 元提高到 2011 年的 200 元,政策范围内报销比例由 60% 提高到 70% 左右。

我国的医药卫生体制改革取得了重要进展。我国初步建立了覆盖城乡居民的基本医疗卫生保障制度,跨入具有全民医保制度国家行列。健全了城乡基层医疗卫生服务体系,极大便利了基层农村群众的基本医疗卫生服务需求。从制度覆盖人群来看,我国初步实现了医疗保障制度全覆盖的目标;从现实意义上来看,为参保人群提供了基本的医疗保障;从长远意义看,为建立全民医疗保险制度奠定了基础。

但是,目前我国医疗保障体系突出的问题是基本医疗保险制度尚未惠及所有人群,医疗保障体系构架存在城乡制度分设、资源分散、管理分离、所引发的待遇不均衡、城乡不衔接、流动不适应等,导致基本医疗保险制度体系差异性和碎片化及其保障的低水平和医疗保障待遇的不公平等诸多问题。这是今后中国医疗保障制度建设和发展需要优先解决的关键问题。2010 年我国提出要着力解决重点人群的参保问题,尤其加大力度推进城镇非公有制经济组织从业人员、灵活就业人员和农民工等人群参保。为提高基本医疗保障管理服务水平,医改实施政策鼓励地方积极探索建立医保经办机构与医药服务提供方的谈判机制和付费方式改革,合理确定药品、医疗服务和医用材料支付标准,控制成本费用。探索建立城乡一体化的基本医疗保障管理制度。

我国医疗卫生体制的改革的推进,对医疗保险制度的不断发展和完善起到了促进作用。全民医保制度建设是医药卫生体制改革五项重点之一,是实现"保基本、强基层、建机制"的重要内容。2012 年初我国进一步提出医疗保险制度的发展目标与任务,加快健全全民医保体系,在做好扩大覆盖面、提高基本医保政府补助标准和保障水平等工作的基础上,改善管理水平,改革支付方式,探索建立重特大疾病保障制度,不断筑牢人民群众看病就医的安全网。新医改方案中,除了医疗保障体系建设的改革任务外,还明确了公共卫生服务体系、医疗服务体系和药品供应体系这四大体系的改革框架。

二、全民医疗保险制度的发展趋势

当前,无论国际范围还是中国,医疗保障制度的发展均已进入了全民健康覆盖(universal health coverage)(以下简称全民覆盖)的新阶段(对于某些国家而言,则进入构建全民医疗保险制度的新阶段)。2010 年世界卫生报告提出了全民覆盖的目标,提出全民覆盖意味着公平的获得和筹资风险保护。促进与保护健康对于人类福祉和经济与社会持续发展不可或缺。能够及时获得卫生服务(包括健康促进、疾病预防、治疗和康复等)是至关重要的,但是除了少部分人群之外,如果没有一个完善的卫生筹资体系或医疗保障制度的话,这一目标很难实现。

> **知识拓展**
>
> WHO 认为,医疗服务的全民覆盖是指全民在需要这些保健服务时,能够以可支付的费用获得适当的促进、预防、治疗和康复保健。全民覆盖意味着公平的获得和筹资风险保护。
>
> 据国际劳工组织(ILO)称,世界上只有 1/5 的人享有全面的社会保险,覆盖因病失去收入的情况,而世界上一半以上的人群没有任何一种正式的社会保障。撒哈拉以南的非洲和南亚只有 5%~10% 的人群被社会保障覆盖,而在中等收入国家,社会保障的覆盖率为 20%~60%。
>
> 因此,当人们利用卫生服务时,他们通常需要为接受的服务支付很高甚至有时是灾难性的支出。在一些国家,每年最高有 11% 的人群要遭受这么重的经济困难,5% 的人群被迫变得贫穷。从全球来看,每年有大约 1.5 亿人要遭受灾难性支出,而有 1 亿人被推向了贫困线以下。

21 世纪初,国际劳工组织和联合国通过的国际协议中确认人人有权享有社会保障。并提出社会保障没有一个单一正确的模式,它随着时间的推移而发展

笔记

和改进。目前的社会保障措施包括全民保障方案、社会保险项目等。每个社会的选择将反映一个社会的社会和文化价值观、历史、制度以及经济发展水平。国际劳工组织特别提出国家在为社会保障提供便利、促进社会保障和扩展其覆盖面方面要发挥首要作用。在没有雇主来为社会保障支付费用的情况下,应首先对那些最迫切需要的群体给予优先考虑。

对于我国而言,我国实现全民医疗保险制度(universal health insurance system)发展目标的进程中有三个层次:第一个层次是医疗保障制度的全民覆盖,要实现基本医疗保障覆盖和惠及全体国民的目标,确保人人享有医疗保障。我国在"十二五"期间要加大救助资金投入,筑牢医疗保障底线,资助低保家庭成员、五保户、重度残疾人以及城乡低收入家庭参加城镇居民医保或新农合。第二个层次是改善筹资和医疗费用负担的公平性,实现不同健康程度人群和不同收入水平人群的风险分摊,保障基本医疗需求;必须改变制度分割的医疗保障体系构架,在推进制度的整合、缩小人群间、地区间差异的基础上,从城乡分割的三元制度变成城乡融合的二元制度,再发展成区域性的统一医疗保险制度,作为最终建立起全国统一的全民医疗保险制度的过渡。第三个层次确保保障水平和医疗服务利用的均等化,确保人人享有较为充分的基本医疗保障,实现医疗保障的社会公正;确保实现人人"享有健康"的目标,真正实现全民医疗保险的目标。在实现全民医疗保险制度的发展目标的进程中,这三个层次在发展进程中逐步推进和逐渐递进。

在我国要实现构建全民医疗保险制度的目标,不仅需要进一步加强制度内的统筹协调,强化功能和作用,积极稳健地推进医疗保障制度建设,不断完善政策和创新机制;还需要增强与医药卫生系统改革的系统性和协调性,医疗保障制度改革、医疗卫生体制改革和医药流通体制改革必须同步推进与发展,相互协调与互动,互相促进,才能够实现共同发展为全民健康提供坚实保障的最终目的。

知识链接

2012年,国务院《"十二五"期间深化医药卫生体制改革规划暨实施方案》指出,要充分发挥全民基本医保的基础性作用,重点由扩大范围转向提升质量。在继续提高基本医保参保率基础上,稳步提高基本医疗保障水平,着力加强管理服务能力,切实解决重特大疾病患者医疗费用保障问题。

规划提出,要扩大基本医保覆盖面,提高基本医疗保障水平。"十二五"期间,我国职工医保、城镇居民医保和新农合三项基本医疗保险参保率在2010年基础上提高三个百分点。重点做好农民工、非公有制经济组织从业人员、灵活就业人员,以及关闭破产企业退休人员和困难企业职工参保工作。

全民医保制度是公共财政职能的体现,为促进卫生体系的宏观效率和公平性提供了制度基础。我国医保制度是在政府主导下建立起来,各级财政资金是新农合和居民基本医疗保险基金的主要来源,在部分地区甚至是主要来源。在

笔记

公共财政的大力支持下,医保制度不仅是一种风险共济机制和集中购买机制,同时还是一种再分配的机制。因此,从更广泛的意义来看,全民医疗保险制度的建立,不仅解决了全民的看病就医和医疗保障需求,通过这种收入的再分配机制,还具有保障公民健康基本权益,改善筹资和健康的公平性,体现社会公正正义的目的。

按照我国全面建成小康社会的战略部署,我国社会经济发展将分为两个重要发展阶段。第一阶段,到2020年要确保实现全面建成小康社会宏伟目标。从现在开始到2020年是我国如期实现全面建成小康社会目标关键时期,社会保障是保障人民生活、调节社会分配的一项基本制度,加快健全以社会保障等为主要手段的再分配调节机制;以增强公平性、适应流动性、保证可持续性为重点,有利于我国这一目标的实现,全民医疗保险制度的构建将为如期实现全面建成小康社会目标打下具有决定性意义的基础。第二阶段,到21世纪中叶,我国要实现从全面建成小康社会到基本实现社会主义现代化的宏伟战略目标。从现在到21世纪中叶几十年时间里,是实现这一战略目标的关键阶段;也是我国建设全民医疗保险制度的关键时期。在这一阶段中,我国全民医疗保障制度从多元制度体系向全国统一过渡,建成全国统一的全民医疗保险制度。

本 章 小 结

本章主要介绍了我国计划经济体制时期的医疗保障制度公费医疗和劳保医疗制度的建立与发展、经济体制时期医疗保障制度的改革与发展以及全民医疗保险制度的现状与发展趋势。

中国计划经济时期医疗保障制度:包括计划经济体制下的医疗保障制度的建立、基本框架和内容、计划经济时期医疗保障制度的作用。

经济体制改革与医疗保障制度改革:阐述了经济体制改革与医疗保障制度改革关系,包括经济体制改革对医疗保障制度的要求,医疗保障制度对市场经济体制改革的作用;我国医疗保障制度改革的目标和主要任务;我国医疗保障制度改革发展的历程。

全民医疗保险制度的现状与发展趋势:主要介绍了全民医疗保险制度的现状,全民医疗保险制度的发展目标、全民医疗保险制度的发展阶段。

关键术语

公费医疗制度　government employee health insurance

劳保医疗制度　labor health insurance

中国医疗保障制度　China health security system

保基本　ensuring basic health service

全覆盖　widely coverage

全民医疗保险制度　universal health insurance system

笔记

思考题

1. 从我国计划经济时期到经济体制改革时期基本医疗保险制度的建立与发展历程中,我国基本医疗保障制度的特征和根本性变化有哪些?

2. 请思考经济体制改革与发展与医疗保障制度改革与发展的关系。

3. 你认为我国实现全民医疗保险制度的主要障碍是什么? 将面临哪些挑战?

（任苒,大连医科大学公共卫生学院；

熊先军,中国医疗保险研究会）

笔记

教 学 建 议

一、教学目的

通过本课程的学习:①能使学生懂得医疗保障的基本概念,了解医疗保障制度的沿革;②使学生懂得医疗保障体系,重点是基本医疗保障体系;③使学生理解医疗保障市场供需的特殊性,提升学生的理论水平;④学会进行简单医疗保障的测算;⑤理解医疗保障模式,懂得整个模式体系;⑥了解医疗保障资金的筹集原理;⑦了解医疗保障资金支付方式;⑧理解医疗保障的管理方式,掌握医疗保障监督方式;⑨了解中国医疗保障制度的发展过程。

二、前期需要掌握的课程名称

※※※※※※※※※※※※※※※※※※※※※※※

三、学时建议 64 学时

教学内容	学习要点	学时安排
第一章　医疗保障概述 第一节　风险与社会保障 第二节　医疗保障的性质与内容 第三节　医疗保障的原则与作用 第四节　医疗保障制度简史 第五节　医疗保障学的理论框架与研究方法	1. 掌握　医疗保障的概念、性质与内容 2. 熟悉　熟悉医疗保障的原则与作用、医疗保障的发展历史 3. 了解　社会保障的概念与结构、医疗保障学的理论框架与研究方法	4
第二章　医疗保障的理论基础 第一节　医疗保障的理论渊源 第二节　医疗保险的需求与供给 第三节　现代政府与医疗保障制度	1. 掌握　医疗保障的需求理论、医疗保险市场与医疗服务市场之间的互动关系 2. 熟悉　熟悉政府介入医疗保障领域的理由及其作用 3. 了解　了解医疗保障制度建立、发展与改革背后的理论渊源	4
第三章　医疗保障体系及运行 第一节　医疗保障体系涉及的主体及基本结构 第二节　不同类型的医疗保障及其体系构成 第三节　医疗保障运行的系统构成 第四节　医疗保障法律体系建设	1. 掌握　医疗保障体系所涉及的主体及其基本结构 2. 熟悉　医疗保障项目的分类方式、多层次的医疗保障体系、医疗保障体系的组成部分 3. 了解　医疗保障相关法律体系	4

说明:(1)
　　　(2)

续表

教学内容	学习要点	学时安排
第四章　医疗保障基金筹集 第一节　医疗保障基金筹集概述 第二节　医疗保障基金筹集的原则及渠道 第三节　医疗保障基金筹集模式	1. 掌握　医疗保障基金的筹集的概念、医疗保障基金筹集渠道,医疗保险基金筹集形式等 2. 熟悉　医疗保障基金筹集原则,医疗保障基金的特点,医疗保障基金的运行流程,征收医疗保障税和医疗保险费的优缺点分析 3. 了解　医疗保障基金筹集的性质和意义	4
第五章　医疗保障费用测算 第一节　医疗保障费用测算概述 第二节　医疗保障费用测算方法 第三节　我国社会医疗保险基金的测算案例	1. 掌握　医疗保障费用测算的基本内容、原理以及相关概念 2. 熟悉　医疗保障费用测算中各类指标的测算方法 3. 了解　我国社会医疗保险基金的测算方法和基本步骤	4
第六章　医疗保障费用支付与控制 第一节　医疗保障费用支付概述 第二节　医疗保障需方费用支付方式 第三节　医疗保障供方费用支付方式	1. 掌握　医疗保障费用支付的概念、分类、原则以及医疗保障费用控制基本原则 2. 熟悉　医疗保障供方和需方各种费用支付方式的特点及对医疗保障供方和需方的费用控制途径 3. 了解　我国医疗保障费用支付的主要方式、存在问题以及未来改革方向	4
第七章　医疗保障基金管理 第一节　医疗保障基金的管理 第二节　医疗保障基金的投资运营与管理 第三节　医疗保障基金监督管理 第四节　医疗保障基金的风险控制与管理	1. 掌握　医疗保障基金的运行规律,医疗保障基金管理的原则、医保基金投资方式等 2. 熟悉　医保基金财务管理办法 3. 了解　医保基金风险成因、风险预警的概念和指标体系	3

说明:(1)

(2)

笔记

教学内容	学习要点	学时安排
第八章 医疗服务提供与监管 第一节 医疗服务提供与医疗保险的关系 第二节 医疗保险对医疗服务提供项目的管理 第三节 医疗保险与医疗服务提供监管	1. 掌握 医疗保险对医疗服务提供监管内容 2. 熟悉 医疗保障对医疗服务提供监管模式 3. 了解 医疗保障管理与医疗服务提供的关系	3
第九章 医疗保障评价 第一节 医疗保障评价概述 第二节 医疗保障评价的内容与指标体系 第三节 医疗保障评价的步骤和方法	1. 掌握 医疗保障评价的基本概念、维度、评价的原则与内容 2. 熟悉 医疗保障评价的方法、基本过程及医疗保障评价的常用指标	3
第十章 医疗保障管理信息系统 第一节 医疗保障管理信息系统概述 第二节 医疗保障管理信息系统的运行管理 第三节 医疗保障管理信息系统的衔接	1. 掌握 医疗保障管理信息系统的概念及其运行管理 2. 熟悉 医疗保障管理信息系统的功能及功能结构 3. 了解 医疗保障管理信息系统内、外各系统的相互衔接	2
第十一章 国家医疗保险模式 第一节 国家医疗保险模式概述 第二节 国家医疗保险的卫生服务提供与管理体系 第三节 国家医疗保险的筹资、支付与偿付管理 第四节 国家医疗保险模式的评述	1. 掌握 国家医疗保险模式的内涵、基本特征及其优缺点 2. 熟悉 国家医疗保险模式的管理模式和服务提供特点,以及国家医疗保险模式对供方和需方的偿付方式 3. 了解 国家医疗保险模式的绩效	3
第十二章 社会医疗保险 第一节 社会医疗保险概述 第二节 社会医疗保险系统 第三节 社会医疗保险基金运营与控制	1. 掌握 社会医疗保险目标与功能 2. 熟悉 社会医疗保险制度框架 3. 了解 社会医疗保险制度的发展与改革趋势	3

说明:(1)
　　　　(2)

教学内容	学习要点	学时安排
第十三章　商业医疗保险 第一节　商业医疗保险概述 第二节　国内商业医疗保险的起源与发展 第三节　商业医疗保险承保核保与理赔 第四节　商业医疗保险的客户服务	1. 掌握　商业医疗保险的基本概念，商业医疗保险与社会医疗保险的区别与联系；商业医疗保险承保、核保、理赔的概念 2. 熟悉　商业医疗保险合同的三大要素；商业医疗保险承保、核保、理赔的过程	2
第十四章　储蓄医疗保险 第一节　储蓄医疗保险概述 第二节　储蓄医疗保险资金筹集 第三节　储蓄医疗保险费用偿付方式与费用控制 第四节　储蓄医疗保险运行管理与卫生服务体系	1. 掌握　储蓄医疗保险的概念、特点、筹资渠道及费用控制方式 2. 熟悉　储蓄医疗保险的运营管理方式；了解储蓄医疗保险产生的历史背景	2
第十五章　医疗救助与社会慈善 第一节　医疗救助概述 第二节　医疗救助基金筹集 第三节　医疗救助对象确定及管理 第四节　医疗救助内容 第五节　社会慈善与医疗保障	1. 掌握　医疗救助概念、基金筹集方式、医疗救助对象确定依据、救助内容 2. 熟悉　医疗救助标准确定和费用测算办法 3. 了解　社会慈善参与医疗保障方式	2
第十六章　补充医疗保险 第一节　补充医疗保险概述 第二节　补充医疗保险的种类 第三节　中国补充社会医疗保险的探索与发展	1. 掌握　补充医疗保险的概念；补充医疗保险的种类 2. 熟悉　补充医疗保险的原则；补充医疗保险与其他医疗保险的区别 3. 了解　中国补充医疗保险的发展状况；了解补充医疗保险的商业化运作	2

说明：(1)
　　　　(2)

教学内容	学习要点	学时安排
第十七章　国际医疗保障模式 第一节　国外医疗保障模式比较与评价 第二节　国外医疗保障制度的改革与发展 第三节　国外医疗保障制度的主要问题与改革趋势	1. 掌握　国外医疗保障的主要模式 2. 熟悉　国外医疗保障制度绩效评估与存在的问题 3. 了解　国际医疗保障制度改革与发展趋势	3
第十八章　我国城镇基本医疗保险制度 第一节　我国城镇多层次医疗保障体系 第二节　我国城镇职工基本医疗保险的制度框架 第三节　我国城镇居民基本医疗保险的制度框架 第四节　我国城镇基本医疗保障制度的发展与挑战	1. 掌握　我国城镇多层次医疗保障体系的基本架构 2. 熟悉　我国职工基本医疗保险和城镇居民基本医疗保险的制度框架 3. 了解　我国城镇基本医疗保障制度发展面临的挑战和对策	3
第十九章　我国农村基本医疗保险制度 第一节　新型农村合作医疗的产生与发展 第二节　新型农村合作医疗制度框架与特征 第三节　新型农村合作医疗的成绩、问题与挑战	1. 掌握　新型农村合作医疗组织管理和运行模式 2. 熟悉　新型农村合作医疗制度的建立,成绩、问题以及今后的发展方向 3. 了解　新型农村合作医疗制度的发展历程	3
第二十章　中国医疗救助制度的建设与完善 第一节　中国城乡医疗救助的形成与发展 第二节　中国城乡医疗救助的制度框架与主要特征 第三节　中国城乡医疗救助制度的未来发展	1. 掌握　中国城乡医疗救助的特征、面临的挑战与未来发展 2. 熟悉　中国城乡医疗救助制度的制度框架 3. 了解　中国城乡医疗救助制度的形成与发展	3

说明:(1)

　　　(2)

教学内容	学习要点	学时安排
第二十一章 中国医疗保障体系改革与发展 第一节 中国计划经济时期的医疗保障制度 第二节 经济体制改革与医疗保障制度改革 第三节 全民医疗保险制度的现状与发展趋势	1. 掌握 中国医疗保障制度改革的目标 2. 熟悉 中国医疗保障制度的发展与改革历程 3. 了解 经济体制改革与医疗保障制度的关系	3

说明:(1)

　　　　(2)

笔记

参 考 文 献

1. 魏华林,林保清. 保险学. 北京:高等教育出版社,2006

2. 王保真. 医疗保障. 北京:人民卫生出版社,2005

3. 李珍. 社会保障理论. 第 2 版. 北京:中国劳动社会保障出版社,2007

4. 程晓明. 医疗保险学. 第 2 版. 上海:复旦大学出版社,2010

5. 卢祖洵. 社会医疗保险学. 北京:人民卫生出版社,2003

6. 周绿林. 医疗保险学. 北京:科学出版社,2012

7. 周绿林,李绍华. 医疗保险学. 北京:科学出版社,2006

8. 王虎峰. 医疗保障. 北京:中国人民大学出版社,2011

9. 孙光德. 社会保障概论. 北京:中国人民大学出版社,2000

10. 威廉·N. 邓恩. 公共政策分析导论. 谢明,译. 北京:中国人民大学出版社,2002

11. 刘子操,刘波. 保险学概论. 第 5 版. 北京:中国金融出版社,2012

12. 任苒,黄志强. 中国医疗保障制度发展框架与策略. 北京:经济科学出版社,2009

13. 舍曼·富兰德(Sherman Folland),艾伦·C. 古德曼(Allen C Goodman),迈伦·斯坦诺(Miron Stano). 卫生经济学. 第 6 版. 北京:中国人民大学出版社,2011

14. 舍曼·富兰德,艾伦·C. 古德曼,迈伦·斯坦诺. 卫生经济学. 第 3 版. 王建,孟庆跃,译. 北京:中国人民大学出版社,2004

15. 田中滋,二木立. 医療制度改革の国際比較,講座 * 医療経済・政策学第 6 巻. 東京:株式会社勁草房,2008

16. Richard B. Saltman,Reinhard Busse,Josep Figueras. 社会医疗保险体制国际比较. 张晓,译. 北京:中国劳动社会保障出版社,2009

17. 丁纯. 世界主要医疗保障制度模式绩效比较. 上海:复旦大学出版社,2009

18. 饶克勤,刘新明. 国际医疗卫生体制改革与中国. 北京:中国协和医科大学出版社,2007

19. 胡晓义,金维刚. 社会保障概论. 北京:中国劳动社会保障出版社,2012

20. 胡晓义. 走向和谐:中国社会保障发展 60 年. 北京:中国劳动社会保障出版社,2009

21. 赵曼. 中国医疗保险制度改革回顾与展望. 武汉:湖北社会科学,2009

22. 丁建定. 社会保障概论. 上海:华东师范大学出版社,2006

23. 郑功成. 社会保障学. 北京:中国劳动社会保障出版社,2005

24. 张洪涛,孔泾源. 社会保险案例分析——制度改革. 北京:中国人民大学出版社,2008

25. 仇雨临. 医疗保障案例. 北京:中国劳动社会保障出版社,2009

26. 尼古拉斯·巴尔. 福利国家经济学. 郑秉文,译. 北京:中国劳动与社会保障出版社,2003

27. 遠藤久夫,池上直己. 医療保険・診療報酬制度. 東京:株式会社勁草書房,2005

28. 島崎謙治. 日本の医療-制度と政策. 東京:東京大学出版社,2011

29. 井伊雅子. アジアの医療保障制度. 東京:東京大学出版社,2011

30. 陈佳贵,王延中. 中国社会保障发展报告(2007)No.3——转型中的卫生服务与医疗保障. 北京:社会科学文献出版社,2007

31. 孟庆跃,姚岚. 中国城市医疗救助理论和实践. 北京:中国劳动社会保障出版社,2009

32. 薛华成. 管理信息系统. 第 6 版. 北京:清华大学出版社,2011

33. 张金城. 管理信息系统. 北京:清华大学出版社,2012

34. 何有世,刘秋生. 管理信息系统. 第 2 版. 南京:东南大学出版社,2009

35. 黄梯云. 管理信息系统. 第 4 版. 北京:高等教育出版社,2009

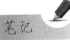
笔记

36. 王宇. 卫生信息管理. 北京: 中国中医药出版社, 2009

37. 丁纯. 世界主要医疗保障制度模式绩效比较. 第 2 版. 上海: 复旦大学出版社, 2009

38. 胡苏云. 医疗保险和服务制度. 成都: 四川人民出版社, 2001

39. Elias, Joe Kutzin. 医疗保障筹资: 欧洲的选择. 张晓, 曹乾, 译. 北京: 中国劳动社会保障出版社, 2009

40. 阿马蒂亚·森. 以自由看待发展. 任赜, 于真, 译. 北京: 人民大学出版社, 2002

41. 应晓华. 中国城镇居民医疗保险现况及其可持续发展——聚焦筹资与管理. 香港: 香港文匯出版社, 2011

42. 雅诺什·科尔奈, 翁笙和. 转轨中的福利、选择和一致性——东欧国家卫生部门改革. 罗淑锦, 译. 北京: 中信出版社, 2003

43. 约翰·利奇. 公共经济学教程. 孔晏, 朱萍, 译. 上海: 上海财经大学出版社, 2005

44. 段家喜. 市场、政府与全民医疗保障. 北京: 中国财政经济出版社, 2009

45. 陈滔. 医疗保险精算和风险控制方法. 成都: 西南财经大学出版社, 2002

46. 米勇生. 社会救助. 北京: 中国社会出版社, 2009

47. 胡务. 社会救助概论. 北京: 北京大学出版社, 2010

48. 吴贤勇. 完善医疗救助制度的案例分析. 武汉: 华中科技大学, 2010

49. 褚亮. 贫困人口医疗救助的经济学分析. 上海: 复旦大学出版社, 2009

50. Paul J. Feldstein. Health Care Economics. 6th ed. New York: Thomson Delmar Learning, 2005

51. Mary G Harris. 卫生服务管理与实践-理论与实践. 陈娟, 译. 北京: 北京大学医学出版社, 2009

52. 劳动和社会保障部医疗保险司. 中国医疗保险制度改革政策与管理. 北京: 中国劳动社会保障出版社, 1999

53. 劳动与社会保障部. 社会保险基金财务制度. 劳动与社会保障部, 1999

54. 田城孝雄. 地域医療連携 MOOK, 平成 18 年の大変革に向けて. 名古屋: 日総研出版, 2004

55. 遠藤久夫, 池上直己. 医療保険・診療報酬制度 講座*医療経済・政策学第 2 卷. 東京: 株式会社勁草書房, 2005

56. 世界卫生组织. 2010 年世界卫生报告: 卫生系统筹资: 实现全民覆盖的道路. 日内瓦: 世界卫生组织, 2010

57. Carrin G, Hanvoravongchai P. Health care cost containment policies in high-income countries: how successful are monetary incentives? WHO, 2002

58. Guy Carrin and Chris Jame. Reaching universal coverage via social health insurance. WHO, 2004

59. 贾洪波. 中国基本医疗保险适度缴费率模型与测算. 预测, 2010, 29(1): 54-59

60. 杨金侠, 李林贵, 李士雪. 新型农村合作医疗基金测算方法研究. 卫生经济研究, 2005, (9): 16-17

61. 陈德贤. 居民医保筹资标准测算. 中国社会保障, 2007, (11): 46-47

62. 吴建, 宋瑶, 张亮. 农村医疗救助基金测算. 卫生经济研究, 2008, (4): 23-24

63. 李国志. 新型农村合作医疗筹资额及补偿比的测算与分析. 中国初级卫生保健, 2006, 20(11): 9-11

64. 杨文生, 姜晓华. 国外社会保障基金运用的经验与启示. 经济纵横, 2007, (3): 68-69

65. 张海冰. 国内外医疗保险运行模式比较研究. 大连理工大学学报(社会科学版), 2010, 31(1): 83-86

66. 刘蜜. 国外社会保障基金投资运营比较分析及经验借鉴. 珠江经济, 2006, (8): 91-96

67. 李友德. 建立合理有效的社会保障基金监管方法研究. 财经论丛, 2011, (5): 45-51

笔记

68. 汤晓莉. 英国国家卫生服务制度的起源及几次重大改革. 中国卫生资源, 2001, 4 (6): 280-282

69. 李国鸿. 加拿大医疗保险模式及其发展评析.《国外医学》卫生经济分册, 2005, 22 (1): 5-11

70. 李国鸿, 吴松林. 瑞典医疗保险体制改革概述.《国外医学》卫生经济分册, 2001, 18 (3): 100-105

71. 丁纯. 当代四大医疗保障制度模式典型国家绩效实证比较. 世界经济, 2005, (5): 229-236

72. 陆解芬. 对我国社会保障税费争论的思考. 财会研究, 2010, (2): 23-25

73. WHO. Achieving universal health coverage: Developing the health financing system. Technical Briefs for Policy-Makers, 2005, 1: 1-5

74. 国际劳工局. 社会保障: 新共识. 北京: 中国劳动社会保障出版社, 2004: 1-6

75. 郑功成. 中国医疗保障改革与发展战略. 东岳论丛, 2010, (10): 11-16

76. XuKe. Understandingimpact eliminating user fees: health in catastrophicexpendituresUganda. Science&Medicine, 2006, 62: 866-887

77. William C. Cokerham. Medical Sociology. New Hersey: Precetice Hall, 2000: 295-323

78. DeNavas-Walt, Carmen, Bernadette D. Proctor, and Cheryl Hill Lee, U. S. Census Bureau Population Report, pp. 60-229, Income, Poverty, and Health Insurance Coverage in the United Ststes: 2004, p. 16, U. S. Government Printing Office, Washington, DC, 2005

79. 刘伶苓. 各国社会医疗救助制度及其对中国建立贫困人口社会医疗救助的启示. 人口与经济, 2006, (1): 23-25

80. 梁鸿, 曲大维, 赵德余. 中国城市贫困医疗救助理念与制度设计. 中国卫生资源, 2007, 11 (10): 31-33

81. 贾维周. 中国城市医疗救助制度的现况与对策研究. 人口与经济, 2008, (1): 61-66

82. 陈新中, 俞云燕. 补充医疗保险体系建设及其路径选择. 卫生经济研究, 2010, (1): 34-36

83. 卡德. 补充医疗保险在医保运行中的应用. 新疆农垦经济, 2007, (5): 75-76

84. 刘登祥, 傅勤生, 黄嘉伟. 大病商业补充保险的福州历程. 中国医疗保险, 2012, (7): 65-67

85. 刘丹, 张英涛. 对推进补充医疗保险的几点想法. 中国卫生经济, 2010, (9): 49-50

86. 张廷新. 论当前我国医疗保险制度改革. 改革论坛, 2001, (3): 63-64

87. 史绍文. 商业保险参与补充医疗保险初探. 青海金融, 2012, (6): 39-41

88. 陈立刚. 关于建立企业补充医疗保险的思考. 天津社会保险, 2009, (3): 17-18

89. 曾国祥. 建立企业补充医疗保险的原则及思路. 河北企业, 2006, (11): 41-44

90. 杨婷. 我国开展企事业单位补充医疗保险现状分析. 商场现代化, 2010, (7): 161

91. 丁纯. 德国医疗保障制度: 现状、问题与改革. 欧洲研究, 2007, (6): 106-120

92. 许可, 刘培龙. 从国际经验看卫生筹资和社会健康保障. 中国卫生政策研究, 2010, 3 (12): 3-7

93. 王琬. 社会医疗保险组织的全球化治理变革趋势. 贵州社会科学, 2012, 274 (10): 119-124

94. 刘晓莉, 冯泽永, 方明金, 等. 日本医疗保险制度改革及对我国的启示. 医学与哲学 (人文社会医学版), 2008, (11): 43-46

95. 韩曙. 德国医疗保险制度的改革及其借鉴. 中国政策研究资料, 2004, (16): 47-49

96. 曹普. 改革开放前中国农合制度. 中共党史资料, 2006, (3): 133-134

97. 武志宏. 合作医疗的前世今生. 中国卫生产业, 2007, (3): 24-26

98. 胡振栋, 覃世清. 中国合作医疗之父的昨天与今天. 党史纵览, 2005, (1): 52-56

99. 伍世安, 李国志. 中国农合制度: 历史、问题与改进. 江西财经大学学报, 2005, 40 (4): 18-22

笔记

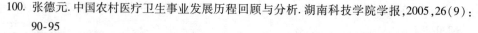

100. 张德元. 中国农村医疗卫生事业发展历程回顾与分析. 湖南科技学院学报, 2005, 26 (9): 90-95

101. 史永丽, 孙淑云. 农村合作医疗制度的起源及其法律性质分析. 山西大学学报(哲学社会科学版), 2006, 29 (4): 122-126

102. 姚力. "把医疗卫生工作的重点放到农村去" - 毛泽东"六·二六"指示的历史考察. 当代中国史研究, 2007 (3): 56-58

103. 夏杏珍. 农村合作医疗制度的历史考察. 当代中国史研究, 2003, 10 (5): 110-128

104. 张自宽, 赵亮, 李枫. 中国农村合作医疗 50 年之变迁. 中国农村卫生事业管理, 2006, 26 (2): 3-5

105. 郭静安. 新型农村合作医疗制度的现状评估与完善. 中国初级卫生保健, 2006, 20 (8): 1-4

106. 黄爱龙. 推进和完善新型农村合作医疗制度改革的政策建议. 决策管理, 2008, (2): 8

107. 柳杨. 完善我国新型农村合作医疗体制的建议. 农村经济与科技, 2007, (4): 47-48

108. 姚丽莎. 现行新型农村合作医疗制度的缺陷. 经济研究参考, 2008, (6): 29-30

109. 李华. 新型农村合作医疗制度的制约因素与发展对策. 求是, 2005, (10): 40-41

110. 阳芳, 胡敏. 新型农村合作医疗保障制度的可持续发展研究. 农业经济, 2006, (9): 14-16

111. 王国奇. 论新型农村合作医疗制度法制化的必要性与可行性. 新学术, 2007, (6): 59-62

112. 李新伟, 吴华章. 医疗救助制度的历史发展与现状, 中国卫生经济, 2009, 28 (12): 32-35

113. 刘苓玲. 各国社会医疗救助制度及其对建立我国城市贫困人口社会医疗救助的启示. 人口与经济, 2006, (1): 65-70

114. 刘远立, 程晓明, 孟庆跃. 贫弱人群医疗救助基本服务包的设计. 中国卫生经济, 2003, 22 (6): 14-15

115. 刘丽杭, 王湘波. 中国医疗保障制度改革历程的启示. 湖南医科大学学报(社会科学版), 2000, 2 (4): 23-27

116. 新型农村合作医疗试点工作评估组. 发展中的中国新型农村合作医疗——新型农村合作医疗试点工作评估报告. 北京: 人民卫生出版社, 2006

117. 关于妥善解决关闭破产国有企业退休人员等医疗保障有关问题的通知. 人力资源和社会保障部、财政部、国务院国有资产监督管理委员会、监察部, 2009

118. 国务院. 关于建立城镇职工基本医疗保险制度的决定(国发〔1998〕44 号)

119. 劳动和社会保障部. 关于城镇灵活就业人员参加基本医疗保险的指导意见(劳社厅发〔2003〕10 号)

120. 人社部. 关于做好人社系统承担的 2010 年度医疗卫生体制改革工作的通知〔2010〕42 号, 2010

121. 劳动和社会保障部. 关于城镇灵活就业人员参加基本医疗保险的指导意见(劳社厅发〔2003〕10 号), 2003

122. 中共中央国务院. "十二五"期间深化医药卫生体制改革规划暨实施方案, 2012 年 3 月 23 日

123. 中共中央国务院. 关于开展城镇居民基本医疗保险试点的指导意见(国发〔2007〕20 号), 2007

124. Medisave Contributions. http://www. moh. gov. sg/content/moh_web/home/costs_and_financing/schemes_subsidies/medisave/Medisave_Contributions. html. 2012-11-28

125. OECD Development Centre. OECD ilibrary: http://www. oecd-ilibrary. org/social-issues-migration-health/health-key-tables-from-oecd_20758480

126. http://www. moh. gov. sg/content/moh_web/home/costs_and_financing/schemes_subsidies/

medisave. html〔2012-11-28〕

127. http://mycpf. cpf. gov. sg/CPF/About-Us/Intro/Intro. htm〔2012-11-28〕

128. 刘骐嘉,余情蕊. 新加坡的医疗开支及融资安排. http://www. legco. gov. hk/yr98-99/Chinese/sec/library/989crp12. pdf.〔2012-11-28〕

129. 中国社会救助制度的变迁与评估. http://www. gov. cn/ztzl/2005-12/31/content_143826. htm

130. 关于实施农村医疗救助的意见. http://dbs. mca. gov. cn/article/csyljz/zcfg/200712/20071200005478. shtml

131. 国务院办公厅转发民政部等部门关于建立城市医疗救助制度试点工作意见的通知. http://www. gov. cn/gongbao/content/2005/content_63211. htm

132. 财政部民政部关于印发《农村医疗救助基金管理试行办法》的通知. http://dbs. mca. gov. cn/article/csyljz/zcfg/200712/20071200005809. shtml

133. 民政部 卫生部 财政部《关于加快推进农村医疗救助工作的通知》. http://www. mca. gov. cn/article/zwgk/fvfg/zdshbz/200712/20071200005816. shtml

134. 关于加强城市医疗救助基金管理的意见. http://dbs. mca. gov. cn/article/csyljz/zcfg/200712/20071200005814. shtml

135. 关于进一步完善城乡医疗救助制度的意见. http://dbs. mca. gov. cn/article/csyljz/zcfg/200906/20090600031974. shtml

136. 关于开展重特大疾病医疗救助试点工作的意见. http://dbs. mca. gov. cn/article/csyljz/zcfg/201203/20120300283129. shtml

137. 付妤. 青羊医疗救助模式入选全国方案. 成都商报,2008,05-11

138. http://news. idoican. com. cn/cdsb/html/2008-05/11/content_4989834. htm

139. 熊先军. 加快推进城乡医疗保障制度的统筹. 新浪财经,2010 年 9 月 8 日.〔EB/OL〕http://finance. sina. com. cn/hy/20100908/19158625560. shtml

140. 卫生部. 2010 年中国卫生统计年鉴. http://61. 49. 18. 65/htmlfiles/zwgkzt/ptjnj/year2010/index2010. html

141. 民政部. 2011 年社会服务发展统计报告. http://cws. mca. gov. cn/article/tjbg/201210/20121000362598. shtml

142. 审计署. 2012 年第 34 号公告:全国社会保障资金审计结果. http://www. audit. gov. cn/n1992130/n1992150/n1992500/3071265. html

143. 中共中央国务院. 坚定不移沿着中国特色社会主义道路前进为全面建成小康社会而奋斗. 2012 年 11 月 8 日〔EB/OL〕http://phycjy. pinghu. gov. cn/re

中英文名词对照索引

笔记